化学工业出版社"十四五"普通高等教育规划教材

医药学基础

第三版

戴　敏 ◎ 主编

BASIC OF
MEDICINE AND
PHARMACY

U0194850

化学工业出版社

·北京·

图书在版编目（CIP）数据

医药学基础 / 戴敏主编. —3 版. —北京：化学
工业出版社，2024.5
化学工业出版社"十四五"普通高等教育规划教材
ISBN 978-7-122-45271-9

I.①医… II.①戴… III.①医药学–高等学校–教
材 IV.①R

中国国家版本馆 CIP 数据核字（2024）第 056449 号

责任编辑：徐雅妮　孙凤英　　　　　　　　装帧设计：刘丽华
责任校对：王鹏飞

出版发行：化学工业出版社（北京市东城区青年湖南街 13 号　邮政编码 100011）
印　　装：河北延风印务有限公司
787mm×1092mm　1/16　印张 23　字数 572 千字　2024 年 8 月北京第 3 版第 1 次印刷

购书咨询：010-64518888　　　　　　　　售后服务：010-64518899
网　　址：http://www.cip.com.cn
凡购买本书，如有缺损质量问题，本社销售中心负责调换。

定　　价：69.00 元　　　　　　　　　　　版权所有　违者必究

编委会

前 言

《医药学基础》是为医药相关专业学生设立的一门必修课，是现代医学、药学基础知识的有机结合，为将来从事新药研究、药品生产、药品使用、药品营销、药事管理以及与医药学交叉领域的学生奠定必要医药学基础知识。

《医药学基础》教材自 2006 年发行、2015 年再版以来，已被几十所高等院校普遍使用，深受广大师生读者的欢迎和支持。教材创新性地将"人体解剖生理学"与"药理学"课程内容有机组合，以此为主体，融入"病原微生物与免疫学""病理学""临床医学概论""药物治疗学"等课程内容，以各课程间的交叉融合为主线，加强医学与药学基础知识的相互衔接，构建既有利于学生掌握医药学基本知识，又能减轻学业负担的结构合理、功能互补的课程体系。医药学发展日新月异，为了满足人才培养目标和教学改革新需求，我们广泛征求各使用单位意见，启动第三版的再版工作。本次再版在保留教材原有编写特色与思路基础上，力求既能够适应现有的教学组织形式，又有较宽的适用性；力求内容的科学性、系统性和先进性，简明扼要、深入浅出、循序渐进；力求课程的整体功能，强化课程知识点之间的连贯性和内在联系，使全书形成医药结合、基础临床结合的有机体；力求运用新一代信息技术，创新教材呈现方式，体现纸数融合的时代感。

第三版编委会充分总结教材编写经验及使用过程中存在不足，吸纳了使用本教材的部分高等院校教师建议，进一步明确教材有利于教师教、有益于学生学的编写定位，并对亟待完善、删除以及补充的部分内容进行了研讨和梳理。如每章增加学习目标和知识图谱便于学生理解掌握各章的学习要点；每章配重点难点教学内容的 PPT 及教学视频，读者可扫描封底或正文中二维码获取；补充直观的示意图以删减较多的文字叙述；删去每一章的疾病体征模块；增加了一些新内容，如第四章微生物学、免疫学基础知识及用药中补充新型冠状病毒感染以及抗肿瘤新药等相关内容；各章药物以最新版国家基本药物目录为准做了临床用药的淘汰和补充调整，突出代表药和重点药，重在介绍用药选择和特点；各章药物药理作用与机制力求和所治疗疾病的病因与发病机制建立有机联系。

本书共十一章，前四章主要介绍医药学基本概念，医学基础知识，药物基础知识，微生物学、免疫学基础知识。后七章以机体主要系统为线索，分别介绍了各系统组织器官的解剖结构，生理作用，疾病常见症状，病因与发病机制、临床表现和用药选择，常用药物的药理作用与机制、临床应用、不良反应等。本书由安徽中医药大学戴敏担任主编；汪宁、吴鸿飞、贾晓益担任副主编；编委们各司其责，每章末均标注有本章责任编委。本教材适用于制药工程、药物制剂、中药制药、生物制药、生物医学工程、医学技术类、药事管理等医药相关专业本科生、专科生及继续教育学生使用，同样也可作为医药从业人员岗前培训教材和医药爱好者自学参考书。使用本教材时，可根据各专业具体情况和教学大纲要求，对教材内容作适当选用。

"医药学基础"课程的开设、教材的编写与修订，是我们对医药相关专业课程体系改革的持续探索，创新性成果能够惠及广大师生是我们的追求和荣幸。限于水平和认知，教材尚存不足之处自知难免，恳请师生同道不吝指正。

戴 敏

2024 年 1 月 18 日于合肥

第一版前言

结合 21 世纪科学发展的需要，在制药工程专业、医药贸易专业、医药营销专业等医药学相关专业的课程体系构建中，既不能因强调某方面的素质和能力而盲目增加学时，又不能为减轻学生负担而删减内容。鉴于现有教材如《人体解剖生理学》《病原微生物与免疫学》《病理学》《临床医学概论》《药理学》等均以独立课程设置，内容丰富且有交叉重复，所需教学时数较多，难以适应医药学相关专业培养目标要求。

我们设想通过对各课程的有机结合，打破学科间的壁垒，加强学科间在逻辑和结构上的联系和融合，强调课程的整体功能，努力寻找课程间横向知识的选择，既减少课程之间不必要的重复，又避免必要知识的遗漏，使课程结构得到优化，架起课程之间联系的桥梁，将传统的"人体解剖生理学"与"药理学"课程内容有机组合，以此为主体，融入"病原微生物与免疫学""病理学""临床医学概论"等内容，以各课程间的交叉融合为主线，加强医学与药学基础知识的相互衔接，编撰形成新的教材《医药学基础》，以构建既有利于学生掌握医药学相关基本常识，又能减轻学业负担的结构合理、功能互补的新课程体系。

本书前四章主要介绍医药学基本概念、医学基础知识、药物基础知识，后七章以机体主要系统为线索，分别介绍了各系统组织器官的生理构造，系统的功能，疾病常见症状与体征，常见疾病的病因病理、临床表现和用药选择，常用药物的药理作用、临床应用、不良反应及制剂与用量。

医药学基础是为制药工程等医药学相关专业（与医药学交叉学科）学生设立的一门必修课，是现代医学、药学学科的重要理论基础，是学生学好专业课，从事新药研究、药物生产、药物使用、药物营销与药政管理的必要基础课程。

本教材主要供高等院校制药工程专业、医药贸易专业、医药营销专业等医药学相关专业本科生、专科生及成人教育学生使用，也可作为医药从业人员岗前培训教材和医药爱好者自学参考书。使用本教材时，应根据各专业具体情况和教学大纲要求，对教材内容做适当取舍。

《医药学基础》教材实现了各相关学科内容的重组，有利于知识的系统化，力争实现在体系上的创新、内容上的更新、教学方法和手段上的革新，目前尚无类似编写体例的国内外教科书及参考书，这是本书的最大创新点。

《医药学基础》课程的开设、本教材的编写，都只是我们对药学相关专业课程体系改革的尝试和探索。对博大精深的医学和药学知识做全面而系统地归纳总结实非易事，限于水平和认识，不足之处自知难免，恳请广大师生惠予指正。

本教材在编写过程中得到安徽中医学院教务处和药学院的关心与支持，潘礼龙、刘雪艳等硕士在本书的统稿过程中予以全力协助，在此特致谢意！

编　者
2005 年 10 月于合肥

第二版前言

《医药学基础》第一版自 2006 年发行以来，在各类高校制药工程专业、医药贸易专业、医药营销专业等药学类相关专业广泛使用，深受广大师生读者的欢迎和支持。该教材通过对各课程的有机结合，使课程结构得到优化。打破学科间的壁垒，加强学科间在逻辑和结构上的联系和融合。强调课程的整体功能，努力寻找课程间横向知识的选择，既避免课程之间不必要的重复，又避免必要知识的遗漏，架起课程之间联系的桥梁。将传统的人体解剖生理学与药理学课程内容有机组合，以此为主体，融入病原微生物与免疫学、病理学、临床医学概论、药物治疗学等课程内容，以各课程间的交叉融合为主线，加强医学与药学基础知识的相互衔接，构建既有利于学生掌握医药学相关基本常识，又能减轻学业负担的结构合理、功能互补的新课程体系。在内容和编写方式上目前尚未见有同类教材。

本次修订仍保留了原版本的编写特色和风格，在充分总结和交流第一版教材编写经验及使用过程中存在不足的基础上，强调该教材应符合专业培养目标要求，适当增加医学基础知识，将医学与药学紧密结合，强调知识的连贯性和实践性。全书介绍基本概念和基本知识，并以机体主要系统为线索，分别介绍各系统组织器官的生理构造，系统的功能，疾病常见症状与体征，常见疾病的病因病理、临床表现和用药选择，常用药物的药理作用、临床应用、不良反应等。

第二版编委会吸取了使用本教材的部分高等院校的教师对教材修订的建议，如皖西学院谷仿丽老师、亳州职业技术学院蒋会慧老师、安徽理工大学陈小平老师、冯承涛老师等，均参与了编委会议的讨论。对第一版在使用过程中亟待完善的部分进行了研讨和梳理：如第四章微生物学基础知识及用药在内容上进行了压缩；调整了一些章节顺序，如神经系统用药前移至第五章；增加了一些新内容，如神经系统用药的抗阿尔茨海默病药和解热镇痛抗炎药；补充了一些章节重点药物的作用机制。药物项下删去"别名""性状""制剂与用量"。

《医药学基础》是为药学相关专业、制药工程专业学生设立的一门必修课，是现代医学、药学学科的重要理论基础，是学生学好后续专业课，并从事新药研究、药物生产、药物使用、药物营销与药政管理的必要基础课程。

本教材主要用于高等理工医药院校制药工程专业、医药贸易专业、医药营销专业等药学类相关专业本科生、专科生及相应专业的成教学生使用，也可作为医药从业人员岗前培训和自学者参考书。使用本教材时，可根据各专业具体情况和教学大纲要求，对教材内容作适当选择。

医药学基础课程的开设、教材编写与修订，都只是我们对药学相关专业课程体系改革的尝试和探索。对博大精深的医学和药学知识作全面系统地归纳总结实非易事，限于水平和认识，不足之处自知难免，敬请广大师生惠予指正。

戴 敏
2015 年元月于合肥

目 录

第一章

绪论

通过学习医药学的任务，明确医药学之间的内在联系以及医药学在自然科学中占有重要地位。初步了解人体解剖学、生理学、微生物学与免疫学、病理学、生物化学、药理学、药物治疗学等医药学基础相关知识体系以及本课程主要内容和学习方法，为后续章节进一步学习人体的形态结构、生理功能、常见疾病和用药选择奠定必要的基础。

第一节
医药学的相关知识

一、医药学的任务及其在自然科学中的地位

（一）医药学的任务

医学与我们每个人的全生命周期息息相关，有了人类就有了医疗活动。医学的任务，首先是运用相关的医学知识来判断生命活动的正常与异常，即认识疾病；其次是预防或治疗疾病，当机体生命活动正常的时候，如何保持健康态，即预防疾病；当机体处在疾病状态时，促进向健康的方面转化和恢复，即治疗疾病。因此，医学的任务是认识疾病、预防疾病和治疗疾病，保持和增强人类健康，促进机体康复。

药学的任务是发现、开发和制备药物以及合理使用药物，为临床提供防病治病有效物质，肩负有提高药物质量和保证用药安全的职责。药学是以化学为基础的，药的本质就是化学品，如解热镇痛抗炎药阿司匹林（乙酰水杨酸）的研发过程，公元前 400 年白柳树皮被作为治疗发烧和减轻分娩疼痛的廉价良药，1800 年从柳树皮中提炼得到有效缓解发热、疼痛和炎症的水杨酸，1899 年拜耳药厂正式生产乙酰水杨酸，就是探索化学物质对人体有效安全和合理应用的过程。

医学与药学相互联系与依托，药学是以临床医学为指导的，药物的发现一定是在疾病之后，具备丰富的医学知识才可研制或应用有效的治疗药物。如艾滋病（AIDS）是一种获得性免疫缺陷综合征，1981 年在美国首先发现，被誉为 20 世纪的瘟疫，一直没有很好的解决方法。艾滋病病因是 HIV 病毒感染，主要是病毒对免疫系统破坏继发感染和恶性肿瘤等，有较高的死亡率，药物治疗虽有新进展，抗病毒药可以抑制 HIV 病毒的转录和复制，但艾滋病毒的 DNA 可以进入人体细胞长期潜伏，且病毒快速变异能力为特效药和疫苗的研制带来极大的困难，正如新型冠状病毒（COVID-19）感染性疾病的治疗目前仍是医学上的重大难题，有待于人们去探索和发现。

（二）医药学在自然科学中的地位

医学和药学同以保证人民身体健康为己任，且同属于生命科学，在自然科学中占有重要地位。生命科学与医药学的发展是相互依赖和相互促进的，生命科学的发展为医药学提供了基本理论和方法，每一项医药学上的重大成就，都来自生命科学对某个问题认识的深化，如心血管疾病、肿瘤、自身免疫性疾病的防治等，都离不开生命科学的研究。随着人类基因组计划的完成，疾病基因和功能基因的研究将成为今后研究的重点，其研究目的都是在于解决医学上的重大难题，如肿瘤、艾滋病的防治以及相对应的治疗药物的开发。医药学也不断地为生命科学提供重要的信息，医学不断地发现和认识疾病以及药学不断地研发出新型的临床治疗药物，从而不断地为生命科学及相关学科增添新的研究内容。医药学同其他科学一样，都必须以辩证唯物主义的哲学为指导，理论与实践相结合，正确揭示自然规律并探求控制这些规律的途径，从而促进生命科学及相关学科的纵深发展。医药学作为应用性学科，需要各个基础学科的支持和应用，它的需求和发展同时也推动了基础学科的进步。

二、医药学基础相关知识

（一）人体解剖学

人体解剖学（Human Anatomy）是研究人体正常形态和构造的科学，揭示人体各系统器官形态结构、位置毗邻及相关联系（包括功能作用和临床意义）。可分为大体解剖学、组织学和胚胎学。大体解剖学是借助手术器械切割尸体的方法，用肉眼观察机体各部分形态和结构的科学；组织学则借助显微镜研究组织细胞的微细结构；胚胎学是研究由受精卵发育到成体过程中的形态结构发生的科学。

医学中三分之一以上的专业名词来源于解剖学，只有充分认识了正常人体的形态结构，才能正确把握人体的生理功能和病理变化，才能正确判断人体的正常与异常，才能正确区别生理与病理状况，否则就不可能对疾病做出正确的判断与治疗，因此解剖学是重要的基础医学科学，是学习医药学专业其他相关课程的一门基础学科。

（二）生理学

生理学（Physiology）是研究生物体生命活动规律或生理功能的科学，如呼吸、循环、消化、肌肉运动等生理功能的特点、发生机制与条件及机体内外环境中各种因素变化对这些功能的影响。

我们必须在了解正常人体各个组成部分的功能的基础上，才能理解在各种疾病情况下身体某个或某些部分发生的变化，器官在疾病时发生的功能变化与形态变化之间的关系，一个器官发生病变时如何影响其他器官的功能。在此基础上，就能进一步学习和掌握各门临床医学，各种器官、系统疾病的临床表现、诊断和治疗的原则，并为开发新药、验证药物的药效学提供理论指导。

根据人体结构层次的不同，生理学研究内容大致可分为三个不同的层次。①整体层次：研究完整人体功能活动规律；②器官、系统层次：研究各器官、系统的功能活动规律；③细胞、分子、基因层次：研究细胞各亚微结构的功能和细胞内各种物质分子及基因的变化过程。这三个层次的研究内容，各有侧重，互为补充，既有微观分析，又有宏观综合治理，对于探索复杂的生理活动规律和机制，都具有重要意义。为了探索生命的奥秘，现代科学很注重运用多种技术手段，进行多层次、多学科的综合研究。

（三）微生物学与免疫学

微生物学（Microbiology）是生物学的一个分支，是研究微生物在一定条件下的形态、结构、生命活动规律、进化、分类及与人类、动物、植物、自然界相互关系等问题的一门科学。免疫学（Immunology）是以研究抗原物质、机体的免疫系统、免疫应答过程及其调节、免疫疾病发病机制、免疫性疾病的诊断、预防和治疗以及实验技术的一门生物学科。

微生物学是以生物学、生理学及生物化学等学科为基础，同时又为学习病理学、药理学等有关学科打下基础。在学习病原微生物的生物学性状的基础上，才能理解感染与免疫机理、特异性诊断和防治，更好地运用所学知识来控制和消灭感染性疾病和有关免疫性疾病的方法和机理，利用所学微生物知识来研究开发新的药物、研究药物的作用机理等。

（四）病理学

病理学（Pathology）是研究疾病的原因、在病因作用下疾病发生发展的过程以及病理变化结局和转归，阐明其实质，从而为认识和掌握疾病发生发展的规律、为防病治病提供必要的理论基础。病理形态学着重研究患病机体的形态结构变化；病理生理学着重研究患病机体的功能和代谢变化。病理学除侧重从形态学角度研究疾病外，也研究疾病的病因学、发病学以及形态改变及临床表现的关系。在临床医学实践中，病理学又是诊断疾病的重要方法之一。

病理学是现代医学基础理论学科之一，也是与基础医学中多学科密切交叉相关的综合性边缘学科，又是学习临床医学的必要基础。与此同时，病理学在药物研究与开发中起重要作用，为阐明药物作用机制、研究开发新药等方面提供理论依据，并为探索生理、生化过程提供实验资料。

（五）生物化学

生物化学（Biochemistry）是研究生物体内化学组成和生命过程中的化学变化规律的一门科学。主要研究生物体分子结构与功能、物质代谢与调节以及遗传信息传递的分子基础与调控规律。

生物化学讲述正常人体的生物化学以及疾病过程中的生物化学相关问题，与医学有着紧密的联系。随着近代医学的发展，越来越多地将生物化学的理论和技术，应用于疾病的预防、诊断和治疗，从分子水平探讨各种疾病的发生发展的机制，也已成为当代医学研究的共同目标。与此同时，生物化学与多学科相结合，使实验医学有了重大突破，从而为新药的发展提供了理论、方法和技术，从而使药学科学进入以生物学与化学相结合的新阶段，并使生物化学在新药研究、药物生产和药物使用方面发挥重要作用。

（六）药理学

药理学（Pharmacology）主要研究药物与机体（包括病原体）的作用及其机制。它一方面研究在药物影响下机体细胞功能如何发生变化；另一方面研究药物在体内的吸收、分布、生物转化和排泄过程以及血液中药物浓度随时间变化的规律。

药理学是以生理学、生物化学和分子生物学、微生物学、免疫学、病理学等为基础的桥梁学科，将基础医学与临床医学、医学与药学紧密联系，在阐明药物作用机制、提高药物疗效、研究开发新药、发现药物的新用途方面起着重要作用，并为探索生理、生化及病理过程提供实验资料，为指导临床合理用药提供理论基础。

（七）药物治疗学

药物治疗学（Pharmacotherapeutics）是研究药物通过某药理作用对病变部位或疾病的病理生理过程产生影响，从而转变为治疗效应，产生治疗作用的过程及规律的一门学科。

药物治疗学是临床医学的重要组成部分，研究的主要内容是药物的药理作用能否转化为治疗效应，如何结合患者的实际情况合理选择药物进行治疗是药物治疗学的唯一宗旨。

第二节
医药学基础的主要内容和学习方法

一、医药学基础主要内容

医药学基础是为医药相关专业（或医药交叉学科）学生设立的一门必修课，是现代医学、药学学科的重要理论基础，是未来从事新药研究、药品生产、药品使用、药品营销、药事管理、医药保险、医药软件开发等专业的学生一门必修基础课程。该课程将人体解剖生理学与药理学课程内容进行重组，以此为主体，融入病理学、微生物免疫学、生物化学、药物治疗学等内容，将医学与药学的基础知识有机串联、相互衔接，帮助学生掌握人体的形态结构、生理功能、常见疾病和用药选择，使学生初步掌握用医学观点解释生命现象和本质，认识疾病发生的机理和治疗药物的应用，为专业课学习奠定必要的基础，为促进医药事业的发展服务。

二、医药学基础学习方法

（一）拓宽知识面，全面了解医药学基础知识

本课程作为药学相关专业的基础课程，较全面阐述人体各系统的生理学构造、疾病的发生和治疗用药规律。通过对本门课程的学习，全面拓宽学生专业知识面，使学生对医药学基础知识、对疾病的全貌、治疗药物的选择及应用有一定的了解。

（二）理论实际结合，培养整体思维方式

在学习医药学基础的过程中，不断构建培养科学的、理论联系实际、动态、发展和整体的思维方法以及分析问题与解决问题的能力，加强各知识间在逻辑和结构上的联系，重点放在疾病与用药之间的纵横交错与融合。在了解临床疾病诊治知识的过程中，去发现临床的需求，思考解决的途径和方法，以达到理论与实践相结合的目的。

（三）课内外结合，提升自主学习能力

由于医药学基础内容的丰实性，限于篇幅，本教材只是对医学及药学最基本常识进行概括性论述，无论深度及广度都不可能满足于当今医药学的不断变化。因而，在学习过程中，

应以课堂理论教学和课外知识进展相结合，安排一些章节自学，配合查阅文献、阅读参考书、组织课堂讨论等多种学习方法了解学科的发展动态以及最新成果。要善于将本课程与其他相关学科知识的学习相结合，做到多学科知识的融会贯通，深刻理解医药学基础的理论体系。在学习过程中要不断加深对学习内容的理解记忆，培养主动获取知识的能力和思考习惯，为今后继续学习或从事相关工作奠定基础。

三、医药学基础学习要求

学完本门课程后应达到：掌握各系统组织器官的生理构造、系统的功能；熟悉疾病常见症状；掌握或了解常见疾病的病因病理、临床表现和用药选择；掌握各类常用药物的共性，个别药物的特点；对重点药物要求全面掌握其药理作用、临床应用及主要不良反应。最终目标是积累必要的医学和药学知识，将本教材上学到的知识与工作实践相互联系，为专业课学习及日后工作做好充分的知识储备。

本章知识图谱

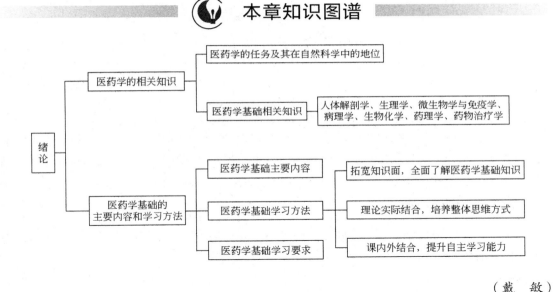

（戴　敏）

第二章

医学基础知识

视频、课件

微信扫码

　　通过学习医学基础知识，对细胞、人体四大基本组织、解剖学基本概念、运动系统的组成和功能、感觉器官（皮肤、眼和耳）的结构和功能有一定认识，明确健康和疾病的概念，并对常见基本病理变化如细胞和组织的适应、损伤与修复、局部血液循环障碍、炎症、发热、休克和肿瘤等特点有所了解。

第一节

细胞和基本组织

一、细胞

　　细胞（cell）是人体形态和功能的基本单位，具有以新陈代谢为基础的成长、繁殖、运动、衰老和死亡等生命特征。人体细胞因其所在位置和功能不同，其大小和形态也有很大差别。如血细胞在流动的血液中呈圆形，能收缩的肌细胞呈梭形或长圆柱形，接受刺激并传导冲动的神经细胞有长的突起等。

（一）细胞的结构和功能

　　细胞的结构一般由细胞膜、细胞质和细胞核三部分组成，其中细胞质又由基质和包埋在基质中的各种细胞器和包含物组成。

1. 细胞膜

　　细胞膜又称质膜，是细胞表面的一层薄膜，细胞膜使细胞内容物和细胞周围环境分隔开来，以保持细胞内物质成分的相对稳定。细胞膜在光镜下一般难以分辨其结构。在电镜下，细胞膜可分为内、中、外三层结构。内、外两层为致密的深色带，中间夹有一层疏松的浅色带。这三层膜结构亦见于各种细胞器膜和核膜。因此，这种存在于细胞中的基本结构形式又称为单位细胞膜或生物膜（图 2-1）。

　　细胞膜使细胞内容物和细胞周围环境分隔开来，从而使细胞能在相对独立和稳定的环境下存在。细胞在进行正常生命活动时，需通过细胞膜有选择地从周围环境中获得氧气和营养物质，排除代谢产物，即通过细胞膜进行物质交换。细胞环境内各种因素，如体内产生的激素、递质等化学物质改变以及进入体内的某些异物或药物，也都首先作用于细胞膜，然后再影响细胞内的生理过程。故细胞膜不但是细胞和环境之间的屏障，也是细胞和环境之间进行物质交换、信息传递的门户。综上所述，细胞膜除具有保护、吸收、分泌、膜内外物质交换作用外，还有接受刺激和传递冲动的作用。

2. 细胞质

细胞质主要成分是水、蛋白质、糖、类脂质、无机盐等，为一种半透明胶状溶液，其中悬浮着一些细胞器和包含物。细胞器是细胞进行功能活动的基本结构，如线粒体、内质网、高尔基复合体、溶酶体和中心体等。包含物是细胞内暂时储存的营养物质和代谢产物，如糖原、脂肪滴和色素颗粒等（图 2-1）。

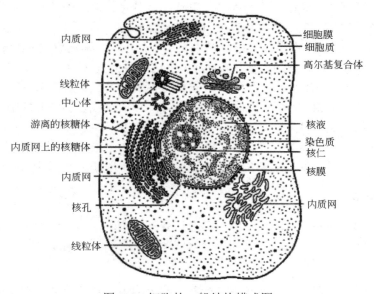

图 2-1 细胞的一般结构模式图

主要细胞器的形态及功能如下。

（1）线粒体 在光镜下呈短线状、杆状、颗粒状，电镜下呈由内、外两层单位膜形成的圆形或椭圆形的囊状结构。在不同类型的细胞或同一细胞在不同的生理状况下，其形态、大小和数目都不相同。它是细胞内能量储存和供给的场所，故有细胞内"动力工厂"之称。

（2）内质网 在电镜下是由一层单位膜围成的管状、泡状和囊状结构，相互连接形成一个连续的内腔相通的膜性管道系统。根据表面有无核糖体的附着，分为粗面内质网（有许多核糖体附着）和滑面内质网（无核糖体附着）。粗面内质网具有合成和运送蛋白质的功能；滑面内质网是一种多功能结构，其主要功能是合成脂类和胆固醇。

（3）高尔基复合体 光镜下呈块状或网状，分布在核周或核的一侧，又称内网器。电镜下它是由单核膜构成的扁平囊泡状膜性网状系统。其功能与蛋白质的合成和细胞的分泌活动有关。

（4）溶酶体 一种囊状小体，外面是一层单位膜，内含多种酸性水解酶，它能分解消化蛋白质、肽、糖、中性脂质、糖脂、糖蛋白、核酸等多种物质，是细胞内重要的消化器官。

（5）中心体 光镜下是一种复合构造，由位于中央的中心粒和位于其周围的一圈染色较深的特殊细胞基质（称中心球）共同组成，其功能与细胞分裂有关。

3. 细胞核

人体内除成熟红细胞外，一般每个细胞都有 1 个细胞核，少数有 2 个或 2 个以上细胞核，如骨骼肌（亦称横纹肌）细胞的核，可多达 100～200 个。核多为圆形或椭圆形，少数呈杆状或分支状。处于间期的细胞，细胞核由核膜、核仁、染色质及核基质构成；在细胞分裂期，核膜和核仁消失，染色质凝缩并反复螺旋、折叠为染色体。

（1）核膜　核表面的一层薄膜，由单位膜组成，具有选择性渗透作用。

（2）核仁　核内的球状小体。光镜下核内有 1 个或 1 个以上核仁，核仁大小在不同细胞或同一种细胞的不同生理状态下各有差异。其化学成分是核糖核酸及碱性蛋白质。它的功能主要涉及核糖体的生物发生，该过程包括 rRNA 的合成。

（3）染色质　间期细胞核中，能被碱性染料着色的小块，称染色质。在细胞有丝分裂时，染色质纤维反复螺旋、折叠成为粗棒状染色体。人的染色体共 23 对，其中 22 对为常染色体，1 对为性染色体。性染色体又分为 X 和 Y，它们与性别有关，男性为 X、Y，女性为 X、X。

染色质或染色体是由 DNA 和碱性蛋白组成。DNA 能自我复制并能控制细胞内蛋白质的合成，是细胞的重要遗传物质。

（4）核基质　是核中除染色质与核仁以外的成分，包括核液与核骨架两部分。核液含水、离子和酶等成分。核骨架是由多种蛋白质形成的三维纤维网架，对核的结构具有支持作用。

（二）细胞的增殖

细胞各组成部分在不断发展变化的基础上还要不断增殖，产生新细胞，以代替衰老、死亡和创伤所损失的细胞。细胞增殖周期可分为间期和分裂期两个周期。

1. 间期

细胞分裂后进入间期，在间期细胞进行着结构上和生物合成上的复杂变化。

间期可分为以下三个分期。

（1）DNA 合成前期（G_1 期）　此期细胞内进行着一系列极为复杂的生物合成变化，如合成各种核糖核酸（RNA）及核蛋白体。此期持续时间较长，常历时数小时、数日甚至数月。进入 G_1 期的细胞，有三种情况。①不再继续增殖，永远停留在 G_1 期直至死亡，如表皮角质化细胞、红细胞等。②暂时不增殖，如肝、肾细胞，正常情况下保持分化状态，执行肝、肾功能，停留在 G_1 期，但在受损伤时，它们又可进入增殖周期。这些细胞又称 G_0 期，细胞较不活跃，对药物反应也不敏感。③继续增殖，如骨髓造血细胞、胃肠道黏膜细胞等。

（2）DNA 合成期（S 期）　从 G_1 末期到 S 初期，细胞内迅速形成 DNA 聚合酶及四种脱氧核苷酸。S 期的主要特点是利用 G_1 期准备的物质条件完成 DNA 复制，并合成一定数量组蛋白，供 DNA 形成染色体初级结构。在 S 期末，细胞核 DNA 含量增加一倍，为细胞进行分裂做准备。DNA 复制一旦受到障碍或发生错误，就会抑制细胞的分裂或引起变异，导致细胞异常或发生畸形。S 期持续约 7～8h。

（3）DNA 合成后期（G_2 期）　此期主要特点是为细胞分裂准备物质条件。DNA 合成终止，大量合成 RNA 及蛋白质，如微丝、微管蛋白和促成熟因子等，为纺锤体和新细胞等的形成备足原料。若阻断上述合成，细胞便不能进入有丝分裂。G_2 期历时较短而恒定，一般为 1～1.5h。

2. 分裂期

分裂期又称有丝分裂期，简称 M 期。此期是确保细胞核内染色体能精确均等地分配给两个子细胞核，使分裂后的细胞保持遗传上的一致性阶段。

　　细胞分裂期是从间期结束时开始，到新的间期出现时的一个阶段。它是一个连续动态变化过程，可分为前期、中期、后期和末期四个分期（图2-2）。

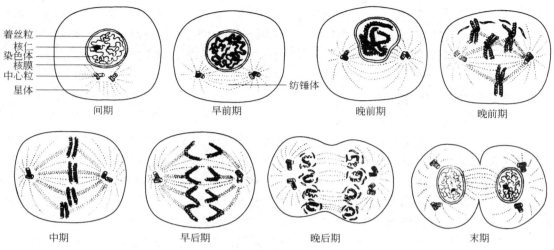

图 2-2 动物细胞有丝分裂图解

　　（1）前期　染色质逐渐凝集，形成一定数目和形状的染色体，每条染色体进一步发展并分为两条染色单体，二者仅有着丝点相连；核膜和核仁逐渐解体消失；在间期复制的中心体分开，逐渐向细胞的两极移动；每个中心的周围出现很多放射状细丝，两个中心体之间的细丝连接形成纺锤体，细丝即微管结构。

　　（2）中期　染色体高度凝集，并集中排列在细胞的中部平面上，形成赤道极。两个中心体已移到细胞的两极，纺锤体更明显，纺锤体与每个染色体的着丝点相连。

　　（3）后期　染色体在着丝点处完全分离，各自成为染色单体，两组染色单体受纺锤丝牵引，分别向细胞两极移动。与此同时，细胞向两极伸长，中部的细胞质缩窄，细胞膜内陷。

　　（4）末期　两组染色体不再向两极迁移，预示分裂活动进入末期。染色体发生退行性变化，即染色体逐渐解螺旋恢复为染色质纤维；核仁和核膜重新出现，形成新的胞核；细胞中部继续向内缩窄变细，最后断裂成为两个子细胞，完成有丝分裂，子细胞进入下一周期的间期。

　　细胞周期是一个动态过程，每个分期互相联系，不可分割。如果细胞周期的某个阶段受到环境因素的干扰，细胞的增殖就会发生障碍。肿瘤细胞的增殖周期也可分为 G_1、S、G_2、M 四个时期。当前人们对肿瘤采取的不同治疗措施，就是试图以此来阻止肿瘤细胞增殖周期的发展，从而达到抑制癌细胞的分裂。如药物秋水仙碱，可阻止纺锤体的形成，从而抑制癌细胞的增殖。因此，细胞增殖理论对医药临床实践有着重要的指导意义。

二、基本组织

　　细胞的不断增殖，使受精卵演变成若干细胞构成的有机体。在有机体生长发展过程中，细胞不断地分化而获得各自不同的形态、结构和功能。结构和功能相同或相似或相关的一些细胞及其周围的细胞间质一起构成组织。人体的基本组织有四种：上皮组织、结缔组织、肌组织和神经组织。

（一）上皮组织

1. 上皮组织的一般特征

上皮组织由密集排列的上皮细胞和少量细胞间质组成。大部分上皮覆盖在人体表面或衬贴在体腔和管腔的内表面。上皮细胞具有明显的极性，分为游离面和基底面。基底面附着于基膜，并借此膜与深部结缔组织相连。上皮组织内大都无血管，但神经末梢丰富，感觉敏锐，并具有保护、分泌、吸收和排泄等功能。

2. 上皮组织的结构及其功能

上皮可分被覆上皮和腺上皮两类。

（1）被覆上皮　按上皮细胞的形态和排列层次，可分为下列几种类型。

① 单层扁平上皮　一层扁平如鱼鳞状的细胞，核为扁圆形，从侧面观，细胞扁薄（图2-3）。衬贴在心脏和血管内面的单层扁平上皮称内皮（endothelium），其表面光滑，有利于血液和淋巴液的流动，也有利于内皮细胞进行物质交换；衬贴在胸膜、腹膜、浆膜和心包腔面的单层扁平上皮称间皮（mesothelium）。这种上皮很薄，由于表面光滑，可减少摩擦。

② 单层立方上皮　一层短柱状细胞，从侧面看，细胞近似立方形，核为球形。分布在肾小管和甲状腺滤泡等处，具有分泌和吸收功能（图2-4）。

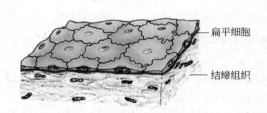

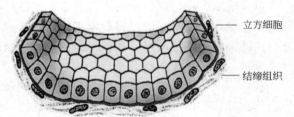

图2-3　单层扁平上皮模式图　　　　　图2-4　单层立方上皮模式图

③ 单层柱状上皮　一层高柱状细胞，从侧面看，细胞为长方形，核为椭圆形。分布在胃、肠和子宫等黏膜处（图2-5）。

④ 假复层纤毛柱状上皮　由一层形状不同、高低不等的细胞组成，包括柱状细胞、杯状细胞、梭形细胞、锥形细胞，其中柱状细胞最多。各种细胞基底部均排列在同一基膜上，但核的位置却高低不一，在HE切片中形似多层细胞，但实际上是一层细胞，这种上皮的游离面还有纤毛，故称假复层纤毛柱状上皮，分布在呼吸道黏膜（图2-6）。

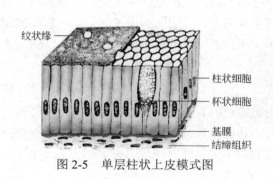

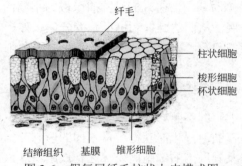

图2-5　单层柱状上皮模式图　　　　图2-6　假复层纤毛柱状上皮模式图

⑤ 变移上皮　一种复层上皮，可分为表层细胞、中层细胞和基底细胞。此类上皮衬贴在排尿管道的腔面，由于排尿管道的容积常有变化，上皮的形态和层数也相应发生改变，从而使上皮的面积扩大或缩小，如膀胱空虚时，上皮变厚，细胞层数增多，表层细胞呈大的立方形；膀胱充盈扩张时，上皮变薄，细胞层数减少，表层细胞呈扁平状（图 2-7）。

⑥ 复层扁平上皮　由许多层细胞组成。表层细胞为扁平形，中层细胞为多边形，深层细胞为立方形或柱状。深层细胞不断分裂增生，产生的细胞逐渐向表面推移，不断补充因衰老或损伤而脱落的表面细胞。分布在表皮、食管和阴道等处（图 2-8）。

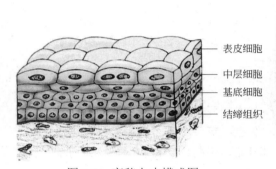

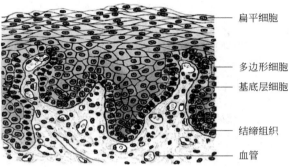

图 2-7　变移上皮模式图　　　　图 2-8　复层扁平上皮模式图

变移上皮（左：膀胱空虚时；右：膀胱充盈扩张时）

（2）腺上皮　具有分泌功能的上皮称为腺上皮，以腺上皮为主要成分组成的器官称腺体。腺体根据有无分泌可分为两类。

① 外分泌腺　由分泌部和导管组成。其分泌物（液）经导管输送到体表或器官内腔，如汗腺、唾液腺。

② 内分泌腺　腺细胞排列呈团块或泡状，无导管。腺细胞的分泌物（液）直接渗入血液或淋巴，进而运送到全身，以调节细胞和器官的功能活动，如甲状腺、肾上腺等。

（二）结缔组织

1. 结缔组织的一般特征

结缔组织是由大量细胞间质和散在其中的细胞组成的组织。其种类较多，但细胞数量较少，分散而无极性分布，位于细胞间质中。细胞间质包括基质、纤维和组织液。基质是无定形的胶体状物质，纤维为细丝状，包埋在基质中。

2. 结缔组织的分类

结缔组织可分为疏松结缔组织、致密结缔组织、脂肪组织、网状组织、软骨组织、骨组织以及血液和淋巴等，此即广义的结缔组织。上述前四种组织，即通常所称的结缔组织，也称固有结缔组织。

（1）疏松结缔组织　在体内分布很广，充填在组织或器官之间，有营养、连接和保护作用。

疏松结缔组织由细胞、纤维和基质组成。细胞种类较多，包括未分化间充质细胞、成纤维细胞、脂肪细胞、巨噬细胞、浆细胞、肥大细胞和白细胞等，纤维排列疏松且不规则，像蜂窝状，故又称蜂窝组织（图 2-9）。富含血管及神经。

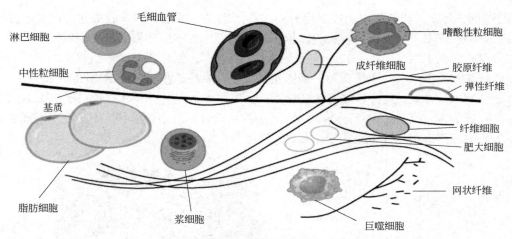

图 2-9　疏松结缔组织铺片模式图

（2）致密结缔组织　组成成分与疏松结缔组织基本相同。特点是细胞少、基质少、纤维多，排列致密，并按一定方式集结成束。如真皮、肌腱、韧带等都是致密结缔组织。

（3）脂肪组织　由大量脂肪细胞聚集而成，具有储存脂肪、支持、保护、参与能量代谢和维持体温等作用。

（4）网状组织　由网状纤维、网状细胞和基质组成，主要分布在造血器官。一般认为，网状组织主要构成一个适宜血细胞生存和发育的微环境。

（三）肌组织

肌组织主要由有收缩能力的肌细胞组成。肌细胞细长呈纤维状，故也称肌纤维。肌纤维的细胞膜称肌膜。细胞质称肌浆，肌浆内含有大量线粒体和肌原纤维，后者是肌纤维进行舒缩运动的主要物质基础。肌组织分为骨骼肌、心肌和平滑肌。

1. 骨骼肌

骨骼肌借肌腱附于骨骼，主要由骨骼肌纤维构成，受躯体神经支配，属随意肌，产生收缩和舒张，完成各种躯体运动。骨骼肌的肌纤维呈长圆柱形，是一种多核的细胞。核排列在肌纤维周边近肌膜处，肌浆中含有丰富的肌原纤维。每条肌原纤维都有明带和暗带相间排列，使整条肌纤维呈现明暗相间的横纹，故骨骼肌又称横纹肌（图 2-10）。

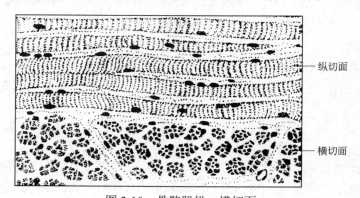

图 2-10　骨骼肌纵、横切面

2. 心肌

心肌分布于心壁和邻近心脏的大血管壁上，主要由心肌纤维组成，心肌纤维呈圆柱形，有分支，并相互连接成网，在两个心肌纤维的连接端有一横线，称闰盘。细胞核 1～2 个，位于肌纤维中央。心肌纤维有横纹，但不如骨骼肌明显，也称为横纹肌。心肌受内脏神经支配，为不随意肌。

3. 平滑肌

平滑肌主要由平滑肌纤维组成。平滑肌纤维呈梭形，无横纹，细胞核位于中央，长椭圆形，肌膜薄而不明显。平滑肌受内脏神经支配，为不随意肌，分布于消化管、呼吸道、泌尿道、生殖道及血管等中空性器官的管壁内。

（四）神经组织

神经组织由神经细胞和神经胶质细胞组成。神经细胞是神经系统的结构和功能单位，又称神经元。神经细胞具有接受刺激、整合信息和传导冲动的功能。通过神经元之间的联系，将接收到的信息加以分析或储存，并将信息传递给骨骼肌、内脏平滑肌与腺体等，产生效应。神经胶质细胞的数量为神经元的 10～50 倍，对神经元起支持、保护、营养以及绝缘作用。

1. 神经细胞（神经元）

（1）神经元的形态结构　神经元是一种长突起的细胞，由细胞体及其突起组成（图 2-11）。

① 细胞体呈圆形、锥形、梭形和星形等多种形态，均由细胞核、细胞质和细胞膜构成。胞体中央有一个大而圆的细胞核，染色浅，核仁明显。细胞质内除含有细胞器外，还有尼氏体和神经原纤维。尼氏体呈强嗜碱性，均匀分布，呈颗粒状或块状。电镜下尼氏体由粗面内质网和游离核糖体组成，与神经细胞合成蛋白质密切有关。神经原纤维是细胞质内的细丝状结构，与细胞体内化学递质的运输有关。细胞膜具有接受刺激、处理信息、产生和传导神经冲动的功能。

② 突起是细胞体延伸的细长部分，可分为树突和轴突两种。

a. 树突　每个神经元可以有一个或多个，一般较短，分支多，呈树枝状，具有接受刺激并将神经冲动传向细胞体的功能。

b. 轴突　每个神经元只有一个或无，较细长，有时发出侧支，与轴突成直角。轴突末端分支较多，形成轴突末梢。轴突将神经冲动从胞体传送到末梢，引起末梢释放化学物质，进而影响与其联系的各种细胞（如肌肉、腺体）的生理活动。轴突也能把冲动传送给另一个神经元。

（2）神经元的分类　按突起的数量分为假单极神经元、双极神经元和多极神经元；按神经元功能分为感觉神经元、运动神经元和联络神经元。

（3）突触　一个神经元与另一个神经元之间，或神经元与效应细胞的相互接触点，称为突触，是神经冲动定向传导的主要结构。

突触的结构：光镜下突触最常见的是一个神经元轴突末梢的球状膨大，贴附于另一个神经元的树突或胞体表面。电镜下轴突末端与树突或胞体的接触处均有胞膜相隔。轴突末端的胞膜称为突触前膜，与其相对的树突或胞体的胞膜则称为突触后膜，两膜之间的间隙称为突触间隙。在靠近突触前膜的胞质内含有较多的线粒体和大量小泡（即突触小泡）（图 2-12）。

这些小泡内含神经递质，如乙酰胆碱、去甲肾上腺素等。突触小泡释放递质，经突触前膜、突触间隙到突触后膜，引起突触后膜发生变化，发放神经冲动向下传导。

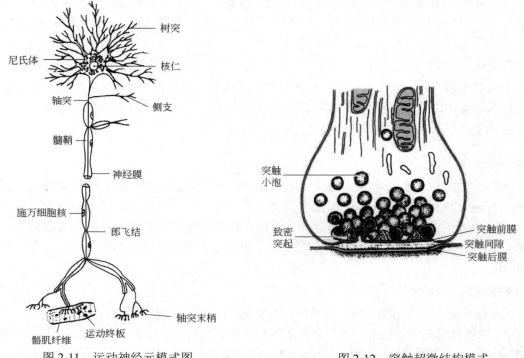

图 2-11　运动神经元模式图　　　　　　　　　图 2-12　突触超微结构模式

（4）神经纤维　由神经元的长轴突及包绕它的神经胶质细胞构成。根据神经胶质细胞是否形成髓鞘可将其分为有髓神经纤维和无髓神经纤维。

（5）神经末梢　周围神经纤维的终末部分在各组织或器官内形成的特殊结构，一般分为两类。

① 感觉神经末梢　由感觉神经元周围突的末梢形成，分布在皮肤、内脏和肌肉等处。它通常与周围的其他组织共同组成感受器，感受冷热、疼痛及触压等刺激，并将各种刺激转化为神经冲动，通过感觉纤维传入中枢，产生感觉。

② 运动神经末梢　运动神经元轴突末梢在肌组织和腺体上的终末结构，有支配肌细胞收缩和调节腺细胞分泌的功能。按分布部位不同分为躯体运动神经末梢和内脏运动神经末梢两类。

2. 神经胶质细胞

神经胶质细胞在神经组织内起支持、营养、保护和绝缘等功能，是神经系统的重要组成部分。神经胶质细胞也是多突细胞，但无树突和轴突之分，也无传导神经冲动的功能。

（1）星形胶质细胞　神经胶质细胞中体积最大的一种，有许多长的胞突伸展充填在神经元胞体及突起之间，起支持和绝缘作用。同时该细胞还能分泌神经营养因子，维持神经元的生存和功能活动。

（2）少突胶质细胞　分布在神经元胞体附近及轴突周围，胞体较星形胶质细胞小，突起少。其突起末端扩展成扁平薄膜，是中枢神经系统髓鞘形成细胞。

（3）小胶质细胞 最小的神经胶质细胞，在中枢神经系统损伤时，可转变为巨噬细胞，吞噬细胞碎片和退化变性的髓鞘。

（4）施万细胞 周围神经系统的髓鞘形成细胞，参与周围神经系统中神经纤维的构成，在周围神经再生中起重要作用。

第二节
人体解剖与生理

一、概述

1. 解剖学姿势

为了正确描述人体各器官结构位置的关系，人体解剖学规定了一个统一标准姿势，称为解剖学姿势。身体直立，面向前，两眼向正前方平视，两足并拢，足尖向前，两上肢自然下垂于躯干两侧，手掌心向前（图 2-13）。

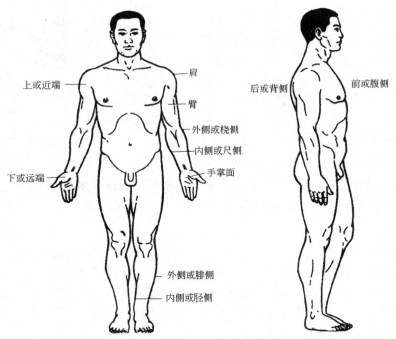

图 2-13　解剖学姿势和常用方位术语

在观察和描述人体各种位置及其相互关系时，无论被观察人体处于何种位置或姿势，都应按解剖学姿势进行描述。

2. 常用方位术语

常用表示方位的名词术语都是相应成对的，主要有以下几种。

（1）上、下 描述器官或结构距颅顶或足底相对远近关系的术语。头部在上，足在下。故近头者为上，近足者为下。如鼻位于眼之下、口之上。

（2）前、后　描述器官或结构距身体前、后面相对远近关系的术语。近腹者为前，也称腹侧；近背者为后，也称背侧。

（3）内侧、外侧　描述器官或结构距身体正中矢状面相对远近关系的术语。近正中矢状面者为内侧；远离正中矢状面者为外侧。前臂的内侧又称为尺侧，外侧又称桡侧。小腿的内侧又称胫侧，外侧又称腓侧。

（4）内、外　描述空腔器官相互位置关系的术语。近内腔者为内；远离内腔者为外。

（5）浅、深　描述与皮肤表面相对距离关系的术语。在描述身体各部层次关系时，近皮肤者为浅，远离皮肤者为深。

（6）近侧、远侧　在描述四肢各结构的方位时，距肢体根部较近者为近侧，距肢体根部较远者为远侧。

3. 切面术语

常用的切面术语有三种（图 2-14）。

（1）矢状面　将人体正中线切为左、右完全对称的两半，该切面称为正中矢状面，即从前后方向，沿人体长轴将人体纵切为左、右两部分的切面。

（2）冠状面　又称额状面，即从左右方向，沿人体的长轴将人体纵切为前后两部分的切面。

（3）水平面　又称横切面，即与人体长轴垂直，将人体横切为上、下两部分的切面。与器官长轴垂直的切面，则称为该器官的横切面。

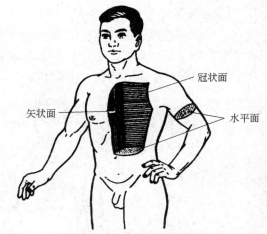

图 2-14　人体切面术语

二、器官与系统

人体是由不同形态和不同功能的细胞，组合形成各种组织、器官和系统的。这些组织、器官和系统是构成人体结构的基础，它们有分工、有合作地进行着不间断的活动，执行着人体日常的功能和代谢。

1. 器官

器官是由几种不同组织形成，并具有一定形态和功能特点的结构。如肠，由黏膜上皮组织、肌组织和结缔组织组成。其中黏膜上皮有分泌肠液、促进消化作用，上皮的纹状缘有吸收作用；肠壁的平滑肌，能使肠管收缩蠕动，以推动食物和帮助碎解作用；肠的结缔组织，以维持肠壁各结构合成的器官。既有功能分工，又有相互密切联系，从而保证器官和系统的生命活动正常进行。

2. 系统

系统是由一系列结构相似而又能完成某种连续性生理功能的器官组成的。如血液循环系统，是由心脏、动脉和静脉组成的，它们都有内膜、中膜和外膜三层相似的结构，并由它们共同完成血液循环的生理作用。呼吸系统完成机体与外界气体交换和组织呼吸生理作用；泌尿系统有排泄代谢产物的作用；生殖系统有繁殖后代的作用等。所有器官和系统的分工协作，才能使机体内部活动与外界环境保持适应和平衡，才能使人体保持正常的生命活动。

三、运动系统的解剖和生理

运动系统包括骨、骨连结和骨骼肌三部分，它是构成人体的基本轮廓。在神经系统支配调节下，对身体起着运动、支持和保护作用。在运动中，骨起杠杆作用，关节是运动的枢纽，骨骼肌是动力器官。

（一）骨

人体的整个支架主要是由一系列骨构成的，这个骨支架称为骨骼（图 2-15）。

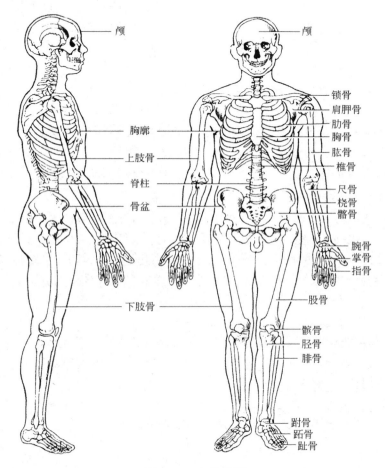

图 2-15　人体骨骼

1. 骨的分类

成人有大小骨 206 块，按部位可分为躯干骨、颅骨、上肢骨和下肢骨四部分。按形态可分为长骨、短骨、扁骨和不规则骨四种类型。

（1）长骨　分布于四肢，有一体和二端。体又称骨干，呈长管状，骨质致密，内有骨髓腔，容纳骨髓；两端膨大称骺，具有光滑的关节面，由关节软骨覆盖。小儿长骨的骨干与骺之间夹有一层软骨，称骺软骨。骺软骨能不断增生，又不断骨化，使骨的长度增长。成年后骺软骨骨化，原骺软骨处留有一线状痕迹，称骺线。

（2）短骨　一般呈立方形，分布于既承受重量又运动复杂的部位，如腕骨和跗骨。

（3）扁骨　呈板状，分布于头、胸等处，构成骨性腔的壁，对腔内器官有保护作用。如颅骨保护脑、肋骨保护心肺。

（4）不规则骨　形态不规则、复杂，如椎骨。有些不规则骨，内有含气的腔，称为气骨，如位于鼻腔周围的上颌骨等，发音时能起共鸣作用，并能减轻骨的重量。

2．骨的构造

每块骨都由骨质、骨膜和骨髓等构成，并有神经和血管分布。

（1）骨质　分为骨密质和骨松质。骨密质致密坚硬，抗压、抗扭曲力强，构成长骨干以及其他类型骨和长骨骺的外层。骨松质由许多片状和杆状的骨小梁交织成网，呈海绵状。骨松质分布于长骨骺及其他类型骨的内部。

（2）骨膜　由致密结缔组织构成的一层薄膜，包裹除关节面以外的整个骨面。骨膜内含有丰富的神经和血管，对骨有营养、保护和再生作用。

（3）骨髓　充填于骨髓腔及骨松质网眼内，分为红骨髓和黄骨髓。红骨髓内含大量不同发育阶段的红细胞和某些白细胞，呈红色，有造血功能；黄骨髓含有大量脂肪组织，呈黄色，无造血功能。胎儿及幼儿的骨髓腔内全是红骨髓，6 岁前后，长骨骨髓腔内的红骨髓逐渐转化为黄骨髓，红骨髓仍保留于各类型骨的松质内，始终保持造血功能。

3．骨的理化特性及功能

（1）骨的理化特性　成年人的骨，由 1/3 的有机质（骨胶原蛋白等）和 2/3 的无机质（磷酸钙、碳酸钙和氯化钙等）组成。有机质使骨具有韧性及弹性，无机质使骨具有硬度和脆性。有机质和无机质的结合，使骨既有弹性又很坚硬。小儿骨有机质和无机质各占一半，故弹性大而硬度小，容易发生变形；老年人的骨则相反，含有机质较少而无机质相对较多，因此易发生骨折。

（2）骨的功能　骨骼系统的功能有以下五种。

① 作为身体的支架，如没有骨骼的支持，人就不能站立，更谈不上行走。

② 保护器官，如颅骨保护脑，胸廓保护心肺，骨盆保护盆腔脏器等。

③ 给肌肉作杠杆，使人有运动功能。

④ 骨髓是造血场所，具有造血功能。

⑤ 骨又是钙磷贮藏所，参与体内钙磷代谢及其调节。

（二）骨连结

骨与骨之间借致密结缔组织构成的膜和韧带或软骨直接连接称为直接连结，较牢固，不活动或少许活动。相邻两骨之间借结缔组织囊互相连接，囊内有空腔，这种骨连结称为间接连结，又称关节，一般具有较大的活动性。

1．关节的结构

（1）关节的主要结构　指每个关节必有的基本结构，包括关节面、关节囊和关节腔。

① 关节面　两骨之间互相接触的光滑面，是构成关节的骨面，通常为一骨形成凸面，称关节头；另一骨形成凹面，称为关节窝。关节面覆盖一层关节软骨，可减少运动时的摩擦和缓冲运动时的冲击。

② 关节囊　连接两骨之间的结缔组织囊，附着于关节面周缘及附近的骨面上，封闭关节腔，可分为内、外两层。内层薄而光滑，称为滑膜层，能产生少量滑液，起润滑作用；囊的外层较厚而坚韧，称纤维层。

③ 关节腔　关节囊滑膜层与关节软骨之间所围成的密闭窄隙，内含少量滑液。

（2）关节的辅助结构　某些关节为适应其特殊功能，除上述基本结构外，尚需韧带、关节盘、关节半月板和关节唇。

① 韧带　呈束状或膜状，由致密纤维结缔组织构成，有增加关节稳固性和限制关节运动的作用。

② 关节盘和关节半月板　关节盘是位于两骨关节面之间的纤维软骨板，其周缘附着于关节囊，多呈圆形，中间稍薄，周缘略厚，把关节腔分成两部分。膝关节内的纤维软骨板呈半月形，称关节半月板。关节盘和关节半月板能增加关节的运动范围，减少外力冲击和震荡的作用。

③ 关节唇　附着于关节窝周缘的纤维软骨环，有加深关节窝及扩大关节面作用，使关节更加稳固，如髋臼唇。

2. 关节的运动

关节一般都围绕一定的轴做运动，其运动形式基本上可依照关节的三种轴而分为三组拮抗性动作。

（1）屈和伸　指关节绕冠（额）状轴做运动。运动时两骨互相靠拢，角度缩小的称屈；反之，角度加大的则称伸。

（2）内收和外展　通常是关节绕矢状轴的运动。运动时骨向躯干或正中矢状面靠拢者，称为内收；反之，离开躯干或正中矢状面者称为外展。

（3）旋内和旋外　骨环绕垂直轴进行运动，称旋转。骨的前面转向内侧者称为旋内；反之，旋向外侧者称为旋外。

（4）环转运动　凡二轴或三轴关节可做环转运动，即关节头原位转动，骨的远端可做圆周运动，运动时全骨描绘成一圆锥形轨迹。

（三）骨骼肌

骨骼肌是运动系统的动力装置，多数附着于骨骼，在体内分布广泛，具有一定的形态、结构、位置和辅助装置，执行一定的功能（图2-16）。

1. 骨骼肌的形态、构造、起止点和辅助装置

（1）骨骼肌的形态和构造　骨骼肌的形态分为长肌、短肌、阔肌、轮匝肌4种。长肌多见于四肢；短肌多分布于躯干的深层；阔肌扁而薄，多分布于胸、腹壁；轮匝肌多呈环状，位于孔裂的周围，每块骨骼肌都由肌腹和肌腱两部分组成。肌腹主要由大量横纹肌纤维构成，红色、柔软而有收缩能力。肌腱主要由腱纤维构成，是胶原纤维束，白色、坚韧而无收缩能力，位于肌腹两端，能抵抗很大的牵引力。肌腹以肌腱附着于骨。

（2）骨骼肌的起点和止点　骨骼肌一般两端附着于骨，中间跨过一个或几个关节。当骨骼肌收缩时，牵动骨骼，产生运动。骨骼肌收缩时，通常把骨骼肌在固定骨上的附着点称为起点或定点，在移动骨上的附着点称为止点或动点。一般接近身体正中线肢体近侧端的附着点为起点，反之为止点。

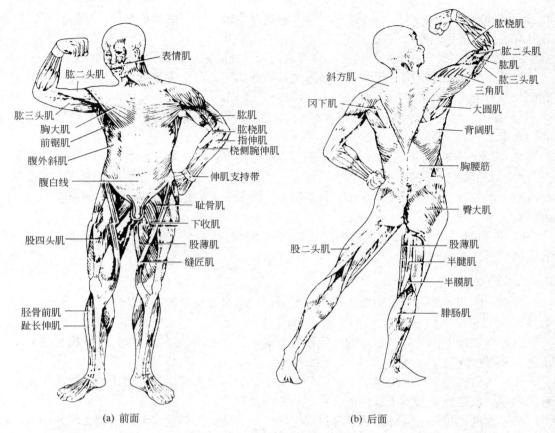

（a）前面   （b）后面

图 2-16 全身骨骼肌的配布

 （3）骨骼肌的辅助装置 有筋膜、腱鞘和滑膜囊等，这些结构对骨骼肌活动有保护和辅助作用。

 ① 筋膜 分为浅筋膜和深筋膜两种，浅筋膜位于皮下，由疏松结缔组织构成，内含脂肪、浅静脉、皮神经及浅淋巴结和淋巴管等。深筋膜位于浅筋膜深面，由致密结缔组织组成，遍布全身互相连接，深筋膜包绕每块骨骼肌，并深入到各肌层之间，形成各肌的筋膜鞘和筋膜间隙。

 ② 腱鞘 套在长肌腱周围的鞘管。多位于手足摩擦较大部位。

 ③ 滑膜囊 一密闭的结缔组织囊，内有少量滑液。多位于肌腱与骨面之间，可减少两者之间的摩擦，促进肌腱运动的灵活性。

2. 骨骼肌的工作

 人的一切动作都是靠骨骼肌的运动来完成的，而骨骼肌之所以能运动，是由于它能够收缩。当骨骼肌收缩时，不仅能产生人们要做的动作，同时还能产生热能。

 骨骼肌收缩时，每一条肌纤维都会变粗变短。骨骼肌收缩的结果使它的起点和止点之间的距离缩短，也就造成关节的骨的位置改变。当人们用力屈肘时，可见上臂前面有一块骨骼肌隆起，这是肱二头肌在收缩，其结果使该肌的两个起点（肩胛骨）和它的止点（桡骨上端）缩短，产生肘关节屈曲。但实际上无论什么动作，很少是单由一条骨骼肌完成的，常必须同时有其他骨骼肌协助才能完成。此外，任何关节运动，至少都有两个方向相反的动作，即有屈就有伸，有外旋就有内旋；在做某一动作时起主要作用的主动肌，也称原动肌，面向相反方向动作的骨骼肌，称对抗肌。如肘关节屈曲时，肱二头肌是主动肌，而起辅助作用的是肱三头肌（它收缩时使肘伸直），就叫对抗肌。反之，做伸肘动作时，三头肌就为原动肌，而肱二头肌变为对抗肌。最后，有些动作还要其他肌肉来配合或固定关节在某一位置，所以同一肌肉在不同的动作中，可以是合作肌或固定肌。

第三节
感觉器官的解剖与生理

一、皮肤的解剖与生理

皮肤是人体的重要器官之一，它覆盖在人体表面，成人皮肤的总面积约 $1.5\sim2.0m^2$，厚度在 $0.5\sim4.0mm$ 之间。皮肤中分布着丰富的感受器，具有痛、温、触、压觉等感觉功能。此外，皮肤还具有保护、分泌、排泄、吸收和调节体温功能。

（一）皮肤的结构

皮肤由表皮、真皮和皮下组织组成。真皮在表皮下方，主要为致密结缔组织。皮下组织在真皮下方，主要为脂肪组织。在真皮及皮下组织内有毛发、皮脂腺和汗腺等皮肤附属器。

1. 表皮

表皮位于皮肤的浅表层，属于复层扁平上皮（即鳞状上皮），从浅到深分为角化层、透明层、颗粒层、棘细胞层和基底层五层。基底层又称生发层，为一层柱状细胞，具有活跃的分裂增殖能力，能不断产生新细胞向浅层推移。其余各层细胞失去分裂能力，细胞形态和结构逐渐向上转化，最终细胞器和核均消失，胞质内充满角蛋白，形成角化层的角质细胞。角化层厚度各处不一，眼睑、包皮等处最薄，手掌、足底最厚，其表层脱落，形成皮屑。

2. 真皮

真皮位于表皮深面，由致密结缔组织组成，分乳头层和网状层。①乳头层，乳头层向表皮底面突出形成许多乳头状突起，称真皮乳头，内含许多毛细血管和神经末梢。②网状层，位于乳头层的深面。网状层比乳头层厚，密集成束的结缔组织交织成网，使皮肤具有很大韧性和弹性。网状层内含有较大的血管、淋巴管、神经和毛囊、汗腺及皮脂腺。

3. 皮肤附属器

包括毛发、皮脂腺和汗腺。

（1）毛发　可分为毛干和毛根两部分。毛干露在皮肤以外，毛根埋于皮肤之内。毛根末梢膨大，称为毛球，该处是毛发的生长点，细胞分裂活跃。毛球底部凹陷，有结缔组织突入，称为毛乳头，内含丰富血管和神经。毛根外周有毛囊，毛囊开口于皮肤表面。毛发与皮肤表面成一定角度，其钝角侧有斜行的平滑肌束，称立毛肌，其一端附于毛囊，另一端附于真皮乳头层。立毛肌受交感神经支配，收缩时使毛竖立，皮肤呈鸡皮状。

（2）皮脂腺　多位于毛囊与立毛肌之间，开口于毛囊，分泌的皮脂经毛囊排出，有柔润皮肤和毛发的作用。皮脂腺的分泌受激素调节，青春期分泌较活跃。

（3）汗腺　弯曲的上皮管道，分为分泌部及排泄部。分泌部盘曲成团，有分泌汗液功能，位于真皮深部或皮下组织内。排泄部细长扭曲，开口于皮肤表面。腋窝、外阴等处的汗腺分泌物较稠，分泌物经细菌分解后可产生臭味，俗称狐臭。汗腺还具有调节体温的作用。

（二）皮肤的生理功能

皮肤包围全身，除了有保护机体不受外界微生物和物理、化学等因素侵袭外，还有其本身的重要生理功能，主要表现在以下几方面。

1. 保护作用

皮肤的保护作用主要体现在以下三方面。

① 机械性　如手掌、足底角质层厚，能经受工作和步行遭受的创伤。

② 物理化学性　如角质层是电和热的不良传导体，角质层和黑色素有阻挡紫外线伤害内部组织的功能。另外，角质层和皮脂对一般化学品有抵抗作用。

③ 生物性　完整的皮肤，微生物不能侵入，因为皮肤表面带酸性，能制止细菌和霉菌的生长。

2. 调节体温作用

皮肤有散热和保温功能，对保持体温在37℃水平起重要作用。在一般情况下，体温波动不大，机体可通过辐射、对流和蒸发来散热。在天气炎热时，还可通过汗腺加强散热。如果汗腺功能失调，就会中暑。在天气寒冷时，体内代谢加强，产生热量，同时皮下毛细血管收缩，血流减少，再加上皮脂和皮下脂肪的保护，体温散失减少，得以保持正常。

3. 分泌和排泄作用

皮脂腺和汗腺是皮肤的分泌和排泄器官。皮脂有润滑皮肤毛发的功能，使毛发柔软光亮，不干燥；同时还有保温、阻止水分蒸发，防止水和水溶性物质侵入及杀灭病原微生物的功能。汗腺的排泄物主要是液体，每天排泄500～1000ml，其中98%～99%是水分，其余为少量水溶性盐类和其他物质。在暑天，多汗时尿量就减少。

4. 吸收作用

正常皮肤可以吸收一些物质，如苯、醚、酒精等挥发性液体及动物脂肪、植物油、矿物油等。皮肤破损时，吸收可增加甚至引起中毒。

5. 感觉作用

全身皮肤均有感觉神经和感觉器。皮肤的感觉有触觉、温觉和痛觉三类。手指前端皮肤感觉器最丰富。当刺激强度达到一定强度时，产生的感觉都是痛觉。痛觉有剧痛、钝痛、刺痛、绞痛和烧灼痛。痒是触觉的一种，是皮肤病中的主要症状。这些感觉器由极丰富的神经传导装置，把它们和中枢神经系统密切联系起来，因此它们对保护人体的安全和生存起着重要作用。

二、眼的解剖和生理

视器由眼球和眼副器两部分组成。眼球能感受光波的刺激并将其转变为视觉冲动，该冲动通过视觉传导到大脑皮质的视觉中枢而产生视觉。眼副器对眼球具有支持、保护和运动作用。

（一）眼球的解剖和生理

眼球近似于球形，位于眶的前部，其后端通过视神经连于间脑。眼球由眼球壁和眼球内容物组成。

1. 眼球壁

从外向内依次分为眼球纤维膜、眼球血管膜和视网膜三层（图2-17）。

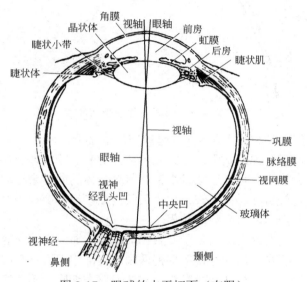

图 2-17　眼球的水平切面（右眼）

（1）眼球纤维膜　由坚韧的致密结缔组织构成，具有维持眼球外形和保护眼内容物的作用。分为角膜和巩膜两部分。

① 角膜　占眼球纤维膜的前 1/6，无色透明，曲度较眼球其他部位大，有屈光作用。角膜内无血管，但感觉神经末梢丰富，感觉极为敏锐，出现疾病时疼痛剧烈。角膜可因病变产生浑浊或瘢痕，失去透明性而影响视力。

② 巩膜　占眼球纤维膜的后 5/6，乳白色，不透明。在靠近巩膜和角膜交界处的深面有环形巩膜静脉窦，为房水回流的通道。巩膜后部与视神经的鞘膜相延续。巩膜黄染是黄疸的重要体征之一（图2-18）。

（2）眼球血管膜　由前向后依次分为虹膜、睫状体和脉络膜三部分，含有丰富的血管和色素细胞。

① 虹膜　位于眼球血管膜的前部，为圆盘状薄膜，中央有圆形的瞳孔（pupil）。虹膜内有两种排列方向不同的平滑肌：一种环绕瞳孔周围，称瞳孔括约肌，受副交感神经支配；另一种呈放射状排列，称瞳孔开大肌，受交感神经支配。它们分别缩小和开大瞳孔，起调节进入眼球光线的作用。虹膜的颜色因人种不同有较大差异。

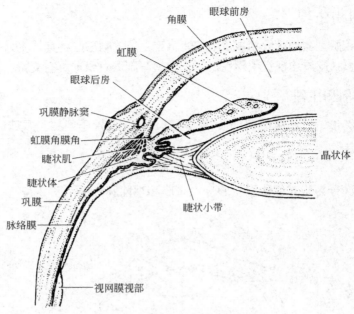

角膜　眼球前房
虹膜
眼球后房
巩膜静脉窦
虹膜角膜角
睫状肌
睫状体
巩膜
脉络膜
睫状小带
晶状体
视网膜视部

图 2-18　眼球前部水平切面

② 睫状体　位于眼球血管膜的中部，是最肥厚的部分。睫状体发出睫状小带与晶状体相连。睫状体内有平滑肌，称睫状肌，受副交感神经支配。睫状体有产生房水和调节视力的作用。睫状体的收缩和舒张，可通过睫状小带调节晶状体的曲度来实现其调节视力的作用。

③ 脉络膜　占眼球血管膜的后 2/3，贴于巩膜内面，后部有视神经穿过。脉络膜具有营养眼球内组织和吸收眼内的散射光线的作用。

（3）视网膜　眼球壁的最内层。贴于虹膜和睫状体内面的部分无感光作用的称盲部。贴于脉络膜内面的部分有感光作用的称视部。视网膜的后部称眼底。在眼底的鼻侧，有一呈白色的圆形隆起，称视神经盘或称视神经乳头。此处无感光细胞，不能感光，称为盲点。视网膜中央动、静脉经视神经盘穿过，其分支分布于视网膜各部。在视神经盘颞侧约 3.5mm 处，有一小块黄色区域，称黄斑。其中央有一凹陷，称中央凹，此区由密集的高锥细胞组成，是感光最敏锐处。上述结构在活体用检眼镜检查时可见到。

视网膜结构可分为两层：外层为色素部，由单层色素上皮构成；内层为神经部，主要由三层细胞组成：①外层为紧邻色素上皮的感光细胞——视锥细胞和视杆细胞；②中层为双极细胞；③内层为神经节细胞。

视锥细胞和视杆细胞具有不同的感光作用。视锥细胞能感受强光和颜色，对白天或明亮处视物起主要作用；视杆细胞则能感受弱光，对夜晚或暗处视物起主要作用。双极细胞和神经节细胞为神经元，起传导作用。神经节细胞的轴突向视神经盘处集中，穿过脉络膜和巩膜后组成视神经。光线进入眼球后由感光细胞接受刺激，产生冲动，该冲动经视觉传导通路到大脑皮质的视觉中枢产生视觉。

2. 眼球内容物

包括晶状体、玻璃体和房水。这些结构均是无色透明的，无血管，具有屈光作用。眼球内容物和角膜共同组成眼的屈光系统，使物像聚焦于视网膜上。屈光系统的病变或结构异常可导致视力障碍。

（1）房水 为无色透明液体，充满于眼房。眼房是角膜与晶状体之间的空隙，被虹膜分隔为前房和后房，两者借瞳孔相通。房水由睫状体产生，进入后房后经瞳孔至前房，然后经虹膜角膜角隙汇入巩膜静脉窦，最后回流至眼静脉。

房水除有屈光作用外，还有营养角膜和晶状体以及维持眼内压的作用。房水不断产生和回流形成房水循环。房水回流受阻将导致眼压升高，使视力减退甚至失明，临床称青光眼。

（2）晶状体 为富有弹性的双凸镜状透明体，位于虹膜与玻璃体之间，周围以睫状小带与睫状体相连。晶状体为屈光系统的主要调节结构。当视近物时，睫状肌收缩，睫状体向眼中轴移动，睫状小带放松，晶状体由于其本身的弹性而变凸，曲度增大，屈光能力增强，使物像聚焦于视网膜上。视远物时，睫状肌放松，睫状体远离中轴，睫状小带被拉紧，使晶状体变薄，曲度减小，屈光能力减弱，物像聚焦于视网膜上。晶状体可因疾病或损伤而浑浊，称为白内障。

（3）玻璃体 为无色透明胶状物质，充满于晶状体与视网膜之间。玻璃体除有屈光作用外，还有支撑视网膜作用。如玻璃体发生浑浊，可影响视力；如支撑作用减弱，易导致视网膜剥离。

（二）眼副器

眼副器包括眼睑、结膜、泪器和眼球外肌等，具有保护、支撑和运动眼球的作用。

1. 眼睑

眼睑俗称眼皮，是保护眼球的屏障，可分为上睑和下睑，上下眼睑之间的裂隙称为眼裂。眼裂的外侧角和内侧角分别称为外眦和内眦。眼的游离缘上长有睫毛，睫毛根部有睫毛腺，睫毛腺急性炎症即俗称麦粒肿。

2. 结膜

结膜为一层薄而透明、富含血管的黏膜，覆盖于眼睑的内面和巩膜前部表面。两部移行形成结膜穹隆，可分为结膜上穹和结膜下穹。上、下睑闭合时，结膜形成囊状腔隙称结膜囊。沙眼和结膜炎是眼科常见结膜疾病。

3. 泪器

由泪腺和泪道构成。泪道包括泪点、泪小管、泪囊和鼻泪管。

（1）泪腺 为分泌泪液的腺体，位于眼眶外上角处，其排泄小管开口于结膜上穹。

（2）泪道

① 泪点 位于上、下睑缘内侧端处的小孔，为泪小管的开口，是泪道的起始部位。

② 泪小管 分上、下泪小管，起自泪点，汇入泪囊。

③ 泪囊 位于眼眶内侧壁前部的膜性囊。上端为盲端，下端移行为鼻泪管。

④ 鼻泪管 接续于泪囊下端的膜性管道，向下开口于鼻腔。

泪液具有冲洗结膜囊异物、维持眼球表面湿润和洁净、抑制细菌繁殖等作用。

4. 眼球外肌

为视器的运动装置，包括6条运动眼球肌和1条运动上睑的上睑提肌，均属骨骼肌。运动眼球的肌有4条直肌和2条斜肌，称上直肌、下直肌、内直肌、外直肌、上斜肌和下斜肌。它们分别使眼球瞳孔转向上内、下内、内侧、外侧、下外和上外方。上睑提肌的作用为提上睑、开大睑裂。

三、前庭蜗器的解剖和生理

前庭蜗器即位听器，通称耳。包括外耳、中耳和内耳三部分。外耳、中耳是收集和传导声波的装置，内耳有接受位置觉刺激的感受器（前庭器）和接受声波刺激的感受器（蜗器），二者在功能上虽不相同，但在结构上关系密切。

（一）外耳

外耳包括耳郭、外耳道和鼓膜三部分。耳郭位于头的两侧，是耳外突出的部分，耳郭的上方大部分为弹性软骨支架，外覆皮肤及皮下组织，下方小部分无软骨，由结缔组织和皮肤构成，称为耳垂。外耳道为从耳郭深部至鼓膜的一段弯曲管道，长约 2.5～3.0cm，外 1/3 为软骨部，内 2/3 为骨部。外耳道皮肤较薄，皮下组织较少，与软骨膜和耳膜结合紧密，感觉神经丰富，故外耳郭疖肿时疼痛剧烈。下颌关节在耳道前方，耳道的宽狭，常随关节运动而变化。鼓膜为椭圆半透明薄膜，位于外耳道底与鼓室之间。鼓膜随声波振动，将声波传导到内耳。鼓膜损伤可导致听力障碍。

（二）中耳

中耳包括鼓室、咽鼓管和乳突窦及乳突小房。鼓室是颞骨岩部内含气的不规则小腔，位于鼓膜与内耳外侧壁之间，向前内侧经咽鼓管通咽腔，向后方与乳突小房相通。鼓室内有三块听小骨，从外侧向内侧依次为锤骨、砧骨和镫骨，三骨借关节连接成听骨链。当声波振动鼓膜时，三块听小骨连串运动，将声波的振动传入内耳。咽鼓管为连通咽腔与鼓室的通道，使鼓室与外界间接相通，起到维持鼓膜内外压力平衡的作用，以利于鼓膜正常振动。乳突窦为鼓室后方的较大腔隙，向前开口于鼓室，向后与乳突小房相通。乳突小房为颞骨乳突内的许多含气小腔，大小、形态不一，互相连通，向前经乳突窦通鼓室。

中耳各部均衬有黏膜，且相互连续，并经咽鼓管与咽腔黏膜相连续。故上述各部的感染可相互蔓延。

（三）内耳

内耳位于鼓室与内耳道底之间的颞骨岩部骨质内，由一系列构造复杂的管腔组成，故又称迷路。是前庭蜗器的主要部分，内有位置觉和听觉感受器。迷路分为骨迷路和膜迷路两部分。骨迷路是颞骨岩部内的骨性隧道，膜迷路是套在骨迷路内的膜性管囊。

1. 骨迷路

分为前庭、骨半规管和耳蜗三部分。三者形态各异，但彼此相通。

（1）前庭 位于骨迷路中间部分，为略呈椭圆形的腔隙。前庭的前部有一大孔通耳蜗，后部与三个半规管相通。前庭的外侧壁即鼓室的内侧壁，此壁上有前庭窗和蜗窗，前庭窗由镫骨底封闭，蜗窗则被第二鼓膜封闭。前庭的内侧壁即内耳道底，有许多神经穿过的小孔。

（2）骨半规管 位于前庭的后外方，为前、后、外三个"C"形的互成直角排列的骨管，各个骨半规管的骨脚都开口于前庭。

（3）耳蜗 位于前庭的前内方，形似蜗牛壳，由蜗螺旋绕蜗轴盘曲两圈而成。

2. 膜迷路

套在骨迷路内，可分为椭圆囊、球囊、膜半规管和蜗管，它们之间相互连通。蜗管的基底膜上有螺旋器（corti's 器），为听觉感受器。

声波传导至内耳有空气传导和骨传导两种途径。正常情况下以空气传导为主：声波→外耳道→鼓膜→听骨链→前庭窗→前庭阶的外淋巴→蜗管的内淋巴→螺旋器→蜗神经→大脑皮质听觉中枢。在正常情况下骨传导意义不大，但在听力检查时，对鉴别传导性耳聋和神经性耳聋则有重要意义。

耳的生理功能有两种，一是听觉，二是身体的平衡作用。

（1）听觉 是由外耳、中耳、内耳的耳蜗、听神经以及听觉中枢活动共同完成的。耳是听觉的外周感受器官，外耳起集音作用，中耳起传音作用，将空气中的声波传入内耳，内耳有感音功能，经听神经传入大脑皮质听觉中枢，产生听觉。耳郭的作用在于收集声波入耳道，起集音作用。外耳道是外耳门至鼓膜之间的管道，咽鼓管是调节鼓室空气压力的器官，使鼓膜内外气压相等。平时咽鼓管处于闭合状态，只有在呵欠、吞咽等时候张开，使空气得以流动。

音波经外耳道到达鼓膜，产生振动，随着听骨的运动，振动就由镫骨底板传到前庭窗，引起迷路内液体的波动。当波动经过耳蜗内基底膜时，就产生声音刺激。基底膜和螺旋器是分析音波特性与产生听神经冲动的解剖基础。如果鼓膜缺损或听骨有病，这些器官就不能很好地传导声音；但音波仍可通过蜗窗，引起淋巴液振荡，刺激基底膜，故鼓膜缺损，仍能保持相当的听力。音波传到内耳，除上述途径外，还可借外耳道壁和中耳附近的颅骨传到内耳，称骨传导。

（2）身体的平衡作用 维持机体平衡有很多感觉器官参与，其中以内耳前庭迷路器官最为重要。内耳前庭由于头部位置改变而受到刺激后，按照神经系统反射活动的规律，调节身体的姿势。人体在旋转或直行时，前庭也参与调节姿势的作用。前庭是感受直行时速度变化和感觉头的位置的器官；三个骨半规管是感受转动的器官。当机体姿势改变时，前庭和三个骨半规管的位置也就发生了改变，所以头的位置移动和转动都可为前庭迷路器官所感受，从而使人体得以保持姿势平衡。

注：各系统（心血管、呼吸、消化、泌尿、血液、神经和内分泌系统）的解剖与生理将分别在各系统疾病与用药中叙述。

第四节

常见基本病理变化

一、疾病概论及病理过程、并发症与伴同疾病的概念

（一）疾病概论

1. 健康、亚健康与疾病的概念

健康与疾病是一组对应的概念，至今无明确而又比较公认的定义，且两者间缺乏明确的判断界限，本节仅就目前的认识加以阐述。

（1）健康　健康是机体内部的结构和功能完整而协调，在神经-内分泌-免疫系统的调控下，维持内环境的稳定，同时与不断变化的外环境保持协调（即"自稳态"），维持躯体、精神和社会适应的良好状态。

（2）亚健康　亚健康是指介于健康与疾病之间的一种生理功能低下的状态。主要表现为躯体性亚健康状态、心理性亚健康状态和社会性亚健康状态三种形式。

（3）疾病　疾病是机体在内外环境的一定致病因素作用下，使"自稳态"破坏而发生的内环境紊乱和生命活动障碍。在许多疾病发生时，机体对致病因素引起的损伤会发生一系列防御性抗损伤反应。机体内损伤和抗损伤反应的相互斗争，表现为疾病过程中一系列功能、代谢和形态结构变化，使机体各器官系统之间及机体和外环境之间的协调发生障碍，从而引起临床出现各种症状、体征和社会行为的异常，对外界的适应能力减弱、劳动能力降低甚至丧失。

综上认识，目前一般认为：疾病是指机体在一定病因作用下，躯体、精神及社会适应上的完好状态被破坏，机体进入内环境稳态失衡，与环境或社会不相适应的状态。

2. 疾病的原因

病因包括原因和条件。原因是引起疾病并赋予该疾病特异性的各种因素；条件是促进疾病发生的有关因素，但与疾病的特异性无关。例如患结核病时，结核杆菌是原因，而营养不良、病后体弱及过劳等使机体抵抗力降低则是条件性因素。原因要在一定条件下才能致病，并决定疾病的特异性；而条件在疾病的发展中也起着重要作用。但机械暴力、高温等原因作用于机体，无需条件的存在即可致病。

"诱因"是指能够加强某一疾病原因、促进疾病发生的因素。例如过劳、情绪激动可促使心绞痛发作。

常见的病因有：物理性因素、化学性因素、生物性因素、营养性因素、遗传性因素、免疫性因素、先天性因素、精神心理和社会因素等，分别导致不同的疾病。

3. 疾病发展过程中的共同规律

疾病发展过程中的共同规律大致可概括为以下几点。

（1）疾病时稳态的紊乱　正常机体的内环境处于相对稳定状态，即"稳态"。疾病发生发展时病因通过对机体的损害性作用使体内稳态的某一方面遭到破坏，从而引起相应的功能和代谢障碍。例如创伤引起大出血可致血容量减少，使循环系统功能出现障碍，导致体内稳态不能维持平衡而发生一系列功能、代谢变化。

（2）疾病过程中的因果转化　原始病因作用于机体引起的损害，又可作为发病原因而引起新的变化。原因与结果不断转换，形成链式发展的疾病过程，即疾病过程中的因果转化。例如在创伤引起失血时，急性大出血作为"因"，进一步引起有效循环量减少这个"果"；而有效循环量减少又可作为"因"，导致中枢神经系统及各重要器官微循环障碍及血压下降的"果"；后者又可成为"因"，引起中枢神经系统抑制的"果"；中枢神经系统抑制的"因"，又可引起循环及呼吸等重要脏器功能障碍加重的"果"，如此因果交替，使病情不断发展甚至造成死亡。

（3）疾病过程中的损伤与抗损伤反应　致病因素作用于机体时，可引起机体的损伤，同时也引起机体的各种损伤反应。损伤与抗损伤的斗争，推动着疾病的发展，贯穿于疾病的始终。双方力量的对比，决定着疾病发展方向和结局。如果损伤占优势，则疾病恶化，甚至导致死亡；反之，如果抗损伤反应占优势，则疾病就向有利于机体方向发展，直至痊愈。例如结核病，如结核杆菌数量多，毒力强，机体免疫力低下或变态反应增高，则病情恶化，发生干酪样坏死，病灶扩大，甚至危及生命；反之，结核杆菌数量较少或机体免疫力较强，则结核病变趋向局限，稳定并纤维化而愈合。

4. 疾病的转归

疾病的转归有完全康复、不完全康复和死亡三种形式。

康复可分为完全康复和不完全康复。完全康复为受损组织得到修复，功能代谢完全恢复正常，一切症状和体征先后消退，重新处于"稳态"，称为痊愈。不完全康复指机体的损伤性变化得到了控制，主要症状已经消失，但机能、代谢和形态结构变化并未完全恢复正常，而是通过某些器官的代偿来维持正常的生命活动，可遗留下某些病理状态，称不完全康复。例如风湿病遗留下的心瓣膜病，类风湿关节炎遗留下的关节畸形等。这些病理状态常可因负荷过重致代偿失调而引起疾病再发。

死亡是生命活动的终止，可分为生理性死亡和病理性死亡。生理性死亡是衰老的结果（又称老死）。病理性死亡常由于生命重要器官（如脑、心、肺、肝、肾等）的严重不可复性损伤、慢性消耗性疾病（如恶性肿瘤、严重结核病等）引起的全身极度衰竭；或由于失血、休克、窒息、中毒等引起的器官组织严重功能失调（尤其是呼吸、循环系统功能急剧障碍）。生理性死亡是很少见的，绝大多数属病理性死亡。病理性死亡通常又把 6h 或 24h 以内因非暴力意外的突然死亡称为猝死。一般将死亡分为三个阶段。

（1）濒死期　亦称临终阶段。机体各系统功能发生严重障碍，脑干以上大脑处于深度抑制状态，表现为意识模糊或丧失、反射迟钝、心跳微弱、血压下降、呼吸减弱或出现周期性呼吸。临终状态一般可持续数小时至十小时。

（2）临床死亡期　心跳、呼吸停止，各种反射消失，瞳孔散大。此时临床上可认为生命活动已经停止，但在一定时间内组织和细胞仍维持微弱代谢过程，如能及时抢救，则某些由于失血、窒息或电击等引起的"急死"仍有可能复活。

大脑对缺氧甚为敏感，血液停止供应后大脑皮质耐受缺氧的时间仅为 6～8min，其后即进入不可恢复状态，称为"脑死亡"。此时，全脑功能不可逆永久丧失，机体整体功能永久停止。其判断标准为：①不可逆的昏迷和大脑无反应；②呼吸停止，人工呼吸 15min 仍无自由呼吸；③脑干神经反射消失（如瞳孔散大或固定，瞳孔对光反射、角膜反射、咳嗽反射、吞咽反射消失等）；④脑电波消失；⑤脑血液循环完全停止。此时，在法律上已具备死亡的合法依据。如患者大脑皮质功能已不可逆转，但脑干功能尚存在，有自主呼吸，则不能称脑死亡，应称处在植物状态，即植物人。在医护条件较好的情况下，植物人可"生存"相当长时间，事实上大脑死亡者作为机体整体已经死亡，不可能再恢复意识，更不可能复活。脑死亡概念的提出，在理论和临床实践中都有重要意义。首先，可协助医务人员判定死亡时间和确定终止复苏抢救措施的界限，以减少经济和人力的消耗；其次，脑死亡者除脑以外的各种器官仍然存活，有利于提供器官移植手术的最新鲜材料；同时又可用于器官灌流、组织和细胞培养等实验研究，这也是死者对人类的最后贡献。

（3）生物学死亡期　是死亡过程的最后阶段，各器官组织的代谢活动完全停止，并出现尸冷、尸斑、尸僵及尸体腐败等死后变化。

（二）病理过程

病理过程是指存在于不同疾病中可共同具有的相对单一的功能、代谢和形态结构的病理变化，它本身无特异性，但它是构成特异性疾病的基本组成成分。常见的病理过程有组织和细胞的适应、损伤与修复，局部血液循环障碍，炎症，休克，缺氧，发热，水、电解质代谢紊乱，酸碱平衡紊乱，肿瘤等。

（三）并发症

并发症是指发生在同一患者体内与主要疾病有因果关系的疾病。如坏疽性阑尾炎穿孔并发急性腹膜炎。

（四）伴同疾病

伴同疾病是在同一患者身上发生的与主要疾病无因果联系的疾病，如原发性高血压伴同急性阑尾炎。

（五）病理状态

病理状态指相对稳定或发展极慢的局部形态变化，常是病理过程的后果。如烧伤后的皮肤瘢痕、关节炎后的关节强直、肝炎后的肝硬化。病理状态一般不能再恢复原来的结构和功能。

二、常见基本病理过程

（一）组织和细胞的适应性反应

细胞、组织或器官当环境改变或遭受损害时，可通过改变自身的代谢、功能和结构而加以调整，此过程称为适应。细胞与组织的适应性反应包括肥大、增生、化生和萎缩，涉及细胞数目、细胞体积或细胞分化的改变（图 2-19）。

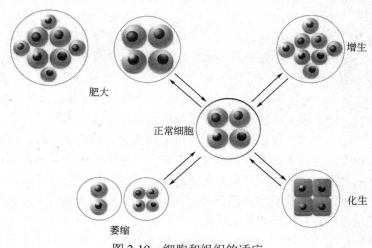

图 2-19　细胞和组织的适应

（1）肥大　细胞、组织或器官因适应环境的改变而体积增大时，称为肥大。如举重运动员的骨骼肌肥大，高血压患者的心脏肥大。

（2）增生　器官或组织内细胞数目增多，使该组织器官体积增大，称增生。增生又分为生理性和病理性两种。生理性增生如女性青春期乳腺小叶上皮增生及月经周期中子宫内膜腺体增生。病理性增生可以由疾病后的修复再生或激素过多引起。如中毒性肝炎后肝细胞的再生（再生性增生）；雌激素过多引起的子宫内膜腺体增生。

（3）化生　一种分化成熟的细胞类型，由于适应环境改变或受理化因素刺激而转变为另一种分化成熟的细胞类型的过程，称为化生。如慢性支气管炎时，气管及支气管的纤毛柱状上皮可转化为鳞状上皮，称鳞状上皮化生；慢性萎缩性胃炎时，部分胃黏膜腺上皮可转变为肠黏膜上皮，称肠上皮化生。化生通常发生在同源性细胞之间，即上皮细胞之间或间叶细胞之间。

（4）萎缩　正常发育的细胞、组织或器官体积缩小称萎缩。萎缩是一种后天性变化，与发育不全及未发育不同。

萎缩细胞、器官或组织体积缩小，重量减轻，颜色变深或呈褐色。镜下：萎缩组织、器官的实质细胞体积缩小，细胞质减少。在萎缩的心肌细胞及肝细胞的胞质内常出现一种褐色颗粒，位于细胞核的两端或周围，称脂褐素。间质常伴有纤维、脂肪组织的增生。

萎缩可分为生理性萎缩和病理性萎缩两类。生理性萎缩见于胸腺青春期萎缩和生殖系统中子宫、卵巢及睾丸等的围绝经期后萎缩。病理性萎缩可表现为全身性或局部性萎缩。全身性萎缩见于摄入营养物质不足或疾病消耗营养物质过多，如晚期肿瘤、慢性消耗性疾病。局部性萎缩可由于某些局部因素影响而引起，如动脉硬化引起供血不足而发生的脑萎缩；肾积水压迫肾实质而发生的压迫性萎缩；骨折后肢体不活动引起的失用性萎缩；由于内分泌功能低下，其靶器官发生萎缩等。

（二）组织和细胞的损伤

1. 可逆性损伤

细胞可逆性损伤，旧称变性，是指由于物质代谢障碍而致细胞功能下降并出现的一系列形态学变化，表现为细胞内或间质内出现异常物质或正常物质的数量显著增多的现象。变性一般是可复性改变，原因去除，变性细胞的结构和功能仍可恢复，是一种非致死性、可逆性损伤。常见的有以下几种（表2-1）。

表 2-1　常见可逆性损伤的基本特征

类　型	蓄 积 物 质	病 变 部 位
细胞水肿	水和钠	细胞内
脂肪变性	脂肪滴	细胞内
玻璃样变性	变性的蛋白	细胞内、细胞间质
黏液样变性	糖胺聚糖类物质和蛋白质	细胞间质
淀粉样变性	淀粉样蛋白质和糖胺聚糖复合物	细胞内、细胞间质
病理性色素沉着	含铁血黄素、脂褐素、胆红素等	细胞内、细胞间质
病理性钙化	磷酸钙、碳酸钙沉积	细胞内、细胞间质

（1）细胞水肿　细胞水肿或称水样变性，是细胞损伤的最早期表现，细胞体积增大，胞质内水含量增多。根据程度的不同分为浑浊肿胀和水样变性。细胞水肿多见于代谢旺盛、线

粒体丰富的肝细胞、肾小管上皮细胞及心肌细胞。常由缺氧、中毒、感染引起。病变器官体积肿大，包膜紧张，切面隆起，边缘外翻，色苍白，浑浊无光泽，似沸水烫过，故旧称浑浊肿胀。镜下，变性细胞体积肿大，胞质内出现许多细小红染颗粒，电镜下这些颗粒是肿胀的内质网和线粒体。水肿细胞内水分进一步增多，细胞肿胀更明显，胞质疏松透亮如气球，称水样变性，如病毒性肝炎时的肝细胞气球样变性。

细胞水肿可引起器官功能降低，但当病因去除后，细胞可恢复正常。如进一步发展，可引起脂肪变性甚或坏死。

（2）脂肪变性　在正常情况下，非脂肪组织胞质内出现脂肪滴或脂肪滴增多，称脂肪变性。脂肪变性常发生于肝、肾、心等实质脏器，其中以肝最为常见。与感染、酗酒、中毒、缺氧、营养不良、糖尿病及肥胖有关。肝脂肪变时体积增大，包膜紧张，色淡黄，边缘钝，切面有油腻感。镜下，肝细胞胞质内出现大小不等的脂肪滴 [苏木精-伊红（HE）染色时，脂肪滴被溶解为空泡]。心肌脂肪变性肉眼一般看不出明显变化，但严重贫血时，在心内膜下可见平行的黄色条纹和红色心肌相间，似虎皮斑纹，故称虎斑心。

严重脂肪变性可引起器官功能障碍，如严重肝脂肪变性可继发肝坏死和肝硬化；严重心肌脂肪变性可引起心功能不全。但脂肪变性也是一种可复性病变，原因去除可恢复；若持续存在可导致细胞坏死。

（3）玻璃样变性　在细胞或间质内出现红染、均质、半透明的蛋白性物质，称玻璃样变性。常见有三种类型：①结缔组织玻璃样变性是胶原纤维老化的表现，发生在增生的结缔组织内，如陈旧性瘢痕组织、纤维化肾小球、动脉粥样硬化纤维斑块等。②血管壁玻璃样变性主要发生在细动脉，如高血压病、糖尿病时的肾、脑、脾及视网膜等的细动脉，其发生是由于血管壁通透性增高，血浆蛋白得以渗入内膜，在内皮下凝固，形成均匀红染的无结构状物质。细动脉的玻璃样变性使血管壁增厚、变硬，管腔狭窄甚至闭塞，又称细动脉硬化，可使血液循环阻力增加并引起局部缺血。③细胞内玻璃样变性主要见于肾小球肾炎伴有大量蛋白尿时，漏出的蛋白可被近曲小管上皮细胞吞饮，在胞质内形成圆形红染的玻璃样小滴。

（4）黏液样变性　组织间质内出现类黏液的积聚，称黏液样变性。镜下，病变处间质疏松，充满淡蓝色胶样液体，其间有少量星芒状细胞。常见于间叶组织肿瘤、动脉粥样硬化斑块，急性风湿病时的心、血管壁及甲状腺功能减退时的皮下组织。黏液样变性病因去除后可吸收消散，但长期持续存在可引起纤维组织增生而硬化。

（5）淀粉样变性　细胞间质出现淀粉样蛋白质-糖胺聚糖复合物沉淀，称为淀粉样变性。分局部性和全身性两种。局部性常见于皮肤、眼结膜、舌、喉、气管和肺、膀胱，也可见于肿瘤，如甲状腺髓样癌。全身性可累及心、肝、肾等重要器官，广泛累及可危及生命。

（6）病理性色素沉着　某些色素在细胞内外异常蓄积称为病理性色素沉着。沉着的色素包括内源性和外源性色素两大类。内源性色素是由体内生成的，包括含铁血黄素、脂褐素、胆红素、黑色素等。随空气吸入肺内的炭尘、煤尘和文身时进入体内的色素等属于外源性色素沉着。

（7）病理性钙化　在骨和牙齿以外的组织内出现固体状态钙盐沉着，称为病理性钙化。病理性钙化有营养不良性和转移性两种。营养不良性钙化常见，是指变性、坏死组织和异物的钙盐沉积，常见于结核坏死灶、坏死的寄生虫虫体、虫卵和某些异物。转移性钙化系指全身性钙、磷代谢障碍时，血钙和/或血磷增高所引起的某些组织钙盐沉积。病理性钙化可导致组织变形、硬化和功能障碍。

2. 不可逆损伤

当细胞发生致死性代谢、结构和功能障碍，便可引起不可逆损伤。主要有两种类型：一是坏死；二是凋亡。

（1）坏死　活体内局部组织、细胞的死亡称为坏死。坏死组织的代谢停止，功能丧失，是不可复性病变。坏死的镜下改变包括以下 3 种变化（图 2-20）。

① 细胞核的变化　是细胞坏死的主要形态学标志，表现为核浓缩（核脱水致核染色质凝集、浓染，体积缩小，边缘皱缩），核碎裂（核膜破裂，核染色质崩解成小碎片，分散在胞质中）和核溶解（核染色质被分散而淡染或溶解消失）。

② 胞质的变化　胞质中嗜碱性染色的核蛋白减少或丧失，致胞质更红染。当细胞器被酶液化时，可出现虫蚀状或空泡化。

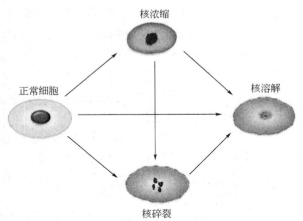

图 2-20　坏死时细胞核的变化

③ 间质的变化　出现较晚，对损害的耐受性大于细胞。表现为基质解聚，胶原肿胀、断裂及液化，形成模糊、无结构红染物质。临床上将失去生活能力的组织称失活组织，表现为：失去正常光泽，苍白，浑浊，失去原有弹性，无血管搏动，局部温度降低，切割无血液流出，感觉和运动功能消失。

根据坏死的形态改变及发生原因，坏死可分为凝固性坏死、液化样坏死和纤维素样坏死三种基本类型。此外，还有干酪样坏死、脂肪坏死和坏疽等一些特殊类型的坏死。

① 凝固性坏死　其特点是坏死组织呈凝固状态。肉眼观组织较干燥，坚实，呈灰白或灰黄色，镜下坏死组织结构消失，但组织结构轮廓在一段时间内还隐约可见。常见于心、肾、脾等实质脏器的缺血性坏死（梗死）。也见于肿瘤组织坏死和苯酚、升汞等引起的坏死。

② 液化样坏死　由于坏死组织中可凝固的蛋白质少，或坏死细胞自身及浸润的中性白细胞等释放大量水解酶，或组织富含水分和磷脂，细胞坏死后易发生液化。其特点是坏死组织迅速分解、液化成浑浊液体状。常见于脑组织坏死，由于脑组织含水分及磷脂较多，蛋白质含量少，坏死后不易凝固，而被蛋白溶解酶溶解液化，称脑软化。脓肿也是一种液化性坏死。

③ 纤维素样坏死　旧称纤维素样变性，是结缔组织及小血管壁常见的坏死形式。病变部位形成细丝状、颗粒状或小条块状无结构深伊红染色物质，由于其与纤维素染色性质相似，故得此名。见于某些变态反应性疾病，如风湿病、结节性动脉炎、新月体性肾小球肾炎等结缔组织，以及急进性高血压病的小血管壁。

④ 干酪样坏死　是凝固性坏死的特殊类型，常见于结核病。由于坏死组织分解较彻底，镜下坏死组织结构消失，呈一片模糊颗粒状红染物。肉眼观质地松软，色淡黄。状似干酪，故名干酪样坏死。这种坏死不易吸收，可能和坏死组织内含有大量脂肪有关。干酪样坏死也偶见于某些梗死、肿瘤和结核样麻风等。

⑤ 脂肪坏死　包括酶解性和创伤性两大类，酶解性脂肪坏死见于急性胰腺炎，与胰脂酶外溢分解脂肪酸有关。创伤性脂肪坏死好发于皮下脂肪组织（尤其是女性乳房），乳房创伤时脂肪细胞破裂。脂肪坏死后，释出的脂肪酸和钙离子结合，形成肉眼可见的灰白色钙皂。

⑥ 坏疽　是指较大面积坏死并伴有不同程度腐败菌感染，使坏死组织呈黑褐色者称坏疽。常发生在肢体或阑尾、小肠、肺等与外界相通的内脏。坏疽分为以下三种类型。

a. 干性坏疽　多发生在下肢远端，常由于动脉粥样硬化和血栓闭塞性脉管炎引起动脉阻塞而造成缺血性坏死。由于局部静脉回流仍通畅，加之体表水分易蒸发，因而坏疽局部干燥、皱缩呈现黑褐色。病变发展缓慢，与周围组织有明确分界线，腐败菌感染轻。

b. 湿性坏疽　多见于与体表相通的内脏，也见于既有动脉阻塞又有静脉淤血的四肢。由于局部坏死组织含水分多，适合腐败菌生长繁殖，故感染严重。局部肿胀明显，呈污黑色或黑绿色，有恶臭。病变发展较快，与健康组织分界不清，可引起严重全身中毒症状。常见有坏疽性阑尾炎、肠坏疽等。

c. 气性坏疽　是一种由厌氧菌引起的特殊类型湿性坏疽。见于深部肌肉开放性外伤合并厌氧菌感染。厌氧菌分解坏死组织产生大量气体，使坏死区呈蜂窝状，有奇臭，按之有捻发音。气性坏疽发展迅猛，毒素吸收多，后果严重。

坏死有以下几种结局。

① 溶解吸收　范围较小的坏死，由于坏死组织本身及坏死灶周围中性白细胞释放各种水解酶，使坏死组织溶解液化并经淋巴管或血管吸收，不能吸收者经巨噬细胞吞噬清除。

② 分离排出　皮肤黏膜的坏死组织可脱落形成局部组织缺损，称为溃疡，浅者为糜烂。肺、肾等内脏组织坏死后，液化的坏死物可经支气管或输尿管排出，留下空腔，称为空洞。组织坏死后形成只开口在皮肤和黏膜表面的深在性盲管，称为窦道；连接两个内脏器官或从器官通向体表的有两个开口的通道，称瘘管。

③ 机化与包裹　机化是指周围健康组织长入肉芽组织并逐渐取代坏死组织的过程。如坏死组织太大，不能完全机化时，则由周围增生的肉芽组织将其包围，称为包裹。机化和包裹的肉芽组织最后都可形成瘢痕组织。

④ 钙化　坏死细胞若未及时清除，可吸引钙盐及其他矿物质沉积而钙化。

（2）凋亡　又称程序性细胞死亡，是一种以凋亡小体的形成为特点，不引起周围炎症反应的活体内单个细胞主动性死亡的形态改变，曾称固缩坏死，是在形态学和生化特征上区别于经典坏死的另一种类型的细胞死亡。有人称细胞凋亡是一种基因调控的细胞主动自杀性死亡，而坏死则是种种原因造成的细胞他杀性死亡。凋亡在生物的胚胎发育和许多人类疾病的发展中具有重要作用，如恶性肿瘤、艾滋病（AIDS）和自身免疫性疾病等。

形态特征：细胞凋亡大多表现为单个细胞，光镜下首先是细胞变圆，随即与周围细胞分离。核染色质浓集呈紫蓝色致密球状（核固缩）或染色质凝聚于核膜内面，呈月牙形或马蹄形；胞质浓缩，嗜酸性增强。在电镜下，凋亡细胞首先出现核染色质凝聚、浓缩、沿核膜排列（边集）；同时细胞器也发生浓缩，失去水分；胞质浓缩，凋亡细胞皱缩，但包膜完整，继之胞膜内陷，胞质呈分叶状突起或分离成多个表面包囊核碎片、细胞器之凋亡小体。病毒性肝炎时肝细胞中的嗜酸性小体和淋巴组织生发中心中的可染小体是凋亡小体的典型例子。单个细胞凋亡后，相邻的细胞（上皮细胞、巨噬细胞和肿瘤细胞等）可吞噬凋亡小体，并在吞噬溶酶体中消化降解。细胞凋亡发生很快，持续约 2～4h。

凋亡的生物学意义：细胞凋亡是多细胞动物中存在的一种高度保守的现象，它以不引起周围组织炎症反应的方式，"干净"地既清除了个别不需要的细胞，又保持其结构和功能正常的最小代价方式，维持机体的生理功能和自身稳定。

生理性凋亡的意义在于保持成年个体的器官的大小和功能；参与器官的发育和改建；参与生理性萎缩和消散；处理阴性选择的免疫细胞等。老化可能也与凋亡有关。

在病理情况下，凋亡可见于：a. 肿瘤中的细胞死亡；b. 某些病毒感染，如病毒性肝炎中的嗜酸性小体；c. 细胞毒性 T 细胞导致的细胞死亡，如细胞免疫性排斥反应和移植物抗宿主病；d. 激素依赖组织和器官的病理性萎缩，如去势后男性前列腺的萎缩。

但目前尚不能对凋亡的病理意义下结论性意见。临床实践使人们认识到凋亡的抑制与人类某些疾病有关，如恶性肿瘤、自身免疫性疾病；而艾滋病、神经变性性疾病、再生障碍性贫血和缺血性损伤等又与细胞凋亡增加有关。细胞死亡的方式除坏死和凋亡外，近年来还提出了细胞焦亡、细胞自噬、铁死亡、铜死亡等，它们具有不同的形态和生化特征。

（三）损伤的修复

1. 修复与再生

组织损伤后，由邻近健康组织细胞分裂、增生来修补和恢复的过程，称为修复。在修复过程中，细胞的分裂、增生称为再生。再生分完全性再生和不完全性再生两种方式。如组织受损较轻，死亡细胞由同类细胞再生补充，完全恢复了原有结构和功能，称完全性再生。如组织受损严重，缺损过大，或再生能力弱的细胞死亡，则常由新生的肉芽组织填补修复，不能恢复原有结构和功能而形成瘢痕，这种再生称为不完全性再生。如Ⅲ度烧伤后形成的瘢痕，不能恢复正常皮肤的结构和功能。不同类型的细胞具有不同再生能力。按再生能力的强弱，可分为三类：①不稳定细胞，又称持续分裂细胞，这类细胞总在不断地增殖，替代衰亡或破坏的细胞，如表皮细胞，呼吸道、消化道黏膜上皮细胞，淋巴造血细胞等；②稳定细胞，又称静止细胞，在受到损伤时，可表现出较强的再生能力，如各种腺体或腺样器官的实质细胞，胰腺、涎腺、内分泌腺、汗腺等；③永久性细胞，又称非分裂细胞，如神经细胞，一旦遭受破坏，则永久缺失，不能再生。

2. 肉芽组织

肉芽组织即旺盛增生的幼稚结缔组织，主要由新生毛细血管和成纤维细胞构成。因其肉眼观常呈现鲜红色、质柔软、颗粒状、似鲜嫩肉芽，故得此名。肉芽组织由新生毛细血管、成纤维细胞和炎性细胞三种成分构成。肉芽组织在伤口愈合过程中有以下作用：①抗感染及保护创面；②填补创口和组织缺损；③机化或包裹坏死组织、血栓、凝血块和异物。

3. 创伤愈合

创伤愈合系指外力所致组织损伤出现离断或缺损后，通过组织再生修复的愈合过程。

皮肤和皮下软组织的创伤愈合过程为：①创口早期变化，有不同程度坏死和血管断裂出血，并发生炎症反应；②创口收缩 2～3 日后，创口边缘的皮肤及皮下组织向中心移动，创面缩小；③肉芽组织增生和瘢痕形成，第 3 天后创口边缘肉芽组织增生填平创口，并逐渐转化为瘢痕组织；④表皮和其他组织再生。皮肤创伤愈合根据创伤程度和有无感染可分为一期和二期愈合，两者在组织损伤程度、创缘是否整齐、对合是否紧密、有无切口感染以及形成瘢痕大小等方面有明显不同。

4. 影响再生修复的因素

组织损伤的再生修复除与组织损伤的程度和组织再生能力有关外，还受全身和局部因素的影响。了解这些因素，可创造条件加速和改善组织的再生修复。

全身因素有：①年龄，一般情况下，青少年的组织再生能力强，愈合快；老年人则相反，这可能与老年人常有动脉粥样硬化使局部血供减少等因素有关。②营养，蛋白质、维生素、微量元素缺乏可影响愈合，反之则愈合时间短且愈合良好。③激素及药物，机体的内分泌功能状态，对修复有着重要影响。如肾上腺皮质激素能抑制炎症渗出、毛细血管新生和巨噬细胞的吞噬功能，同时还可影响成纤维细胞增生和胶原合成。因此，在创伤愈合过程中，要避免大量使用这类激素。有些药物可影响再生修复，如青霉胺可使创口愈合延迟及抗张力强度减弱。但有些药物，如中药生肌散，有促进肉芽组织生长作用。

局部因素：感染、异物及局部血供和神经支配也可影响再生修复。

（四）局部血液循环障碍

血液循环是维持机体正常生命活动的基本条件。正常血液循环保证了组织细胞的新陈代谢和功能活动正常进行。一旦血液循环发生障碍，将引起各器官组织细胞的代谢紊乱、功能异常和形态结构改变。局部血液循环障碍主要包括：①局部充血和淤血；②血液性状和血管内容物的异常，如血栓形成、栓塞及梗死；③血管壁的通透性和完整性的异常，如出血、水肿。

1. 充血和淤血

（1）动脉性充血（arterial hyperemia）　动脉性充血可分为生理性充血与病理性充血。当器官组织功能活动增强时发生的充血为生理性充血，如运动时的骨骼肌充血、进食后的胃肠黏膜充血等。常见的病理性充血有炎性充血与减压后充血。减压后充血为局部组织器官长期受压后压力突然解除时，局部细动脉可发生反射性扩张充血。故当抽放腹水时应注意不宜迅速大量抽放，否则可致腹腔器官减压后充血，严重时引起脑缺血而致昏厥。动脉性充血是短暂的血管反应，原因消除后，局部血量恢复正常，通常对机体无不良后果。但在有高血压或动脉粥样硬化等疾病的基础上，由于情绪激动可造成大脑中动脉充血，甚至破裂，后果严重。

（2）静脉性充血（venous hyperemia）　静脉性充血的原因可概括为：①静脉受压，如肿瘤、炎症包块、绷带包扎过紧等；②静脉腔狭窄或阻塞，如静脉血栓形成或栓塞；③心力衰竭，此时心肌舒缩功能障碍，心输出量减少，导致静脉回流受阻而引起淤血。

淤血的组织器官体积增大，重量增加；淤积血液中氧合血红蛋白减少，还原血红蛋白增多，故呈现紫红色；局部血流缓慢，流量减少，血液中氧分压降低，代谢功能低下，故体表淤血区温度降低。

淤血的后果取决于静脉阻塞发生的速度、阻塞的程度、淤血的部位及淤血持续的时间等因素。如静脉阻塞逐渐发生，血液可以通过侧支循环回流，使局部淤血较轻或不发生。持续的淤血则可引起：①淤血性水肿；②淤血性出血；③组织萎缩变性及坏死；④间质纤维组织增生，使器官组织硬化，形成淤血性硬变。如慢性肺淤血可致肺褐色硬变（褐色是由于淤血性出血，红细胞的血红蛋白被巨噬细胞吞噬分解为含铁血黄素所致）；慢性肝淤血时肝可形成肉眼观呈红黄相间的花纹结构，状如槟榔，称槟榔肝。右心衰竭时长期慢性肝淤血可引起心源性淤血性肝硬化，但这种肝硬化程度较轻，一般不形成门静脉高压和肝功能衰竭。

2. 出血

血液从血管或心腔逸出，称出血。根据发生部位不同，出血可分为内出血（指血液逸入体腔或组织内）和外出血（指血液流出体外）。出血有生理性和病理性两种。前者如正常月经的宫内膜出血；后者多由创伤、血管病变及凝血机制障碍引起。由心脏或血管壁破裂引起的出血，称破裂性出血；由于微循环的毛细血管和毛细血管后静脉通透性增高，血液通过扩大的内皮细胞间隙和受损的基底膜漏出血管外称漏出性出血。常见的原因有：①血管壁的损伤，常见于缺氧、感染、中毒等因素；②血小板减少或功能障碍，如再生障碍性贫血、白血病、血小板减少性紫癜等；③凝血因子缺乏，如血友病、肝炎、肝硬化、肝癌。

临床体内出血，血液积聚在体腔内，称体腔积血，如心包积血、胸腔积血、腹腔积血和关节腔积血。在组织内局限性大量出血，称血肿，如硬脑膜下血肿、皮下血肿。鼻黏膜出血称鼻出血；肺结核空洞或支气管扩张，使出血经口排出体外，称咯血；消化道溃疡或食管静脉曲张出血，经口排出体外，称呕血；胃、结肠出血经肛门排出称血便；泌尿系统泌尿道出血经尿排出者称血尿。微小出血进入皮肤、黏膜、浆膜面形成较小出血点，称瘀点；稍微大的出血称紫癜；出血面积超过 $1\sim2cm^2$ 的皮下出血灶称瘀斑。

3. 血栓形成

活体心血管内血液有形成分形成固体质块的过程称为血栓形成，所形成的固体质块称为血栓。血栓与血凝块不同，血栓是在活体的心血管内流动的血液中形成，而血凝块则系在心血管外或死亡后静止的血液凝固而形成。

（1）血栓形成的条件　　正常血液中存在着相互拮抗的凝血系统和抗凝血系统（纤维蛋白溶解系统），两者保持动态平衡，这既保证了血液的流体状态，又存在着血液潜在的可凝固性。血栓形成的条件如下：①心血管内膜损伤，心血管内膜的炎症、缺氧、细菌毒素以及免疫性损害等可引起内皮细胞损伤及胶原裸露。内皮受损可失去其抗凝功能，胶原裸露可激活内源性凝血途径，从而形成血栓。②血流缓慢或不规则，血流缓慢、血流停滞或形成涡流时，轴流中的有形成分血小板进入边流与内皮接触；同时，活化的凝血因子和凝血酶在局部达到凝血过程中所必需的浓度；加以内皮细胞的变性坏死更促进局部血栓形成。基于上述，故临床上静脉血栓多于动脉血栓，下肢血栓多于上肢血栓。③血液凝固性增高，严重创伤、烧伤、产后或大手术等情况下血液中血小板增多，血小板黏性变大，凝血功能增高或纤溶系统活性降低均能引起血液凝固性增高，导致血栓形成。上述血栓形成的三个条件在临床上常可同时存在并相互影响。

（2）血栓的类型　　血栓有白色血栓、混合血栓、红色血栓、透明血栓四种。病变起始，血小板在内膜受损部位黏集、肿胀变形，加上少许纤维蛋白沉积形成质较坚实的白色血栓，白色血栓常见于心脏和动脉内膜以及静脉延续性血栓的起始部；其后逐渐网罗红细胞形成红白相间的混合血栓，构成延续性血栓的体部；当混合血栓不断增大阻塞管腔后，血流停止，局部血液凝固而形成红色血栓，构成静脉延续性血栓的尾部，红色血栓易脱落而形成栓塞。此外，尚有一种发生于微循环血管的透明血栓，由血小板及纤维素构成，又称微血栓，常见于休克、严重感染、晚期癌症等所引起的弥散性血管内凝血时。

（3）血栓的结局　　血栓中的血小板、白细胞可释放蛋白溶解酶等酶，使小的血栓软化、溶解而吸收；较大的血栓软化后可脱落而成为血栓栓子；也可由肉芽组织取代而机化，出现血管再通；有时可发生钙盐沉积而钙化。

（4）血栓形成对机体的影响　　在一定情况下对机体有利：①血管损伤处血栓形成有助于伤口止血；②肺结核空洞或慢性胃溃疡处血栓形成可防止出血。但在大多情况下对机体不利，如：①阻塞血管，阻塞动脉如无充足侧支循环时，可致组织器官缺血性坏死；阻塞静脉又无有效侧支循环时则引起局部淤血水肿、出血甚至坏死。②脱落后成为栓子而引起栓塞。③心瓣膜上的白色血栓机化可致瓣膜变形。④微循环内广泛微血栓形成。

4. 栓塞

随循环血液流动的不溶性异物阻塞血管的过程称为栓塞，阻塞血管的物质称为栓子，固体（如血栓）、液体（如脂滴）、气体（如氮气）均可成为栓子，其中血栓栓子最常见。栓子的运动途径通常和正常血流方向一致。体静脉和右心的栓子，栓塞在肺动脉主干或者分支；左心和动脉系统的栓子，栓塞在体循环的动脉分支内；门静脉的栓子则栓塞在肝内。常见栓塞有以下类型。

（1）血栓栓塞　是最常见的类型，占99%，有肺动脉栓塞和动脉系统栓塞两种。

引起肺动脉栓塞的血栓栓子约95%来自下肢深部静脉，根据栓子的大小和数量，引起的后果也不同：①小栓子一般不产生严重后果，但栓塞前如肺已有严重淤血时，则支气管动脉供血受阻，可产生肺出血性梗死。②如许多较小的血栓广泛地栓塞肺动脉分支，或大栓子栓塞肺动脉主干或大分支，则患者可突发呼吸困难、紫绀、休克甚至急性呼吸循环衰竭而猝死。

引起动脉系统栓塞的栓子多来自左心及动脉系统的附壁血栓。动脉系统栓塞以脾、肾、脑、心的栓塞常见。若栓塞动脉较大分支而侧支循环形成不足时，可发生局部组织梗死。如栓塞发生在冠状动脉或脑动脉分支，则常产生严重后果，甚至猝死。

（2）脂肪栓塞　长骨粉碎性骨折或脂肪组织严重挫伤时，脂肪细胞破裂所释出的脂滴，可侵入破裂的血管进入血流发生脂肪栓塞。大量脂滴进入肺动脉，肺部血管广泛受阻或痉挛而发生肺水肿、出血，患者可死于窒息或急性右心衰竭。一些小脂滴还可通过肺内毛细血管，引起脑、肾等处栓塞。

（3）气体栓塞　大量空气进入血流或溶于血液内的气体迅速游离形成气泡阻塞血管或心腔，称为气体栓塞。前者多见于分娩时，由于子宫强烈收缩，空气被挤入破裂的子宫壁静脉窦；颈、胸部创伤或手术时，空气也可在吸气时因静脉腔内负压而吸入静脉。大量空气进入右心后，由于心脏搏动，将空气和心腔内血搅拌成大量泡沫，泡沫具有压缩性，妨碍血液流动可致猝死。

潜水员由海底迅速上升至水面，由于气压骤减，原来溶解于血液中的氧气迅速游离为气体栓子可引起栓塞，称为减压病。轻者肌肉关节酸痛，重者可致死。

（4）其他类型栓塞　包括羊水栓塞、癌细胞栓塞、细菌栓塞、寄生虫栓塞等。

5. 梗死

器官或组织因血流迅速阻断而引起的缺血性坏死称为梗死。任何引起血管阻塞而不能建立有效的侧支循环时，均可导致梗死。动脉阻塞是形成梗死的基本条件。血栓形成和栓塞、血管受压闭塞和动脉持续痉挛等均可致血管阻塞而引起梗死。

（1）类型与病变

①贫血性梗死　常发生于组织致密、侧支循环不丰富的心、肾、脾等器官，梗死区呈灰白色或灰黄色。梗死灶的形态与血管分布有关。脾、肾梗死呈锥体形，尖端朝向血管阻塞的部位，底部朝向器官的表面。心肌梗死呈不规则的地图形。梗死灶与正常组织交界处常见一充血出血带。镜下坏死区呈凝固性坏死，组织结构轮廓大致保存，其外围有白细胞浸润，晚期病灶有肉芽组织长入，最终由瘢痕组织取代。

②出血性梗死　多发生于肺、肠等器官，梗死灶有明显弥漫性出血。出血性梗死的形

成除动脉阻塞外，还须具有下列条件：a. 严重淤血；b. 组织疏松。肺出血性梗死多发生于肺下叶，肠出血性梗死则常发生于小肠。梗死区大片出血，呈暗红色。

（2）影响和结局　梗死对机体的影响与梗死的部位、范围及有无感染等有关。肾、脾梗死通常引起腰痛、血尿或脾区刺痛等症状。心肌梗死可致心功能障碍，脑梗死因部位不同而有不同症状，心、脑梗死严重者可致死。肺梗死可引起咯血及并发肺炎，由于患者多先有心力衰竭，后果严重。肠梗死常出现剧烈腹痛和腹膜炎。小梗死灶通常为肉芽组织及瘢痕组织取代，较大梗死灶可被纤维组织包裹、钙化。

（五）炎症

1. 炎症的概念

炎症（inflammation）是机体对各种致炎刺激物引起的损害所发生的一种以防御为主的复杂过程，是极为常见和重要的基本病理过程。凡具有血管系统的活体组织皆可对局部损伤产生炎症反应，机体各个器官、各种组织皆可发生炎症。临床上炎症局部可出现红、肿、热、痛及功能障碍，并有不同程度的全身性反应，常表现为发热、外周血白细胞数目改变、单核巨噬细胞系统增生及功能增强等。

2. 炎症的原因

任何能引起组织和细胞损伤的因素都可成为炎症的原因，可分为以下几类。

（1）理化因子　机械性（如外伤）、物理性（如高温、低温、放射线、紫外线等）、化学性（如强酸、强碱、各种毒气、松节油、巴豆油等）和体内产生的代谢产物（如尿素、尿酸）等各种致病因子，只要达到足够强度即可引起炎症。

（2）生物因子　细菌、病毒、螺旋体、立克次体、支原体、霉菌、寄生虫等都可引起炎症。

（3）异常免疫反应　如各种类型的变态反应性炎症和某些自身免疫性疾病所引起的炎症。

3. 炎症的基本病理变化

炎症的基本病理变化包括局部组织的变质、渗出和增生。病变的早期以变质或渗出为主，病变的后期以增生为主。损伤和抗损伤伴随炎症过程，一般来说变质是损伤性过程，渗出和增生是抗损伤过程。

（1）变质　炎症局部组织发生的变性和坏死称为变质。变质可由致病因子直接作用所致，也可由血液循环障碍及炎症反应产物的间接作用引起。变质可发生于实质细胞和间质细胞，实质细胞常出现的变质性变化包括细胞水肿、脂肪变性、凝固性坏死和液化性坏死等。间质细胞常出现的变质性变化包括黏液样变性和纤维素样坏死等。

（2）渗出　炎症局部组织血管内液体和细胞成分通过血管壁进入组织间隙、体腔或至体表和黏膜表面的过程称渗出。渗出的液体和细胞成分称为渗出物或渗出液。渗出过程表现为血流改变和血管壁通透性升高及血液成分的渗出。渗出液如到达组织间隙可形成炎性水肿；如到达浆膜腔则形成浆膜腔积液。渗出液与一般水肿时的漏出液不同，其含蛋白质较多，相对密度在 1.018 以上，外观混浊，可自凝。其产生机制除血管通透性增高外，尚与炎区组织内渗透压升高和静脉淤血使组织液回流受阻有关。

渗出液对机体有一定保护作用，它可稀释、吸附、中和毒素和杀菌（含有抗体和补体）；所含纤维蛋白原形成纤维素，具有包围病灶使炎症局限化、防止致病因子蔓延的作用，又可形成支架，有利于吞噬细胞发挥吞噬作用和便于组织的修复。但心包腔及胸膜腔渗出液过多可压迫心肺，喉头水肿可致窒息；过多的纤维素渗出而不能完全吸收时，可发生机化而引起器官粘连。

（3）增生　在致炎因子的作用下，炎症局部的实质细胞和间质细胞可发生增生。增生是相应的生长因子刺激的结果。实质细胞的增生如鼻黏膜慢性炎症时被覆上皮和腺体的增生，慢性肝炎中的肝细胞增生。间质细胞的增生包括巨噬细胞、内皮细胞和成纤维细胞增生。

4. 炎症的分类

① 根据炎症累及的器官进行分类，如心肌炎、肺炎、肝炎、肾炎等。

② 根据炎症的原因进行分类，如病毒性、细菌性、真菌性炎症等。

③ 根据炎症的基本病变性质，可分为变质性炎、渗出性炎和增生性炎。

炎症的基本病理变化包括变质、渗出、增生。以变质为主时称为变质性炎，以渗出为主时称为渗出性炎，以增生为主时称为增生性炎。渗出性炎根据渗出物的主要成分和病变特点，还可以进一步分为浆液性炎、纤维素性炎、化脓性炎、出血性炎，这些病变特点将在后面详细介绍。

④ 根据炎症持续的时间可分为急性炎症和慢性炎症。急性炎症反应迅速，持续时间短，常常仅几天，一般不超过一个月，以渗出性病变为主，炎细胞以中性粒细胞为主。慢性炎症持续时间长，为数月到数年。病变以增生为主，炎细胞浸润以淋巴细胞、单核细胞为主。

5. 急性炎症

急性炎症是机体对损伤因子的立即和早期反应。通过急性炎症反应，发生以血管反应为中心的渗出性变化，使抗体和白细胞（机体两种最主要的抗感染成分）从血管中进入损伤处，稀释和中和毒素、消灭病原体，并为损伤的修复提供良好条件。

1）急性炎症过程中的血管反应

（1）血流动力学改变及血管壁通透性增高　致炎因子作用于局部组织时，可迅速出现细动脉短暂痉挛，其机制可能是神经调节或化学介质的作用。随后引起细动脉扩张，此可能与轴突反射有关；同时由于组织变质后所产生的某些炎症介质（组胺、PG、缓激肽等）的作用，进一步扩张细动脉和毛细血管，局部血流加速，血流量增加，形成动脉性充血，表现为炎区红、肿、热。此后由于炎区酸性代谢产物积聚，使毛细血管后细静脉壁平滑肌发生麻痹而扩张；同时由于炎症介质的作用使毛细血管和细静脉壁的通透性增加，血液中液体成分渗出，引起局部血液浓缩，血液黏稠度增加，使毛细血管和细静脉血流减慢，出现静脉性充血（淤血）。

（2）白细胞渗出和吞噬作用　白细胞渗出是炎症反应最重要的特征，指白细胞从血管壁游出到血管外的连续过程，主要包括白细胞附壁、白细胞游出、炎细胞浸润及渗出四个步骤。随着血流的减慢，大量白细胞离开轴流而进入边流，逐渐向血管壁靠近，并粘着在血管内膜，称为白细胞附壁。在炎症损伤部位，附壁白细胞表面的整合素发生构象改变，亲和力增加，内皮细胞被细胞因子激活，整合素配体表达量也相应增加，白细胞表面的整合素与其配体结合后，使白细胞骨架发生改变，导致其紧密黏附于内皮细胞。由于炎区中细菌产物、补体成分等化学物质的吸引（称为趋化作用），白细胞伸出伪足，借阿米巴样运动，经两个内皮细胞连接处穿过血管壁向炎症灶移动集中，称为白细胞游出。渗出的白细胞聚集于炎区组织内，称为炎细胞浸润。中性白细胞渗出最早，嗜酸性粒细胞和单核细胞次之，淋巴细胞则最迟渗出。红细胞无运动能力，当炎症反应强烈、血管壁损害严重时，红细胞可由内皮细胞坏死崩解的裂口被动推出，称为红细胞漏出。

吞噬作用是指白细胞游出至炎症灶后，与病原体或组织碎片接触，即伸出伪足将其包围并逐渐摄入胞质中予以杀死和消化，这是人体消灭致病因子的一种重要手段。有的病原微生物（如结核杆菌），虽被吞噬却不一定被杀死，反而在吞噬细胞内生长繁殖，并可能随吞噬细胞的游走而在患者体内播散。

2）炎症介质在炎症过程中的作用

炎症介质是指细胞崩解或体液中产生的具有血管活性作用的内源性化学因子，它们的主要作用是扩张细动脉和细静脉，并有致痛和致热的生物活性及白细胞趋化作用。常见的炎症介质及作用如下。

（1）细胞源性炎症介质

① 血管活性胺 包括组胺和5-羟色胺，主要储存在细胞的分泌颗粒中，当急性炎症反应时最先被释放出来。

组胺主要存在于肥大细胞、嗜碱性粒细胞和血小板颗粒内，可扩张细动脉、升高细静脉通透性，对嗜酸性粒细胞有趋化作用。5-羟色胺存在于血小板和肠嗜铬细胞中，主要与血管通透性升高有关。

② 花生四烯酸代谢产物 花生四烯酸广泛存在于体内多种器官，如前列腺、脑、肾、肺和肠等细胞内。在致炎因子作用下，细胞的磷脂酶被激活，花生四烯酸从膜磷脂内释放出来，花生四烯酸释放后通过环氧合酶途径生成前列腺素和凝血素，通过脂氧合酶途径产生白细胞三烯和脂质素。这些代谢产物具有扩张血管、增高血管壁通透性、白细胞渗出及发热、疼痛等作用。

③ 细胞因子 细胞因子是一种多肽类物质，参与炎症免疫反应，主要由激活的淋巴细胞和单核巨噬细胞产生，也可来自内皮、上皮和结缔组织中的细胞。IL-1 和 IFN-α、IFN-β 是介导炎症的主要细胞因子，具有促进内皮细胞与白细胞的黏着，促进中性粒细胞的趋化、聚集和激活间质释放蛋白酶等作用。化学趋化因子是一类具有趋化作用的细胞因子，具有刺激白细胞渗出以及调控白细胞在淋巴结和其他组织中的分布等功能。

④ 溶酶体释放的介质 由中性粒细胞和单核细胞释放的溶酶体酶，具有损伤组织、增高血管壁通透性、促进白细胞趋化、发热等作用。

⑤ 一氧化氮 是一种可溶性气体，主要是松弛血管平滑肌、扩张血管、减少血小板凝集和黏附、抑制肥大细胞诱发的炎症反应；也可对细胞和组织造成损伤。

⑥ 白细胞产物 致炎因子激活中性白细胞和单核细胞后可释放氧自由基和溶酶体酶，促进炎症反应和破坏组织，成为炎症介质。在高浓度情况下，可损伤组织和内皮细胞、增加血管壁通透性。

（2）血浆中的炎症介质

① 补体系统 补体系统中以 C3、C5 激活最为重要，其裂解片段 C3a、C5a 是该系统最重要炎症介质。通过引起肥大细胞释放组胺，发挥血管扩张和升高血管壁通透性、趋化白细胞、杀伤细菌等生物学功能。

② 激肽系统 主要是缓激肽，是由血浆中激肽原激活而产生，可以扩张细动脉、增加血管通透性、收缩支气管平滑肌，并可引起炎症局部产生疼痛。

主要炎症介质的作用见表 2-2。

表 2-2　主要炎症介质的作用

功　能	炎症介质的种类
血管扩张	组胺、5-羟色胺、缓激肽、一氧化氮、PGE1、PGE2、PGD2、PGI2
血管壁通透性升高	组胺、5-羟色胺、缓激肽、C3a、C5a、LTC4、LTD4、溶酶体酶、一氧化氮
趋化作用	C5a、LTB4、细菌产物、细胞因子（IL-8、TNF）
发热	PG、细胞因子（IL-1、IL-6、TNF）
组织损伤	溶酶体酶、氧自由基、一氧化氮

3）急性炎症的类型

急性炎症以渗出性变化为主，而变质及增生较轻。根据渗出物成分的不同可分为浆液性炎、纤维素性炎、化脓性炎和出血性炎。

(1) 浆液性炎　以血浆渗出为特征，渗出物为大量浆液，含 3%～5%的蛋白质（主要为白蛋白）。常因高温（烧伤），蚊、蜂叮咬引起；也可由传染性因子引起，如结核菌引起的浆液性胸膜炎、感冒病毒引起的鼻炎等。发生于疏松结缔组织可引起炎性水肿，如发生于浆膜则引起炎性积水。浆液性炎一般较轻，易于消退，但渗出物过多也可造成严重后果，如浆膜腔内积水过多，则能压迫器官（心、肺）造成功能障碍。

(2) 纤维素性炎　渗出物中有大量纤维素，常见于黏膜、浆膜和肺。多由于各种内、外源性的毒素或某些细菌感染所引起，如汞中毒、尿毒症及白喉杆菌、痢疾杆菌、肺炎球菌感染等。纤维素的形成是由于血管壁损伤严重使纤维蛋白原渗出，同时炎区坏死组织提供多量凝血酶，致使纤维蛋白原转变为纤维素。纤维素性炎当发生于黏膜时，渗出的纤维素、白细胞和坏死黏膜组织形成一层灰白色的膜状物，称为假膜，黏膜的纤维素性炎又称为假膜性炎。在心包膜的纤维素性炎，由于心脏的搏动，使心外膜上的纤维素被拉成绒毛状，称为绒毛心。

纤维素性渗出物可由变性坏死的白细胞释出的蛋白酶所液化而被吸收或排出。但浆膜腔的纤维素渗出较多而不能及时被吸收时，则可发生机化引起浆膜增厚和粘连。大叶性肺炎实变期渗出的纤维素若未溶解吸收，可发生肉质变。

(3) 化脓性炎　渗出物含有大量白细胞（主要为中性粒细胞），常伴有组织坏死和脓液形成。绝大多数的化脓性炎都由化脓性细菌（葡萄球菌、链球菌、脑膜炎双球菌等）引起；也可由某些化学物质（如松节油、巴豆油）引起，称为无菌性化脓。化脓时形成的脓液，为一种混浊、黄色或黄绿色黏稠液体，由脓细胞（变性和死亡的中性粒细胞）、细菌、少量浆液和崩解的坏死组织所组成。根据病因和发生部位不同，化脓性炎一般可分为如下三种类型。

① 蜂窝织炎　蜂窝织炎是指发生在疏松结缔组织的一种弥漫性化脓性炎，大量白细胞渗出于组织成分之间，组织被脓液分隔，状如蜂窝，故名蜂窝织炎。常见于皮下、肌肉、阑尾等处。发展迅速，范围较广泛，与健康组织间无明显分界。蜂窝织炎主要由溶血性链球菌引起，它可产生透明质酸酶，降解基质中的透明质酸，使基质崩解溶解；同时又能产生链激酶，可溶解纤维素，使细菌易于在组织内扩散，并易于沿淋巴管蔓延而发生淋巴管炎及淋巴结炎。

② 脓肿　脓肿是指器官或组织内的局限性化脓性炎，伴有脓腔形成。脓肿可发生于皮下组织、肺、肝、脑等处，主要由金黄色葡萄球菌引起，它能产生凝血酶，使渗出的纤维蛋

白原变为纤维蛋白，使炎症局限化而形成脓肿。其中心充满脓液，脓肿壁为肉芽组织。如脓液继续增加，则可突破脓肿壁而向外扩散。组织深部的脓肿可向表面蔓延，形成一个向外排脓的盲端管道，称为窦道。在消化道、呼吸道等自然管道附近的脓肿向内、外同时穿通，向内穿通自然管道，向外开口于皮肤或体腔形成两个开口的通道，称为瘘管。在皮肤或黏膜的化脓性炎，坏死组织脱落造成局限性缺损，称为溃疡。如缺损表浅在基膜以上，则称糜烂。由金黄色或白色葡萄球菌引起的毛囊及周围组织的局限性化脓，单个毛囊化脓称为疖，多个疖融合称痈。

③ 表面化脓和积脓 表面化脓是指发生在浆膜和黏膜表面的化脓性炎，脓细胞主要向浆膜和黏膜表面渗出，如化脓性支气管炎、尿道炎。如发生于浆膜或胆囊等处，脓液在浆膜腔或胆囊内积聚，称为积脓。

（4）出血性炎 炎症时血管损害特别严重，有大量红细胞渗出。主要由某些毒力很强的病原体引起，如炭疽、鼠疫、流行性出血热等。

上述各型渗出性炎症可单独发生，也可两种类型并存，如浆膜纤维素性胸膜炎。有时炎症在发展过程中还可以转变为另一种类型，如上呼吸道感染时，早期的浆液性卡他性炎可发展为黏液性卡他性炎，甚至转变化脓性卡他性炎。

6. 慢性炎症

随着对大多数急性感染性炎症诊断和治疗的进展，慢性炎症日益受到重视。慢性炎症有从急性炎症转化而来，也有单独发生。根据慢性炎症病变的特点可分为非特异性慢性炎和特异性慢性炎（即肉芽肿性炎）两类。

（1）非特异性慢性炎 形态特点：①炎症灶内浸润的炎细胞主要为淋巴细胞、浆细胞和单核细胞；②成纤维细胞、血管内皮细胞和被覆上皮细胞、腺上皮细胞等实质细胞增生常较明显；③变性、坏死和渗出性病变轻微。临床常见的此类慢性炎症有慢性扁桃体炎、慢性淋巴结炎、慢性胆囊炎等。

以上增生成分在某些部位可形成具有一定形态特征的改变。如：①炎性息肉是在致炎因子的长期刺激下，局部黏膜上皮、腺体和肉芽组织增生形成突出于黏膜表面的、根部带蒂的肿块。临床常见的有鼻息肉、宫颈息肉、肠息肉等。②炎性假瘤是由组织的炎性增生形成一个境界清楚的、肉眼和X射线与肿瘤相似的团块，常发生在眼眶和肺。发生在眼眶的主要表现为淋巴细胞大量增生；肺部的炎性假瘤多由肉芽组织、增生的肺泡上皮、巨噬细胞、泡沫细胞、多核巨噬细胞及浸润的淋巴细胞和浆细胞等多种成分组成。

（2）肉芽肿性炎 肉芽肿性炎是以肉芽肿形成为形态特点的特异性炎症。多见于慢性炎症，少数肉芽肿性炎也见于急性炎症，如伤寒肉芽肿、风湿肉芽肿。

肉芽肿是指炎症局部主要由巨噬细胞或其演化的细胞增生形成的境界清楚的结节状病灶。常见于以下几种病因引起的疾病或病变，如结核病、伤寒、风湿病、麻风、梅毒、组织包浆菌病、血吸虫及异物等。此外原因不明的结节病也是以肉芽肿为主要病变。各种原因引起的肉芽肿中，有一部分在形态上具有特征性，常可以此诊断疾病，如在活检中见有典型干酪样坏死的肉芽肿，即可结合临床诊断为结核病。如肉芽肿病变不典型，则一定要做病原学检查帮助确诊。

肉芽肿按致病因素和发病机制可分为两类。

① 感染性肉芽肿　是由病原物的不溶性颗粒诱导细胞介导的免疫反应引起的，故也称免疫性肉芽肿。常见的有风湿性肉芽肿、结核性肉芽肿、麻风性肉芽肿、伤寒肉芽肿和血吸虫病慢性虫卵结节等。其中结核性肉芽最有代表性，典型的结核结节中央为干酪样坏死，周围有大量呈放射状排列的上皮样细胞，其间有数量不等、散在的朗汉斯巨细胞，结节外围有淋巴细胞、成纤维细胞及胶原纤维。

② 异物性肉芽肿　是由外来异物，如手术缝线、滑石粉等引起的肉芽肿病变。这些异物不能被单个巨噬细胞吞噬，但能刺激巨噬细胞增生并演化成上皮样细胞和异物巨细胞聚集其周围，形成结节状肉芽肿性病变。

7. 炎症的经过和结局

如人体防御能力较强，致病因子被清除，病变可完全吸收消散，称为完全愈合。如果组织结构有较大破坏，则由肉芽组织进行修复，称为不完全痊愈。如果人体抵抗力较差或治疗不及时，则致病因子持续存在，造成炎症迁延不愈而变为慢性。在患者抵抗力弱、病原微生物在体内大量繁殖时，炎症可蔓延扩散。其方式如下。

(1) 局部蔓延　炎症灶的病原微生物可经组织间隙或器官的自然管道，向周围组织或器官扩散。如肾结核可经泌尿道下行播散，引起输尿管和膀胱结核。

(2) 淋巴道播散　病原微生物可进入淋巴管，随淋巴液流到局部淋巴结，引起淋巴管炎及淋巴结炎。

(3) 血道播散　炎症灶的病原微生物及其毒素可侵入血液循环或被吸收入血。如进入血流的细菌较少或毒力较低，患者无明显中毒症状时，称为菌血症。如大量细菌毒素吸收入血，引起高热、寒战甚至脓毒症休克，称为毒血症。如细菌入血后在血中生长繁殖，产生毒素，使患者发生高热、寒战、皮肤黏膜多数出血点、脾肿大，称为败血症。如化脓菌入血，在血中繁殖，随血流播散，在身体其他部位发生多个继发性脓肿，称为脓毒败血症。

(六) 发热

发热是在致热原作用下，体温调节中枢的调定点上移而引起的调节性体温升高，当体温上升超过正常值 0.5℃时，称为发热。但发热不包括某些生理性体温升高（如剧烈运动、月经前期）和过热（如甲状腺功能亢进造成的异常产热、中暑），过热是体温调节机构失调控或调节障碍所引起的一种被动性的体温升高。

发热是多种疾病共有的重要病理过程和临床表现，尽管各种疾病的性质有很大的差异，但就其发热的发生和发展规律，却有共同之处。大多数发热性疾病，其体温升高与体内病变有着内在的依赖关系。患者体温曲线的变化往往反映着病情的变化和病变的特点，因此，体温曲线对诊断疾病、评价疗效和估计预后都有着重要的参考意义。同时发热常是疾病发生和发展的信号，必须引起重视。

1. 发热的原因与发病机制

(1) 致热原和发热激活物　通常把能引起人体或动物发热的物质称为致热原。许多外致热原是通过激活产内生致热原细胞，使之产生和释放内生致热原而引起发热。激活产内生致热原细胞使之产生和释放内生致热原的物质称为发热激活物。

(2) 发热激活物的种类和性质

① 生物性病原体主要有：

　　a．内毒素是一种有代表性的细菌致热原。内毒素分子量大，具有很高的耐热性，不易透过血脑屏障。脂质 A 是其主要致热成分。

　　b．革兰阳性菌菌体分离出的外毒素也是强的发热激活物。

　　② 致炎物、抗原-抗体复合物、类固醇等均为发热激活物。

　　(3) 内生致热原　在发热激活物作用下，体内某些细胞被激活，产生并释放能引起体温升高的物质，称为内生致热原，主要由单核细胞、巨噬细胞、内皮细胞、淋巴细胞、星状细胞以及肿瘤细胞等产生和释放。内生致热原主要包括白细胞介素-1（IL-1，有 IL-1α和 IL-1β 两种亚型）、肿瘤坏死因子（TNF，有 TNF-α和 TNF-β 两种亚型）、干扰素（IFN）、白细胞介素-6（IL-6）、巨噬细胞炎症蛋白-1（MIP-1）等。内生致热原分子量小，易通过血脑屏障，不耐热。

　　(4) 致热原的作用部位及作用方式　内生致热原的作用部位可能主要位于视前区-下丘脑前部体温调节中枢。但要导致调定点上移而引起发热可能还要有某些中枢介质如前列腺素、环磷酸腺苷、Na^+/Ca^{2+}值参与。

　　发热的基本环节包括：①发热激活物作用；②内生致热原作用于视前区-下丘脑前部体温调节中枢；③体温调定点上移，可能还需中枢介质参与；④调温效应器的反应，产热增加，散热减少，体温升高至与调定点相适应水平。

2．发热的发展过程

　　发热的发展过程可分三期。

　　(1) 体温上升期　此期中心体温迅速或逐渐上升，是因体温调定点上移，中心温度低于调定点而唤起的调温反应，使产热增多，散热减少，产热大于散热，而致体温上升。此期患者自感发冷或恶寒，并可出现"鸡皮疙瘩"和寒战、皮肤苍白等现象。由于浅层血流减少，皮温下降并刺激冷感受器，信息传入中枢而自感发冷，严重时出现恶寒。皮肤血管收缩使血流减少而致皮肤苍白。与此同时经交感神经传出的冲动又引起皮肤竖毛肌收缩，故出现"鸡皮疙瘩"。寒战则是骨骼肌的不随意周期性收缩，是下丘脑发出的冲动经脊髓侧索通过运动神经到达运动终板所致。

　　(2) 高温持续期　此期当体温上升到与新的调定点水平相适应的高度后，产热与散热在较高的水平上保持相对平衡，体温维持在较高水平上，称为发热持续期或高峰期。此期患者皮肤血管由收缩转为舒张，浅层血管舒张使皮肤血流增多；同时，体温上升也有舒血管作用，因而皮肤发红，散热有所增加。由于温度较高的血液灌注提高了皮肤温度，热感受器将信息传入中枢，故产生酷热感。高热使皮肤水分蒸发较多，因而皮肤和口唇比较干燥。此期持续时间因病因不同而异，从几小时（如疟疾）到几天（如大叶性肺炎）甚至一周以上（如伤寒）。

　　(3) 体温下降期　因发热激活物在体内被控制或消失，内生致热原及发热介质也被消除，上升的体温调定点回降到正常水平。由于调定点水平低于中心体温，故从下丘脑发出调温指令，不仅引起皮肤血管舒张，还可引起大量出汗，故又称为出汗期或退热期。此期快者仅数小时，称为骤退；慢者需数日，称为渐退。

3．发热时机体的代谢和功能改变

　　(1) 代谢变化

　　① 糖和脂肪代谢　血糖增高，糖原储备减少，组织内乳酸增加。脂肪分解代谢也显著增加。长期发热可使脂肪大量消耗而致消瘦，由于脂肪分解加强和氧化不全，有的患者可出现酮血症和酮尿。

　　② 蛋白质代谢　分解增强，血中非蛋白氮升高，呈负氮平衡。

③ 水、电解质及维生素代谢　体温上升期和发热持续期，由于尿量减少可致水钠潴留。而在退热期，由于尿量增加及大量排汗，可致严重脱水。长期发热机体可缺钾，严重时可发生代谢性酸中毒。因此，高热患者退热期应及时补充水分和适量电解质。尤其长期发热患者，由于糖、脂肪和蛋白质分解代谢加强，各种维生素消耗增多，应及时补充。

（2）各系统功能变化

① 神经系统　可引起头痛、头昏、失眠和烦躁不安。高热时可出现幻觉与妄语。小儿易引起抽搐热惊厥。若高热持续过久，可表现为淡漠、嗜睡甚至昏迷。

② 循环系统　体温上升 1℃，心率平均增加 10 次/min。心率加快可使心输出量增多，但对有心肌劳损或潜在病灶的患者可加重心肌负担而诱发心力衰竭。体温骤退可因大量出汗而导致虚脱甚至休克。

③ 消化系统　消化腺分泌减少和胃肠运动减弱，使食物消化吸收与排泄功能异常。患者可出现口臭、黄干舌苔，也可引起恶心呕吐，肠内发酵腐败过程加强，产气增多引起鼓肠，甚至由于肠蠕动减弱而发生便秘。

④ 呼吸系统　发热时呼吸加深加快，深快的呼吸有加强散热作用，但也可引起呼吸性碱中毒。持续高热可使呼吸中枢抑制而出现浅、慢和不规则呼吸。

⑤ 泌尿系统　发热早期尿量减少，尿比重增加；高热时可产生轻度蛋白尿。

4. 发热的意义及处理原则

一定程度的发热有利于人体与疾病作斗争，但持续高热可引起代谢障碍和各系统脏器功能紊乱。

对一般发热不要急于解热，而应尽快查明原因，并针对病因积极治疗。但当出现体温过高致患者有明显症状时，以及有恶性肿瘤、心肌梗死或心肌劳损时要及时解热，要选用适宜的解热措施，并针对病因进行治疗。

（七）休克

休克（shock）是机体在受到各种有害因子作用后出现的以组织微循环灌流量急剧减少为主要特征的急性血液循环障碍，致使各重要器官功能代谢发生严重障碍和结构损害的全身性病理过程。其主要临床表现为面色苍白、皮肤湿冷、血压下降、脉压差减小、心率加快、脉搏细速、尿量减少、神志烦躁不安或表情淡漠甚至昏迷等。

1. 休克的原因和分类

引起休克的原因很多，临床亦有多种分类方法，至今意见不一。按病因分类可分为以下6 类。

（1）失血失液性休克　各种原因造成的血液、血浆或水分大量丢失，致使血容量不足、回心血量减少、心输出量减少而引起休克。见于急性大出血或大量液体丢失（如大面积烧伤）。

（2）创伤性休克　见于各种严重创伤。

（3）感染性休克　见于细菌、病毒、立克次体等引起的严重感染，特别是革兰阴性细菌感染，如菌痢、流脑引起的败血症。

（4）心源性休克　见于大面积心肌梗死、严重心律失常等。

（5）过敏性休克　由于药物过敏造成外周血管紧张度不足，静脉内滞留大量血液，致使有效循环血量减少而引起休克。如青霉素过敏性休克。

（6）神经源性休克　见于高位脊髓麻醉或损伤引起的休克。

休克发生时大都存在有效循环血量减少的发病环节，而足够的血容量、正常的血管舒缩功能和心泵功能这三个因素决定着机体的有效循环血量。因此，将血容量减少、血管床容量增加、心泵功能障碍称为休克的三个始动环节。按此方法还可将休克分为三类：

（1）低血容量性休克　是指机体血容量减少所引起的休克，如失血失液性休克、创伤性休克等。

（2）血管源性休克　是指由于外周血管扩张，大量血液淤积在扩张的小血管内，使有效循环血量减少导致组织灌流量不足而引起的休克。

（3）心源性休克　是指由于心脏泵血功能障碍，心输出量急剧减少，有效循环血量和微循环灌流量显著下降所引起的休克。

将病因和始动环节结合起来进行分类，将更有利于临床对休克的诊断和治疗。

2．休克的发展过程及机制

休克是机体在受到各种有害因子作用后出现的以组织循环灌流量急剧减少为主要特征的急性血液循环障碍。根据休克时微循环变化的规律，休克过程可分为以下三期。

（1）微循环缺血期　本期的微循环变化特点是在原始病因作用下，皮肤和内脏的微动脉、后微动脉、毛细血管前括约肌和微静脉、小静脉均持续痉挛，其中后微动脉和毛细血管前括约肌收缩更为显著。毛细血管前阻力明显增加，真毛细血管网大量关闭，血液经动静脉吻合支直接流回小静脉，使微循环灌流量急剧减少，出现少灌少流，灌少于流，组织缺血缺氧。其发生机制是：①在创伤、疼痛、失血刺激或内毒素直接刺激下，交感-肾上腺髓质系统强烈兴奋，使儿茶酚胺大量释放，导致有丰富交感缩血管纤维且 α 受体占优势的皮肤、腹腔内脏微循环血管发生持续痉挛收缩。②交感神经兴奋，儿茶酚胺释放和血容量减少，可使肾素-血管紧张素-醛固酮系统激活，导致血管收缩。③儿茶酚胺增多、缺氧等可刺激血小板生成和释放血栓素（TXA_2）增多，促使血管进一步收缩。

但此期微循环的变化对机体有一定代偿意义，主要表现在：①血液重新分布，保证了心、脑等重要器官的血供。这是由于脑血管交感缩血管纤维分布稀少，且 α 受体密度较低，血管收缩不明显；以及冠状动脉以 β 受体为主，且在交感兴奋、心脏活动增强时代谢产物中扩血管物质（如腺苷）增多，使血管非但不收缩反而扩张所致。②动脉血压的维持，本期动脉血压可不降低或略升高，其机制与儿茶酚胺等缩血管物质使毛细血管和微静脉、小静脉收缩，回心血量增加（即自身输血）和心肌收缩力增强，心输出量增加以及外周阻力增高有关。

本期临床表现为面色苍白、四肢厥冷、心率加快、脉搏细数、血压正常或略有升高、脉压差减少、少尿或无尿、烦躁不安。

（2）微循环淤血期　也称失代偿期。患者在微循环缺血期如未能得到及时治疗，则交感-肾上腺髓质系统持续兴奋，小血管持续痉挛，组织严重缺血、缺氧，无氧酵解增强，大量酸性代谢产物聚集。

本期微循环变化的特点是微动脉、后微动脉和毛细血管前括约肌由收缩转为舒张，而微静脉仍处于收缩状态，致使毛细血管后阻力增加，微循环内出现多灌少流、灌多于流，大量血液瘀积在微循环中，回心血量急剧减少，有效循环血量不能维持，动脉血压显著下降。引起微循环淤血的机制是：①在酸性环境下，微动脉、毛细血管前括约肌对儿茶酚胺的反应性降低，发生松弛、舒张；而微静脉、小静脉由于对酸性环境耐受性较强，仍保持对儿茶酚胺的反应能力而处于收缩状态，导致毛细血管前阻力小于后阻力，微循环出现灌多流少，大量血液瘀积在微循环内。②组织缺氧使毛细血管周围肥大细胞释放过多组胺，组胺通过 H_2 受体可使微循环扩张，从而导致毛细血管前阻力剧降而后阻力降低不明显，甚至升高，导致大量血液瘀积在微循环中。同时组胺可使毛细血管壁通透性增高，造成大量血浆渗出，血液浓缩，血浆黏度增高，加重微循环障碍。③感染性休克或其他类型休克时肠道菌丛产生的内毒素可使毛细血管扩张、通透性增高。④由于内脏缺氧，可产生心肌抑制因子（MDF），抑制心肌收缩。

本期临床上可出现典型休克症状，主要表现为：由于有效循环血量和回心血量减少，引起静脉充盈不良和静脉压下降；由于心输出量减少，引起动脉压进行性下降，脉压差小；并随着血压下降，血流变慢，动脉血灌流量更减少，以致心、脑供血不足，出现表情淡漠、反应迟钝等抑制状态。皮肤可由苍白转为紫绀，并出现花斑。尿量进一步减少或无尿。

（3）微循环凝血期　也称休克难治期。本期的微循环变化特点是由于缺氧和酸中毒进一步加重，微血管对血管活性物质可失去反应而麻痹扩张，微血管淤血继续加重，血流更加缓慢，血小板和红细胞易于凝集，从而导致微循环内（尤其是毛细血管静脉端、微静脉和小静脉）有广泛纤维素性血栓形成，并常有局灶性或弥漫性出血。当休克进入晚期时，组织、细胞可因严重缺氧和酸中毒而发生变性、坏死，导致生命重要器官（心、脑）功能代谢障碍。

此期造成弥散性血管内凝血（DIC）发生的因素是：①血液黏稠度加大，红细胞和血小板易于凝集，有利于微血栓形成；②缺氧、酸中毒使血管内皮损伤，启动内源性凝血系统；③烧伤、创伤等时，由于大量组织破坏，组织因子大量释放入血，启动外源性凝血系统；④缺氧、感染使血小板产生 TXA_2 增多，血管内皮细胞损伤可使 PGI_2 生成减少，造成 TXA_2-PGI_2 平衡失调，促进血小板凝集而致 DIC 形成；⑤缺氧使单核巨噬细胞系统功能降低，不能及时清除凝血酶原激活物、凝血酶和纤维蛋白，促进 DIC 发生；⑥红细胞大量破坏，释放 ADP，促进凝血。

此期临床表现为血压进一步下降，甚至测不出，全身多部位出血，微血管病性溶血性贫血，各重要实质器官坏死、功能衰竭，病情迅速恶化甚至死亡。

3. 休克的防治原则

休克的防治原则包括病因学防治和发病学治疗两个方面。病因学防治主要是防治引起休克的原发病，如对创伤、感染等原始动因及时做好止血、镇痛、控制感染、输液等防治措施。发病学治疗主要是改善微循环（包括补充血容量、纠正酸中毒和应用血管活性药物）、改善细胞代谢（包括应用自由基清除剂和使用体液因子拮抗剂）和治疗器官功能衰竭。

（八）肿瘤

肿瘤（tumor 或 neoplasm）特别是恶性肿瘤，已是当前严重危害人类健康的一大类疾病。近数十年来尽管对肿瘤的预防、治疗和基础研究已取得了许多可喜的进展，但至今恶性肿瘤的发病人数仍有逐年增加的趋势。因此，肿瘤依旧是全世界及我国医学领域中的重要研究课题。

1. 肿瘤的概念

肿瘤是机体在各种致瘤因素作用下，局部组织细胞的过度增生和异常分化而形成的新生物，常表现为局部肿块。肿瘤细胞具有异常的形态、代谢和功能且生长旺盛，常呈持续性生长，与整个机体不协调，并在不同程度上失去了发育成熟的能力。即使在致瘤因素不存在时，肿瘤仍持续增生，给机体带来危害。

肿瘤性增生与其他增生（如炎性增生、创伤修复再生、代偿增生）有着本质上的差别。肿瘤性增生的根本特点是增生的无限性和不成熟性，而其他增生始终处于机体的精确调控之下、细胞按正常规律分化成熟，故具有原来组织细胞的形态、功能和代谢特征，且其增生程度与机体协调一致，一旦刺激因素消失，增生即告终止，其本质是一种适应性反应。

2. 肿瘤的特性

（1）肿瘤的一般形态与结构

① 形状　肿瘤的眼观形态极其多样，它受到肿瘤的生长方式、发生部位、组织来源以及其生物学行为等多种因素的影响。生长在皮肤黏膜等体表部位的肿瘤，可向表面突起呈息肉状、乳头状、菜花状或蕈状生长；恶性肿瘤除向表面突起生长外，还同时向深部组织浸润生长；由于恶性肿瘤生长迅速，常可因血供相对不足而发生坏死，位于体表伴有坏死的肿瘤，因坏死脱落可形成溃疡。位于深部组织的良性肿瘤，常呈结节状或分叶状；恶性肿瘤多呈不规则块状或条索状，如树根或蟹足状长入周围组织，边缘不清楚。

② 大小　肿瘤的大小与病人就诊早晚、肿瘤性质、生长速度及发生部位有关。有的肿瘤体积很小，眼观不易察觉，只能在镜检时发现（如甲状腺的微小癌）。良性肿瘤生长缓慢，对机体影响较小，如发生在体表或体腔，肿瘤可逐渐长大，文献曾有报道达164.35kg的巨型肿瘤。恶性肿瘤生长迅速，对机体影响严重，常等不到长大病人已经死亡。

③ 硬度　肿瘤的硬度取决于瘤细胞的种类及其与间质的比例。骨组织发生的骨瘤较硬；脂肪组织起源的脂肪瘤较软；含间质多的肿瘤（如硬癌）较硬；有继发坏死出血时较软，但继发钙化或骨化时则较硬。

④ 颜色　肿瘤的颜色取决于起源组织及局部血供状态、有无出血坏死及色素沉积。一般上皮及结缔组织发生的肿瘤呈灰白色，脂肪瘤呈浅黄色，软骨瘤呈灰蓝色，血管瘤呈暗红色，黑色素瘤呈灰褐色或黑色。

⑤ 数目　多为单发，但也可同时或先后在多个部位发生同一个类型或不同类型肿瘤。如多发性子宫平滑肌瘤、多发性脂肪瘤。

（2）肿瘤的组织结构　肿瘤的组织形态结构千变万化，是肿瘤组织病理学诊断的基础。肿瘤的基本组织结构可分为实质和间质两部分。

① 实质　即肿瘤细胞。它是肿瘤的主要成分，肿瘤细胞的形态、形成结构或其产物决定着肿瘤的生物学特性及其对机体的影响，也是病理医师赖以确定诊断、判断肿瘤分化程度、分类的主要依据。

肿瘤通常只有一种实质成分，但少数肿瘤可以有两种甚至多种成分。如乳腺纤维瘤含有异常增生的纤维组织和腺组织两种实质成分；畸胎瘤含有三胚层来源的异常增生的多种实质成分。

② 间质　由结缔组织和血管组成，也可有淋巴管及少量神经纤维，对实质起支持、营养和限制作用。肿瘤间质中浸润的淋巴细胞、巨噬细胞和浆细胞等炎细胞可能与宿主对肿瘤的免疫反应有关。

3. 肿瘤的分化与异型性

肿瘤的分化（differentiation）是指肿瘤组织在形态和功能上与来源正常组织的相似之处，其相似程度称为肿瘤的分化程度。例如，某个肿瘤的形态与平滑肌组织相似，提示这个组织是向平滑肌组织分化的。肿瘤组织的形态和功能接近正常组织，说明其分化程度高或分化好；与正常组织相似性越小，则分化程度越低或分化差。

一般肿瘤的组织结构和细胞形态都与其来源的正常组织有不同程度差异，称为异型性。它反映肿瘤的分化程度，异型性小者，肿瘤的分化程度高；异型性大者，肿瘤的分化程度低。判明肿瘤的异型性是区别良、恶性肿瘤的主要组织学根据。

（1）肿瘤组织结构的异型性　良性肿瘤的组织异型性不明显，一般与其发源组织相似。例如纤维瘤，其瘤细胞与正常纤维细胞相似，但纤维细胞束交错排列稍有紊乱而且呈编织状。恶性肿瘤的组织异型性明显，细胞排列明显紊乱，失去正常的层次和结构。例如纤维肉瘤，瘤细胞很多，胶原纤维很少，排列紊乱，与正常纤维组织的结构相差甚远。

（2）肿瘤细胞的异型性　良性肿瘤细胞的异型性小，一般与其发源的正常细胞相似。恶性肿瘤细胞具有高度异型性，称为间变。肿瘤细胞的异型性有：①癌细胞的多形性，即瘤细胞形态及大小不一致，一般体积较大，并可出现形态奇特、体积很大的癌巨细胞。少数分化很差的恶性肿瘤，其瘤细胞较正常细胞小、圆形、大小比较一致。②核体积增大、核浆比例增高，并可出现巨核、双核、多核或畸形核。核染色深，染色质呈粗颗粒状；核膜增厚，核仁肥大，数目增多，核的归极性丧失。③核分裂象多见，常出现不对称性、多极性核分裂等病理性核分裂象。④胞质内核蛋白体增多，染色呈嗜碱性。

4．肿瘤细胞的代谢特点

肿瘤细胞代谢旺盛，其合成 DNA 和 RNA 的能力增强，而分解降低，故肿瘤细胞分裂和繁殖加速，使肿瘤迅速生长。其蛋白质合成增强，甚至夺取正常组织的蛋白质分解产物，合成肿瘤本身需要的蛋白质，导致机体严重消耗。肿瘤细胞在氧及缺氧条件下皆进行糖的无氧酵解，其中间代谢产物可被瘤细胞利用来合成蛋白质及核酸，从而促进肿瘤生长。

5．肿瘤的生长与扩散

（1）肿瘤的生长

① 肿瘤的生长速度　良性肿瘤生长缓慢，生长时间可达数年至数十年。恶性肿瘤生长快，尤其是分化差的恶性肿瘤。由于生长快，血液及营养供应常相对不足，易发生变性、坏死及感染等继发性改变。

② 肿瘤的生长方式　肿瘤的生长方式主要有膨胀性生长、外生性生长和浸润性生长三种。实质器官的良性肿瘤多呈膨胀性生长，逐渐生长膨大，不侵袭周围正常组织，只将周围组织推开或挤压。具有完整的纤维性包膜，与周围正常组织分界明显，易于手术切除，术后很少复发。体表、体腔或管道器官内的肿瘤，常突向表面，呈乳头状、息肉状或菜花状，这种生长方式称为外生性生长。良性肿瘤和恶性肿瘤都可呈外生性生长，但恶性肿瘤在外生性生长的同时，其基底部往往也有浸润。恶性肿瘤呈浸润性生长，如蟹足状或树根状侵入周围组织间隙、淋巴管或血管内。故肿瘤无完整包膜，与周围正常组织无明显分界，手术不易切除彻底而经常复发。

（2）肿瘤的扩散　良性肿瘤仅在原发部位不断生长增大，并不扩散。恶性肿瘤则向周围组织浸润蔓延，且可通过转移向身体其他部位扩散，形成继发性肿瘤或转移。恶性肿瘤的转移途径有：①淋巴道转移。癌细胞侵入淋巴管后，随淋巴液流动首先到达局部淋巴结。先聚集于边缘窦，逐渐累及整个淋巴结，使淋巴结肿大变硬。例如乳腺癌转移至同侧腋窝淋巴结。局部淋巴结转移后，可继续沿淋巴管转移至其他淋巴结，最后可经胸导管进入血液。②血道转移。癌细胞侵入毛细血管或静脉，可随血液到达远处器官继续生长而形成转移瘤。血道转移的运行途径与血栓栓塞过程相同。侵入体循环静脉的瘤细胞，则经右心到肺而在肺内形成转移瘤，如骨肉瘤的肺转移。侵入门静脉系统的癌细胞，则发生肝的转移，如胃癌的肝转移。侵入肺静脉的癌细胞，可经左心随血流到达全身各器官，如脑、骨及肾上腺等。③种植性转移。体腔内器官的恶性肿瘤蔓延至器官表面时，癌细胞可脱落，种植在体腔内其他器官的表面，形成多数转移瘤。如胃癌侵袭至胃浆膜后，可脱落种植到大网膜或卵巢等处。

恶性肿瘤发生转移的机制可能与下列因素有关：①肿瘤的分化程度愈低，浸润性愈明显，则转移发生也愈早。②瘤细胞存活力愈强及形成瘤细胞团块愈多者，以及伴血栓形成而利于癌细胞附着者，易形成转移瘤。③局部组织器官的特点为骨内血管丰富，有利于转移的癌细胞生长，而脾（为免疫器官）、心肌（经常收缩使瘤细胞不易停留）很少发生转移瘤。④机体的状态尤其是精神状态可影响免疫功能，对肿瘤的发生和转移有密切关系。

6. 肿瘤对机体的影响

（1）良性肿瘤对机体的影响　体表良性肿瘤一般对机体无严重影响。但若发生在腔道或重要器官，也可引起较为严重的后果。如消化道良性肿瘤可引起肠梗阻或肠套叠；颅内良性肿瘤可压迫脑组织而引起颅内压升高；卵巢囊腺瘤可发生蒂扭转而引起急腹症；血管瘤破裂可引起大出血；内分泌腺良性肿瘤可致激素分泌过多，如垂体前叶腺瘤可引起巨人症或肢端肥大症。

（2）恶性肿瘤对机体的影响　除可引起局部压迫和阻塞外，发生于消化道者更易并发溃疡、出血，甚至穿孔导致腹膜炎。恶性肿瘤生长迅速，可破坏所在器官的结构和功能。肿瘤坏死后可继发感染而引起发热。肿瘤浸润、压迫神经可引起顽固性疼痛。转移瘤可进一步破坏全身其他器官。晚期由于消耗、发热、感染、疼痛及肿瘤坏死产生的毒性产物，可使患者严重消瘦、衰竭而发生恶病质，最后引起死亡。

7. 肿瘤的命名

肿瘤命名的一般原则是：①表明肿瘤的良性或恶性；②表明肿瘤的组织发生来源。

（1）良性肿瘤的命名　一般是在肿瘤的来源组织名称之后，加一个"瘤"字。来源于腺上皮的良性肿瘤称为腺瘤，有囊腔形成者称为囊腺瘤。来源于被覆上皮（皮肤、膀胱）者常呈乳头状外生性生长，称为乳头状鳞状上皮瘤。

（2）恶性肿瘤的命名　来源于上皮组织的恶性肿瘤称为癌（carcinoma），前冠以来源组织名称，如鳞状细胞癌、腺癌。来源于间叶组织（结缔组织、肌肉、脂肪、骨、血管等）的恶性肿瘤称为肉瘤（sarcoma），前冠以来源组织名称，如纤维肉瘤、骨肉瘤。有些来源于幼稚组织及神经组织的恶性肿瘤称为母细胞瘤，如神经母细胞瘤。少数恶性肿瘤沿用习惯名称，如白血病、霍奇金病。

8. 良性肿瘤与恶性肿瘤的区别

良性肿瘤与恶性肿瘤的区别见表2-3。癌与肉瘤的区别见表2-4。

表2-3　良性肿瘤与恶性肿瘤的区别

类　　别	良 性 肿 瘤	恶 性 肿 瘤
组织结构及分化程度	分化好，异型性小，与来源组织的形态相似，组织无间变	分化低，异型性大，与来源组织的形态差别大。细胞有间变
生长速度	缓慢，有时可呈间断性成长与停滞	迅速，常呈失控性及不协调生长
继发性变化	一般较少见	常发生坏死、出血及继发感染
生长方式	膨胀性生长，常有包膜形成，边界清楚	浸润性生长，无包膜，边界不清，比较固定
转移	不转移	可有转移（淋巴、血道或种植性转移）
复发	术后很少复发	易复发

续表

类　别	良 性 肿 瘤	恶 性 肿 瘤
对机体影响	小，主要为局部压迫或阻塞作用，如发生在内分泌腺，可引起功能亢进	严重，压迫、阻塞、破坏组织、出血、感染、转移、恶病质，最后可引起死亡
核分裂象	无减少，不见病理性核分裂象	多，可见病理性核分裂象

表 2-4　癌与肉瘤的区别

类　别	癌	肉　瘤
组织来源	上皮组织	间叶组织
发病率	较常见，约为肉瘤的 9 倍，多见于 40 岁以后成人	较少见，大多见于青少年
大体特点	质较硬、色灰白、较干燥	质软、色灰红、湿润、鱼肉状
组织学特点	多形成癌巢，实质与间质分界清楚	肉瘤细胞呈弥散分布，实质与间质分界不清，间质内血管丰富，结缔组织少
网状纤维	癌细胞间无网状纤维	肉瘤细胞间有网状纤维
转移	多经淋巴道转移	多经血道转移

9. 肿瘤的病因学和发病学

（1）肿瘤的病因学　包括外界致癌因素及机体内部因素。

① 外界致癌因素　主要如下。

a. 化学致癌因素　主要有多环芳烃类（如苯并芘、甲基胆蒽，广泛存在于煤烟、汽车废气、纸烟及熏烤食品，与肺癌、胃癌有关）、氨基偶氮染料（与肝癌有关）、芳香胺类（如乙萘胺与膀胱癌有关）、亚硝胺（与肝癌、食管癌、胃癌有关）。

b. 物理致癌因素　主要有电离辐射（如 X 射线可引起皮肤癌及白血病）、紫外线（可致皮肤癌及恶性黑色素瘤）、热辐射（可能与皮肤癌有关）、纤维状异物（如石棉纤维可诱发胸膜间皮瘤）。

c. 生物致癌因素　包括病毒（如 EB 病毒与鼻咽癌有关、乙型肝炎病毒与肝癌有关）、寄生虫（如日本血吸虫与结肠癌有关、华支睾吸虫与胆囊上皮癌有关）、真菌（如黄曲霉毒素与肝癌有关）、细菌（如幽门螺杆菌与胃癌有关）。

② 机体内部因素　包括遗传因素（少数肿瘤如视网膜母细胞瘤、肾母细胞瘤有明显的遗传性，常见肿瘤如乳腺癌、食管癌、肝癌等常有家庭聚集现象）、免疫因素（机体的免疫状态尤其是细胞免疫功能降低与肿瘤的发生发展有关）、内分泌紊乱（如乳腺癌的发生发展与雌激素过多有关）、性别和年龄因素（生殖系统、乳腺、甲状腺的癌多见于女性，胃、肝、食管、肺、鼻咽的癌多见于男性；癌多见于中老年，肉瘤多见于青少年）。

（2）肿瘤的发病学　肿瘤的本质是基因病，其发生并非单个分子事件，而是一个多步骤的过程。各种致瘤因素引起基因改变，包括原癌基因激活、肿瘤抑制基因灭活、凋亡调节基因和 DNA 修复基因功能紊乱、端粒酶激活、表观遗传及非编码 RNA 异常，使细胞出现多克隆性增生，再加上免疫监视的逃避、肿瘤微环境的改变等，使其逐步演变获得浸润和转移的能力。

10. 常见肿瘤

（1）上皮组织良性肿瘤　常见者简介如下。

① 乳头状瘤　由被覆上皮（皮肤或黏膜）发生，呈乳头状结构向表面外生性生长，不

向深层浸润。在皮肤、阴茎、喉等处，表面覆盖复层鳞状上皮，在胃、肠覆盖柱状上皮，在肾、膀胱覆盖移行上皮。

② 腺瘤 发源于腺上皮，常有完整包膜。以增生的腺体为主要成分而间质甚少者，称为单纯性腺瘤，常见于结肠。同时伴有大量纤维组织者称为纤维腺瘤，常见于乳腺。如由于腺瘤中腺体的分泌淤积，腺腔扩大呈多个囊腔者，称为囊腺瘤，多见于卵巢及甲状腺。其上皮增生活跃而呈乳头状者，称为乳头状囊腺瘤。此外，发生于涎腺者，可见腺体、黏液样及软骨样组织等多种成分，称为多形性腺瘤。

(2) 上皮组织恶性肿瘤 上皮组织的恶性肿瘤，统称为癌，多见于中老年。发生于皮肤、黏膜表面者常呈蕈状或菜花状，发生于器官内者常为不规则结节状，并呈蟹足状向周围组织浸润。质地较硬，切面灰白色。较干燥。镜下，癌细胞排列成团（癌巢）或条索状，与间质分解清楚。网状纤维染色癌细胞之间无网状纤维，仅见于癌巢周围。癌之转移多经淋巴道，晚期才有血道转移。癌之早期，癌变仅限于上皮层而未突破基底膜者，称为原位癌。如突破基底膜而浸润至真皮或黏膜下层时，称为浸润癌。根据癌的组织来源，可分为鳞状细胞癌（来自鳞状上皮，多发生于皮肤、宫颈、食管等处）、基底细胞癌（来自表皮的基底细胞，多见于老人面部）、移行上皮癌（来源自膀胱或肾盂的移行上皮）、腺上皮癌（来源于腺上皮，多发生于胃肠道、呼吸道、胆囊、乳腺、胰腺、前列腺、甲状腺等处）。腺上皮癌分化较好，有腺样结构者称为腺癌，有乳头状结构时称为乳头状腺癌，有囊状结构时称为囊腺癌，另有黏液癌（胃肠道的腺癌可分泌黏液，可见印戒细胞及黏液糊形成）及单纯癌（分化低而无腺腔样结构，其癌巢较大较多而间质结缔组织少者称为髓样癌或软癌，癌巢小且少而间质结缔组织多者称为硬癌）。

(3) 间叶组织良性肿瘤 常见者简介如下。

① 纤维瘤 由纤维组织发生，圆形或椭圆形，质坚韧，有完整包膜，切面灰白色。镜下可见成束排列的纤维细胞及胶原纤维呈不规则纵横交错编织状排列，癌细胞与正常纤维细胞相似。

② 脂肪瘤 来自脂肪组织，多为椭圆形或分叶状，有完整包膜，切面为黄色脂肪，镜下见瘤组织与正常成熟的脂肪组织相似。

③ 血管瘤 来自血管组织，红色，无包膜。由增生的毛细血管构成者称为毛细血管瘤，由腔大壁薄的血窦构成者称为海绵状血管瘤。

④ 平滑肌瘤 来源于平滑肌，多见于子宫，常为多发性，边界清楚，质较硬，切面灰白色。镜下为不规则束状排列之平滑肌细胞互相编织状排列。

(4) 间叶组织恶性肿瘤 称为肉瘤，较癌少见，多见于儿童及青年。生长较快，体积较大，质软，切面灰红色湿润，似鱼肉状，故名肉瘤。镜下，肉瘤细胞弥漫排列，不形成细胞巢，实质与间质分界不清。网状纤维染色于瘤细胞间可见网状纤维。间质内血管丰富，多先由血道转移。常见肉瘤简介如下：

① 纤维肉瘤 来自纤维组织，呈结节状，晚期常有溃疡形成及继发感染。切面粉红色，质如鱼肉。镜下，瘤细胞大小不一，梭形或圆形。呈束状排列，核分裂及瘤巨细胞多见。切除后常复发，晚期可血行转移至肺。

② 骨肉瘤 多发生于四肢长骨，常自干骨端开始，向髓腔及周围皮质浸润，进而扩展至骨膜外软组织，形成梭形肿块。切面灰红色呈鱼肉样。镜下，瘤细胞大小不等，核细胞大小不等，核形奇异，核分裂及瘤巨细胞多见。瘤细胞形成肿瘤性骨组织或骨样组织，新生的骨小梁大小形状不等，排列紊乱。肿瘤生长迅速，早期即可血行转移至肺。

11. 癌前病变和原位癌

（1）癌前病变　是指某些具有癌变潜在可能性的良性病变，如长期未治愈即可能转变为癌。常见者有口腔或外阴的黏膜白斑、宫颈糜烂、纤维囊性乳腺病、结肠多发性息肉、慢性萎缩性胃炎等。

（2）异型增生和原位癌　异型增生是指细胞增生并出现异型性，多用于上皮的病变，增生的细胞大小不一、形态多样、排列较乱、核大而深染。异型增生上皮并非总是进展为癌，当致病因素去除时，某些未累及上皮全层的异型增生可能会逆转消退。

原位癌指异型增生的上皮细胞在形态和生物学特性上与癌细胞相同，常累及上皮的全层，但未突破基底膜向下浸润。原位癌常见于鳞状上皮或尿路上皮等被覆的部位，如皮肤、子宫颈、食管、膀胱等处。原位癌如能及时发现和治疗，可防止其发展为浸润性癌。目前，较多采用两级分类法，使用上皮内瘤变这一术语来描述上皮的异型增生、原位癌。如胃肠道黏膜的低级别上皮内瘤变（轻度异型增生和中度异型增生）、高级别上皮内瘤变（重度异型增生和原位癌）。

本章知识图谱

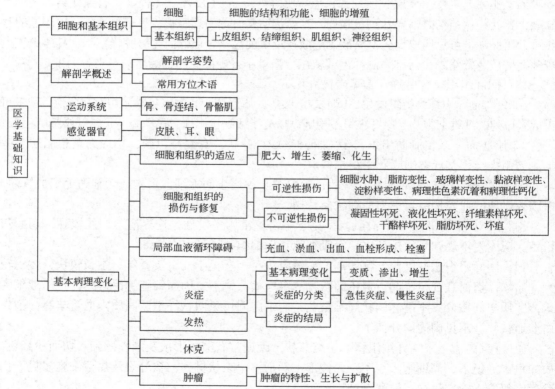

（王元勋　贾晓益　韩　岚　胡小冬）

第三章
药物(药理学)基础知识

视频、课件
微信扫码

通过学习掌握有关药学概念、药物基本作用及机制、药物体内过程等基础知识，对国家基本药物、药效学、药动学及影响药物效应因素有所了解，为后续相关知识的学习奠定一定的基础。

第一节
药学的概念

一、药的含义

药物（drug）是影响机体生理、生化、病理过程，用于治疗、预防和诊断疾病的物质总称，包括原料药和药品。原料药粉末或结晶不能直接用于临床，需加工制成适合于病人使用，且能安全贮运的成品，如片剂、胶囊剂、注射剂等，这种为适应治疗和预防的需要而制备的不同给药形式的具体品种，简称药物制剂或药品。

新药（new drug）是指未在我国境内上市销售的药品。新药研究分临床前研究和临床研究。临床前研究包括药学研究、药理、毒理、药代动力学研究；临床研究主要观察药物的疗效和不良反应。不同类型的新药在药理、毒理研究方面有不同的要求。

二、国家基本药物、处方药及非处方药

基本药物是适应基本医疗卫生需求，剂型适宜，价格合理，能够保障供应，公众可公平获得的药品。国家基本药物目录是各级医疗卫生机构配备使用药品的依据，便于医药人员对每种药品有基本了解，避免不合理使用。

药品分类管理是医药管理的一个重要组成部分及药品销售、使用的依据。

为确保人民用药安全有效，减轻国家和人民在医疗方面的负担，方便群众，国家颁布《处方药与非处方分类管理办法（试行）》，对处方药与非处方药的审批、广告、分发标识物、销售等进行分类管理。

（一）概念

处方药是必须凭执业医师或执业助理医师处方才可调配、购买，在医师、药师指导下方可使用的药品，这类药品一般专用性强或副作用较大。

非处方药是指由国家市场督管理总局公布的，不需要凭执业医师或执业助理医师的处方，消费者自行判断、购买和使用的药品。美国把非处方药又称为柜台发售药品（over the counter drugs，OTC），世界各国都把非处方药称为 OTC。其明确定义是"由公众直接从药房、药店等处购买，并在自我判断的基础上使用的药物"。

药品分为处方药和非处方药两类，不是按照药品的本质属性分类的，而是从管理角度对药品进行界定。

（二）处方药与非处方药分类管理的意义和基本原则

我国实行处方药与非处方药分类管理的意义是：①有利于保证人民用药安全；②有利于推动医疗保险制度的改革；③有利于提高人民自我保健意识；④有利于促进医药行业与国际接轨。

其基本原则是根据我国社会和经济发展的实际，采取"积极稳妥、分步实施、注重实效、不断完善"的 16 字方针，严格处方药的监督管理，规范非处方药监督管理，改变药品自由销售状况，确保人民用药安全、有效。

（三）我国遴选非处方药的指导思想和原则

指导思想是"安全有效、慎重从严、结合国情、中西并重"。

遴选原则是"应用安全、疗效确切、质量稳定、应用方便"。即：①根据文献和长期临床应用证实安全性大的药品；②药物无潜在毒性，不易引起蓄积性中毒，中药中重金属限量不超过国内或国际公认的标准，基本无不良反应；③不引起依赖性，无"三致"作用；④抗肿瘤药、毒麻药、精神药物不能列入，个别用于复方制剂者例外；⑤组方合理，无不良相互作用，中成药处方中无十八反十九畏；⑥药物作用针对性强，功能主治明确；⑦不需要经常调整剂量；⑧连续应用不引起耐药性；⑨质量可控；⑩在规定条件下，性质稳定；⑪用药时不需要特殊检查和试验；⑫以口服、外用、吸入等剂型为主。

非处方药专有标识：根据对药品的安全性评价，非处方药分为甲、乙两类（乙类非处方药是更安全、消费者选择更有经验和把握的药品）。国家药品监督管理局公布了非处方药专有标识（图 3-1）。非处方药专有标识图案为椭圆形背景下的"OTC"3 个英文字母的组合。甲类非处方药专有标识为红色椭圆形底阴文，乙类非处方药专有标识为绿色椭圆形底阴文。

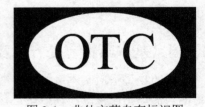

非处方药专有标识只允许已列入《国家非处方药目录》并通过药品监督管理部门审核登记的非处方药使用，作为药品标签、说明书和包装的专有标识。也可用作经营非处方药企业指南性标识。

图 3-1　非处方药专有标识图

甲类非处方药专有标识为红色，色标为 M100Y100；乙类非处方药专有标识为绿色，色标为 C100M50Y70

甲类非处方药、乙类非处方药可不凭医师处方购买和使用，非处方药在零售药房可以采用开架自选（也可不开架）。值得注意的是非处方药虽具有安全有效性，使用剂量受到严格控制，但并非意味着使用这类药品绝对不会发生不良反应。消费者因自我诊断错误，或选用非处方药失当、误用或滥用非处方药，可能会导致掩盖其他疾病或加重病情、造成严重不良反应、增加经济负担、导致药品对身体或精神的依赖。为避免此类情况发生，应加强宣传，提高自我保健意识，严格规范非处方药标识的内容，向消费者提供准确、翔实的药品信息，加强非处方药上市后的监测，确保使用非处方药安全有效，避免不良事件发生。

【附 3-1】处方

处方是医师对病人治病用药的书面文件，是诊疗质量的具体体现，也是法律查证的文字依据。处方须用钢笔或圆珠笔书写，字迹要清晰端正，不可涂改，必要时须经处方医生在涂改处签字，以明职责。

规范的处方包括以下几部分。

1. 处方上部　病人的姓名、性别、年龄、门诊或住院号、科别、日期、医疗单位名称。

2. 处方中部　处方应以 R 或 RP 起头。R 是拉丁文 Recipe，有"取"的意义，即"取下列药品"。下面空白供医生填写处方药物。药名应该用《中华人民共和国药典》法定制剂的名称，并注明规格和数量；药品剂量必须用法定计量单位，重量用克（g）、毫克（mg），液体用毫升（ml），生物制品可用其生物活性的国际单位。药品总量一般不超过一周量，剧毒药品不能多开，麻醉药品由主治医师以上处方，并用特殊颜色处方笺。

3. 处方下部　包括医师对药剂人员和病人的指示，说明用法、用量。通常以 Sig（拉丁文 Signare 的缩写）表示用法，如 3 次/天，2 片/次，如需要饭后服时，则注明饭后服用。应避免使用"按医嘱服用"字样。药剂人员应将服用方法用中文写在药袋上或写在标签上并贴在装药的容器上。处方最后是医师签名，始能生效。药剂人员发药后亦应签名，以示负责。

若处方字迹不清，或剂型剂量有错误，或有涂改、增添又未签名的处方，药剂人员有权拒绝发药。

第二节
药理学的基本知识

药理学（pharmacology）是研究药物与机体（包括病原体）相互作用规律的一门学科。是以生理学、生物化学、病理学等为基础，将基础医学与临床医学、医学与药学紧密联系，为指导临床合理用药提供理论基础的桥梁学科。它主要研究药物对机体的作用及作用机制，即药物效应动力学（pharmacodynamics，药效学）；也研究药物在机体的影响下发生的变化及其规律，即药物代谢动力学（pharmacokinetics，药动学）。其目的：充分发挥药物的治疗效果，防治不良反应；帮助医生合理用药；为寻找新药提供线索；也有助于阐明药物作用机制，进一步了解机体功能的生理生化过程的本质。

一、药物对机体的作用——药效学

主要研究药物对机体的作用，包括药物作用、作用机制、临床应用等。

（一）药物基本作用

1. 药物作用的性质

药物作用是指药物对机体产生的初始作用（或原发作用），如去甲肾上腺素与血管平滑肌细胞的 α 受体结合；药理效应是指初始作用所引起的机体的机能或形态的改变，如去甲肾上腺素与 α 受体结合而引起血管收缩、血压升高，阿托品阻断虹膜环状肌上的 M 受体后产生的环状肌松弛及瞳孔散大。但习惯上药物作用与药理效应两者互相通用。凡能使机体生理、生化功能增强的作用称兴奋作用，使机体功能活动减弱的作用称抑制作用。

2. 药物作用的方式

根据药物作用部位，分局部作用和吸收作用。局部作用是指药物在用药部位无需吸收而发挥的直接作用，如口服硫酸镁在肠道不易吸收而产生导泻作用；吸收作用是指药物被吸收入血后分布到机体各组织器官发挥的作用，又称全身作用或系统作用如口服地高辛被吸收后产生强心作用。

3. 药物作用的选择性

选择性是由于机体某些组织细胞对某种药物亲和力大，对药物的反应性高，如治疗量的洋地黄对心脏有较高的选择性，对其他器官影响较小。但选择性是相对的不是绝对的，选择性高的药物，使用时针对性强；选择性低的药物，使用时针对性不强，但作用范围广，不良反应常较多。但在有多种病因或诊断未明时，有时应用选择性低的药物，反而显得有利，如对一些广谱抗生素的使用。

4. 药物作用的两重性

药物既能治病也能致病。用药目的在于防病治病。凡能达到治病效果的作用称治疗作用（therapeutic action）；产生与治疗无关的作用，甚至给患者造成不适或损害的作用，则称为不良反应（adverse reaction），这与药物作用选择性的高低有关。

（1）治疗作用　分对因治疗和对症治疗。前者是消灭致病的原因，如肺结核病人，使用抗结核药；后者改善疾病的症状，不能消除病因，如阿司匹林解热。一般来说，对因治疗（治本）比对症治疗（治标）重要，但在某些情况下，对症治疗也很重要，如剧烈疼痛可能引起休克，使用镇痛药虽不能消除致痛的原因，但疼痛的缓解，可避免休克的发生。

（2）不良反应

① 副作用　在使用治疗剂量时出现的与治疗目的无关的、可给病人带来不适，但危害性不大的作用，称副作用（side action）或副反应。其原因是药物作用选择性低、作用范围广，如麻黄素用于治疗支气管哮喘时，伴有的中枢兴奋引起失眠，则成为副作用。副作用是药物固有的，是可以预知的，应事先向病人说明，以免误认为病情加重，必要时，应设法使之减轻。

② 毒性反应　由于用药剂量过大或用药时间过长所引起的对机体有损害的反应，称毒性反应（toxic reaction）。每个药物都可出现特定的中毒症状，一般比较严重，但是可以预知，在临床用药时，应注意掌握用药剂量及疗程，并定时做有关检测。

③ 变态反应　某些人对某些药物产生的病理性免疫反应，称变态反应（allergic reaction），也称过敏反应。这种反应仅见于少数过敏性体质的人，与药物剂量无关或关系甚少，反应情形也不尽相同，且不易预知，如微量青霉素可能引起过敏性休克。变态反应通常分为四种类型，即Ⅰ型过敏性反应（如过敏性休克等）、Ⅱ型溶细胞反应（如溶血性贫血等）、Ⅲ型免疫复合物反应（如皮疹、关节炎等）、Ⅳ型迟发型变态反应（如接触性皮炎、药热等）。

④ 继发性反应　药物发生治疗作用时所引起的不良后果，称继发性反应（secondary reaction），又称治疗矛盾。如肠道有许多寄生菌，菌群间互相制约，维持着共生平衡状态，如长期使用广谱抗生药后，肠道内一些敏感的细菌被抑制或杀灭，使菌群共生平衡状态遭到破坏，而一些不敏感的细菌如白色念珠菌等大量繁殖，导致白色念珠菌肠炎。此称为二重感染。

⑤ 后遗效应　指停药后血药浓度降至最低有效浓度以下时，仍残存的药理效应，称后遗效应（residual effect）。如服用巴比妥类催眠药后，次晨仍有困倦、头昏、乏力等后遗作用。

⑥ 致畸作用 有些药物能影响胚胎的正常发育而引起畸胎,称致畸作用 (teratogenesis)。目前认为胎儿在开始发育的最初 3 个月内,胚胎发育分化很快,最易受药物的影响,故在受孕的头 3 个月内用药应特别谨慎,一般以不用药为宜。此外,某些药物还有致癌、致突变作用,合称三致反应,属于慢性毒性范畴,应予警惕。

(二) 药物的量效关系

药物的效应,在一定的范围内随着剂量的变化而变化,这种剂量与效应的关系,称量效关系 (dose-effect relationship)。

1. 剂量

剂量一般指药物每天的用量。若所用剂量小,不出现药效,称为无效量;刚引起药理效应的剂量,称为最小有效量或称阈剂量;引起最大效应而不出现中毒的剂量,称最大有效量,或称极量;出现中毒症状的最小剂量,称最小中毒量;介于阈剂量与极量之间的剂量,称为治疗量,或称常用量 (图 3-2)。

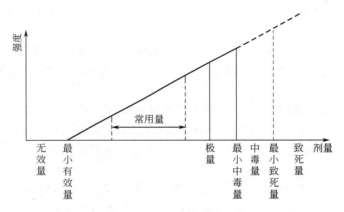

图 3-2 剂量与作用关系示意

2. 量效曲线

量效关系可用量效曲线表示。由于观察的药理效应指标不同,可分量反应量效曲线和质反应量效曲线。

(1) 量反应量效曲线 药理效应强度的高低或多少,可用数字或量的分级表示,即药理效应表现为连续的量变,如心率快慢、血压升降、血糖浓度高低、平滑肌收缩松弛的程度等,这种反应类型称量反应。若以剂量(或血药浓度)为横坐标,以效应为纵坐标所作的曲线图,为量效曲线。量反应量效曲线为一先陡后平的曲线 [图 3-3 (a)],为使量效规律更加直观,把剂量转换成对数剂量,将效应实际数值换成最大效应百分率,则量效曲线成为近对称的 S 形 [图 3-3 (b)]。任何量效曲线都可提供以下四种信息。

① 强度 指药物产生某一强度效应时所需的剂量。药物强度比较就是看产生相等效应时剂量的差别,通常使用半效剂量 (ED_{50}) 或半效浓度 (EC_{50}) 来衡量药物强度。ED_{50} 是指达到 50% 最大效应所需剂量,而 EC_{50} 则是指相应药物浓度。

② 效能 指药物产生的最大效应。此时,再增加剂量,效应不再增加,反而会出现毒性反应。药物的效能比,则是看效应的差别。

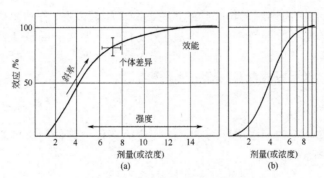

图 3-3　量反应量效关系曲线

强度与效能的含义完全不同，二者并不平行。如利尿药以每日排钠量为效应指标进行比较，如氢氯噻嗪 30mg 与呋塞米 90mg 排钠效应大致相同，说明前者的强度约为后者的 3 倍；而每日最大排钠量，前者为 150mmol，后者为 250mmol，说明后者效应高于前者。强度高的药用量小，而效能高的药作用强。一般来说，效能（即最大效应）有较大的实际意义，效能高的药物比效能低的药物可取得更强的治疗效果。不区别效能与强度，只讲某药比其他药强若干倍，是易被误解的。

③ 曲线的斜率　曲线的斜率是以曲线的坡度表示，一般以曲线的中央段最大，这一节段剂量稍有增减，效应会明显增强或减弱。因此，中央段所表示的剂量数值（如 ED_{50}、LD_{50}）有更重要意义。

④ 差异　不同个体给予同一剂量可产生不同的效应，表现出差异。曲线上各点的数值是多次实验结果所得的平均值，曲线上用短杠表示其变异程度（即标准差）。

（2）质反应量效曲线　表示效应的性质随剂量变化的情况。剂量由小到大，效应由不出现到出现，即药理效应以全或无、阳性或阴性表示。如死亡、睡眠、麻醉、惊厥等出现不出现，结果以反应的阳性率或阴性率作为统计量，这种反应类型称质反应。质反应的量效曲线是以对数剂量为横坐标、反应率为纵坐标得到一条对称的 S 形曲线。通过该曲线可求得 50% 反应的剂量，即受试动物一半（50%）出现该反应的剂量。根据所采用指标不同，以治疗效应为指标的称为半数有效量（ED_{50}），以死亡为指标时则称为半数致死量（LD_{50}）（图 3-4）。

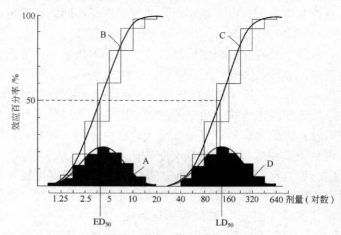

图 3-4　质反应量效关系曲线

A—频率分布曲线；B—累加量效曲线；C,D—以死亡率为效应

治疗指数（therapeutic index，TI）：表示药物安全性的指标。

$$TI=\frac{半数致死量LD_{50}}{半数有效量ED_{50}}$$

一般来说，此数值越大药物越安全。但 TI 只适用于治疗效应和致死效应的量效曲线相互平行的药物，对于两种量效曲线不平行（斜率不同）的药物，仅以 TI 来衡量药物的安全性就不尽合理，还应参考安全指数（safe index，SI）来评价药物的安全性，比用治疗指数评价更好。

$$安全指数（SI）=\frac{LD_5}{ED_{95}}$$

(三) 药物作用机制

药物作用机制是研究药物为什么起作用和如何起作用，有助于阐明药物治疗作用和不良反应的机制。

1. 药物作用的受体机制

（1）受体的概念

① 受体（receptor） 是存在于细胞膜或细胞内的一种能选择性地同相应的递质、激素、自体活性物质等相结合，并能产生特定效应的一种大分子物质（主要为糖蛋白或脂蛋白或核酸、酶的一部分）。

② 受点（receptor-site） 受体某个部位的立体构象具有高度选择性，能准确地识别并特异地结合某些立体特异性配体，这种特定结合部位称为受点。

③ 配体（ligand） 是结构特异的药物，或是递质、激素、自体活性物质。配体与受体结合是化学性的，除两者构象互补外，还需要两者间有相互吸引力。配体与相应受体结合成配体-受体复合物，往往引发受体大分子的构象变化，并由此引起随后的效应器官活性转变，最终导致细胞水平、组织水平乃至器官和整体水平的生物效应。

（2）受体的特征 受体具有下列主要特征。

① 特异性 一种特定受体只能与其特定的配体相结合，产生特定的生理效应而不被其他生理信号干扰。

② 饱和性 每一细胞或每一定量组织内，受体的数量是有限的，它能结合配体的量也是有限的，当配体（如药物）达到一定量后，再增加用量效应却不再增加，即出现饱和性。

③ 可逆性 配体与受体结合是可逆的，结合后可以解离，解离出的配体仍是原来的形式，受体也恢复原有的状态。

④ 立体选择性 受体与特异性配体结合，双方均有严格的构象要求，同一化合物不同光学异构体与受体亲和力相差很大。

⑤ 效应相关性 受体与配体结合后，介导下游的生物效应。

⑥ 区域分布性 不同组织或同一组织不同区域受体密度不同，如雌激素受体在子宫和乳腺的数量明显高于其他器官。

（3）受体的类型 根据受体亚细胞定位可分为以下三种。

① 细胞膜受体 位于靶细胞膜上。根据受体结构和性质不同，膜受体又可分为 G 蛋白偶联受体（如肾上腺素受体、M 胆碱受体、多巴胺受体、阿片受体等）、配体门控离子通道

受体（如谷氨酸受体、γ-氨基丁酸受体、甘氨酸受体等）、酪氨酸激酶受体（如胰岛素表皮生长因子、血小板生长因子、神经营养因子受体等）。

② 胞质受体　位于靶细胞的胞质内，如肾上腺皮质激素受体、性激素受体等。

③ 胞核受体　位于靶细胞的细胞核内，如甲状腺素受体。

有些受体具有亚型。各种受体都有特定的分布部位和特殊功能。有些细胞具有多种受体。有时一种药物可以和几种不同受体结合而引起效应，有时同一受体也可以被几种不同药物所激动。这种特异性的相对性使得许多药物除有治疗作用外，同时可能出现副作用甚至毒性。

（4）药物与受体的相互作用　不少药物必须与受体结合后才能产生效应。这种效应的产生，还需具备两个条件，即具有亲和力和内在活性。亲和力是指药物与受体结合的能力。两种作用性质相同的药物比较，亲和力强者作用强，亲和力是作用强度的决定因素。只有亲和力而没有内在活性的药物，虽可与受体结合，但不产生效应。内在活性是药物本身存在的固有的药理活性，是药物与受体结合引起受体激动产生效应的能力。药物最大效应（效能）的大小取决于内在活性的强弱。当亲和力相等时，药物作用的大小取决于内在活性的大小；当内在活性相等时，药物作用强度取决于亲和力。根据药物与受体的亲和力大小和内在活性强弱，可将药物分为三类。药物与受体的亲和力及其内在活性对量效曲线的影响见图3-5。

① 激动药（agonist）　这类药既有亲和力又有内在活性。它们能与受体结合，激动这些受体而产生效应，或称兴奋药。如去甲肾上腺素与 α 受体结合引起血管收缩、血压升高。

② 拮抗药（antagonist）　这类药物有较强的亲和力，但缺乏内在活性。药物与受体结合后不能产生该受体兴奋的效应，却拮抗受体激动药兴奋该受体的作用，如阿托品与 M 受体结合后，拮抗乙酰胆碱、毛果芸香碱的作用，表现为胃肠平滑肌松弛。拮抗药分为竞争性与非竞争性两种。竞争性拮抗药可与激动药竞争相同受体，并拮抗激动药的作用，但这种拮抗作用是可逆的，当激动药的浓度增加到一定程度时，激动药仍可达到其单用时的效应水平。非竞争性拮抗药与受体结合非常牢固，妨碍激动药与特异性受体结合，并拮抗激动药的作用。

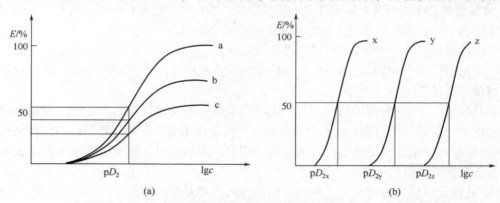

图 3-5　药物与受体的亲和力及其内在活性对量效曲线的影响

（a）图 a，b，c 三药与受体的亲和力（pD_2）相等，但内在活性（E_{max}）不等；
（b）图 x，y，z 三药与受体的亲和力（pD_2）不等，但内在活性（E_{max}）相等

③ 部分激动药（portial agonist）　具有激动药与拮抗药双重特性。此类药物具有一定的亲和力，但内在活性较弱，与受体结合只能产生较弱的效应。即使浓度增加，也不能完全达到激动药那样的最大效应，却因占据受体而能拮抗激动药部分生理效应。

（5）受体调节　指受体与配体作用，其有关受体数目和亲和力的变化称受体调节。

① 向下调节（衰减性调节）和向上调节（上增性调节）　长期使用激动药产生强而持久的激动作用时，可使受体的数量和敏感度降低，称向下调节，是药物出现耐受性原因之一，如哮喘病人长期使用 β_2 受体激动药时，可产生耐受性，疗效逐渐下降。当长期使用拮抗剂时，产生强而持久的阻滞作用，可使受体数量和敏感性增加，称向上调节，如长期应用普萘洛尔，突然停药，可引起反跳现象。

② 同种调节和异种调节　配体作用于特异性受体，使自身的受体发生变化，称同种调节，如 β-肾上腺素受体、胰岛素受体、血管紧张素Ⅱ受体等都存在同种调节。若配体作用其特异性受体，对另一种配体的受体产生调节作用，称异种调节，如 β-肾上腺素受体可被糖皮质激素、性激素、甲状腺素所调节。

（6）受体学说　药物与受体作用学说，主要有以下几种。

① 占领学说　认为药物作用的强度与被药物占领受体的数量成正比，被占领的受体数量越多，药物作用越强。此学说适用于激动药，但不能解释拮抗药等现象。

② 速率学说　认为药物作用强度并不取决于被药物占领的受体数量，而是取决于药物与受体结合的速率与解离速度。激动药结合与解离的速率均较快；拮抗药结合快，解离很慢。但这种学说不能解释药物与多种受体的相互作用。

③ 二态学说或变构学说　认为受体有两种构象状态，即活化状态（R^*）和无活性的静息状态（R）。二者可相互转变，保持动态平衡状态。激动药可与 R^* 结合，引起生物效应；拮抗药与 R 结合，不产生生物效应。

（7）药物与受体相互作用后的信号转导　受体具有极其灵敏的识别能力，能和周围的微量配体（包括药物）结合，结合后所产生的信息如何转导到效应器？又如何引起生物效应？主要有赖于细胞内灵敏的信号转导系统，这个系统虽然十分复杂，但 G 蛋白和第二信使是其最主要环节。

① G 蛋白　与跨膜信息传递有关的 G 蛋白都是膜蛋白（鸟嘌呤核苷调节蛋白），简称调节蛋白或转导蛋白。40 多种激素受体或多肽类激素的受体通过与 G 蛋白的偶联机制产生作用。G 蛋白是受体与胞内效应分子的偶联体，它的功能有：调节腺苷酸环化酶（AC）的活性，通过 cAMP 实现信号转导；调节 cGMP 磷酸二酯酶（PDE）活性，从而调节视网膜光感转导；调节磷脂酶 C（PLC）的活性，介导肌醇磷脂降解，生成三磷酸肌醇（IP_3）和甘油二酯（DG）两种重要第二信使，分别调节胞质中 Ca^{2+} 浓度和蛋白激酶 C（PKC）活性，从而影响细胞多方面功能；调节受体门控的离子通道，影响 K^+、Ca^{2+} 等离子的跨膜流动。

② 第二信使　受体与配体结合，引起复杂的效应，主要靠第二信使。第二信使将获得的信息增强、分化、整合并传递给效应器，发挥特定的生理功能或药理效应。现已确定的第二信使主要有：环磷酸腺苷（cAMP）、环磷酸鸟苷（cGMP）、IP_3 和 DG、Ca^{2+} 等。第二信使在调控众多细胞活动中有非常重要的意义。在各个信号系统中，一个共同的环节是可逆性蛋白磷酸化，与信号传递有关的蛋白激酶（PK）和蛋白磷酸酶受控于胞内第二信使，它们作为胞内信使的直接或间接靶酶，通过磷酸化和脱磷酸化作用控制信号传递途径中其他酶类或蛋白质的活性，使细胞对外界信号产生反应（见图 3-6）。可逆性蛋白磷酸化系统不仅是胞内信息传递的共同通路，也是胞内各信使系统相互作用的中心环节。

2. 药物作用的非受体机制

药物除了与受体结合产生作用外，有些药物并不与受体直接作用也可引起细胞功能的变化。非受体结合的药物作用机制如下。

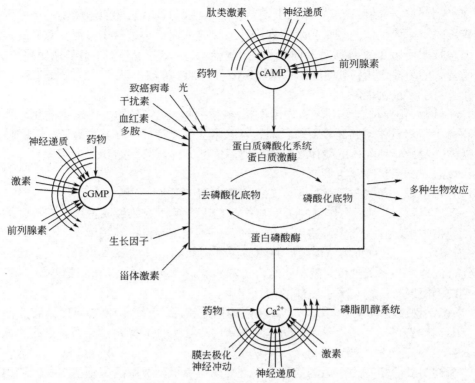

图 3-6　蛋白质磷酸化在介导信使物质生物效应中的作用

（1）影响酶活性　药物对酶的影响有激活、抑制、促进复活及诱导增生。如胆碱酯酶复活药解磷定通过使受有机磷酸酯类农药抑制的胆碱酯酶恢复活性，而产生解毒作用；奥美拉唑不可逆性抑制胃黏膜 H^+、K^+-ATP 酶，使胃酸分泌减少。

（2）影响离子通道　离子通道是一类通过调节细胞内离子水平而发挥信号作用的大分子膜蛋白。许多离子通道是药物作用的直接靶点。细胞膜上无机离子通道（除受体直接操纵者外），K^+、Na^+、Ca^{2+}、Cl^- 等离子跨膜转运，药物可直接对其作用，而影响细胞功能，如局部麻醉药通过抑制 Na^+ 通道而产生局部麻醉作用；硝苯地平通过抑制 Ca^{2+} 通道而产生抗心律失常作用。

（3）影响递质释放或激素分泌；影响自身活性物质；影响核酸代谢等。

上述（1）、（2）、（3）各机制，连同受体作用机制都属于特异性药物作用机制，大多数药物作用属于此类，与药物的化学结构有关。

（4）非特异性作用　药物作用主要与其理化性质有关，与其化学结构关系不大。如静脉注射甘露醇，因改变渗透压，减轻脑水肿和利尿；抗酸药可改变胃液 pH，用于消化性溃疡；二巯基丁二酸钠等络合剂可将重金属（如汞、砷等）中毒病人体内的重金属螯合，促使毒物经尿排出；全身麻醉药扰乱细胞膜脂质结构；抗心律失常药稳定细胞膜、阻止动作电位产生及传导，从而抗心律失常。

二、机体对药物的作用——药动学

药动学（pharmacokinetics）是机体对药物的处置，即药物在体内的吸收、分布、代谢和排泄的动态变化规律。药物在体内的药量或血药浓度随时间而变化的规律，常用药动学参数或数学方程来描述。

（一）药物的体内过程

1. 药物的跨膜转运

药物在体内的吸收、分布或排泄都必须通过各种生物膜，这一过程称跨膜转运（图 3-7）。

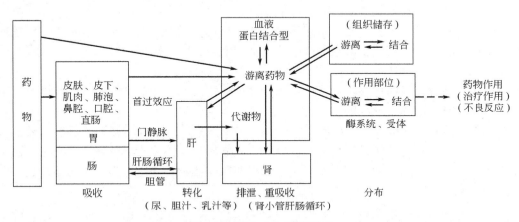

图 3-7　药物体内过程示意

生物膜是细胞膜和细胞器膜（如线粒体膜、核膜、溶酶体膜等）的总称。跨膜转运的方式有被动转运、主动转运和膜动转运等。

（1）被动转运（passive transport）　即药物从浓度高的一侧向浓度低的一侧扩散渗透，其转运速度与膜两侧浓度差（浓度梯度）成正比。当膜两侧药物达到平衡时，转运即停止。此种转运不耗能（ATP），包括以下几种情况。

① 简单扩散　又称脂溶扩散，即药物通过溶于细胞膜的脂质而扩散，大多数药物的转运方式属简单扩散。

影响脂溶扩散的因素：膜两侧浓度差；药物的脂溶性；药物的解离度及药物所在环境的 pH。

② 水溶扩散　又称膜孔扩散或滤过。指分子量小、分子直径小的水溶性极性或非极性物质（如水、乙醇等），借助膜两侧流体静压或渗透压差被水带到低压一侧的过程，其扩散率也与膜两侧浓度差成正比。

③ 易化扩散　又称载体转运。是通过细胞膜上某些特异性蛋白质（如通透酶）而扩散，不需要供应 ATP。如葡萄糖进入红细胞需要葡萄糖通透酶；铁剂转运需要转运铁球蛋白。此种扩散的速率比简单扩散快得多。每一种通透酶只能转运一种分子或离子，当药物浓度过高时，载体可被饱和，转运率达最大值，载体可被类似物占领，表现竞争性抑制作用。

（2）主动转运（active transport）　又称逆流转运，即药物从浓度低的一侧向浓度高的一侧转运，此种转运耗能，需要载体参与。如 Na^+-K^+-ATP 酶（钠泵）、Ca^{2+}-Mg^{2+}-ATP 酶（钙泵）、质子泵（氢泵）等。其转运能力都有一定的限度，可发生饱和现象。同一载体转运的两个药物间可出现竞争性抑制作用。

还有极少数药物通过膜动转运、胞饮和胞吐等方式转运。

65

2. 药物的吸收

药物从用药部位进入血液循环的过程称为吸收（absorption）。静脉给药，药物直接进入血液没有吸收过程。不同给药途径药物吸收快慢依次为：

吸入>舌下>肌内注射>皮下注射>口服>直肠>皮肤

除静脉给药外，药物要经过跨膜转运才能吸收入血，不仅吸收慢，而且易受各种因素的影响，主要影响因素有以下几个方面。

（1）药物的理化性质及制剂特点 一般来说，药物的分子越小，脂溶性越大或非解离型的比率越高，则越易吸收。反之，口服难吸收。水和脂肪均不溶的物质，很难吸收。注射时水溶液制剂吸收快，油溶液及混悬剂因在注射部位滞留，吸收较慢；口服时水溶液吸收快，片剂较慢。

（2）吸收环境 吸收环境中局部血流供应、胃排空时间、肠蠕动快慢，以及同时服用的药物或食物都可影响吸收的程度和速度。

（3）首过效应（first-pass effect） 又称第一关卡效应。药物在胃肠道吸收后，随血流经门静脉进入肝脏。有些药物首次通过肝脏就发生代谢转化，使进入体循环的量减少，这种现象称首过效应。如硝酸甘油的首过效应可灭活约90%，因此口服疗效差，需舌下给药。

3. 药物的分布

药物进入全身血液循环后随血液转运到各组织脏器的过程称药物的分布。药物到某组织分布的速度，主要取决于该组织的血流量和膜的通透性。影响药物分布的因素如下。

（1）药物与血浆蛋白结合 药物进入血液后常以一定的比例与血浆蛋白（主要为白蛋白）结合。不同的药物结合率有很大差异，如抗凝血药双香豆素的蛋白结合率达99%。结合的药物不能跨膜扩散，不产生药效，也不排泄，仅暂存于血液中。未结合的药物称为游离型药物，其浓度与药效成正比；结合的药物与游离型药物以一定比例处于动态平衡（图3-8）。由于结合是松散可逆的，当游离型药物因分布或消除而浓度下降时，结合型药物又可转化为游离型。结合率高的药物，在体内消除较慢，维持时间较长。药物与血浆蛋白结合存在饱和现象及竞争性抑制现象。由于血浆蛋白总量和结合点有限，当药物浓度过高，结合达到饱和时，再继续增加药的剂量，游离型药物可迅速增加，引起药效加强，甚至出现毒性反应；当同时使用两种以上药物时，因竞争与血浆蛋白结合而发生置换现象，使其中某一药物游离型增加，药理作用或不良反应明显增强，如双香豆素与保泰松合用，后者可使双香豆素从结合部位置换出来，使游离型双香豆素增加几倍，导致抗凝血过度而发生出血倾向。

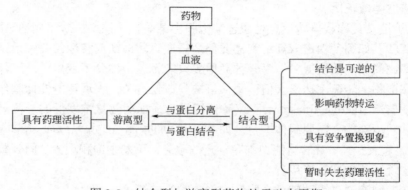

图 3-8 结合型与游离型药物处于动态平衡

（2）屏障现象　药物在血液与器官组织间分布转运上受到的阻碍称为屏障现象。

① 血脑屏障（blood-brain barrier）　在组织学上是血-脑、血-脑脊液及脑脊液-脑三种屏障的总称，主要为前两种屏障起作用。许多药物注射后很容易进入各器官，但很难入脑，这是因为中枢神经系统的毛细血管与外周血管不同。脑组织毛细血管内皮细胞紧密连接不留间隙，其外尚有基底膜，再外还有一层星状细胞包围，使药物很难穿透；由血入脑脊液必须经过贴在毛细血管内皮细胞膜的基底膜和脉络层上皮细胞。药物自血入脑的转运以被动扩散为主，取决于药物的脂溶性和解离度。脂溶性越高越易于透过血脑屏障，非离子化程度越低亦越易通过。与蛋白结合的药物也不能透过血脑屏障。血脑屏障的临床意义较大，期望发挥脑内抗感染或中枢神经药效时，应选择易通过血脑屏障的药物；反之，应选择较难通过血脑屏障的药物，借以减少对中枢神经系统的不良反应。

② 胎盘屏障（placental barrier）　是指胎盘绒毛与子宫血窦间的屏障。它能将母体与胎儿血液分开。但其通透性与一般毛细血管无明显差别，几乎所有药物都能穿过胎盘屏障进入胎儿体内，只是程度和快慢不同，在妊娠期间应禁用对胎儿发育有影响的药物。

此外，体液的 pH 和药物的理化性质、局部器官血流量、组织的亲和力等因素也影响药物的分布。

4. 药物的转化

机体对药物的生物转化过程，称为转化或代谢。药物经过代谢，结构发生变化。代谢的主要器官是肝脏。

药物经转化从有活性转化为无活性代谢物，称为灭活；由无活性或活性低的药物转化为有活性或活性强的药物，称为活化。一些水溶性高的药物，在体内不转化，以原形从肾脏排泄；多数脂溶性药物，在体内转化成极性大或解离型代谢物，使其水溶性加大，不易被肾小管重吸收，以利于从肾排出。转化的最终目的是促使药物排出体外。

（1）转化方式　一般分为两个时相：第一时相是氧化、还原、水解反应，如芳香类药物的氧化，含硝基药物的硝基还原，含酯键药物的酯解酶水解，此时往往只引起活性的增减；第二时相是结合反应，如与葡萄糖醛酸结合等，使活性减弱或消失。

（2）药物转化的酶系统　药物在体内的转化必须在酶的催化下才能进行。体内有两类催化酶，专一性的和非专一性的，前者如单胺氧化酶（氧化单胺类药物）；后者为肝脏微粒体的细胞色素 P450 酶系统，是促进药物生物转化的主要酶系统，又称肝药酶或简称为 P450。P450酶系统是一个超家族，该酶能促进数百种药物转化，是一种混合功能氧化酶系统，涉及大多数药物代谢的有 CYP1、CYP2、CYP3 三个家族，其中 CYP3A4 家族最为重要，其特点为：选择性低，变异性较大，药酶活性易受药物的影响而出现增强或减弱现象。凡能增强药酶活性或使药酶合成增多的药物称为药酶诱导剂，如苯巴比妥、利福平、苯妥英钠等；凡能减弱药酶活性或使药酶含量减少的药物称为药酶抑制剂，如异烟肼、保泰松、氯霉素等。肝药酶诱导剂可使合用药物代谢加速而降低该药的药效，也能加速自身代谢，而产生耐药性；而肝药酶抑制剂则相反。在很多情况下，药物代谢速率决定了一个药物的药效强度和作用时间。

年龄、性别、营养、身体状况和人种等都可影响到药物代谢和排除，从而影响到药物在体内的作用强度和时间。

5. 药物的排泄

药物原形、代谢物及它们的结合物排出体外的过程称为排泄（excretion）。肾脏是最主要的排泄器官。

（1）肾排泄　肾脏的排泄有三种方式，即肾小球滤过、肾小管重吸收和肾小管分泌。多数药物及代谢物均易通过肾小球滤过，但与血浆蛋白结合的药物则不易滤过，因此蛋白结合率高的药物，排泄较慢；游离型的药物及其代谢物都能通过肾小球滤过，进入肾小管。其中脂溶性高、非解离型药物和代谢物又可经肾小管上皮细胞重吸收入血。此时，若改变尿液 pH 值，则可影响药物的解离度，从而改变药物的重吸收程度，进而加速药物的排泄，如苯巴妥等弱酸性药物中毒时，碱化尿液，可使药物重吸收减少，排泄增加而解毒，而碱性药物则在酸性尿中易于排出。有少数药物是经肾小管主动分泌排泄的，药物的分泌排泄属于主动转运，需有载体参与。主动转运有两个转运系统，即有机酸和有机碱转运系统，前者转运酸性药物，后者转运碱性药物。分泌机制相同的药物合并应用经同一载体转运时，可发生竞争性抑制作用。如丙磺舒可抑制青霉素的主动分泌，可使青霉素排泄减慢。

（2）胆汁排泄　许多药物经肝脏排入胆汁，进而进入肠腔，然后随粪便排出。有些药物在肠腔内又被重吸收，经门静脉、肝脏重新进入体循环，可形成肝肠循环，如洋地黄毒苷在体内可进行肝肠循环，使药物持续作用时间延长。

此外，有些药物还可通过唾液、乳汁、汗液等排泄。

了解药物在体内的转化和排泄，使药物从体内消除，对临床用药有重要的实际意义。肝功能不全的患者，应慎用在肝内灭活的药物；肾功能不全者，应慎用从肾脏排泄的药物；由乳汁排泄的药物（如吗啡、阿托品等）可影响乳儿，哺乳期妇女用药时应予注意。

（二）药物代谢动力学一些基本概念和参数

1. 血药浓度-时间曲线

血浆药物浓度历时变化曲线称血药浓度-时间曲线（concentration-time curve，CT 曲线）。在给药后不同时间采血，测定血药浓度，以血药浓度为纵坐标，以时间为横坐标，可绘出 CT 曲线（图 3-9）。

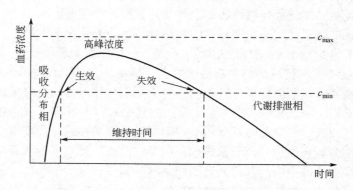

图 3-9　血管外单次给药后的血药浓度-时间曲线

图 3-9 是血管外单次给药后 CT 曲线图。其升支主要反映药物吸收情况，同时分布及少量的药物代谢和排泄已开始。当代谢和排泄过程逐渐占主要地位后，曲线就开始下降。可见，吸收、分布、代谢和排泄没有严格的分界线只是在某段时间内某一过程为主而已。通过 CT 曲线可定量地分析药物在体内的动态变化，也为临床制定和调整给药方案提供了重要依据。

2. 药时曲线下面积

由坐标横轴和曲线围成的面积称为药时曲线下面积（AUC）。它表示一段时间内药物吸收到血中的累积量，反映药物吸收情况。AUC 与实际吸收量成正比，是血药浓度 (c) 随时间 (t) 变化的积分值，是重要的药动学参数之一。

3. 生物利用度

生物利用度（bioavailability, F）是指服药后，药物制剂能被机体吸收的速率和吸收程度的一种量度或称生物有效度。药物制剂因素和人体生物因素都可影响生物利用度，制剂颗粒、晶形、赋形剂、制备工艺等的差异都可影响生物利用度，不同工厂生产或同一工厂不同批次的同一产品，生物利用度都可能有显著差异。所以，生物利用度是评价制剂质量的重要指标。

现有不少药物制剂将生物利用度列为质量控制标准。为了评价新制剂的生物有效性，我国已制定《人体生物利用度试验指导原则》。

药物制剂生物利用度测定，可用一定时间内药物被机体吸收的百分率表示。用 AUC 可精确地求算吸收百分率这一重要参数。

$$F = \frac{\text{AUC}_{口服}}{\text{AUC}_{静注}} \times 100\% \quad （绝对生物利用度）$$

由于药物剂型不同，以某一制剂为标准，在相同给药剂量、方法条件下，与试药做比较，所得比值为相对生物利用度。是反映该产品或制剂吸收是否良好的量度，也反映吸收速率对药效的影响。

$$F = \frac{\text{AUC}_{试药}}{\text{AUC}_{标准药}} \times 100\% \quad （相对生物利用度）$$

4. 速率过程和消除速率常数

药物在体内的消除（转运或转化）速率可分为三种类型。

（1）一级动力学（first-order kinetics）　指药物的转运或消除速率与血药浓度成正比，即单位时间内按血药浓度的恒定比例进行消除，故又称恒比消除，此恒定比值，就是一级动力学速率常数 k，其单位为时间$^{-1}$（h^{-1}）。其血药浓度 c 的对数与时间 t 作图为一直线。大多数药物在体内的转运或消除属于这一类型。

（2）零级动力学（zero-order kinetics）　指单位时间内始终以一个恒定的数量进行消除，与药量或浓度无关，属零级动力学，又称恒量清除。

（3）非线性动力学　少数药物（如苯妥英钠）消除为非线性消除。特点是低浓度时按恒比消除，高浓度时转为恒量消除。

5. 半衰期

半衰期（half-life time, $t_{1/2}$）一般是指血药浓度下降一半所需的时间，也称血浆半衰期。

半衰期有助于了解药物在体内的消除速率，对临床用药方案制订和调整用药间隔可提供很好的指导。

临床连续多次给药，若每隔一个 $t_{1/2}$ 用药 1 次，则 4～6 个 $t_{1/2}$ 后，体内药量可达稳态水平的 93.50%～98.40%。这个相对稳态的水平，称稳态血药浓度（c_{ss}），也称坪值（plateau），此时给药量与消除量达到相对的动态平衡。若能将坪值控制在治疗血药浓度范围内是最理想的状况。

6. 清除率（CL）

指单位时间内能使多少容积（ml）血中的药量被清除。单位用 L/h 表示或 ml/(min·kg) 表示。按清除途径不同，有肾清除率、肝清除率等之分。总清除率则是各种清除途径的总和。

$$CL=V_dK_e \text{ 或 } CL=\frac{0.693V_d}{t_{1/2}}$$

式中，K_e 为消除速率常数。

应注意：清除率不是清除速率，并不直接反映药物消除的特点。如硝酸甘油及丁胺卡那霉素 $t_{1/2}$ 均为 2.3h，而体重 70kg 病人的 CL 分别为 966L/h 及 5.5L/h。

三、影响药物效应的因素

不同病人服用同一药物相同剂量，不一定达到相等的血药浓度；即使达到相等的血药浓度，也不一定有同等的药效。这种因人而异的药物反应受多方面因素的影响，这些因素主要为机体、药物和环境三个方面。

（一）药物因素

1. 剂量

同一药物，不同剂量对机体作用强度不一样，如催眠药小剂量产生镇静作用，增加剂量有催眠作用，剂量再增大可出现抗惊厥作用。

2. 剂型

同一药物，不同剂型，其体内过程可有不同。如水溶液注射液吸收较油剂和混悬剂快，作用维持时间较短；口服给药的吸收速率为：水溶液>散剂>片剂；缓释制剂可使药物缓慢释放，吸收时间较长，药效延长；靶向药物可使药物导向分布到病灶部位，从而提高疗效，减少不良反应。

3. 给药途径

不同给药途径可影响药物作用。就药效出现快慢而言，一般规律是静脉注射>吸入>肌内注射>皮下注射>口服；就作用性质而言，不同给药途径，甚至有可能改变药物作用性质。如口服硫酸镁可导泻，肌内注射可产生降压和抗惊厥作用。

4. 给药时间和次数

许多药物应在适当时间用药。一般情况，饭前服药吸收较好，发挥作用较快；刺激性药物宜饭后服用；催眠药宜在临睡前服用。有些药物作用有明显的时辰节律，如糖皮质激素在清晨为分泌高峰，午夜是低谷，将此激素一日量早晨一次服用，可减轻对垂体前叶抑制的副作用。

用药次数应根据病情需要和药物消除速率（$t_{1/2}$ 的长短）而定。$t_{1/2}$ 短的药物，每日用药次数要相应增加；$t_{1/2}$ 长的药物，每日用药次数可减少。病情重者，为维持稳定的血药浓度和快速起效，需要连续给药（如静脉滴注）。

5. 反复用药

（1）耐受性（tolerance）　同一药物连续使用一段时间后，药效逐渐减弱，需加大剂量才能显效。但在停药一段时间后，机体仍可恢复原有的敏感性。产生耐受性的主要原因可能是药物药动学改变（如吸收、转运受阻、消除加快）和药效改变（如机体调节功能适应性改变、受体衰减性调节等）。

根据耐受性产生时间和表现形式，耐受性又可分为快速耐受性和交叉耐受性。

（2）耐药性（resistance）　在化学治疗中，病原体或肿瘤细胞对药物的敏感性降低称耐药性或抗药性。主要由于病原体通过基因变异而产生，此时需加大剂量才能有效。抗病原体药，同样可产生快速耐药性和交叉耐药性。

（3）习惯性与成瘾性　连续用药后，患者对药物产生精神上依赖，称为习惯性。如果产生了躯体性依赖，一旦停药会产生戒断综合征，则称为成瘾性。

6. 药物相互作用

两种或多种药物合用或先后序贯应用，引起药物作用和效应变化，称药物相互作用（drug interaction）。相互作用可使药效增强、降低或不良反应加重。一般而言，合用越多，不良反应发生率越高。有时，也可能在停用其中一种药物时发生不良反应。药物相互作用按其机制可分为药动学与药效学两方面。

（1）药动学方面　表现有：妨碍药物吸收、竞争与血浆蛋白结合、影响生物转化、影响药物排泄等。

（2）药效学方面

① 协同作用（synergism）　药物合用后原有作用或毒性增加。此作用又可分为相加作用、增强作用和增敏作用。相加作用是指两药合用的效应是两药分别作用的代数和。增强作用是两药合用的效应大于两药单个效应的代数和。增敏作用是指一药可使组织或受体对另一药的敏感性增强。

② 拮抗作用（antagonism）　药物合用后原有作用或毒性减弱。此作用又可分为药理性拮抗、生理性拮抗、生化性拮抗和化学性拮抗。

药理性拮抗：当一药物与特异性受体结合后，可阻止激动剂与受体结合，如β受体拮抗剂普萘洛尔可拮抗异丙肾上腺素的β受体激动作用。生理性拮抗：两个激动剂分别作用于生理作用相反的两个特异性受体，如组胺作用于H_1受体引起支气管平滑肌收缩，肾上腺素作用于β受体，引起支气管平滑肌舒张。生化性拮抗：如苯巴比妥钠能诱导肝微粒体P450酶系，使保泰松、苯妥英钠代谢加速，药效降低。化学性拮抗：如重金属或类重金属中毒用二巯基丙醇解救，因两者形成络合物而排泄。

（二）机体因素

1. 年龄

主要指小儿和老人两种特殊的生理状态。

① 小儿全身各器官发育不成熟，自身调节功能不完善，新陈代谢旺盛，对药物反应与成人有差距。一般说来，小儿对药物反应比较敏感。一些作用于中枢神经系统的药物，对 2 岁以下儿童由于血脑屏障发育不完善，易致过度反应，如中枢抑制药吗啡易致呼吸抑制，而中枢兴奋药氨茶碱则易致过度兴奋。小儿体液占体重比例大，水盐代谢转化率较快，但其调

节功能差，易造成平衡障碍，故对影响水盐或酸碱代谢的药物（如利尿药）特别敏感。有些药物如激素对小儿生长发育有较大影响，可导致发育异常和障碍等。

② 老年人脏器功能明显减退，对药物代谢、排泄能力往往较差，使血药浓度偏高。某些经肝、肾代谢的药物（如强心药地高辛和氨基糖苷类抗生素）的 $t_{1/2}$ 明显延长；老年人对作用于中枢神经系统的药物（如巴比妥类和地西泮等）及心血管系统药物（如心得安等）耐受性降低，易致不良反应，故 60 岁以上的老人用药一般只给成人剂量的 3/4。

2. 性别

女子有月经、妊娠、分娩、哺乳期等生理特点，用药时应注意。月经期和妊娠期禁用剧泻药和抗凝血药，以免月经过多、流产、早产或出血不止；在妊娠头 3 个月用药应特别谨慎，禁用抗代谢药、激素等致畸药；哺乳期应注意某些药物从乳汁排出而影响乳儿。

3. 个体差异

在基本情况相同的情况下，大多数病人对药物的反应是相近的，但有少数病人对药物的反应有所不同，称个体差异。个体差异有量的差别，甚至有质的不同。

（1）高敏性（hypersensitivity） 指少数人对药物特别敏感，很小量就能产生其他人常用量时产生的作用。如静注异戊巴比妥钠，一般人 12mg/kg 产生麻醉作用，高敏病人 5mg/kg 就可产生麻醉作用。

（2）耐受性（tolerance） 少数人对药物不敏感，需要加大剂量才能产生常人一般量所产生的药效。如静注异戊巴比妥钠，有耐受性的病人需 19mg/kg 才产生麻醉作用。

上述两种现象属于量的差别。

（3）变态反应（allergy） 由于免疫反应异常引起的一种特殊类型的过敏反应。极少数过敏体质的人，即使用几微克青霉素，就可引起剧烈的反应，甚至诱发过敏性休克；而在大多数病人，即使用很大剂量青霉素也不会发生此反应。此现象属于个体质的差异。

（4）肠道菌群 人体肠道内寄居着大量包括细菌在内的多种微生物，构成了肠道的微生态系统。药物在进入肠道之后不可避免地与肠道菌发生接触并相互作用。肠道菌群的存在，可影响药物的生物转化、吸收等，从而干预药物的效应。如用于治疗慢性心力衰竭的药物地高辛，肠道菌群可还原地高辛化学结构中的内酯环，将其转变为非活性代谢物"二氢地高辛"，从而影响药物发挥疗效。

4. 遗传因素

个别病人用药后出现极敏感或极不敏感的反应，或出现与平时性质不同的反应，称特异质反应（idiosyncrasy）。与遗传缺陷有关。

（1）机体对药物的处置异常 如少年恶性贫血是由于胃内缺乏内在因子，使维生素 B_{12} 在肠内不能吸收；原发性色素沉着病是由于组织中运铁蛋白过饱和，使铁蛋白在组织内积蓄，皮肤出现色素沉着。

（2）代谢过程异常 主要是由于代谢酶异常。许多药物（如异烟肼、磺胺类药）代谢需在肝内经 N-乙酰基转移酶作用经乙酰化灭活，遗传学研究发现，人群中乙酰化代谢有快、慢两种类型，快代谢型使药物代谢灭活加快，慢代谢型使药物灭活减慢，因此影响血药浓度及药效的持久。究其原因与机体乙酰转移酶活性有关。

（3）酶缺乏 有的人红细胞缺乏葡萄糖-6-磷酸脱氢酶（G-6-PD），这种病人在服用治疗量的伯氨喹、阿司匹林、维生素 K、磺胺类等药物后，易致溶血性贫血。

5. 心理因素

病人的精神状态、思想情绪、医护人员语言态度均可能影响药物疗效。患者对疾病的思想负担很重、情绪低落，与医护人员不合作，往往使药物疗效下降；病人对医护人员的信任和乐观情绪对药物疗效可产生良好的正面影响。安慰剂不具药理活性，但对于头痛、心绞痛、神经官能症等获得36%～50%疗效就是通过心理因素取得的。安慰剂在新药临床研究双盲对照中特别重要，可以排除假阳性疗效或假阴性不良反应。

6. 病理状态

病人的机能状态可影响药物疗效。如严重肝功能不全者，经肝脏活化的药物，如可的松、强的松的作用被减弱，主要经肝代谢失活的药物如甲苯磺丁脲、氯霉素等的作用则增强。肾功能不全时使庆大霉素等主要经肾排泄的药物排出减慢，$t_{1/2}$延长，可引起蓄积中毒。心脏疾病使肝血流减慢，则可使受肝血流量限制性清除的药物如普萘洛尔、利多卡因等的代谢减慢。营养不良者，血浆蛋白含量减少，血中游离型药物浓度增加。

（三）环境因素

1. 居所气候

地理条件、气候寒暖、饮食起居、社会环境及家庭环境对人的健康均有较大的影响，如失眠患者在噪声中服用安眠药可影响疗效的发挥；长期居住在潮湿的环境中对风湿性关节炎病疗效有影响。

2. 时辰节律

根据生物活动表现的昼夜节律，药物作用也常呈现昼夜节律变化。如糖皮质激素于上午8～10时分泌最多，午夜12时分泌最少。对长期服药的某些患者，采用隔日疗法，即将1天或2天的总量隔日上午8～10时一次服完，使外源性和内源性糖皮质激素对下丘脑-垂体-肾上腺轴的负反馈抑制作用时间一致，以增加激素类药物疗效，减轻药物的不良反应。

本章知识图谱

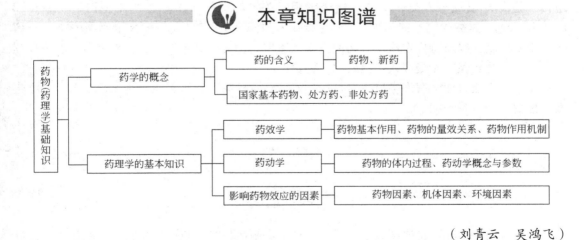

（刘青云　吴鸿飞）

第四章
微生物学、免疫学基础知识及用药

视频、课件

微信扫码

通过学习微生物学和免疫学的基础知识，对细菌、病毒和真菌的形态、结构和致病特点，免疫系统的组成、功能、免疫应答的方式以及结核病、流行性脑脊髓膜炎、病毒性肝炎、艾滋病等常见感染性疾病及临床表现有一定认识，能够合理选择使用抗细菌药、抗病毒药、抗真菌药、抗恶性肿瘤药物，并对药物的药理作用特点及不良反应有所了解。

微生物（microorganism）是存在于自然界的一大群体形微小、结构简单、肉眼直接看不见，必须借助光学显微镜或电子显微镜放大数百倍、数千倍，甚至数万倍才能观察到的微小生物。

微生物种类繁多，有数十万种以上。按其大小、结构、组成等，可分为三大类。

① 非细胞型微生物是最小的一类微生物。无典型的细胞结构，无产生能量的酶系统，只能在活细胞内生长增殖。核酸类型为 DNA 或 RNA，两者不同时存在。病毒属之。

② 原核细胞型微生物。这类微生物的原始核呈环状裸 DNA 团块结构，无核膜、核仁。细胞器很不完善，只有核糖体。DNA 和 RNA 同时存在。这类微生物众多，有细菌、支原体、衣原体、立克次体、螺旋体和放线菌。

③ 真核细胞型微生物细胞核分化程度高，有核膜和核仁。细胞器完整。真菌属此类。

微生物学（microbiology）是研究微生物的类型、分布、形态、结构、代谢、生长繁殖、遗传、进化，以及与人类、动物、植物等相互关系的一门科学。医学微生物学（medical microbiology）是微生物学的一个分支，主要研究与医学有关的病原微生物的生物学特性、致病和免疫机制，以及特异性诊断、防治措施，以控制和消灭感染性疾病和与之有关的免疫损伤等疾病，达到保障和提高人类健康水平的目的。

在医药工业方面，有许多抗生素是微生物的代谢产物。也可选用微生物来制造一些维生素、辅酶、ATP 等药物。

第一节
细菌

细菌（bacterium）是属原核生物界的一种单细胞微生物，有广义和狭义两种范畴。广义上泛指各类原核细胞型微生物，包括细菌、放线菌、支原体、衣原体、立克次体、螺旋体。狭义上则专指其中数量最大、种类最多、具有典型代表性的细菌，是本节讨论的对象。它们形体微小，结构简单，具有细胞壁和原始核质，无核仁和核膜，除核糖体外无其他细胞器。

一、细菌的形态与结构

(一)细菌的形态

细菌按其外形,主要有球菌、杆菌和螺形菌三大类。多数球菌(coccus)直径在 1μm 左右,外观呈圆球形或近似球形。如双球菌(diplococcus)、链球菌(streptococcus)、葡萄球菌(staphylococcus)等;不同杆菌(bacillus)的大小、长短、粗细很不一致。有的常呈分支生长趋势,称为分枝杆菌(mycobacterium);有的末端常呈分叉状,称为双歧杆菌(bifidobacterium);螺形菌(spiral bacterium)菌体弯曲,只有一个弯曲,呈弧形或逗号状称为弧菌(vibrio),如霍乱弧菌;有数个弯曲称为螺菌(spirillum),如鼠咬热螺菌;也有的菌体细长弯曲呈弧形或螺旋形,称为螺杆菌(helicobacterium),如幽门螺杆菌。

细菌体小、半透明,经染色后才能观察得比较清楚。染色法是染色剂与细菌细胞质的结合。染色法有多种,最常用最重要的分类鉴别染色法是革兰染色法(Gram stain)。此法是将标本固定后,先用碱性染料结晶紫初染,经碘液媒染后用 95%乙醇处理,有些细菌被脱色,有些不能。最后用稀释复红或沙黄复染。此法可将细菌分为两大类:不被乙醇脱色仍保留蓝紫色者为革兰阳性菌,被乙醇脱色后复染成浅红色者为革兰阴性菌。革兰染色法在鉴别细菌、选择抗菌药物、研究细菌致病性等方面都具有极其重要的意义。

(二)细菌的结构

细菌虽小,但仍具有一定的细胞结构和功能。细胞壁、细胞膜、细胞质和核质等是各种细菌都有的,是细菌的基本结构;荚膜、鞭毛、菌毛、芽孢仅为某些细菌所具有,为其特殊结构。

1. 细菌的基本结构

(1)细胞壁 除了支原体外,几乎所有细菌都有细胞壁。它是细菌细胞最外一层坚韧并富有弹性的外被,组成较复杂,并随不同细菌而异。它赋予细菌细胞以强度和形状,其主要功能是维持菌体固有的形态,并保护细菌抵抗低渗环境。细菌细胞质内有高浓度的无机盐和大分子营养物质,其渗透压高达 5~25kPa。由于细胞壁的保护作用,使细菌能承受内部巨大的渗透压而不会破裂,并能在相对低渗的环境下生存。细胞壁上有许多小孔,参与菌体内外的物质交换。菌体表面带有多种抗原表位,可以诱发机体的免疫应答。用革兰染色法可将细菌分为两大类,即革兰阳性菌和革兰阴性菌。两类细菌细胞壁的共有组分为肽聚糖,但各自有其特殊组分。

① 肽聚糖 是一类复杂的多聚体,是细菌细胞壁中的主要组分,革兰阳性菌的肽聚糖由聚糖骨架、四肽侧链和五肽交联桥三部分组成,革兰阴性菌的肽聚糖仅由聚糖骨架和四肽侧链两部分组成。各种细菌细胞壁的聚糖骨架均相同,由 N-乙酰葡糖胺和 N-乙酰胞壁酸交替间隔排列,经 β-1,4 糖苷键联结而成。为原核细胞所特有,又称为黏肽、糖肽或胞壁质。

② 革兰阳性菌细胞壁特殊组分 革兰阳性菌的细胞壁较厚(20~80nm),除含有 15~50 层肽聚糖结构外,大多数尚含有大量的磷壁酸(teichoic acid)。

此外,某些革兰阳性菌细胞壁表面尚有一些特殊的表面蛋白质,如金黄色葡萄球菌的 A 蛋白、A 群链球菌的 M 蛋白等。

③ 革兰阴性菌细胞壁特殊组分 革兰阴性菌细胞壁较薄,但结构较复杂。除含有 1~2 层的肽聚糖结构外,尚有其特殊组分外膜(outer membrane),约占细胞壁干重的 80%。外膜由脂蛋白、脂质双层和脂多糖三部分组成,脂多糖即为革兰阴性菌的内毒素。

　　革兰阳性和阴性菌细胞壁结构显著不同（表4-1），导致这两类细菌在染色性、抗原性、致病性及对药物的敏感性等方面有很大差异。

表 4-1　革兰阳性菌与阴性菌细胞壁结构比较

细 胞 壁	革兰阳性菌	革兰阴性菌
强度	较坚韧	较疏松
厚度	厚，20～80nm	薄，10～15nm
肽聚糖层数	多，可达50层	少，1～2层
肽聚糖含量	多，占细胞壁干重50%～80%	少，占细胞壁干重5%～20%
特殊成分	磷壁酸	外膜（LPS）

　　（2）细胞膜或称胞质膜　位于细胞壁内侧，紧包着细胞质。厚约7.5nm，柔韧致密，富有弹性，占细胞干重的10%～30%。细菌细胞膜的结构与真核细胞基本相同，由磷脂和多种蛋白质组成，但不含胆固醇。细胞膜的功能有：选择性控制细胞膜内外的营养物质及代谢产物的转运；细菌的电子转运与氧化磷酸化、合成细菌细胞壁及壁外各种附属结构在此进行；营养物质被胞外酶消化后在此吸收，是细菌的产能基地；细胞膜上有多种抗生素的作用点等。

　　（3）细胞质　细胞膜包裹的溶胶状物质为细胞质或称原生质，其主要成分有水、蛋白质、脂类、核酸及少量糖和无机盐，其中含有许多重要结构。细胞质是细菌的内环境，含有丰富的酶类，是细菌合成和分解代谢的主要场所。

　　（4）核质　细菌是原核细胞，不具成形的核。细菌的遗传物质称为核质或拟核，集中于细胞质的某一区域，多在菌体中央，无核膜、核仁和有丝分裂器；因其功能与真核细胞的染色体相似，故习惯上亦称之为细菌的染色体。

2. 细菌的特殊结构

　　荚膜是某些细菌在其细胞壁外包绕一层黏液性物质，用理化方法去除后并不影响菌细胞的生命活动。鞭毛是许多细菌（弧菌和螺菌，约半数的杆菌和个别球菌）在菌体上附有细长并呈波状弯曲的丝状物，少仅1～2根，多者达数百，是细菌的运动器官。菌毛是许多革兰阴性菌和少数革兰阳性菌菌体表面存在的一种比鞭毛更细、更短而直硬的丝状物。菌毛蛋白具有抗原性，其编码基因位于细菌的染色体或质粒上。芽孢为某些细菌在一定的环境条件下，在其菌体内部形成一个圆形或卵圆形小体，是对不良环境有极强抗性的休眠体，以别于真菌在菌体外部形成的孢子。产生芽孢的细菌都是革兰阳性菌，重要的有芽孢杆菌属（炭疽芽孢杆菌等）和梭菌属（破伤风梭菌等）。正因为芽孢对各种有害因素的抵抗力强，不容易被杀死，故在灭菌时都以杀死芽孢作为灭菌指标。普通的芽孢在121℃下可耐受12min左右，由此规定了培养基的灭菌指标为121℃、20min。

二、细菌的生理

　　细菌的生理活动包括摄取和合成营养物质，进行新陈代谢及生长繁殖。细菌的细胞壁和细胞膜都有半透性，允许水及部分小分子物质通过，有利于吸收营养和排出代谢产物。细菌体内含有高浓度的营养物质和无机盐，一般革兰阳性菌的渗透压高达20～25kPa，革兰阴性菌为5～6kPa。细菌所处一般环境相对低渗，但有坚韧细胞壁的保护不致崩裂。若处于比细菌内渗透压更高的环境中，菌体内水分逸出，胞质浓缩，细菌就不能生长繁殖。

（一）细菌的营养物质及转运方式

细菌需要不断地从外界吸收其细胞生长繁殖所需的各类营养物质，根据细菌生长代谢所需营养物质主要元素成分在细菌生长繁殖中的生理功能不同，可将细菌的营养物质划分为碳源、氮源、无机盐、生长因子和水五类。

碳源主要用于合成细菌的含碳物质及其细胞骨架，并为细菌的生长繁殖提供能量。氮源主要为细菌细胞合成生命大分子物质如蛋白质、核酸提供氮素，个别类型的细菌能利用氨基酸、铵盐或硝酸盐同时作为氮源和能源。无机盐主要包括氯化物、硫酸盐、磷酸盐、碳酸盐以及含有钾、钠、钙、镁、铁等元素的化合物，主要功能有：作为酶或辅酶的组成部分；作为酶的调节剂参与调节酶的活性；调节并维持细菌细胞内的渗透压、氧化还原电位；可以作为一些特殊细菌的能源；维持生物大分子和细胞结构的稳定性。生长因子是指细菌细胞本身不能合成或合成量不足、必须借助外源方可满足细菌生长的营养因子，主要有维生素、氨基酸及各类碱基（嘌呤、嘧啶）等。水是维持细菌细胞结构和生存必不可少的一种重要物质，主要功能有：作为细胞的组成成分，如结合水；为细胞代谢提供液体介质环境，如营养物质的运输；以分子态直接参与代谢，如加水反应和脱水反应；能有效降低细菌细胞内温度，使细胞内的各种生物化学反应都能在适宜的温度下进行；维持蛋白质、核酸等大分子的天然构象稳定，以发挥正常的生物学效应。

细菌营养物质的吸收和代谢产物的排泄都是借助细菌细胞壁和细胞膜的结构及功能完成的，其转运方式包括简单扩散、易化扩散、主动转运和基团转移。

（二）细菌的生长繁殖

细菌的生长繁殖表现为细菌的组分和数量的增加。

1. 细菌个体的生长繁殖

细菌一般以简单的二分裂方式进行无性繁殖。在适宜条件下，多数细菌繁殖速度很快。细菌分裂数量倍增所需要的时间称为代时，多数细菌为 20～30min。个别细菌繁殖速度较慢，如结核分枝杆菌的代时达 18～20h。

2. 细菌群体的生长繁殖

细菌生长速度很快，一般细菌约 20min 分裂一次。若按此速度计算，一个细胞经 7h 可繁殖到约 200 万个，10h 后可达 10 亿以上，细菌群体将庞大到难以想象的程度。但事实上由于细菌繁殖中营养物质的逐渐耗竭，有害代谢产物的逐渐积累，细菌不可能始终保持高速度的无限繁殖。经过一段时间后，细菌繁殖速度渐减，死亡细菌数增多，活菌增长率随之下降并趋于停滞。细菌的群体生长繁殖可分为四期。

（1）迟缓期　细菌进入新环境后的短暂适应阶段。该期菌体增大，代谢活跃，为细菌的分裂繁殖合成并积累充足的酶、辅酶和中间代谢产物；但分裂迟缓，繁殖极少。一般为 1～4h。

（2）对数期　又称指数期。细菌在该期生长迅速，活菌数以恒定的几何级数增长，生长曲线图上细菌数的对数呈直线上升，达到顶峰状态。此期细菌的形态、染色性、生理活性等都较典型，对外界环境因素的作用敏感。因此，研究细菌的生物学性状（形态染色、生化反应、药物敏感试验等）应选用该期的细菌。一般细菌对数期在培养后的 8～18h。

（3）稳定期　由于培养基中营养物质消耗，有害代谢产物积聚，该期细菌繁殖速度渐减，死亡数逐渐增加，细菌形态、染色性和生理性状常有改变。一些细菌的芽孢、外毒素和抗生素等代谢产物大多在稳定期产生。

（4）衰亡期　稳定期后细菌繁殖越来越慢，死亡数越来越多，并超过活菌数，生理代谢活动也趋于停滞。

（三）合成代谢产物及其医学上的意义

细菌利用分解代谢中的产物和能量不断合成菌体自身成分，如细胞壁、多糖、蛋白质、脂肪酸、核酸等，同时还合成一些在医学上具有重要意义的代谢产物。

① 热原　或称致热原，是细菌合成的一种注入人体或动物体内能引起发热反应的物质。产生热原的细菌大多是革兰阴性菌，热原即为其细胞壁的脂多糖。

② 毒素　细菌产生外毒素和内毒素两类毒素，在细菌致病作用中尤为重要。外毒素是多数革兰阳性菌和少数革兰阴性菌在生长繁殖过程中，由活菌合成并释放到菌体外，对热敏感的蛋白质；内毒素是革兰阴性菌细胞壁的脂多糖，当菌体死亡崩解后游离出来，对热抵抗的非蛋白质成分。外毒素毒性强于内毒素，尤其是肉毒毒素，毒性比氰化钾强1万倍，纯化结晶肉毒毒素1mg能杀死2000万只小鼠。外毒素一般具有很强的免疫原性，经0.3%～0.4%甲醛脱毒后，成为类毒素。外毒素和内毒素的区别见表4-2。

③ 抗生素　是指某些微生物代谢过程中产生的能抑制或杀死某些微生物或肿瘤细胞的物质，大多由放线菌和真菌产生。

④ 维生素　细菌能合成某些维生素，除了供细菌自身生长外，还能分泌到周围环境中。如人体肠道内的大肠埃希菌，合成的B族维生素和维生素K可被人体吸收利用。

表4-2　外毒素和内毒素的区别

区别项目	外毒素	内毒素
微生物	革兰阳性菌和革兰阴性菌	革兰阴性菌
存在部位	从活菌分泌出，少数菌崩解后释出	细胞壁组分，菌裂解后释出
化学性质	蛋白质	脂多糖
热稳定性（100℃）	不稳定，60～80℃30min被破坏	稳定，160℃2～4h才被破坏
抗原性	强，刺激机体产生抗毒素；甲醛液处理脱毒形成类毒素	弱，刺激机体产生的中和抗体作用弱；甲醛液处理不形成类毒素
毒性作用	强，对组织器官有选择性毒性，引起特殊临床表现	较弱，各菌的毒性效应大致相同，引起发热、白细胞增多、微循环障碍、休克、DIC等全身反应

1. 在医学中的应用

细菌培养对疾病的诊断、预防、治疗和科学研究都具有重要的作用。

（1）感染性疾病的病原学诊断　明确感染性疾病的病原菌必须取病人有关标本进行细菌分离培养、鉴定和药物敏感试验，其结果可指导临床用药。

（2）细菌学的研究　有关细菌生理、遗传变异、致病性和耐药性等研究都离不开细菌的培养和菌种的保存等。

（3）生物制品的制备　供防治用的疫苗、类毒素、抗毒素、免疫血清及供诊断用的菌液、抗血清等均来自培养的细菌或其代谢产物。

2. 在工农业生产中的应用

细菌培养和发酵过程中多种代谢产物在工农业生产中有广泛用途，可制成抗生素、维生素、氨基酸、有机溶剂、酒、酱油、味精等产品。细菌培养物还可生产酶制剂，处理废水和垃圾，制造菌肥和农药等。

3. 在基因工程中的应用

将带有外源性基因的重组 DNA 转化给受体菌，使其在菌体内能获得表达。细菌操作方便，容易培养，繁殖快，基因表达产物易于提取纯化，故可以大大地降低成本。如应用基因工程技术已成功地制备了胰岛素、干扰素、乙型肝炎疫苗等。

三、细菌的感染与免疫

细菌侵入宿主机体后，在一定部位进行生长繁殖、释放毒性物质等引起不同程度的病理过程，称为细菌的感染或传染。能使宿主致病的为致病菌或病原菌，不能造成宿主感染的为非致病菌或非病原菌。这一概念并非绝对的，有些细菌在正常情况下并不致病，但当在某些条件改变的特殊情况下可以致病，这类菌称为条件致病菌或机会致病菌。

抗感染免疫是指微生物入侵宿主后，宿主免疫系统产生抗感染免疫应答，以抑制或避免微生物的致病作用。微生物对机体的感染和机体对微生物的抗感染免疫这一对矛盾力量的消长决定着疾病的发生、发展与结局。

（一）正常菌群与机会致病菌

1. 正常菌群

是指正常寄居在宿主体内，对宿主无害而有利的微生物的总称。正常人的体表和与外界相通的腔道表面都寄居着不同种类和数量的微生物。

正常菌群对宿主具有以下生理学作用。①生物拮抗作用：正常菌群寄居在宿主体内可以妨碍或抵御致病性微生物的侵入与繁殖，对宿主起着保护作用。②营养作用：对宿主摄入的营养物质进行代谢，形成一些有利于宿主吸收、利用的物质。③免疫作用：正常菌群作为抗原可促进宿主免疫器官的发育，刺激免疫系统的成熟与免疫应答。产生的免疫物质对具有交叉抗原组分的致病菌有抑制或杀灭作用。④抗衰老作用：正常菌群的维持，对人体的健康和长寿有益。

2. 机会致病菌

当正常菌群与宿主间的生态平衡失调时，一些正常菌群会成为机会致病菌引起宿主发病，如正常菌群的寄居部位发生改变，可引起变化部位的感染。此外，宿主免疫功能低下时，使一些正常菌群在原寄居部位能穿透黏膜等屏障，引起局部组织或全身性感染。

（二）细菌的致病作用

细菌能引起感染的能力称为致病性或病原性。细菌的致病性是对特定宿主而言，有的只对人类有致病性，有的只对某些动物有，有的则对人类和动物都有。不同致病菌对宿主可引起不同的病理过程，例如伤寒沙门菌对人类引起伤寒，而结核分枝杆菌引起结核病。因此，致病性是细菌的特征之一。

致病菌的致病性强弱程度称为毒力，即致病性的强度，常采用半数感染量（median infective dose, ID_{50}）或半数致死量（median lethal dose, LD_{50}）作为测定毒力的指标。ID_{50} 是指能引起50%试验动物或组织培养细胞发生感染的微生物数量。LD_{50} 是指能引起 50%的试验动物死亡的微生物数量或毒素剂量。ID_{50} 或 LD_{50} 值越小，则微生物毒力越强。各种致病菌的毒力常不一致，并可随不同宿主而异；即使同种细菌也常因菌型、菌株的不一而有一定的毒力差异。

致病菌的致病机制，除与其毒力强弱有关外；与侵入宿主机体的菌量，以及侵入部位是否合适等都有着密切的关系。

1. 细菌的毒力物质

构成细菌毒力的物质是侵袭力和毒素（外毒素、内毒素），但有些致病菌的毒力物质迄今尚未探明。

致病菌能突破宿主皮肤、黏膜生理屏障，进入机体并在体内定植、繁殖和扩散的能力，称为侵袭力。侵袭力包括荚膜、黏附素和侵袭性物质等。荚膜具有抗吞噬和阻挠杀菌物质的作用，使致病菌能在宿主体内大量繁殖，产生病变。细菌引起感染一般需先黏附在宿主的呼吸道、消化道或泌尿生殖道等黏膜上皮细胞，以免被呼吸道的纤毛运动、肠蠕动、黏液分泌、尿液冲洗等活动所清除。然后，细菌在局部定植、繁殖，产生毒性物质或继续侵入细胞、组织，直至形成感染。

2. 细菌侵入的数量

感染的发生，除致病菌必须具有一定的毒力物质外，还需有足够的数量。菌量的多少，一方面与致病菌毒力强弱有关，另一方面取决于宿主免疫力的高低。一般是细菌毒力愈强，引起感染所需的菌量愈小；反之则需菌量大。例如毒力强大的鼠疫耶氏菌，在无特异性免疫力的机体中，有数个菌侵入就可发生感染；而毒力弱的某些引起食物中毒的沙门菌，常需摄入数亿个菌才引起急性胃肠炎。

3. 细菌侵入的部位

有了一定的毒力物质和足够数量的致病菌，若侵入易感机体的部位不适宜，仍是不能引起感染。例如伤寒沙门菌必须经口进入；脑膜炎奈瑟菌应通过呼吸道吸入；破伤风杆菌的芽孢进入深部创伤，在厌氧环境中才能发芽等。也有一些致病菌的合适侵入部位不止一个，例如结核分枝杆菌，呼吸道、消化道、皮肤创伤等部位都可以造成感染。

（三）宿主的抗感染免疫

宿主的免疫系统具有识别和清除病原菌感染的免疫防御功能。机体对病原微生物及其产物识别后，通过天然免疫机制和获得性免疫机制清除异物，这个过程称为机体的抗感染免疫。

1. 天然免疫

天然免疫也称固有免疫，是在长期进化过程中逐渐建立起来的一系列防御病原微生物等的免疫功能。参与固有免疫的主要有屏障结构（皮肤与黏膜、血脑屏障、胎盘屏障等）、吞噬细胞以及正常体液和组织的免疫成分等。

2. 获得性免疫

获得性免疫也称为适应性免疫，包括体液免疫和细胞免疫两大类，分别由 B 淋巴细胞和 T 淋巴细胞所介导。

（1）体液免疫　体液免疫在抗微生物感染中占有极为重要的地位。体液免疫的效应分子是抗体，其效应作用主要表现在以下几个方面：

① 抑制病原体黏附　黏附于上皮细胞是许多病原体感染发生的第一步，抗体可发挥阻断细菌黏附及阻断病毒吸附敏感细胞的作用。

② 调理吞噬作用　抗体和补体增强吞噬细胞吞噬、杀灭病原体的作用称为调理作用。抗体和补体两者联合作用则效应更强。

③ 中和细菌毒素　机体产生的特异性针对毒素的抗体，称为抗毒素。抗毒素能阻断外毒素与靶细胞上特异性受体结合，使毒素失去毒性作用。

④ 抗体和补体的联合溶菌作用　抗体与相应病原体或受病原体感染的靶细胞结合后，通过经典途径激活补体，补体的攻膜复合体将细菌或受感染的靶细胞溶解。

⑤ 抗体依赖性细胞介导的细胞毒作用　IgG 的 Fc 段与 NK 细胞上 Fc 受体结合，促进 NK 细胞的细胞毒作用，裂解微生物寄生的靶细胞。

(2) 细胞免疫　细胞免疫是 T 细胞介导的免疫应答。细胞免疫的效应细胞主要是细胞毒性 T 细胞 (CTL) 和 CD4$^+$Th1 细胞。当病原体侵入机体后，经抗原提呈加工处理，形成抗原-MHC 分子复合物，提呈给 T 淋巴细胞识别。T 细胞受抗原刺激后，活化、增殖、分化为 CTL。CD8$^+$CTL 是细胞免疫反应的重要效应细胞，可特异性直接杀伤靶细胞。效应 Th1 细胞能分泌 IL-2、IFN-γ 等多种细胞因子，招募免疫活性细胞和吞噬细胞进入病原体侵入部位，围歼病原体及有微生物寄生的感染细胞。

（四）感染的发生与发展

1. 感染源与传播途径

根据感染源来源不同，感染可分为外源性感染和内源性感染。外源性感染的感染源来自宿主体外，包括患者、带菌者、病畜及带菌动物，多由一些毒力较强的病原菌引起。内源性感染源只来自患者体内或体表的细菌所引起的感染。病原体大多为正常菌群内的细菌，常见于临床治疗中大量使用抗生素导致菌群失调及各种原因导致机体免疫功能下降等。

各种感染源经过不同的传播途径在人与人之间、人与环境之间或动物与人体之间引起传播。常见的传播途径有呼吸道、消化道、皮肤黏膜损伤、经节肢动物媒介、性传播等。某些细菌可经多途径传播引起感染，如结核分枝杆菌、炭疽杆菌等可经呼吸道、消化道、皮肤创伤等多途径感染。

2. 感染的类型

感染的发生与发展，是宿主机体同病原菌在一定条件下相互作用和较量的过程，根据双方力量的对比，可将感染分为隐性感染、显性感染和带菌状态等不同类型。

1) 隐性感染

隐性感染是指病原菌侵入机体后不出现临床症状的感染类型。出现隐性感染主要是由于病原菌的致病能力弱、侵入机体病原菌的数量少及机体的抗感染免疫力较强等因素造成的。通过隐性感染，机体可获得某种特异性的免疫力，能抗御相同致病菌的再次感染。结核、白喉、伤寒等常有隐性感染。

2) 显性感染

当机体抗感染的免疫力较弱，或侵入的致病菌数量较多、毒力较强，感染后导致病理改变和临床表现的称显性感染。由于每一病例的宿主体抗病能力和病菌毒力等存在着差异，因此，显性感染又有轻、重、缓、急等不同模式。

(1) 临床上按病情缓急不同，分为：

① 急性感染　发作突然，病程较短，一般是数日至数周。病愈后，致病菌从宿主体内消失。急性感染的致病菌有脑膜炎奈瑟菌、霍乱弧菌、肠产毒素型大肠埃希菌等。

② 慢性感染　病程缓慢，常持续数月至数年。胞内菌往往引起慢性感染，例如结核分枝杆菌、麻风分枝杆菌等。

（2）临床上按感染的部位不同，分为：

① 局部感染　致病菌侵入宿主后，局限在一定部位生长繁殖引起病变的一种感染类型。例如化脓性球菌所致的疖、痈等。

② 全身感染　感染发生后，致病菌或其毒性代谢产物向全身播散引起全身性症状的一种感染类型。临床上常见的有下列几种情况。

毒血症：致病菌侵入宿主体后，只在机体局部生长繁殖，病菌不进入血液循环，但其产生的外毒素入血。外毒素经血到达易感的组织和细胞，引起特殊的毒性症状。例如白喉、破伤风等。

内毒素血症：革兰阴性菌侵入血流，并在其中大量繁殖、崩解后释放出大量内毒素；也可由病灶内大量革兰阴性菌死亡、释放的内毒素入血所致。在严重革兰阴性菌感染时，常发生内毒素血症。

菌血症：致病菌由局部侵入血流，但未在血流中生长繁殖，只是短暂的一过性通过血液循环到达体内适宜部位后再进行繁殖而致病。例如伤寒早期有菌血症期。

败血症：致病菌侵入血流后，在其中大量繁殖并产生毒性产物，引起全身性中毒症状，例如高热、皮肤和黏膜瘀斑、肝脾肿大等。鼠疫耶氏菌、炭疽芽孢杆菌等可引起败血症。

脓毒血症：指化脓性病菌侵入血流后，在其中大量繁殖，并通过血流扩散至宿主体内的其他组织或器官，产生新的化脓性病灶。例如金黄色葡萄球菌的脓毒血症，常导致多发性肝脓肿、皮下脓肿和肾脓肿等。

3）带菌状态

当机体受隐性或显性感染后，病原菌并未很快消失，而是在体内继续存留一段时间，与机体免疫处于相持阶段，称为带菌状态。带菌状态的人称为带菌者。带菌者虽然没有临床症状，但经常会出现间歇性排出病原菌，因而成为感染性疾病中重要的传染源。

四、细菌的遗传与变异

遗传与变异是所有生物的共同生命特征。细菌亦是一种生物，其形态结构、生理代谢、致病性、耐药性、抗原性等性状都是由细菌的遗传物质所决定。遗传使细菌的性状保持相对稳定，且代代相传，使其种属得以保存。另外，在一定条件下，若子代与亲代之间以及子代与子代之间的生物学性状出现差异称变异。变异可使细菌产生新变种，变种的新特性靠遗传得以巩固，并使物种得以发展与进化。

细菌的变异分为遗传性与非遗传性变异，前者是细菌的基因结构发生了改变，如基因突变或基因转移与重组等，故又称基因型变异；后者是细菌在一定的环境条件影响下产生的变异，其基因结构未改变，称为表型变异。基因型变异常发生于个别的细菌，不受环境因素的影响，变异发生后是不可逆的，产生的新性状可稳定地遗传给后代。相反，表型变异易受到环境因素的影响，凡在此环境因素作用下的所有细菌都出现变异，而且当环境中的影响因素去除后，变异的性状又可复原，表型变异不能遗传。

细菌的一些特殊结构，如荚膜、芽孢、鞭毛等也可发生变异。肺炎链球菌在机体内或在含有血清的培养基中初分离时可形成荚膜，致病性强，经传代培养后荚膜逐渐消失，致病性也随之减弱。细菌的毒力变异包括毒力的增强和减弱。无毒力的白喉棒状杆菌常寄居在咽喉部，不致病；当它感染了 β-棒状杆菌噬菌体后变成溶原性细菌，则获得产生白喉毒素的能力，引起白喉。有毒菌株长期在人工培养基上传代培养，可使细菌的毒力减弱或消失。如卡介

（Calmette-Guerin）二氏曾将有毒的牛分枝杆菌在含有胆汁的甘油、马铃薯培养基上，经过 13 年，连续传 230 代，终于获得了一株毒力减弱但仍保持免疫原性的变异株，即卡介苗（BCG）。

细菌对某种抗菌药物由敏感变成耐药的变异称耐药性变异。从抗生素广泛应用以来，细菌对抗生素耐药的不断增长是世界范围内的普遍趋势。金黄色葡萄球菌耐青霉素的菌株已从 1946 年的 14%上升至目前的 80%以上。耐青霉素的肺炎链球菌也达 50%以上，1998 年首次报道粪肠球菌耐万古霉素。有些细菌还表现为同时耐受多种抗菌药物，即多重耐药性（multiple resistance），甚至还有的细菌变异后产生对药物的依赖性，如痢疾志贺菌赖链霉素株，离开链霉素则不能生长。细菌的耐药性变异给临床治疗带来很大的麻烦，并成为当今医学上的重要问题。除了以上几种变异外，细菌的变异还有菌落变异，变异时不仅菌落的特征发生改变，而且细菌的理化性状、抗原性、代谢酶活性及毒力等也发生改变。

细菌遗传变异的实际意义有以下几方面。

① 在疾病的诊断、治疗与预防中的应用。由于细菌的变异可发生在形态、结构、染色性、生化特性、抗原性及毒力等方面，故在临床细菌学检查中不仅要熟悉细菌的典型特性，还要了解细菌的变异规律，只有这样才能去伪存真作出正确的诊断。

② 由于抗生素的广泛应用，临床分离的细菌中耐药株日益增多，更发现有对多种抗生素多重耐药的菌株，以至于感到新药开发研究的速度跟不上细菌耐药性变异的变化。而且有些耐药质粒同时带有编码毒力的基因，使其致病性增强，这些变异的后果给疾病的治疗带来很大的困难。为此，对临床分离的致病菌，必须在细菌药物敏感试验的指导下正确选择用药，不能滥用抗生素。为提高抗生素的疗效，防止耐药菌株的扩散，应考虑合理的联合用药原则，尤其在治疗慢性疾病需长期用药时，除联合使用抗生素外，还要考虑使用免疫调节剂。

③ 为预防传染病的发生，用人工的方法减弱细菌的毒力，用遗传变异的原理使其诱变成保留原有免疫原性的减毒株或无毒株，制备成预防疾病的各种疫苗。目前通过条件选择和基因工程技术来获得新的变异株，用以制备更理想的疫苗。

④ 在流行病学中的应用。近年来的分子生物学分析方法已被用于流行病学调查。

⑤ 在基因工程中的应用。基因工程是根据遗传变异中细菌可因基因转移和重组而获得新性状的原理设计的。目前通过基因工程已能使工程菌大量生产胰岛素、干扰素、各种生长激素、rIL-2 等细胞因子和 rHBs 乙肝疫苗等生物制品，并探索用该技术治疗基因缺陷性疾病等。

五、常见病原性细菌

病原菌的种类繁多，对人类生命健康危害很大，常见病原性细菌及其所致疾病见表 4-3。

表 4-3　常见病原性细菌及其所致疾病

病原微生物		传播途径	所致疾病	治疗药物
类别	菌名			
革兰阳性球菌	葡萄球菌	创口感染、消化道感染、呼吸道感染	疖痈、蜂窝织炎麦粒肿、结膜炎等化脓性炎症、食物中毒	对青霉素、头孢菌素、红霉素敏感；对磺胺类药物中度敏感
革兰阳性球菌	链球菌	皮肤及皮下组织感染、呼吸道感染	伤口感染、淋巴结炎、淋巴管炎、丹毒、扁桃体炎、鼻窦炎、咽炎、产褥感染、猩红热	青霉素+链霉素或庆大霉素
革兰阴性球菌	脑膜炎奈瑟菌	飞沫传染	流行性脑脊髓膜炎	青霉素或磺胺嘧啶
革兰阴性球菌	淋球菌	性传染	淋病	青霉素

续表

病原微生物		传播途径	所致疾病	治疗药物
类别	菌名			
革兰阴性杆菌	大肠杆菌	条件致病菌	一般情况下不致病，当改变寄生部位侵入某些器官时，可导致阑尾炎、胆囊炎、腹膜炎、泌尿系统感染等	庆大霉素
	伤寒杆菌	污染的食物、饮用水经口传染	伤寒、副伤寒	氯霉素
	铜绿假单胞菌	条件致病菌	创面感染、中耳炎、泌尿系统感染等	庆大霉素、多黏菌素 B
	痢疾杆菌	污染的食物、饮用水经口传染	痢疾	氯霉素、黄连素、磺胺类药物
	百日咳杆菌	飞沫传染	百日咳	对四环素、氯霉素敏感
革兰阳性杆菌	白喉杆菌	飞沫、食物传染	白喉	白喉抗毒素与青霉素合用
	破伤风杆菌	创伤感染	破伤风	万古霉素与青霉素合用
	气性坏疽病原菌	伤口感染	气性坏疽	相应抗毒素
分枝杆菌	结核菌素	消化道、呼吸道、皮肤、黏膜感染	肺结核、骨结核、肠结核等	异烟肼、链霉素、利福平、乙胺丁醇等
	麻风杆菌	接触传染	麻风病	氨苯砜、利福平

六、其他病原微生物

1. 支原体

支原体（mycoplasma）是一类没有细胞壁、能离开活细胞独立生活的原核细胞型微生物。对人致病的主要有肺炎支原体、溶脲脲原体。支原体引起人的呼吸道、肺部、尿道以及生殖系统（输卵管和附睾）的炎症。支原体细胞膜含固醇，呈二分裂繁殖，含 DNA 与 RNA。凡能作用于固醇的物质，如两性霉素 B、皂素等能引起支原体细胞膜的破坏而死亡。有的支原体在细胞膜外还有一层由多聚糖构成的荚膜，有毒性，是支原体的一种致病因素。支原体对干扰细胞壁合成的抗生素耐药，但对干扰蛋白质合成的抗生素如强力霉素、氯霉素、交沙霉素、左氧氟沙星、螺旋霉素等敏感。近年来国内应用强力霉素较普遍。1999 年有报道 1/5 的溶脲脲原体与 1/4 人型支原体对强力霉素已产生耐药。耐药株对环丙沙星和氧氟沙星仍敏感。两种支原体对交沙霉素均高度敏感。由于它们大多携带耐四环素基因 tetM，故大多对四环素耐药。支原体感染后，可诱发机体产生体液免疫和细胞免疫。分泌型 IgA 及特异性细胞免疫在防止支原体再感染上有一定作用。

2. 立克次体

立克次体（rickettsia）是一类严格细胞内寄生的原核细胞型微生物，其生物学性状如形态结构、化学组成及代谢方式等方面与细菌类似。

立克次体病多数是自然疫源性疾病，呈世界性或地方性流行，人类感染立克次体主要通过节肢动物如人虱、鼠蚤、蜱或螨的叮咬而传播。由立克次体引起的疾病统称为立克次体病。不同的立克次体所引起的疾病各不相同，主要包括斑疹伤寒、恙虫病和斑点热等。病后可获得较强的免疫力。我国发现的立克次体病主要有斑疹伤寒和恙虫病等。不同种类的立克次体的致病特点有所不同，但其基本病理改变部位在血管，主要病变是血管内皮细胞大量增生，血栓形成以及血管壁有节段性或圆形坏死等。此外，还伴有全身实质性脏器的血管周围广泛性病变，常见于皮肤、心脏、肺和脑。

感染立克次体后，体内可形成抗原抗体免疫复合物，进而加重病理变化及临床症状。严重者可因心、肾衰竭而死亡。

预防立克次体病的重点是控制和消灭其中间宿主以及储存宿主，如灭鼠、杀灭媒介节肢动物，加强个人自身防护，能有效地防止斑疹伤寒、恙虫热、斑点热的流行。氯霉素、四环素类抗生素（包括强力霉素）对各种立克次体均有效，可使病程缩短，病死率明显下降。但病原体彻底清除或病人的健康恢复主要依赖于人体的免疫功能，特别是细胞免疫功能状况。应注意磺胺类药物不能抑制立克次体生长，反而会促进其繁殖作用。

3. 衣原体

衣原体（chlamydia）是一类严格在真核细胞内寄生，有独特发育周期，能通过细菌滤器的原核细胞型微生物。

衣原体的共同特征是：革兰阴性，圆形或椭圆形体；具有细胞壁，但无肽聚糖，其组成与革兰阴性菌相似；有独特的发育周期，仅在活细胞内行二分裂方式繁殖；含有 DNA 和 RNA 两类核酸；有核糖体和较复杂的酶类，能进行多种代谢。但缺乏供代谢所需的能量来源，必须利用宿主细胞的三磷酸盐和中间代谢产物作为能量来源；对多种抗生素敏感。

衣原体广泛寄生于人类、哺乳动物及禽类，仅少数能致病，能引起人类疾病的衣原体主要有沙眼衣原体、肺炎嗜衣原体和鹦鹉热嗜衣原体。目前在发达国家中，由衣原体感染所致的性传播疾病增加很快，生殖道感染的发病率已超过淋病奈瑟菌感染，成为最常见的性传播疾病。

人类感染衣原体后出现的衣原体病主要有沙眼、包涵体结膜炎、泌尿生殖道感染（非淋菌性尿道炎、宫颈炎等）、性病淋巴肉芽肿以及肺炎等。

机体感染衣原体后，体内能产生特异性的细胞免疫和体液免疫。但这种免疫力不强，因此易造成持续感染和反复感染。此外，机体也可能出现由Ⅳ型超敏反应造成的免疫病理损伤现象，如性病淋巴肉芽肿等。治疗药物可选用磺胺、红霉素、诺氟沙星等。

4. 螺旋体

螺旋体（spirochete）是一类细长、柔软、螺旋状、运动机理独特的原核单细胞型微生物。其基本结构与细菌相似，例如有细胞壁、原始核质，以二分裂方式繁殖和对抗生素等药物敏感等。因此，分类学上划归广义的细菌范畴。对人和动物致病的螺旋体有 3 个属，即密螺旋体属、疏螺旋体属和钩端螺旋体属。有些螺旋体引起梅毒、回归热、慢性游走性红斑和钩端螺旋体病等。

（1）苍白密螺旋体苍白亚种　俗称梅毒螺旋体。自然情况下，苍白密螺旋体苍白亚种只感染人类，人是梅毒的唯一传染源。梅毒有先天性和获得性两种，前者从母体通过胎盘传染胎儿，后者主要经性接触传播。梅毒的免疫是感染性免疫，即有苍白亚种螺旋体感染时才有免疫力，一旦螺旋体被杀灭，其免疫力亦随之消失。对青霉素、四环素、红霉素或砷剂均敏感。

（2）回归热疏螺旋体　回归热是由多种疏螺旋体引起的急性传染病。其临床特点为骤起骤退的高热，全身肌肉酸痛，1 次或多次复发，肝、脾肿大，重症可出现黄疸和出血倾向。流行性回归热主要通过人体虱在人类中传播。当虱吸吮病人血液后，螺旋体从中肠进入血淋巴大量繁殖，不进入唾液或卵巢。人被虱叮咬后，因抓痒将虱压碎，螺旋体经皮肤创伤进入人体。螺旋体在人血流中大量繁殖，数量可高达 10 万条/mm^3。患者高热，持续 3～4 天后，热退；隔 1 周左右，又高热。如此反复发作 3～9 次，亦有多达 14 次者。其机制是螺旋体外膜蛋白易发生变异之故。回归热宜用青霉素等药物及早予以彻底治疗。

（3）钩端螺旋体属　钩端螺旋体具有类似细菌外毒素和内毒素的致病物质。我国已从50多种动物中检出有致病性钩端螺旋体，其中以鼠类和猪为主要储存宿主，蛇、鸡、鸭、鹅、蛙、兔等亦可能是储存宿主。

动物感染钩端螺旋体后，大多呈隐性感染，不发病。但在肾脏中长期存在，持续随尿排菌，污染水源和土壤。人类与污染的水或土壤接触而受感染。钩端螺旋体侵袭力很强，能通过微小创口甚至完整皮肤、黏膜等侵入人体；钩端螺旋体也可通过胎盘垂直感染胎儿，导致流产；偶有经哺乳传给婴儿或吸血昆虫传播。钩端螺旋体病的特点是起病急、高热、乏力、全身酸痛、眼结膜充血、腓肠肌压痛、表浅淋巴结肿大等。

钩端螺旋体病是一种人畜共患病，要做好防鼠、灭鼠工作，以及加强对带菌家畜的管理。钩端螺旋体对青霉素敏感。在湿土或水中可存活数月，这在传播上有重要意义。在常年流行地区，对易感人群和与疫水接触者宜接种包含当地流行株在内的多价钩端螺旋体疫苗。目前沿用的是多价全细胞死疫苗，只要疫苗株的血清型与流行株一致，即有肯定预防效果。但因接种量大、接种需多次，而全菌中带有免疫预防无关的组分，因而有副反应较大等不足。为此，国内外均在研究新一代的钩端螺旋体疫苗。

5. 放线菌

放线菌是一大类微生物，广泛分布于自然界，种类较多，大多数不致病。致病性放线菌主要为放线菌属和诺卡菌属中的菌群。

放线菌属（*Actinomyces*）正常寄居在人和动物口腔、上呼吸道、胃肠道和泌尿生殖道，大多属正常菌群。致病的有衣氏放线菌（*A.israelii*）、牛放线菌（*A.bovis*）、内氏放线菌（*A.naeslundii*）、黏液放线菌（*A.viscous*）和龋齿放线菌（*A.odontolyticus*）等。其中对人致病性较强的主要为衣氏放线菌。放线菌主要引起内源性感染，一般不在人之间及人与动物间传播。放线菌在机体抵抗力减弱、口腔卫生不良、拔牙或外伤时引起内源性感染，导致软组织的化脓性炎症。若无继发感染大多呈慢性无痛性过程，并常伴有多发性瘘管形成，排出硫黄样颗粒为其特征，称为放线菌病。

根据感染途径和涉及的器官临床分为面颈部、胸部、腹部、盆腔和中枢神经系统等感染。放线菌与龋齿和牙周炎有关，细菌对食物中糖类的分解产酸腐蚀釉质，形成龋齿。细菌并能进一步引起齿龈炎和牙周炎。

注意口腔卫生、牙病早日修补是预防的主要方法。患者的脓肿和瘘管应进行外科清创处理，同时应用大剂量青霉素较长时间治疗。甲氧苄氨嘧啶-磺胺甲基异噁唑（TMP-SMZ）有高效，亦可用克林达霉素、红霉素或林可霉素等治疗。

第二节

病毒

病毒（virus）是一类体积微小、结构简单的非细胞型微生物。病毒形态极其微小，只有在电子显微镜下才能观察到，一般能通过细菌滤器；化学组成简单，主要是核酸和蛋白质；只含一种核酸，DNA或RNA；无细胞结构，仅为核酸包于蛋白质外壳中的病毒粒子；缺乏独立代谢能力；繁殖方式独特，只能在活细胞内利用宿主细胞的代谢机器，通过核酸复制和蛋白质合成，然后再装配的方式进行繁殖；具有双重存在形式，时而在活细胞内进行寄生，时而在细胞外以大分子颗粒状态存在；对一般抗生素不敏感，而对干扰素敏感。

一、病毒的形态结构与基本特性

（一）病毒的形态结构

病毒的形态多种多样，多数病毒呈杆状、球状或近似球状，少数可为子弹状、砖块状，噬菌体可呈蝌蚪状。病毒体的基本结构是由核心和衣壳构成的核衣壳。核心位于病毒体的中心，主要成分为核酸。构成病毒的基因组（genome），是决定病毒遗传、变异和复制的物质。核酸外包有蛋白衣壳（capsid），不仅起保护病毒核酸的作用，还能介导病毒进入宿主细胞并具有抗原性。衣壳是由一定数量的壳粒（capsomere）所组成。

（二）病毒的基本特性

1. 病毒的两种形式

病毒具有细胞外和细胞内两种形式。在细胞外，病毒是含有核酸，核酸外被蛋白质围绕，偶尔还含有其他成分的亚显微颗粒。在这种细胞外状态下，病毒颗粒或称作病毒粒子没有自主代谢，也没有呼吸和生物合成功能。当进入细胞时，病毒粒子的作用是从产生病毒粒子的细胞中携带病毒核酸到另外的可以让病毒核酸进入的细胞中去，细胞内状态就开始了。在细胞内状态中，病毒发生复制，形成了病毒的基因组并合成了病毒衣壳的组分。一种病毒基因组进入宿主细胞内进行复制，这一过程就称为感染。可被病毒感染并在其中进行复制的细胞叫做宿主。病毒为了自己的复制可以反过来指导宿主的代谢。

2. 病毒的干扰现象

两种病毒感染同一种细胞或机体时，常常发生一种病毒抑制另一种病毒复制的现象，称为干扰现象（vrial interference）。干扰现象可发生在异种、同种、同型病毒，也可发生于灭活病毒和活病毒感染同一宿主。

病毒间的干扰现象可终止感染，使机体康复。机体感染毒力较弱的呼吸道病毒后，一段时间内对一些病毒不易感染，因此干扰现象属于机体非特异性免疫的一部分。若给机体注入病毒减毒活疫苗，可阻止毒力较强的病毒感染。在使用各种病毒疫苗时要注意避免发生干扰现象，以免影响疫苗的免疫效果。

二、病毒增殖的一般特点和病毒增殖的步骤

（一）病毒增殖的特点

病毒的增殖（virus multiplication）不同于其他微生物的繁殖。病毒增殖的特点是：无生长过程；不是以二分裂方式繁殖；由病毒基因组的核酸指令宿主细胞复制大量病毒核酸，继而合成大量病毒蛋白质，最后装配形成大量子病毒，并自宿主细胞中释放出来。

（二）病毒增殖的步骤

病毒在易感活细胞内增殖是以其基因为模板，借 DNA 多聚酶或 RNA 多聚酶以及其他必要因素，指令细胞停止合成细胞的蛋白质与核酸，转为复制病毒的基因组，转录、转译出相

应的病毒蛋白，最终释放出子代病毒。这一过程称为一个复制周期。现将这一连续过程分成吸附和穿入、脱壳、生物合成、装配与释放四个步骤介绍，以双链DNA病毒为例。

1. 吸附和穿入

病毒需先吸附于易感细胞后方可穿入。吸附（absorption）主要是通过病毒的包膜或无包膜病毒衣壳表面的配体位点与细胞表面的特异受体结合所介导。体外培养细胞的受体不一定与体内组织或细胞的受体相同。研究显示，各种病毒的受体不同，而且病毒可有不止一种细胞受体，还有不少病毒受体尚未被确定。病毒体吸附于宿主细胞膜上，可通过数种方式穿入（penetration）。有包膜的病毒多数通过包膜与宿主细胞膜融合后进入细胞，然后将核衣壳释放入细胞质内。无包膜病毒一般是通过细胞膜以胞饮方式将该衣壳吞入。

2. 脱壳

病毒在细胞内必须脱去衣壳，其核酸方可在宿主细胞中发出指令。多数病毒在穿入时已在细胞的溶酶体酶作用下脱壳并释放出病毒的基因组。少数病毒的脱壳过程较复杂。这些病毒往往是在脱衣壳前，病毒的酶已在起转录mRNA的作用。

3. 生物合成

早期病毒基因组在细胞内进行转录、转译需先合成非结构蛋白质，即必需的复制酶和转录、转译一些抑制细胞核酸与蛋白质合成的酶，以阻断宿主细胞的正常代谢。然后根据病毒基因组指令，复制病毒的核酸，合成结构蛋白质与一系列的非结构蛋白质。这一阶段并无完整病毒可见，也不能用血清学检测出病毒的抗原，因此曾被称为隐蔽期。

4. 装配与释放

根据病毒的种类不同，在细胞内复制出子代病毒的核酸与蛋白质，在宿主细胞内装配的部位也不同，除痘病毒外，DNA病毒均在细胞核内组装，大多数RNA病毒则是在细胞质内组装。无包膜病毒装配成的核衣壳即为成熟的病毒体；有包膜的病毒，装配成核衣壳后以出芽方式释放，释放时可包有核膜或胞质膜而为成熟病毒体。包膜上的脂类来自细胞，可随在不同细胞内增殖而有所不同，但包膜的蛋白（包括糖蛋白）则由病毒编码，故具有病毒的特异性与抗原性。

（三）病毒的分类

病毒一般采用一种非系统的、多原则的、分等级的分类法。2011年国际病毒分类委员会将病毒分为94个科，22个亚科，395个属。病毒分类的依据有核酸的类型与结构、病毒体的形状和大小、衣壳对称性和壳粒数目、有无包膜以及病毒对理化因素的敏感性、抗原性、生物学特性如繁殖方式、宿主范围、传播途径和致病性等。根据病毒结构可将病毒分为DNA病毒和RNA病毒（表4-4、表4-5）。

表 4-4　DNA 病毒分科及重要病毒

病 毒 科 名	分类的主要特点	主 要 成 员
痘病毒科	dsDNA，有包膜	天花病毒、痘苗病毒、猴痘病毒、传染性软疣病毒
疱疹病毒科	dsDNA，有包膜	单纯疱疹病毒Ⅰ型和Ⅱ型，水痘-带状疱疹病毒，EB病毒，巨细胞病毒，人疱疹病毒6、7、8型
腺病毒科	dsDNA，有包膜	腺病毒
嗜肝病毒科	dsDNA，复制过程有逆转录	乙型肝炎病毒
乳多空病毒科	dsDNA，环状，无包膜	乳头瘤病毒
小DNA病毒科	+ssDNA，无包膜	细小B19病毒、腺病毒伴随病毒

表 4-5 RNA 病毒分科及重要病毒

病 毒 科 名	分类的主要特点	主 要 成 员
副黏膜病毒科	-ssRNA，不分节，有包膜	副流感病毒、仙台病毒、麻疹病毒、腮腺炎病毒、呼吸道合胞病毒
正黏病毒科	-ssRNA，分节，有包膜	流感病毒 A、B、C 型
逆转录病毒科	两条相同的+ssRNA，不分节，有包膜	HIV、HTLV
小 RNA 病毒科	+ssRNA，不分节，无包膜	脊髓灰质炎病毒（Poliovirus），ECHOV，柯萨奇病毒（Coxsackievirus）
冠状病毒科	+ssRNA，不分节，有包膜	冠状病毒
沙粒病毒科	-ssRNA，分节，有包膜	拉沙热病毒、塔卡里伯病毒、淋巴细胞性脉络丛脑膜炎病毒
弹状病毒科	-ssRNA，不分节，有包膜	狂犬病毒、水疱口炎病毒
纤丝病毒科	-ssRNA，不分节，有包膜	埃博拉病毒、马堡病毒

卫星病毒和类病毒是一些新的非寻常病毒的致病因子。比病毒还小，结构更简单，称为亚病毒。

（1）卫星病毒 多数与植物病毒相关，少数与噬菌体或动物病毒相关。如腺病毒的卫星病毒（dependovirus）。卫星病毒可分为两大类，一类可编码自身的衣壳蛋白，另一类为卫星病毒 RNA 分子（也曾被称为 virusoid），需利用辅助病毒的蛋白衣壳。其特点为，是 500～2000 个核苷酸的单链 RNA，与缺陷病毒不同，表现为与辅助病毒基因组间无同源性；复制时常干扰辅助病毒的增殖。

（2）类病毒 是裸露的、很小的杆状 RNA 分子，由 200～400 个核苷酸组成，有二级结构，无包膜或衣壳。在细胞核内增殖，利用宿主细胞的 RNA 多聚酶 II 进行复制。

目前认为丁型肝炎病毒是一种特殊的嵌合分子，具有部分卫星病毒及部分类病毒的特性。

三、病毒的感染与免疫

病毒侵入宿主，然而其致病作用则主要是在易感细胞中增殖的过程，即病毒感染。病毒性疾病与病毒感染是两个相关但又不相同的概念，其实质是病毒与机体、病毒与易感细胞之间的相互作用过程。

（一）病毒感染的传播方式

病毒感染的传播方式分为水平传播和垂直传播。前者是指病毒在人群中不同个体之间的传播，也包括从动物到人的传播。其传播途径有呼吸道、消化道、皮肤黏膜和血液、生殖道等。后者是指病毒从宿主的亲代向子代的传播方式，主要通过胎盘、产道或乳汁传播。已知的 10 多种病毒如风疹病毒、乙型肝炎病毒（HBV）、巨细胞病毒、人类免疫缺陷病毒（HIV）等，可引起先天畸形、流产、死胎等。

（二）病毒感染的类型

根据有无症状，病毒感染可分为隐性感染与显性感染；根据病毒在机体内感染、滞留的时间，病毒感染可分为急性感染和持续性感染。而持续性感染又可分为慢性感染、潜伏性感染及慢发病毒感染。

1. 隐性感染与显性感染

隐性感染（inapparent infection）是指病毒进入机体后不引起临床症状的感染（又称亚临床感染）。隐性感染者虽不出现临床症状，但病毒可在体内增殖并向外界排泄，成为重要的传染源，称为病毒携带者。

显性感染（apparent infection）是病毒进入机体大量增殖，造成细胞破坏和组织损伤，出现临床症状。

2. 急性感染

急性感染（acute infection）是病毒入侵机体后，潜伏期短，发病急，宿主出现症状后数天或数周内病毒被清除，且获得特异性免疫力。

3. 持续性感染

持续性感染（persistent viral infection）是病毒感染中的一种重要类型。在这类感染中，病毒可在机体内持续数月至数年甚至数十年。可出现症状，也可不出现症状而成为长期带病毒，引起慢性进行性疾病，并可成为重要的传染源。此外也可引发自身免疫病或与肿瘤发生相关。持续性病毒感染的致病机制不同，而且临床表现各异。根据患者的疾病过程和动物实验与细胞培养中的表现，可大致分为三种。

（1）慢性感染（chronic infection）　显性或隐性感染后，病毒未完全清除，可持续存在于血液或组织中并不断排出体外，可出现症状，也可无症状。在慢性感染全过程中病毒可被分离培养或检测，例如巨细胞病毒、EB 病毒所致的慢性感染及慢性乙型肝炎、人类免疫缺陷病毒感染等。

（2）潜伏性感染（latent infection）　经隐性或显性感染后，病毒基因存在于一定的组织或细胞中，但并不能产生有感染性的病毒体，在某些条件下病毒可被激活而急性发作。急性发作期可以检测出病毒的存在。例如单纯疱疹病毒感染后，在三叉神经节中潜伏，此时机体既无临床症状也无病毒排出；以后由于机体劳累或免疫功能低下等因素影响，潜伏的病毒被激活后沿感染神经到达皮肤、黏膜，发生单纯疱疹。

（3）慢发病毒感染（slow virus infection）　较为少见但后果严重。病毒感染后有很长的潜伏期，既不能分离出病毒也无症状。有些慢发病毒感染是由寻常的病毒所引起，如儿童期感染麻疹病毒恢复后，经过十余年后可发生亚急性硬化性脑炎（SSPE）。

（三）病毒感染的致病机制

1. 病毒感染对宿主细胞的直接作用

（1）杀细胞效应（cytocidal effect）　病毒在宿主细胞内复制成熟后，在很短时间内一次释放大量子代病毒，细胞被裂解而死亡。主要见于无包膜、杀伤性强的病毒，如脊髓灰质炎病毒。病毒在增殖过程中不仅可阻断细胞的核酸与蛋白质的合成，使细胞的新陈代谢功能紊乱造成细胞病变或死亡。病毒感染还常引起细胞溶酶体膜的通透性增高，释放其中的水解酶引起细胞自溶。发生溶细胞型感染的病毒多数引起急性感染。

（2）稳定状态感染　有包膜的病毒（如流感病毒、疱疹病毒等）以出芽方式释放子代病毒，因其过程相对缓慢，所致病变相对也较轻，因此细胞在短时间内并不立即被溶解与死亡。由于这类病毒感染常是以出芽方式释放子代病毒，细胞膜常发生一定的变化。当细胞膜表面的病毒蛋白具有融合膜的生物活性时，数个细胞间的细胞膜可互相融合而形成多核巨细胞，具有病理学特征。受病毒感染的细胞经过不断大量释放子代病毒后以及在机体的免疫因子介导下，细胞最终仍不免死亡。

（3）细胞凋亡　细胞凋亡是由宿主细胞基因所指令发生的一种生物学过程。当细胞受到诱导因子作用激发并将信号传导入细胞内部，细胞的死亡基因被激活后，细胞膜出现鼓泡、细胞核浓缩、染色体 DNA 被降解，在凝胶电泳时出现阶梯式的 DNA 条带。已证实在有些病毒感染细胞后（如人类免疫缺陷病毒、腺病毒等）或直接由感染病毒本身，或由病毒编码蛋白间接地作为诱导因子可引发细胞凋亡。

（4）细胞转化　有少数病毒感染细胞后不仅不抑制细胞 DNA 的合成，反而促进细胞的 DNA 合成。引起动物肿瘤的 SV40 病毒即为这些病毒的代表。发现 SV40 病毒编码的一种蛋白（T 蛋白）可以与细胞的 DNA 复制起始点及细胞的 DNA 多聚酶结合，从而可以促进细胞的增生。

（5）病毒基因的整合　从基因水平研究发现，病毒基因整合入宿主细胞可有两种方式。一种是反转录病毒复制过程中以双链 DNA 整合入细胞染色体 DNA 的阶段；另一种整合称为失常式整合（aberration），主要见于 DNA 病毒，即病毒感染细胞后，病毒的 DNA 在细胞核内可偶然地以部分病毒基因片段与细胞的染色体 DNA 随机地进行重组，从而使整合的病毒 DNA 随细胞分裂而带入子细胞中。

2. 病毒感染的免疫病理作用

病毒感染的免疫病理作用，主要有抗体介导的免疫病理作用、细胞介导的免疫病理作用以及病毒对免疫系统的损伤作用。

（四）引起人类疾病的常见病毒

引起人类疾病的常见病毒见表 4-6。

表 4-6　引起人类疾病的常见病毒

病 毒 名 称	主要生物学性状	致病性、免疫性
流行性感冒病毒	病毒颗粒呈球形，核酸类型为单股负链 RNA，分八个阶段；病毒结构由内向外分三层（核心、内膜、外膜）	通过呼吸道传播；传染源是急性期患者；产生全身反应重；病毒易变异因此病后免疫力不牢
冠状病毒	非分节段的单股正链 RNA 病毒	通过飞沫传播，感染或接种疫苗后可获得一定的免疫力
肝炎病毒	甲型、戊型：无包膜的小球形颗粒 乙型、丙型、丁型：球形薄膜病毒体。抗原有三种：HbsAg、HbcAg、HbeAg	通过粪-口途径传播；显性感染表现为急性黄疸型肝炎，一般不转化为慢性。感染后获牢固免疫力 传染源是病人和病原携带者，三者均通过血液及血制品传播 乙型肝炎病毒感染后临床表现呈多样性，可表现为重症肝炎，急性肝炎，慢性肝炎或无症状感染者。其中，部分慢性肝炎可演变成肝硬化或肝癌
人类免疫缺陷病毒	正链 RNA 病毒，带有逆转录酶	传染源为 HIV 感染者、ADIS 患者。传播途径为带有 HIK 的血液和血液制品、性传播、垂直传播、免疫细胞受损，一旦感染终身带毒
脊髓灰质炎病毒	病毒呈球形，单股正链 RNA，隐性感染为最重要途径	主要通过粪-口途径传播，传染源是脊髓灰质炎患者或无症状携带者。无论隐性或显性感染机体对同型病毒都可产生持久免疫力；6 个月内婴儿有母体抗体的保护而较少感染。保护性免疫以体液免疫为主
流行性乙型脑炎病毒	单股正链 RNA 病毒	蚊既是该病毒的传播媒介，又是储存宿主。幼猪是最主要的传播源
流行性出血热病毒	单股负链 RNA 病毒	传播源是鼠类。途径是人与感染鼠的血液及其排泄物接触而感染。临床特点：起病急骤；主要症状是高热、皮下出血、肾损害

病 毒 名 称	主要生物学性状	致病性、免疫性
狂犬病毒	单股负链 RNA 病毒、宿主范围广，碘及肥皂水可灭活病毒	传染源和传播途径是疯狗，病毒存在于病兽的唾液中。病毒若已经侵入中枢神经，则无保护作用
疱疹病毒	病毒呈球形；线性双链 DNA 病毒	病毒感染可表现为增殖性感染和潜伏性感染

（五）病毒感染疾病的预防与治疗

迄今，对病毒感染的治疗药物效果远不如抗生素等对细菌感染的疗效，因此对病毒感染的预防显得尤为重要。病毒感染的预防是应用适应性免疫的原理，以病毒抗原刺激抗体，或给予抗病毒特异性免疫产物（如抗体、细胞因子等），使机体获得抗病毒的特异性免疫，从而达到预防和治疗病毒感染性疾病的目的。人工主动免疫常用生物制品包括灭活疫苗、减毒活疫苗、亚单位疫苗、基因工程疫苗、重组载体疫苗、核酸疫苗（研究较多的是 DNA 疫苗）等。人工被动免疫常用生物制品有免疫球蛋白和细胞免疫制剂，如从正常人血浆中提取的血清丙种球蛋白可用于某些病毒性疾病（如麻疹、甲型肝炎等）的紧急预防。

病毒感染的治疗常用的药物有金刚烷胺、奥司他韦、利巴韦林等，它们通过抑制病毒的增殖或病毒的复制，使病人排毒期和病程缩短，达到治疗病毒感染的作用。

第三节

真菌

真菌（fungus）是一种真核细胞型微生物。有典型的细胞核和完善的细胞器。真菌广泛分布于自然界，种类繁多，有 10 余万种。大多对人无害，有的甚至有益。如食用蕈类，有的真菌用于生产抗生素和酿酒等。引起人类疾病的有 300 余种，包括致病、条件致病、产毒以及致癌的真菌。近年来真菌感染明显上升，这与滥用抗生素引起菌群失调和应用激素、抗癌药物导致免疫低下有关，应引起注意。

一、真菌的形态与结构

真菌的种类繁多，按其侵犯组织的部位可分为浅部感染真菌和深部感染真菌。浅部感染真菌如毛霉属的毛霉菌，深部感染真菌如皮炎芽生菌。

真菌比细菌大几倍至几十倍，形态多样，大小不一。结构比细菌复杂。细胞壁不含肽聚糖，主要由多糖（75%）与蛋白质（25%）组成。多糖主要为几丁质的微原纤维，缺乏肽聚糖，故真菌不受青霉素或头孢菌素的作用。真菌的细胞膜与细菌的区别在于真菌含固醇（sterol）而细菌无。真菌对干燥、阳光、紫外线及一般消毒剂有较强的抵抗力，对常用于抗细菌感染的抗生素均不敏感；灰黄霉素、制霉菌素 B、克霉素、酮康唑、伊曲康唑等对多种真菌有抑制作用。

二、真菌的致病性

真菌引起机体感染同样需要具备一定的毒力，如白假丝酵母菌、烟曲霉、黄曲霉的细胞壁糖蛋白有内毒素样活性，能引起组织化脓性反应和休克，烟曲霉和黄曲霉还能致多种器官的出血和坏死。至今对真菌致病性研究仅限于少数几种真菌。不同的真菌可通过下列几种形式致病。

（1）致病性真菌感染　主要是一些外源性真菌感染。浅部真菌如皮肤癣菌是由于这些真菌的嗜角质性，并能产生角蛋白酶水解角蛋白。在皮肤局部大量繁殖后通过机械刺激和代谢产物的作用，引起局部炎症和病变。深部真菌感染后不被杀死，能在吞噬细胞中生存、繁殖，引起慢性肉芽肿或组织溃疡坏死。

（2）条件致病性真菌感染　主要是由一些内源性真菌引起的，如假丝酵母菌、曲霉、毛霉。这些真菌的致病性不强，只有在机体免疫力降低时发生，如肿瘤、糖尿病、免疫缺陷、长期应用广谱抗生素、皮质激素、放射治疗或在应用导管、手术等过程中易继发感染。

（3）真菌超敏反应性疾病　敏感患者当吸入或食入某些菌丝或孢子时可引起各种类型的超敏反应，如荨麻疹、变应性皮炎与哮喘等。

（4）真菌性中毒症　粮食受潮霉变，摄入真菌或其产生的毒素后可引起急、慢性中毒称为真菌中毒症（mycotoxicosis）。病变多样，因毒素而异。有的引起肝、肾损害，有的引起血液系统变化，有的作用于神经系统引起抽搐、昏迷等症状。

（5）真菌毒素与肿瘤的关系　近年来不断发现有些真菌产物和肿瘤有关，其中研究最多的是黄曲霉毒素。黄曲霉毒素是一种双呋喃氧杂萘邻酮衍化物，毒性很强，小剂量即有致癌作用。在肝癌高发区的花生、玉米、油粮作物中，黄曲霉污染率很高，黄曲霉毒素含量可高达 1mg/kg。也有人认为肝癌与乙型肝炎有关，经调查 90%患者感染过乙型肝炎。故人肝癌的病因可能是多因素的，黄曲霉毒素只是重要因素之一。

真菌感染的发生与机体的天然免疫状态有关，最主要的是皮肤黏膜屏障。一旦破损、受创伤或放置导管，真菌即可入侵。皮脂腺分泌饱和和不饱和脂肪酸均有杀真菌作用。儿童头皮脂肪酸分泌量比成人少，故易患头癣。成人因手、足汗较多，且掌跖部缺乏皮脂腺故易患手足癣。在正常菌群中有细菌也有真菌。由于菌与菌之间的相互拮抗，不能大量生长引起疾病。长期应用广谱抗生素破坏菌群间的比例，或因恶性疾病以及长期服用免疫抑制剂后，机体免疫力降低，均可引起继发性真菌感染。此外，某些内分泌功能失调也是促使某种真菌感染的一种因素。如肾上腺皮质功能低下、糖尿病、甲状腺功能减退等病人，常并发皮肤黏膜假丝酵母菌病。

三、真菌感染的治疗

真菌感染局部治疗可用 5%硫黄软膏、咪康唑霜、克霉唑软膏或 0.5%碘伏。若疗效不佳或深部感染可口服抗真菌药物，如两性霉素 B、制霉菌素、咪康唑（Miconazole）、酮康唑（Ketoconazole）、氟康唑（Fluconazole）和伊曲康唑（Itraconazole）等。近年来发现灰黄霉素对小鼠有致癌作用，使用时应加注意。20 世纪 90 年代以来主要使用氟康唑和伊曲康唑，对表皮癣菌与深部真菌均有疗效。

——— 第四节 ———

免疫基础知识

一、概述

免疫学是一门历史悠久而又具有现代气息的学科。早期是微生物学的一个分支，主要研究机体对病原微生物的免疫力。免疫（immunity）的传统概念是机体对疾病有抵抗力，而不患疫病或传染病。随着科学理论和实验技术的进步，人们对免疫的本质有了更加全面的认识，免疫学已经发展成了一门独立的学科。现代"免疫"的概念是具有识别"自身"与"非己"抗原，对自身抗原形成天然免疫耐受，对"非己"抗原产生排斥作用的一种生理功能。现代免疫学是研究机体免疫系统的组织结构和生理功能的科学，涉及免疫系统的组织结构及对抗原的识别及应答、免疫系统对抗原的排异效应及其机制、免疫功能异常所致疾病的发生过程及其机制，免疫耐受的诱导、维持、打破及其机制，免疫学理论和方法在疾病的预防、诊断和治疗中的应用。

免疫正常情况下，这种生理功能对机体有益，可产生抗感染、抗肿瘤等维持机体生理平衡和稳定的免疫保护作用。在一定条件下，当免疫功能失调时，也会对机体产生有害的反应和结果，如引发超敏反应、自身免疫疾病和肿瘤等。

免疫系统主要由免疫器官、免疫细胞和免疫分子组成（见图4-1）。

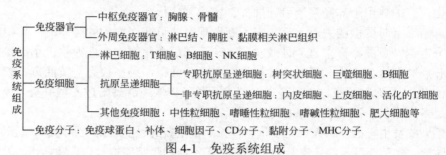

图 4-1 免疫系统组成

免疫系统的功能见表4-7。

表 4-7 免疫系统功能

功 能 名 称	生 理 功 能	病 理 表 现
免疫防御	清除病原体及其他抗原物质	超敏反应（高）、免疫缺陷（低）
免疫自稳	清除损伤和衰老细胞	自身免疫病
免疫监视	清除突变或畸变细胞，防止肿瘤发生，破坏病毒感染细胞	肿瘤发生、病毒持续感染

（一）抗原

抗原（antigen，Ag）是指能与淋巴细胞（TCR、BCR）的抗原识别受体特异性结合，具有启动免疫应答，而且能与应答产物（抗体或致敏淋巴细胞）在体内外发生特异性反应的物质。即抗原是一种能引起特异性免疫应答的物质。抗原具有两个基本特性：其一是免疫原性，即抗原在免疫应答中可激发机体免疫系统产生相应的抗体或致敏淋巴细胞的能力；其二是免疫反应性，即抗原可与免疫应答的产物抗体或T细胞发生特异性结合的能力。抗原可分为完全抗原（免疫原）和半抗原。完全抗原是既具有免疫原性，又拥有免疫反应性的物质；半抗原是不具有免疫原性，而拥有抗原性的物质。

抗原的种类繁多，根据不同分类原则可将抗原分为不同种类。

（1）抗原按其来源可分为以下两类。

① 天然抗原　指以不同方式从自然界（人、动物、植物及微生物等）获得的抗原。包括"自身"抗原（self antigens）和"非己"抗原（non-self antigen）。"自身"抗原，如正常组织或细胞抗原；被隔离的自身抗原，如脑组织和眼晶体、精子；自身修饰抗原，自身组织+微生物成分——应答抗原。"非己"抗原如微生物抗原；植物抗原，如花粉、食物；动物抗原：

异种抗原、异嗜抗原和同种异型抗原。

② 人工抗原　借助基因重组和化学合成而获得的抗原。如人工制备的基因重组疫苗、合成肽等。

（2）抗原依据其诱生抗体对 T 细胞的依赖性可分为：胸腺依赖性抗原与胸腺非依赖性抗原。胸腺依赖性抗原在免疫应答过程中，必须依赖胸腺获得的细胞即 TH 细胞的辅助；胸腺非依赖性抗原在免疫应答过程中，不需胸腺获得的细胞即 TH 细胞的辅助。

（3）抗原根据其激活 T 细胞的能力可分为：普通抗原与超抗原。普通抗原指只能与少数抗原特异性 T 细胞结合并使之活化的抗原；超抗原是指细菌的外毒素和病毒的反转录蛋白构成的抗原性物质，在极低浓度下能与多数 T 细胞结合，为 T 细胞活化提供信号，并产生极强的免疫应答。超抗原的种类有内源性超抗原（病毒）和外源性超抗原（细菌）。

（二）抗体和免疫球蛋白

抗体（antibody，Ab）分子是能与抗原特异结合的大分子球蛋白。包括可溶性抗体分子和膜性抗体分子。

免疫球蛋白分子（immunoglobulin，Ig）具有抗体活性或化学结构与抗体相似的球蛋白。免疫球蛋白是血清中一类主要的蛋白，由 a_1、a_2、B 和 Y 球蛋白组成。

免疫球蛋白的功能有：①能与相应抗原产生特异性结合，如白喉抗毒素只能中和白喉杆菌外毒素，而不能中和破伤风外毒素，反之亦然；②可激活补体，在一定条件下，抗体分子可以与存在于血清中的补体分子相结合，并使之活化，产生多种生物学效应，称之为抗体的补体结合现象，揭示了抗体分子与补体分子间的相互作用；③具有调理作用，抗体的第三种功能是可增强吞噬细胞的吞噬作用，在体外的实验中，如将免疫血清加入中性粒细胞的悬液中，可增强对相应细菌的吞噬作用，称这种现象为抗体的调理作用；④产生抗体依赖的细胞介导的细胞毒作用（antibody dependent cell-mediated cytotoxicity，ADCC）；⑤介导 I 型超敏反应，IgE 诱导的细胞脱颗粒、释放组胺、合成由细胞质来源的介质，如白三烯、前列腺素、血小板活化因子等引起的 I 型超敏反应；⑥可通过胎盘，IgG 是唯一可通过胎盘从母体转移给胎儿的 Ig，是一种重要的自然被动免疫，对于新生儿的抗感染有重要作用。

五类免疫球蛋白的特性与功能，具体如下。

（1）IgG　是最常见的抗体，在血清中含量最高（10mg/ml）、半衰期最长；在初级免疫后当 IgM 滴度开始下降时就产生了它，是再次体液免疫应答的效应分子，同时也是最重要的抗感染性抗体。具有多种功能：IgG 保护组织对抗细菌、病毒和毒素；它是唯一可通过胎盘的 Ig，在新生儿抗感染免疫中起重要作用。不同的 IgG 亚类（IgG1，IgG2，IgG3 和 IgG4）可中和细菌毒素，激活补体，并可与巨噬细胞、NK 细胞等细胞表面的 Fc 受体结合，发挥调理吞噬作用。

（2）IgM　是在初级免疫后最先形成的抗体（暴露了新的抗原），在血管间隙内起着保护作用。五聚体的 IgM 分子容易激活补体并作为调理素和凝集素协助吞噬细胞系统清除多种微生物。同种血凝素和革兰阴性菌的抗体多数是 IgM，单体 IgM 可作为 B 细胞膜上的受体。

（3）IgA　有两型：血清 IgA（单体）和分泌型 IgA（二聚体）。血清 IgA 并不含有分泌片（SC），可保护机体抵抗布鲁菌、白喉和脊髓灰质炎。分泌型 IgA 由黏膜相关淋巴组织（MALT）产生，可见于黏液性分泌物中（唾液、泪腺、泌尿生殖、胃肠道和初乳），是人体外分泌液中的主要抗体，对防御病原微生物入侵起重要作用，是局部反应性抗体。淋巴结和脾脏内只有少数的细胞会产生 IgA。

（4）IgD　在血清中含量很低，但也可见于发育的 B 细胞表面，对它们的生长和发育可能有着重要的作用。IgD 是单体结构的抗体。膜性 IgD 存在于成熟 B 细胞表面，因此，它是成熟 B 细胞的主要标志。它也是 B 细胞抗原受体（BCR）。

（5）IgE　IgE（反应素，皮肤致敏或过敏性抗体）与 IgA 相同，主要见于呼吸道和胃肠道的黏液分泌物中。在血清中 IgE 含量极微，IgE 可与肥大细胞相反应；过敏原可与两个 IgE 分子桥连，使肥大细胞脱颗粒，伴随着释放化学介质，导致过敏性应答。在变态反应性疾病（如过敏性或外源性哮喘、枯草热和特应性皮炎）、寄生虫病、晚期霍奇金病和 IgE 单克隆骨髓瘤中，IgE 浓度增高。IgE 可能在抗寄生虫中起着有益的作用。

（三）非特异性免疫与特异性免疫

机体与生俱有的防御机能称为天然免疫。它是生物体在长期种系发育和进化过程中逐渐形成的，对各种病原生物都同样具有抗感染作用，因此这种防御作用是非特异的，故又称之为非特异性免疫（non-specific immune system）。非特异性免疫无免疫记忆性。特异性免疫（specific immunity）亦称获得性免疫，是个体出生后通过接触病原体等抗原而形成，具有对进入机体的抗原物质有选择性地识别和清除功能。此类免疫非经遗传获得而是后天形成，有高度特异性和免疫记忆性。特异性免疫包括体液免疫和细胞免疫。

非特异性免疫与特异性免疫之间有着极为密切的联系（表 4-8）。以抗病原体来说，非特异性免疫是基础，它的特点是出现快，作用范围广，但强度较弱，尤其是对某些致病性较强的病原体难以一时消灭，这就需要特异性免疫来发挥作用。特异性免疫的特点是出现较慢，但是针对性强，在作用的强度上也远远超过了没有针对性的非特异性免疫。由于机体在任何时间、任何地点都有可能接触到各种各样的异物，如果全部都以特异性免疫来对付，机体的消耗就会过大，因此先以非特异性免疫来处理，对机体更为有利。

表 4-8　非特异性免疫和特异性免疫比较

项　目	非特异性免疫	特异性免疫
获得形式	固有性（或先天性）	后天获得
抗原参与	无需抗原激发	需抗原激发
发挥作用时相	早期、快速（数分钟至 4 天）	4～5 天后发挥效应
免疫原识别受体	模式识别受体	T 细胞受体、B 细胞受体
免疫记忆	无	有、产生记忆细胞
参与成分	抑菌、杀菌物质，补体，炎症因子，吞噬细胞、NK 细胞、NKT 细胞	T 细胞（细胞免疫-效应 T 细胞等），B 细胞（体液免疫-抗体）

特异性免疫是在非特异性免疫的基础上形成的。例如，进入机体的抗原，如果不经过吞噬细胞的加工处理，多数抗原将无法对免疫系统起到刺激作用，相应的特异性免疫也就不会发生。此外，特异性免疫的形成过程，又反过来增强了机体的非特异性免疫。例如，人体接种卡介苗以后，除了增强人体对结核杆菌的免疫能力以外，还增强了吞噬细胞对布氏杆菌和肿瘤细胞的吞噬、消化能力，以及增加了干扰素的含量等。

1. 非特异性免疫

非特异性免疫机制的组成主要包括正常的生理屏障、吞噬细胞、自然杀伤细胞（NK）以及体液和组织中的免疫分子等。

(1) 正常的生理屏障 上皮细胞及其附属成分的作用是发挥物理屏障作用如皮肤黏膜；发挥化学屏障作用如温度、低 pH、化学介质等；发挥微生物屏障作用如正常菌群；M 细胞（membranous cell/microfold cell）为特化的抗原转运细胞。

(2) 吞噬细胞（phagocytes）及其作用 发挥识别受体、吞噬、杀伤和清除作用。

吞噬细胞对异物的应答分三个时相：识别附着相、吞噬相和消化相。前两个时相为受体依赖时相。其识别受体包括直接识别受体和间接识别受体。

(3) 自然杀伤细胞 自然杀伤细胞能直接杀伤被病毒感染的自身细胞或肿瘤细胞。NK 细胞属于淋巴细胞，在抗病毒感染中作用尤为明显。其一般特性为无需抗原刺激天然具备杀伤靶细胞的功能，故称之为自然杀伤细胞。病毒感染可诱导 NK 细胞产生干扰素，其干扰素又可促进 NK 细胞的细胞毒作用，增强其对感染细胞的再杀伤活性。NK 细胞的功能是抗感染、抗肿瘤和免疫调节。

2. 特异性免疫

特异性免疫包括细胞免疫和体液免疫。即 T 细胞介导的细胞免疫和 B 细胞介导的体液免疫。细胞免疫是 T 细胞在受到抗原刺激后引起的特异性免疫应答，也称 T 细胞介导的免疫。体液免疫是由抗体主导的特异性免疫，因抗体主要由 B 细胞演变成的浆细胞产生，所以又称 B 细胞介导的免疫。特异性免疫具有产生特异性抗体（体液免疫）和产生致敏淋巴细胞（细胞免疫）两方面的免疫作用。在一般情况下，细胞免疫和体液免疫相辅相成，以利于消除外来的抗原。但在某些情况下，两者也可能出现拮抗现象，如在实验性肿瘤研究中，封闭抗体的存在会抑制细胞免疫对肿瘤细胞的杀伤作用，而促进肿瘤细胞的生长。在抗原刺激下，机体的特异性免疫应答一般可分为感应、反应和效应三个阶段。

(1) 体液免疫

① 感应阶段 抗原进入机体后，除少数可以直接作用于淋巴细胞外，大多数抗原都要经过吞噬细胞的摄取和处理，经过处理的抗原，可将其内部隐蔽的抗原决定簇暴露出来。然后，吞噬细胞将抗原呈递给 T 细胞，再由 T 细胞呈递给 B 细胞；有的抗原可以直接刺激 B 细胞。这种抗原呈递，多数是通过细胞表面的直接相互接触来完成的。

② 反应阶段 B 细胞接受抗原刺激后，开始进行一系列的增殖、分化，形成效应 B 细胞。在这个过程中，有一小部分 B 细胞成为记忆细胞，该细胞可以在体内抗原消失数月乃至数十年以后，仍保持对抗原的记忆。当同一种抗原再次进入机体时，记忆细胞就会迅速增殖、分化，形成大量的效应 B 细胞，继而产生更强的特异性免疫反应，及时将抗原清除。

③ 效应阶段 在这一阶段，抗原成为被作用的对象，效应 B 细胞产生的抗体可以与相应的抗原特异性结合，发挥免疫效应。例如，抗体与入侵的病菌结合，可以抑制病菌的繁殖或是对宿主细胞的黏附，从而防止感染和疾病的发生；抗体与病毒结合后，可以使病毒失去侵染和破坏宿主细胞的能力。

(2) 细胞免疫 抗原一旦侵入宿主细胞内部，体液中的抗体就不能与这些抗原直接发生特异性结合了，人体就要通过细胞免疫来消灭和清除这些抗原。

① 感应阶段 这一阶段与体液免疫的感应阶段基本相同。

② 反应阶段 T 细胞接受抗原刺激后，开始进行一系列的增殖、分化，形成效应 T 细胞。在这个过程中，有一小部分 T 细胞成为记忆细胞。当同一种抗原再次进入机体时，记忆细胞就会迅速增殖、分化，形成大量的效应 T 细胞，继而产生更强的特异性免疫反应。

③ 效应阶段　在这一阶段，效应 T 细胞与被抗原入侵的宿主细胞（即靶细胞）密切接触，激活靶细胞内的溶酶体酶，使靶细胞的通透性改变，渗透压发生变化，最终导致靶细胞裂解死亡。

与此同时，效应 T 细胞还能释放出可溶性免疫活性物质——淋巴因子，如白细胞介素、干扰素等。淋巴因子大多是通过加强各种有关细胞的作用来发挥免疫效应的。例如，白细胞介素-2 能够诱导产生更多的效应 T 细胞，并且增强效应 T 细胞的杀伤力；还能增强其他有关的免疫细胞对靶细胞的杀伤作用。由此可见，特异性免疫反应大体上都可以分为三个阶段：感应阶段是抗原处理、呈递和识别的阶段；反应阶段是 B 细胞、T 细胞增殖分化，以及记忆细胞形成的阶段；效应阶段是效应 T 细胞、抗体和淋巴因子发挥免疫效应的阶段。

二、超敏反应

超敏反应（hypersensitivity）是指机体对某些抗原初次应答后，再次接受相同抗原刺激时，发生的一种以机体生理功能紊乱或组织细胞损伤为主的特异性免疫应答。分为 I ～IV 型，四种超敏反应的比较见表 4-9。

表 4-9　四种超敏反应的比较

类　型	参 加 成 分	机　　理	常 见 病 例
I 型 （速发型）	IgE 肥大细胞 嗜碱性粒细胞 嗜酸性粒细胞	机体致敏 变应原与细胞表面的 IgE 结合 FcεRI 交联导致脱颗粒 活性介质作用于效应器官	过敏性休克 荨麻疹 过敏性哮喘/花粉症 过敏性胃肠炎
II 型 （细胞毒型）	IgM/IgG 补体 NK 中性粒细胞 巨噬细胞	抗体与自身抗原靶细胞结合 激活补体溶解靶细胞（CDC） 增加巨噬细胞等调理吞噬作用 NK 通过抗体依赖性细胞介导的细胞毒作用（ADCC）杀伤靶细胞	溶血性贫血 血细胞减少症 新生儿溶血 移植物超级排斥反应 Graves 病
III 型 （IC 型）	IgG/IgM 补体 血小板 中性粒细胞 嗜碱性粒细胞	中等大小可溶性免疫复合物（IC）沉积血管壁 激活补体 激活嗜碱性粒细胞、中性粒细胞 使血管通透性增加，溶酶体释放 血小板凝集形成血栓	局部 Arthus 反应 血清病 感染后肾小球肾炎 类风湿关节炎
IV 型 （迟发型）	抗原呈递细胞（APC） Th1/Tc 细胞 巨噬细胞	APC 将抗原提呈给 T 细胞使之致敏 Th1 释放细胞因子激活巨噬细胞（MΦ） MΦ 释放炎症介质引起炎症反应 Tc 直接杀伤靶细胞	传染性IV超敏反应 接触性皮炎 移植物排斥反应

第五节

病原微生物致感染性疾病

常见的由病原微生物所致的感染性疾病很多如结核病、细菌性痢疾、呼吸道感染等，有些感染性疾病在其他章节已经介绍，在此不再赘述。本节主要介绍与本章抗感染药物密切相关的一些疾病，如下所述。

一、结核病

结核病是由结核分枝杆菌引起的肉芽肿性疾病，可见于全身各器官，如肺、肾、肠、腹膜、脑膜、生殖系、骨关节等，其中以肺结核最常见。肺外结核病变多局限于某一个器官内，呈慢性经过，肺外器官均可发生，原因有：淋巴结结核淋巴道播散；咽下含结核杆菌的痰、食物；皮肤损伤感染；原发肺结核经血道播散到某器官的潜伏病灶进一步发展。现以肺结核为例来介绍结核病。肺结核病根据发病情况可分为原发性肺结核和继发性肺结核两大类。

（一）病因和发病机制

1. 病因

引起肺结核病的病原菌是结核分枝杆菌（*Mycobacterium tuberculosis*），结核分枝杆菌可通过咳嗽、喷嚏、大笑、大声谈话等方式把含有结核分枝杆菌的微滴排到空气中而传播。飞沫传播是肺结核最主要的传播途径。有资料显示，一个未经治疗的排菌的活动性肺结核患者，一年内可传染 15～20 名健康人。

2. 发病机制

在有效的细胞免疫建立以前，肺泡内的结核杆菌趋化和吸引巨噬细胞，被巨噬细胞吞噬后，在巨噬细胞内繁殖（由于细菌胞壁的碳酸脑苷脂抑制吞噬体与溶酶体结合，不能发挥杀菌溶菌作用，致使结核杆菌在细胞内大量生长繁殖，最终导致释放出结核杆菌或在细胞外繁殖侵害），使细胞死亡崩解，由此引起局部炎症反应及全身血源播散。

人类对结核杆菌的感染率很高，但发病率却较低，这表明人体感染结核杆菌可获得一定的抗结核免疫力。抗结核免疫力的持久性，依赖于结核杆菌在机体内的存活，一旦体内结核杆菌消亡，抗结核免疫力也随之消失，这种免疫称为有菌免疫或传染性免疫（infection immunity）。

抗结核免疫主要是细胞免疫，包括致敏的 T 淋巴细胞和被激活的巨噬细胞。致敏的 T 淋巴细胞可直接杀死带有结核杆菌的靶细胞，同时释放多种作用于巨噬细胞的淋巴因子，使巨噬细胞聚集在病灶周围形成以单核细胞为主的增生性炎症。被激活的巨噬细胞极大地增强对结核杆菌的吞噬消化、抑制繁殖、阻止扩散甚至销毁的能力，充分发挥细胞免疫的作用（表 4-10）。

表 4-10　结核基本病变与机体的免疫状态

病　变	机　体　状　态		结　核　杆　菌		病　理　特　征
	免疫力	变态反应	菌量	毒力	
渗出为主	低	较强	多	强	浆液性或浆液纤维素性
增生为主	较强	较弱	少	较低	结核结节
坏死为主	低	强	多	强	干酪样坏死

在结核杆菌感染时，细胞免疫与迟发型变态反应同时存在，已致敏的个体产生的反应较未致敏的快，组织坏死也更明显，形成干酪样坏死。

（二）临床表现

各种肺结核的临床表现不尽相同，但有共同之处。

1. 症状

症状有呼吸系统症状和全身症状。

呼吸系统症状有咳嗽咳痰、咯血、胸痛和呼吸困难等。咳嗽咳痰，这是肺结核最常见的症状，如咳嗽较轻，则干咳或有少量黏液痰；若有空洞形成时，痰量增多；假如合并细菌感染，痰可呈脓性；倘若合并支气管结核，表现为刺激性咳嗽。大约有 1/3～1/2 的患者有咯血。咯血量多少不定，多数患者为小量咯血。结核累及胸膜时可表现胸痛，可随呼吸运动和咳嗽加重。呼吸困难者多见于干酪样肺炎和大量胸腔积液患者。

全身症状以发热最为常见，多为长期午后潮热，即下午或傍晚开始升高，次晨降至正常。部分患者有倦怠乏力、盗汗、食欲减退和体重减轻等。育龄妇女可以有月经不调。

2. 体征

多寡不一取决于病变性质和范围。病变范围较小时，可以没有任何体征；渗出性病变范围较大或干酪样坏死时，则可以有肺实变体征，如叩诊浊音、听诊闻及支气管呼吸音和细湿啰音。较大的空洞性病变听诊也可闻及支气管呼吸音。当有较大范围的纤维条索形成时，气管向患侧移位，患侧胸侧塌陷，叩诊浊音、听诊呼吸音减弱并可闻及湿啰音。

（三）药物治疗

常用的抗结核病药物有异烟肼、利福平、链霉素、吡嗪酰胺、乙胺丁醇、对氨基水杨酸钠、卡那霉素、卷曲霉素等。结核杆菌对链霉素、利福平、异烟肼等抗结核药物较易产生耐药性。耐药菌菌株常伴随活力和毒力减弱，如异烟肼耐药菌株对豚鼠的毒力消失，但对人仍有一定的致病性。

二、淋病

淋病是由淋病奈瑟菌引起的泌尿生殖系统的急、慢性化脓性感染。主要通过性接触传染，也可经血液循环传播到全身，是最常见的性传播疾病。好发年龄为 15～30 岁，20～24 岁最为常见。

淋病奈瑟菌对移行上皮细胞和柱状上皮细胞有特殊的亲和力。故在性活动传播中尿道和子宫颈先感染，然后才侵犯阴道、阴茎、包皮和舟状窝等处。淋病奈瑟菌通过菌毛黏附于泌尿生殖系统黏膜上皮细胞，进行繁殖。机体通过吞噬作用将淋病奈瑟菌吞入细胞内，部分淋病奈瑟菌死亡，排出内毒素，破坏黏膜细胞引起急性化脓性炎症。慢性淋病患者坏死黏膜及其周围组织形成瘢痕，导致尿道狭窄，输卵管和输精管闭塞等。此外，淋病奈瑟菌也可通过血液循环和淋巴循环流向全身各处播散，引起严重感染。

淋病的临床表现由于男女两性的泌尿生殖系统解剖特点不同，表现各异，其潜伏期为 2～10 天，平均是 3～5 天。男性的感染部位有：前尿道，后尿道，前列腺，精囊和附睾。女性的感染部位有：外阴，阴道腺体，子宫内膜，输尿管及尿道。表现为尿道口充血、水肿，内有脓性渗出物。女性多发生血行播散表现为关节炎-皮炎综合征，并可有心内膜炎和脑膜炎。

淋病的治疗药物首选青霉素，其次还有诺氟沙星、氧氟沙星、头孢曲松等。

三、流行性脑脊髓膜炎

流行性脑脊髓膜炎（epidemic cerebrospinal meningitis）简称流脑，是由脑膜炎奈瑟菌引起的化脓性脑膜炎。临床表现为发热、头痛、呕吐、皮肤黏膜瘀点瘀斑及颈项强直等脑膜刺激征。

（一）病因和发病机制

该病的传染源是带菌者和病人。病人从潜伏期末开始至发病 10 天内具有传染性。病原菌借咳嗽、喷嚏、说话等由飞沫直接从空气中传播，因其在体外生活力极弱，故通过日常用品间接传播的机会极少。密切接触，如同睡、怀抱、喂乳、接吻等对 2 岁以下婴儿传播本病有重要意义。任何年龄均可发病，从 2～3 个月开始，6 个月至 2 岁发病率最高，以后随年龄增长逐渐下降。新生儿有来自母体的杀菌抗体故发病少见。带菌者及病人在感染后血液中的杀菌抗体 IgG、IgM、IgA 升高，该抗体除对同群病原菌有杀菌作用外，对异群脑膜炎双球菌也有杀菌效力，这是由于各群细菌的外膜存在共同的蛋白质抗原。通过隐性感染获得的群特异性抗体效价较低，只能保护机体免于发病，不能防止再感染。

脑膜炎奈瑟菌自鼻咽部侵入人体后，其发展过程取决于人体与病原菌之间的相互作用。如果人体健康且免疫力正常，则可迅速将病菌消灭或成为带菌者。如果机体缺乏特异性杀菌抗体，或者细菌的毒力强，病菌则从鼻咽部侵入血流形成菌血症或败血症。再侵入脑脊髓膜形成化脓性脑脊髓膜炎。

目前认为先天性或获得性 IgM 缺乏或减少，补体 C_3 或 $C_3～C_9$ 缺乏易引起发病，甚至是反复发作或呈暴发型，此外有人认为特异性 IgA 增多及其与病菌形成的免疫复合物亦是引起发病的因素。

近年研究认为暴发败血症主要是由于脑膜炎双球菌在毛细血管内皮细胞内迅速繁殖释放内毒素，所致微循环障碍，并且激活凝血系统导致 DIC。同时内毒素还激活体液和细胞介导反应系统，发生全身性施瓦茨曼反应（Shwartzmans reaction）。肾上腺皮质出血就是全身施瓦茨曼反应的结果。微循环障碍如发生在全身及内脏系统，则临床表现为暴发败血症；如以脑血管损伤为主则形成脑膜炎型；或兼而有之即所谓混合型。

（二）临床表现

潜伏期 1～7 天，一般 2～3 天。其病情复杂多变，轻重不一，一般可表现为三个临床类型即普通型、暴发型和慢性败血症型。

1. 普通型

约占 90%，病程可分为上呼吸道感染期、败血症期和脑膜炎期，但由于起病急、进展快，临床常难以划分。

上呼吸道感染期，大多数病人并不产生任何症状，部分病人出现咽喉疼痛、鼻咽黏膜充血及分泌物增多。鼻咽拭子培养常可发现病原菌，但很难确诊。败血症期，病人常无前驱症状，突起畏寒、高热、头痛、呕吐、全身乏力、肌肉酸痛、食欲不振及神志淡漠等毒血症症状，幼儿则有哭啼吵闹、烦躁不安、皮肤感觉过敏及惊厥等。少数病人有关节痛或关节炎，脾肿大常见。70%左右的病人皮肤黏膜可见瘀点或瘀斑。病情严重者瘀点、瘀斑可迅速扩大，且因血栓形成发生大片坏死。约 10%的患者常在病初几日在唇周及其他部位出现单纯疱疹。脑膜炎期，大多数败血症患者于 24h 左右出现脑膜刺激征，此期持续高热、头痛剧烈、呕吐频繁、皮肤感觉过敏、怕光、狂躁及惊厥、昏迷，血压可增高而脉搏减慢。脑膜的炎症刺激，表现为颈后疼痛、颈项强直、角弓反张、克氏征及布氏征阳性。

2. 暴发型

少数病人起病急骤、病情凶险，如不及时抢救，常于 24h 内甚至 6h 之内危及生命，此型病死率达 50%，婴幼儿可达 80%。暴发型可分为三种。①暴发型败血症（休克型），多见于儿童。突起高热、头痛、呕吐、精神极度萎靡。常在短期内全身出现广泛瘀点、瘀斑，且迅速融合成大片皮下出血，或继以大片坏死。面色苍灰，唇周及指端紫绀，四肢厥冷，皮肤呈花纹，脉搏细速，血压下降，甚至不可测出。脑膜刺激征缺失。脑脊液大多清亮，细胞数正常或轻度增加，血培养常为阳性。②暴发型脑膜脑炎，亦多见于儿童。除具有严重的中毒症状外，患者频繁惊厥迅速陷入昏迷。有阳性锥体束征及两侧反射不等。血压持续升高，部分病人出现脑疝。枕骨大孔疝时，小脑扁桃体疝入枕骨大孔内，压迫延髓，此时病人昏迷加深，瞳孔明显缩小或散大，或忽大忽小，瞳孔边缘也不整齐，光反应迟钝。双侧肌张力增高或强直，上肢多内旋，下肢呈伸展性强直。呼吸不规则，或快慢深浅不匀，或暂停，成为抽泣样，或点头样呼吸，或为潮式呼吸，此类呼吸常提示呼吸有突然停止的可能。天幕裂孔疝压迫间脑及动眼神经，除有上述颅内压增高症外，常有同侧瞳孔因动眼神经受压而扩大，光反应消失，眼球固定或外展，对侧肢体轻瘫，进而出现呼吸衰竭。③混合型，是本病最严重的一型，病死率常高达 80%，兼有两种暴发型的临床表现，常同时或先后出现。

3. 慢性败血症型

本型不多见。多发生于成人，病程迁延数周或数月。反复出现寒战、高热，皮肤瘀点、瘀斑；关节疼痛亦多见，发热时关节疼痛加重呈游走性。也可发生脑膜炎、全心炎或肾炎。

（三）药物治疗

流行性脑脊髓膜炎（流脑）已发现 100 余年，至今仍在不少国家流行，也是我国冬、春季比较常见的急性呼吸道传染病。流脑治疗的关键是尽早足量应用细菌敏感并能透过血脑屏障的抗生素，以便彻底杀灭体内的脑膜炎球菌。近年来国内外对用于流脑病原治疗的药物进行了较多研究，重新确定了首选药物。

目前青霉素已取代磺胺药成为治疗流脑的首选药物。磺胺药在 1932 年问世后就用于流脑，是最早用于治疗流脑的特效药。氯霉素有良好抗菌活性，易透过血脑屏障，脑脊液浓度为血液浓度的 30%～50%，对流脑及其他化脓性脑膜炎均有较好疗效。头孢菌素，主要是第三代头孢菌素，如头孢噻肟等，近年来成为流脑病原治疗药物的新秀。但国内仅将其用于不适合用青霉素或其他药物的患者，因为头孢噻肟与青霉素疗效相当，价格却高得多。

四、流行性感冒

流行性感冒（简称流感）是流感病毒引起的急性呼吸道传染病，其发病率高，易致暴发流行。患者为传染源，主要通过接触及空气飞沫传播。发病有季节性特点，北方多在冬季，南方常在冬夏两季，人群普遍易感。流感病毒属正黏病毒科，为 RNA 病毒。按抗原性流感病毒分为甲、乙、丙 3 型，甲型流感病毒常引起大流行，病情较重；乙型和丙型引起流行和散发，病情相对较轻。由于流感病毒抗原性变化较快，人类无法获得持久的免疫力。

（一）病因及发病机制

流感病毒被吸入呼吸道后，病毒的神经氨酸酶破坏神经氨酸，使黏蛋白水解，糖蛋白受体暴露，血凝素与受体结合，吸附于纤毛上皮细胞上，继而穿入细胞内。病毒核蛋白与上皮核蛋白结合，在核内组成 RNA，复制的子代病毒通过神经氨酸酶的作用以出芽形式排出上皮细胞，由此扩散感染，使纤毛细胞变性、坏死和脱落。并发肺炎时肺充血、水肿，肺泡内含有纤维蛋白和渗出液，呈现支气管肺炎改变。

（二）临床表现

潜伏期 1～3 天，常有明显的流行。出现急性高热、畏寒、头痛、头晕、全身酸痛、乏力等中毒症状。常伴有流涕、流泪、咽痛、咳嗽等症状，一般鼻咽部症状较轻。少数患者有食欲减退，伴有腹痛、腹胀和腹泻等消化道症状（胃肠型）。

（三）治疗原则

除了对病人进行隔离、支持治疗和对症处理外，应尽早应用抗病毒药物。奥司他韦可抑制神经氨酸酶，也可用金刚烷胺等抗病毒药。

五、慢性病毒性肝炎

乙型肝炎病毒（HBV）和丙型肝炎病毒（HCV）是慢性病毒性肝炎的主要病因。此外，尚有少数 HBV 重叠丁型肝炎病毒（HDV）感染，使慢性肝炎加重。甲型肝炎病毒（HAV）和戊型肝炎病毒（HEV）感染不演变为慢性病毒性肝炎。在我国约有 1.2 亿人口为乙型肝炎病毒携带者，其中约 10%发展为慢性肝炎，经济发展水平较低、卫生条件比较差是本病流行的基础。本病遍及全球，乙肝表面抗原（澳抗）携带率，热带地区高于温带，男性高于女性，在未经免疫预防的国家里，儿童携带率高于成人，城市常高于农村。因此，本节主要介绍乙型病毒性肝炎。

（一）病因及发病机制

乙型病毒性肝炎（简称乙型肝炎）是由乙型肝炎病毒（简称乙肝病毒）引起的肝脏炎性损害，是我国当前流行最广泛、危害最严重的一种传染病。传染源主要是患者及乙肝病毒无症状携带者，主要经血液、母婴及性接触等途径传播。

（二）临床表现

易感者感染乙肝病毒后约经 3 个月（6 周至 6 个月）发病。表现为乏力、食欲减退、恶心、呕吐、厌油、腹泻及腹胀，部分病例有发热、黄疸，约有半数患者起病隐匿，在查体中发现。肝功能异常，血清乙肝表面抗原、乙肝病毒脱氧核糖核酸、乙肝病毒免疫球蛋白 M、脱氧核糖核酸聚合酶均为阳性。大部分乙型肝炎在急性期经治后能痊愈，很多病例病程迁延或转为慢性，其中一部分可发展为肝炎后肝硬化甚至肝癌；极少数病例病程发展迅猛，肝细胞出现大片坏死，成为重型肝炎；另有一些感染者则成为无症状的病毒携带者。

（三）治疗原则

消灭乙型肝炎病毒，如干扰素等抗病毒药物；调节机体免疫功能，如左旋咪唑涂布剂、白细胞介素-2、胸腺肽等；保护肝细胞的完整，促进肝细胞的恢复，如一些保肝药物；促进肝细胞的各种代谢，保证肝细胞的正常功能，如肝泰乐、肌苷等；促进黄疸的消退，利胆，如强力宁等；促进转氨酶的下降，如垂盆草等降酶药；治疗各种并发症。

六、新型冠状病毒感染

冠状病毒是一个大型病毒家族，已知可引起感冒、中东呼吸综合征（MERS）和严重急性呼吸综合征（SARS）等较严重疾病。新型冠状病毒是以前从未在人体中发现的冠状病毒新毒株，此处只介绍冠状病毒新毒株感染引起的肺炎。

新型冠状病毒感染简称新冠感染，世界卫生组织将其英文名称命名为 Corona Virus Disease 2019（COVID-19），是由新型冠状病毒感染引起的一种急性感染性疾病，遍及全球。

（一）病因

传染源主要是新型冠状病毒感染者，在潜伏期即有传染性，发病后 5 天内传染性较强。主要经呼吸道飞沫和密切接触传播，在相对封闭的环境中经气溶胶传播，接触被病毒污染的物品后也可造成感染。新冠病毒在复制过程中不断适应宿主而产生突变，世界卫生组织提出的"关切的变异株"有 5 个，分别为阿尔法（Alpha）、贝塔（Beta）、伽马（Gamma）、德尔塔（Delta）和奥密克戎（Omicron）。

（二）临床表现

潜伏期 1～14 天，多为 3～7 天，病人以发热、干咳、乏力为主要表现，部分患者可以鼻塞、流涕、咽痛、嗅觉味觉减退或丧失、结膜炎、肌痛和腹泻等为主要表现。轻型患者可表现为低热、乏力、嗅觉味觉障碍等，无肺炎表现。重型患者可在发病一周后出现呼吸困难和（或）低氧血症，严重者可快速进展为急性呼吸窘迫综合征、脓毒症休克、难以纠正的代谢性酸中毒及多器官功能衰竭等。

（三）治疗原则

根据病情确定隔离管理和治疗场所，积极进行抗病毒治疗（PF-07321332/利托那韦片、安巴韦单抗/罗米司韦单抗注射液、静注 COVID-19 人免疫球蛋白、康复者恢复期血浆等）和免疫治疗（糖皮质激素、白细胞介素-6 抑制剂托珠单抗等），并及时进行对症处理，多数患者预后良好。

七、疱疹病毒感染

疱疹病毒感染包括单纯疱疹、带状疱疹、巨细胞病毒感染。在此只介绍单纯疱疹。

单纯疱疹病毒感染的特点为在稍隆起的发炎的皮肤黏膜上，出现一串或多串含清亮液体的小水泡。

（一）病因及发病机制

该病由单纯疱疹病毒（HSV）感染所致。单纯疱疹病毒分为 2 型：HSV-1 和 HSV-2。HSV-1 型常引起口唇和角膜疱疹；HSV-2 型则引起生殖器疱疹，而且主要通过直接接触病灶（性接触）而传播，并导致皮肤病变。初次感染 HSV 的时间常不明确，第一次出疹后，HSV 在神经节内潜伏。疱疹可被下列因素诱发：过度暴晒阳光，发热性疾病，身体劳累或情绪紧张以及免疫抑制。其诱发机制不明。复发病症一般轻于原发病症。

（二）临床表现

病灶可发生于皮肤或黏膜的任何部位，最常见于口周、唇部、结膜、角膜及生殖器。经过针刺感或瘙痒感的前驱期（对复发性 HSV-1 感染一般小于 6h），在红斑基底上出现饱满的小水泡。每簇水泡大小不等，也可连成片状。皮损累及鼻、耳或手指时，疼痛明显。这些水泡持续数日，然后开始变干，形成淡黄色的薄痂。通常于发病后 8～12 天愈合。单个疱疹病损常能完全愈合，但在同一部位的复发病损，则可引起局部的萎缩和瘢痕形成。

原发 HSV-1 感染引起的典型病变为牙龈口腔炎，最常见于婴儿及幼儿。症状包括烦躁不安，厌食，发热，牙龈红肿及口腔痛性溃疡。

原发 HSV-2 感染主要发生于外阴、阴道和阴茎，多见于年轻人。该病伴有发热，全身不适及腹股沟淋巴结肿大疼痛。HSV-2 感染可见于新生儿，引起严重的弥散性疾病。

HSV 偶可引起严重的脑炎。HSV-2 也与自限性无菌性脑膜炎和腰骶部脊髓神经根炎综合征有关，后者表现为尿潴留和便秘。

艾滋病患者的疱疹感染可能特别严重，可发生进行性持续性食管炎、结肠炎、溃疡性肛周炎、肺炎及神经综合征。

HSV 暴发后可出现典型的多形性红斑。疱疹性湿疹是 HSV 感染的并发症，在发生湿疹的皮肤部位可出现严重病变。

疱疹性瘭疽是末端指（趾）骨肿胀、红斑样病变伴疼痛，是由于 HSV 通过破损皮肤而感染，最常见于医护人员。

（三）药物治疗

全身应用阿昔洛韦治疗严重的疱疹感染，如新生儿弥散性疾病，单纯疱疹脑炎及免疫功能受损者。阿昔洛韦、缬昔洛韦和泛昔洛韦均可用于抑制复发性皮损。在眼科医生的监护下，局部应用三氟胸苷以治疗单纯疱疹角膜炎。局部应用潘昔洛韦可治疗复发性口唇疱疹而原发性生殖器疱疹可局部应用阿昔洛韦。对阿昔洛韦耐药的免疫抑制患者、HSV 感染（皮肤黏膜）者可静脉给予膦甲酸。继发感染者可局部应用抗生素（如新霉素-杆菌肽油膏），如较严重，则全身应用。

八、获得性免疫缺陷综合征

人类反转录病毒中已经造成最大的社会和医学影响的是 HIV-1（人类免疫缺陷病毒 HIV），亦称艾滋病病毒，这种病毒在 1984 年被认定是造成严重免疫缺陷广泛流行的原因，这种疾病被称为获得性免疫缺陷综合征（acquired immunodeficiency syndrome，AIDS），即艾滋病。

感染艾滋病病毒 4～8 周后才能从血液中检测出艾滋病病毒抗体，但在能测出抗体之前已具有传染性。艾滋病病毒感染者的血液、精液、阴道分泌液、乳汁、伤口渗出液中含有大量艾滋病病毒，具有很强的传染性。已感染艾滋病病毒的人平均经过 7～10 年的时间（潜伏期）才发展为艾滋病病人。在发展成艾滋病病人以前外表看上去正常，他们可以没有任何症状地生活和工作很多年，但能够将病毒传染给其他人。

（一）病因及发病机制

艾滋病之所以猖狂于全球，就在于艾滋病病毒 HIV 侵入人体后直接侵犯人体免疫系统，攻击和杀伤的是人体免疫系统中最重要、最具有进攻性的 CD4$^+$T 淋巴细胞，使机体一开始就处于丧失防御能力的地位。艾滋病病毒一旦进入人体，就寄生于 CD4$^+$T 淋巴细胞内最核心的部位，并与细胞核的遗传物质 DNA 整合为一体，人体没有能力使其分开，更没有力量杀灭它，进而艾滋病就成为一种"病入基因"的痼疾。艾滋病病毒随免疫细胞 DNA 复制而复制。病毒的繁殖和复制使免疫细胞遭到破坏和毁灭，并放出更多的病毒，新增殖病毒再感染更多的细胞，就这样，病毒一代代地复制、繁殖，免疫细胞不断死亡。

体液免疫也同样受到影响。淋巴结中 B 淋巴细胞（可产生抗体）增生可引起淋巴结病变和抗体产生增多，造成高球蛋白血症。对以前接触过的抗原所产生的抗体仍可继续制造，但对新抗原的应答能力减弱甚至消失。因此，总抗体水平（尤其 IgG 和 IgA）可能升高，对一些特殊病原体（如巨细胞病毒）的抗体值通常较高，但对免疫接种的应答随着 CD4$^+$T 淋巴细胞计数的下降而日益降低。

艾滋病病人是指艾滋病病毒抗体阳性，临床上出现条件性感染或恶性肿瘤者。艾滋病感染者是指艾滋病病毒抗体阳性，无症状或尚不能诊断为艾滋病病人。当艾滋病病毒感染者的免疫系统受到病毒的严重破坏，以至不能维持最低的抗病能力时，感染者便发展成为艾滋病病人，出现原因不明的长期低热、体重下降、盗汗、慢性腹泻、咳嗽等症状。

（二）临床表现

人体从感染 HIV 到发展为艾滋病，可分为 4 个临床期，但不是每个感染 HIV 的人都一定出现 4 个临床期。部分人（60%～70%）感染 HIV 的初期尚未出现症状，即无症状携带者，其中 25%～30%在 3～5 年内，表现为艾滋病相关综合征（ARC），以后约 10%～25%再发展为典型的艾滋病，大概在 10 年内，50%～75%将发展为艾滋病。

潜伏期为无症状感染期，本期除 HIV 抗体阳性外，无自觉症状和阳性体征。潜伏期长短不一，半年到 10 年不等，少数可达 15 年。

急性感染期多发生于感染后 2～6 周，主要表现为流感样症状，发热、头痛、关节痛、咽痛、皮疹、全身淋巴结肿大，有的像单核细胞增多症。有 10%出现脑膜炎症状，脑脊液中单核细胞增多，蛋白质中度增多。有的病人此期症状轻微，常易忽略。一般持续 3～14 天，然后大部分病人进入无症状期，而部分病人则持续发热、淋巴结肿大、消瘦。此时一般血常规正常，或血细胞轻度增高，淋巴细胞减少，血液中可有 HIV 抗原，但出现血清 HIV 抗体阳性时间延迟，一般为输血感染后 2～8 周，性交感染后 2～3 个月。

艾滋病相关综合征（AIDS-related complex，ARC），有的称为持续性泛发性淋巴结病，本期实际属于艾滋病的前期或早期，已出现艾滋病的基本特征但症状较轻。主要表现为全身浅表淋巴结肿大，多见于头颈部淋巴结、胸腺乳突肌后缘淋巴结，一般至少有 2 处，可有胀痛或压迫神经痛。50%的病人出现低热、盗汗、消瘦、腹泻，酷似结核病，或有瘙痒性皮疹，消瘦不能以发热或营养不良解释，1/3 的病人的体重减轻在 10%以上。有的病人出现神经紊乱、头痛、抑郁或焦虑。3/4 的病人脾肿大，出现不明原因的贫血，白细胞血小板减少，CD4$^+$T 淋巴细胞数<400/mm^3，CD4$^+$T/CD8$^+$T<1，HIV 抗体阳性，部分患者经常或反复出现条件性感染，如脚癣、念珠菌感染、湿疹、疱疹等，虽然不很严重，但常使病人感到痛苦。

典型的艾滋病（full blown AIDS）主要表现为获得性免疫缺陷所引起的条件性感染（或称机会性感染）、恶性病变和多系统损害。

以下途径不传播：普通接触，拥抱，握手，咳嗽，打喷嚏，昆虫叮咬，水或食物，茶杯，厕所，游泳池或公共浴室。

（三）药物治疗

艾滋病病毒的迅速变异能力也给目前特效药和疫苗研制工作造成了极大困难。目前还没有能够治愈艾滋病的药物，已经研制出的一些药物只能在某种程度上缓解艾滋病病人的症状和延长患者的生命。积极接受医学指导和治疗，可以帮助艾滋病病人缓解症状、提高生活质量。至今还没有研制出可以有效预防艾滋病的疫苗。

艾滋病主要采用抗反转录病毒治疗（ART），俗称"鸡尾酒疗法"。目前国内抗反转录病毒的治疗药物有核苷类反转录酶抑制剂（NRTIs）、非核苷类反转录酶抑制剂（NNRTIs）、蛋白酶抑制剂（PIs）、整合酶抑制剂（INSTIs）、融合抑制剂（FIs）五大类（包括复合制剂）。初治患者 ART 推荐方案为 2 种 NRTIs 类骨干药物联合第三类药物治疗。第三类药物可以为 NNRTIs 或增强型 PIs（含利托那韦或考比司他）或 INSTIs，也可选用复方单片制剂（STR）。

艾滋病病毒的迅速变异能力给抗病毒药物和疫苗研制工作造成了极大困难，目前还没有疫苗可以预防，也没有能够治愈艾滋病的药物。但是，ART 的应用把艾滋病变成一种可管理的慢性病，治疗的目标是最大限度地抑制病毒复制，使病毒载量降低至检测下限并减少病毒变异；重建免疫功能；降低异常的免疫激活；减少病毒传播、预防母婴传播；降低 HIV 感染的发病率和病死率，减少非艾滋病相关疾病的发病率和病死率，使患者获得正常的预期寿命，提高生活质量。

第六节
化学治疗药物

化学治疗（chemotherapy）是指对病原体（病原微生物、寄生虫等）所引起的感染性疾病以及对恶性肿瘤采用的药物治疗，简称化疗。化疗药物包括抗病原微生物药、抗寄生虫病药及抗恶性肿瘤药。

一、抗病原微生物药物

（一）概论

抗病原微生物药是指对病原微生物具有抑制或杀灭作用，用于防治感染性疾病的一类化疗药物，包括抗生素、人工合成抗菌药、抗病毒药、抗真菌药。这类药物的药理学主要研究药物、病原微生物、机体三者之间的相互作用、作用规律及作用机制，见图 4-2。

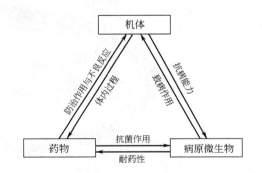

图 4-2 药物、病原微生物、机体相互关系示意

包括：①药物对病原体的抑制或杀灭作用及其作用的机制，以及同时对机体的毒副作用；②病原体对药物的耐药性以及耐药性产生的机制；③机体对药物的体内处理过程（即药动学过程），以及此过程对临床应用的影响。研究的目的是寻找并合理地使用抗菌药物，避免或延缓耐药性产生，减少药物对机体的毒副作用。机体抗病原微生物感染的能力（抗病能力）即机体对病原体的免疫能力，在感染性疾病的治疗中也发挥着重要的作用。

1. 常用术语

抗菌药物（antimicrobial agents）是指对细菌具有抑制或杀灭作用的药物，包括抗生素和人工合成抗菌药物。

抗生素（antibiotics）是由微生物产生的、能抑制或杀灭其他微生物的物质，少数抗生素对寄生虫、恶性肿瘤也有作用。抗生素分为天然抗生素（由微生物产生）和人工半合成抗生素（对天然抗生素进行结构改造获得）。

抗菌谱（antibacterial spectrum）是指抗菌药抑制或杀灭病原微生物的范围。对多种病原微生物有抑制、杀灭作用的称为广谱抗菌药，如喹诺酮类、大多数的头孢菌素类。对一种或有限的几种病原微生物有抑制、杀灭作用的称为窄谱抗菌药，如青霉素。

抑菌药（bacteriostatic drug）指抑制细菌生长繁殖的药物，如四环素。

杀菌药（bactericidal drug）指不仅能抑制细菌生长繁殖而且能杀灭细菌的药物，如青霉素、头孢菌素等。

最低抑菌浓度（minimum inhibitory concentration, MIC）是指体外抗菌实验中，抑制供试细菌生长的抗菌药物的最低浓度。

最低杀菌浓度（minimum bactericidal concentration, MBC）是指体外抗菌实验中，杀灭供试细菌的抗菌药物的最低浓度。

抗菌活性（antimicrobial activity）是指抗菌药抑制或杀灭病原微生物的能力。常用最低抑菌浓度或最低杀菌浓度表示其体外抗菌活性。

抗菌药物后效应（postantibiotic effect, PAE）是指停用抗菌药物后，抗菌药物浓度低于MIC 或消失后，仍然持续存在的抗微生物效应。

2. 抗菌药物的作用机制

抗菌药物主要是通过干扰病原微生物的生化代谢过程，或因此而破坏其结构的完整性而产生抑菌或杀菌作用（图 4-3）。

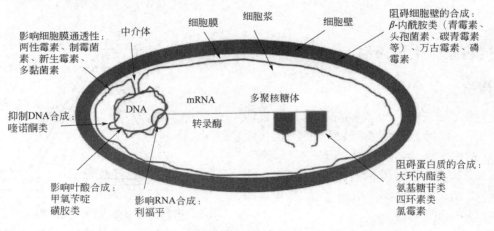

图 4-3 细菌结构与抗菌药的作用部位示意

（1）干扰细菌细胞壁合成 细菌细胞壁是维持菌体内环境（渗透压等）及正常生长的重要结构。细胞壁组成依细菌的种类而有所不同。革兰阳性细菌细胞壁主要由黏肽构成，β-内酰胺类抗生素抑制转肽酶的作用，阻碍黏肽合成中的交叉联结，致使细胞壁缺损，菌体内的高渗压使水分内渗，细菌肿胀、变形，加之细胞壁自溶酶活性被激活，细菌最终破裂溶解而死亡。

（2）增加细菌胞质膜的通透性 细菌胞质膜主要是由类脂质和蛋白质分子构成的一种半透膜，具有渗透屏障，合成黏肽、脂多糖及运输物质的功能。多黏菌素类能选择性地与细菌胞质膜中的磷脂结合；制霉菌素和两性霉素 B 能与真菌胞质膜中固醇类结合；咪唑类抑制真菌胞质膜麦角固醇合成，上述作用都使胞质膜受损，使膜通透性增加，菌体内物质外漏造成细菌死亡。

（3）抑制细菌蛋白质合成 核糖体是蛋白质合成的重要场所，细菌的核糖体是由30S和50S亚单位组成的70S复合体。部分抗菌药如四环素类、氨基糖苷类、氯霉素、林可霉素和大环内酯类作用于核糖体的亚单位，对蛋白质合成过程的不同阶段起抑制作用，产生抑菌和杀菌作用。

（4）抗叶酸代谢 磺胺类药和甲氧苄啶（TMP）通过干扰敏感细菌的叶酸合成，从而影响核酸的合成，抑制细菌生长繁殖。

（5）抑制核酸代谢 利福平特异性地抑制细菌DNA依赖的RNA多聚酶，阻碍mRNA的合成；喹诺酮类抑制DNA回旋酶，使DNA负超螺旋结构不能形成，妨碍细菌DNA的复制和mRNA的转录，从而达到杀灭细菌的目的。

3. 细菌的耐药性及其产生机制

耐药性又称抗药性，是指细菌与抗菌药物反复接触后对药物的敏感性降低甚至消失。细菌对某一药物产生耐药性后，对其他药物也产生耐药性称为交叉耐药性。交叉耐药性多出现于化学结构或作用机制相似的抗菌药之间。例如细菌对一种磺胺药产生耐药性后，对其余的磺胺也不再敏感，称为完全交叉耐药性。此外，细菌对某一类抗菌药的不同品种可以存在单向交叉耐药现象，如氨基糖苷类抗生素中链霉素与庆大霉素、卡那霉素之间有单向交叉耐药性，即对链霉素不敏感的细菌可能对庆大霉素、卡那霉素敏感，而对庆大霉素、卡那霉素不敏感的细菌对链霉素也不会敏感。

细菌耐药性产生的机制主要如下。

（1）产生灭活酶 通过产生灭活酶将药物灭活是微生物产生耐药性的重要机制。如细菌产生的 β-内酰胺酶可以水解破坏青霉素类和头孢菌素类的抗菌活性结构 β-内酰胺环，使它们失去抗菌活性。革兰阴性菌产生的乙酰转移酶可以使氨基糖苷类的抗菌必需结构失活而失去对细菌的作用。

（2）靶位的修饰和变化 抗菌药物影响细菌生化代谢过程的某环节、某部位，从而抑制或杀灭细菌。该环节或部位即为抗菌药作用的靶位。耐药菌通过多种途径达到目的，如：①降低靶蛋白与抗菌药的亲和力；②增加靶蛋白的数量；③合成新的、功能相同的但与抗菌药亲和力低的靶蛋白；④产生靶位酶代谢拮抗物（对药物有拮抗作用的底物），通过这些方式抵御抗菌药的作用。如耐喹诺酮类细菌由于基因突变引起自身DNA回旋酶A亚基变异，降低了喹诺酮类与DNA回旋酶的亲和力，使其失去杀菌作用。再如耐磺胺菌株经突变或质粒转移使二氢叶酸合成酶（靶位酶）与磺胺亲和力降低；金黄色葡萄球菌则增加自身产生对氨基苯甲酸（合成四氢叶酸的底物）的量，竞争性地与磺胺药竞争二氢叶酸合成酶，这两种耐药方式均使磺胺的抗菌作用降低甚至消失。

（3）降低外膜的通透性 耐药菌的这种改变使药物不易进入靶部位。如革兰阴性菌外膜孔蛋白的量减少或孔径减小，将减少经这些通道进入的物质的量。又如耐喹诺酮类细菌基因突变，使喹诺酮进入菌体的特异孔道蛋白的表达减少，使喹诺酮类不易进入菌体，在菌体内蓄积量减少。

（4）加强主动流出系统 大肠杆菌、金黄色葡萄球菌、铜绿假单胞菌和空肠弯曲杆菌等均有主动流出系统，流出系统由运输子、附加蛋白和外膜蛋白三种蛋白组成。三种蛋白的联合作用可将药物泵出细菌体细胞外。细菌由于加强主动流出系统外排而致耐药的抗菌药物有四环素类、喹诺酮类、大环内酯类和 β-内酰胺类。

4. 抗菌药物的合理应用

抗菌药物自问世以来，使许多严重的感染性疾病得到控制，是一类临床应用非常广泛的重要药物。但是不合理应用和滥用，导致耐药菌的日益增加及蔓延。如今金黄色葡萄球菌已有 90%以上耐青霉素，一般致病菌对常用抗生素的耐药率也非常高，给治疗感染性疾病带来极大困难。因此，应重视抗菌药物的合理应用，使其疗效达最大化，不良反应最小化，减少或延缓耐药性的产生。合理应用抗菌药的基本原则如下。

（1）明确病原诊断　便于有针对性地合理选用高效、窄谱、低毒的抗菌药物进行治疗。

（2）根据药物特点合理选药　一是根据各种药物的抗菌谱，选择与致病菌相适应的药物；二是依据各种抗菌药物的药动学特征，使所选择的药物在所感染部位能够达到有效浓度。

（3）患者状况　根据患者的病理、生理、免疫等因素选择合适的药物。

（4）制定合理的用药方案　应依据临床和病原学的诊断及患者的具体状况，确定用药的品种、剂量、疗程及方法。

（5）避免局部用药　可避免耐药性及变态反应的发生。

（6）严格控制预防性用药　对无指征或指征性不强的患者预防性使用抗菌药物结果可能是弊大于利。

（7）合理的联合用药　全面了解抗菌药联合应用的目的及可能出现的结果，做到合理的联合用药。

（二）抗生素

抗生素药物品种繁多、作用广泛，按化学结构分为如下几类。

（1）β-内酰胺类

① 青霉素类，如青霉素、青霉素 V、阿莫西林。

② 头孢菌素类，如头孢氨苄、头孢呋辛、头孢他啶。

③ β-内酰胺酶抑制剂，如棒酸。

④ 其他非典型的 β-内酰胺类，如氨曲南。

（2）大环内酯类　如红霉素、琥乙红霉素、罗红霉素。

（3）氨基糖苷类　如庆大霉素、妥布霉素、阿米卡星、链霉素。

（4）四环素类　如四环素、土霉素、多西环素。

（5）酰胺醇类　如氯霉素。

（6）其他主要抗细菌抗生素　如克林霉素、去甲万古霉素、磷霉素。

临床使用的还有抗真菌抗生素，如制霉菌素；抗肿瘤抗生素，如丝裂霉素、放线菌素 D；具有免疫抑制作用的抗生素，如环孢素。

1. β-内酰胺类

β-内酰胺类抗生素包括临床最常用的青霉素类与头孢菌素类，以及新发展的头霉素类、硫霉素类、单环 β-内酰胺类等其他非典型 β-内酰胺类。

这类抗生素药物的结构中均含有 β-内酰胺环，此环与抗菌作用原理密切相关，β-内酰胺环如被打开则这类药物的抗菌活性消失；此外，分子中都含有一个游离羧基和酰胺侧链，羧基有利于与碱生成盐而制成水溶性制剂；而酰胺侧链的改变则形成了许多具有不同特点的 β-内酰胺类抗生素。

本类药物都是通过干扰细菌细胞壁的合成而发挥抗菌作用的。一般对革兰阳性菌有很强的杀菌作用，对阴性菌的作用较弱。但某些半合成药物的抗菌范围有所扩大，对革兰阴性杆菌也有效。

（1）青霉素类　自1940年将青霉素用于临床以来，国内外医药界一致公认它具有高效、低毒的显著优点。但其同时具有抗菌谱窄、不耐酸、易被青霉素酶破坏等缺点，人类对它的化学结构进行了改造，获得了具有耐酸、耐酶、广谱等特点的多种半合成品。目前用于临床的青霉素类药物按来源可分为天然青霉素和半合成青霉素。

① 天然青霉素

青霉素　Benzylpenicillin

侧链　　　　　　母核

【抗菌作用】本品于细菌繁殖期起杀菌作用，对革兰阳性菌及某些革兰阴性球菌效果好；金葡菌、肺炎球菌、淋球菌、链球菌等对本品高度敏感；脑膜炎双球菌、白喉杆菌、破伤风杆菌、梅毒螺旋体也很敏感；但对革兰阴性杆菌如大肠杆菌、铜绿假单胞菌、痢疾杆菌等无效。对真菌、原虫、立克次体、病毒等无作用。

【临床应用】主要用于敏感菌引起的各种感染，如呼吸系统感染、肺炎、支气管炎、脑膜炎、心内膜炎、腹膜炎、脓肿、败血症、淋病、梅毒、白喉、中耳炎等。

【不良反应】本品毒性低，过敏反应是主要的不良反应，发生率约5%～10%，其中最严重的是过敏性休克（青霉素是各种药物中过敏率最高、休克死亡率最高的）。所以应用本品之前必须详细询问有无药物过敏史，并做皮肤过敏试验。皮下注射后20min观察局部反应。如发生过敏性休克，应立即皮下注射或肌内注射0.1%肾上腺素，同时给氧并使用抗组胺药及肾上腺皮质激素等。有青霉素过敏史者禁用；有变态反应性疾病、药物过敏史及皮肤真菌病患者慎用。

应用青霉素G治疗梅毒、钩端螺旋体等感染时，可有症状加剧现象，表现为全身不适、寒战、发热、咽痛、肌痛、心跳加快等症状，称为赫氏反应。此外，肌内注射青霉素G可引起局部疼痛、红肿或硬结等局部反应。

【药物评价】

1. 于1928年由英国人弗莱明发现，1940年用于临床，是第一个用于临床的抗生素，曾用名有青霉素G、盘尼西林。

2. 临床使用的还有普鲁卡因青霉素，作用长达48h。主要用于敏感细菌引起的轻度感染。使用时须加做普鲁卡因皮试。

② 半合成青霉素　具有耐酸、耐酶、广谱及抗铜绿假单胞菌等特点，见表4-11。

表4-11　常用的半合成青霉素

类　别	药　物	作　用　特　点	临　床　应　用
耐酶耐酸	苯唑西林（Oxacillin）	抗菌效力不如青霉素，但对产酶的金黄色葡萄球菌有杀灭作用	用于对青霉素产生耐药性的葡萄球菌感染，如烧伤、创面感染、心内膜等

续表

类　别	药　物	作　用　特　点	临　床　应　用
耐酶耐酸	氯唑西林（Cloxacillin）	对产酶的金黄色葡萄球菌作用比苯唑西林强，但不易通过血脑屏障	基本同苯唑西林
	氟氯西林（Flucloxacillin）	对产酶的金黄色葡萄球菌作用比氯唑西林强	基本同苯唑西林
广谱	氨苄西林（Ampicillin）	对革兰阳性菌、革兰阴性菌（包括厌氧菌）均有作用。对革兰阳性菌作用与青霉素类似，对肠球菌作用比青霉素强	用于敏感菌引起的泌尿系统、呼吸系统、胆道感染、肠道感染及脑膜炎、心内膜炎等
	匹氨西林（Pivampicillin）	氨苄西林的酯化物，口服吸收好，作用比氨苄西林强	同氨苄西林，还可用于伤寒
	阿莫西林（Amoxicillin）	抗菌谱与氨苄西林相似。服同等剂量，血药浓度比氨苄西林高一倍	同氨苄西林，还可用于伤寒
抗铜绿假单胞菌	哌拉西林（Piperacillin）	对革兰阳性菌作用与氨苄西林相似，对肠球菌作用较强。对革兰阴性菌作用强，抗菌谱包括淋球菌、铜绿假单胞菌	用于铜绿假单胞菌及其他敏感菌引起的感染，但对中枢感染疗效不确切
	替卡西林（Carbenicillin）	抗菌谱与哌拉西林相似	对于铜绿假单胞菌常与氨基糖苷类药物联合使用
	美洛西林（Mezlocillin）	抗菌谱与哌拉西林相似，但铜绿假单胞菌对本品产生耐药性较快	基本同哌拉西林
	磺苄西林（Sulbenicillin）	对铜绿假单胞菌及敏感的革兰阴性杆菌有效	用于敏感菌所致的肺炎、尿路感染、复杂性皮肤软组织感染及败血症
抗革兰阴性杆菌	美西林（Mecillinam）	对革兰阴性杆菌作用强，主要用于肠道阴性肝菌	用于敏感菌所致尿路感染以及由此引起的败血症
	替莫西林（Temocillin）	抗菌谱和美西林相似	用于敏感菌所致的尿路、呼吸道、胆道、软组织感染以及败血症

　　(2) 头孢菌素类　头孢菌素是含有 7-氨基头孢烷酸 (7-ACA) 的 β-内酰胺类抗生素。具有抗菌谱广、抗菌作用强、耐青霉素酶、临床疗效高、毒性低、过敏反应较青霉素类少见（约为青霉素的 1/4，特别是引起过敏性休克的病例比青霉素少）、使用安全等优点。根据抗菌谱和对 β-内酰胺酶的稳定性及开发年代可分为 5 代。

　　第 1 代，为 20 世纪 60 年代及 70 年代初开发。对革兰阳性菌（包括耐青霉素的金葡菌）的作用较第 2、第 3 代强；对革兰阴性菌作用较差；对各种 β-内酰胺酶的稳定性远较第 2、第 3 代差；对肾脏有一定毒性、与氨基糖苷类抗生素或强利尿剂合用时会加剧其毒性作用；不易进入血脑屏障，不用于脑膜炎。其代表品种有头孢氨苄、头孢拉啶、头孢唑啉。

　　第 2 代，大多数系 70 年代中期开发。对革兰阴性菌作用较第 1 代强，对革兰阳性菌作用与第 1 代相仿或略差；对多数 β-内酰胺酶较稳定；肾毒性小于第 1 代；部分可进入血脑屏障；对铜绿假单胞菌无效。其代表品种有头孢呋辛、头孢美唑。

　　第 3 代，大多数系 70 年代中期至 80 年代开发。其特点是抗菌活性强，抗菌谱更广，对 β-内酰胺酶稳定，对产生 β-内酰胺酶的革兰阳性及阴性菌（第 1、第 2 代头孢菌素无效者）均有效；

对革兰阴性菌包括铜绿假单胞菌和肠杆菌有很强活力；但对革兰阳性菌的活性不如第 1 代；可进入血脑屏障；几乎无肾毒性。其代表品种有头孢噻肟、头孢他啶、头孢哌酮、头孢曲松等。

第 4 代，80 年代中后期开发。本类头孢菌素对各种 β-内酰胺酶高度稳定，对多数耐药菌株的活性超过第 3 代头孢菌素及氨基糖苷类抗生素。对革兰阳性菌作用比第 3 代强，可用于金黄色葡萄球菌感染。目前使用的有头孢唑喃、头孢吡肟、头孢吡罗、头孢瑟利等。

第 5 代，21 世纪初开发。本代头孢菌素对耐甲氧西林金葡菌、耐万古霉素金葡菌、耐甲氧西林的表皮葡萄球菌和多重耐药的肺炎链球菌等有效。对大部分 β-内酰胺酶高度稳定，但可被金属 β-内酰胺酶和超广谱 β-内酰胺酶水解。其作用靶点为 PBP2a，临床主要用于耐药菌引起的感染，如糖尿病足感染在内的复杂性皮肤与软组织感染以及肺炎等。代表药物有供注射用的头孢洛林（Ceftaroline）、头孢吡普（Ceftobiprole）等。

此外，头霉素类及氧头孢类由于结构、性质及抗菌谱与头孢菌素相似也在本节给予介绍。

头孢氨苄（头孢力新，先锋霉素Ⅳ，头孢菌素；Ⅳ Cefalexin）对革兰阳性菌如金黄色葡萄球菌、肺炎链球菌等作用强，能耐葡萄球菌所产生的青霉素酶，故对耐药的金葡菌也有良好的抗菌作用，对革兰阴性菌作用较弱。主要用于敏感菌引起的泌尿系统感染、呼吸系统感染；也可用于皮肤及软组织感染、败血症、心内膜炎等。本品在体内不易被代谢，口服 8h 后 75%～100%以原形从尿中排出，为治疗尿路感染较理想的药物。不良反应有胃肠道反应，如恶心、呕吐、腹痛、腹泻等，但较轻微。青霉素过敏者慎用，肾功能不全者减量。

头孢拉啶（Cefradine）抗菌谱及对酶的稳定性同头孢氨苄，抗菌作用较头孢氨苄强。用途及不良反应基本同头孢氨苄。

头孢呋辛（头孢呋肟，西力欣；Cefuroxime）为第 2 代头孢菌素。对青霉素酶高度稳定，对 β-内酰胺酶较稳定，对耐氨苄西林或第 1 代头孢菌素的大肠杆菌、克雷伯杆菌等也有效；对淋球菌有较好的抗菌活力。主要用于敏感菌所致的呼吸道、泌尿道、骨和关节、皮肤和软组织等感染。不良反应有胃肠道反应、皮肤过敏等。肌内注射可致局部疼痛。不可与氨基糖苷类置于同一容器；不宜与高效利尿剂合用。对青霉素过敏者及肾功能不全者慎用。

头孢他啶（复达欣，凯复定；Ceftazidime）为第 3 代头孢菌素。对 β-内酰胺酶有高度稳定性，对革兰阴性菌作用强大，对铜绿假单胞菌的作用强。临床用于治疗由铜绿假单胞菌及革兰阴性菌引起的严重呼吸道、耳、鼻、喉、泌尿系统感染以及皮肤、骨骼和多重感染。本品偶有过敏反应、胃肠道反应、血清转氨酶暂时性升高等；局部肌内注射可引起疼痛，静脉注射可引起静脉炎。对头孢菌素过敏者禁用；孕妇慎用。

头孢哌酮（先锋必；Cefoperazone）对革兰阳性菌的作用比第 1 代稍弱，对多数革兰阴性菌作用较强，对铜绿假单胞菌作用较强，用于对多种常用抗生素耐药的革兰阴性菌（尤其是铜绿假单胞菌的感染）。不良反应有皮疹、腹泻、发热、注射区疼痛等。

头孢吡肟（马斯平；Cefepime）为第 4 代头孢菌素。对多数革兰阳性菌及阴性菌均有作用，对 β-内酰胺酶有高度稳定性。对铜绿假单胞菌、金黄色葡萄球菌均有作用。对厌氧菌有效。用于其他抗生素治疗无效的严重感染。如下呼吸道、泌尿系统、妇科、腹腔感染以及皮肤、骨骼组织感染等。由于抗菌谱广，使用时应防止菌群失调引起的二重感染。不可与甲硝唑、庆大霉素、氨茶碱等配伍应用。不良反应有：局部刺激、二重感染、消化道反应、药热等；可影响血液系统；本品偶有过敏反应，对青霉素、头孢菌素过敏者禁用；孕妇慎用。

头孢米诺钠（Cefminox Sodium）系头霉素的半合成衍生物。按抗菌性能可列入第 3 代头孢菌素。本品对链球菌（肠球菌除外）、大肠杆菌、克雷伯杆菌、变形杆菌、流感嗜血杆菌、拟杆菌等有抗菌作用。用于敏感菌引起的扁桃体、呼吸道、泌尿道、胆道、腹腔等部位感染。也可用于败血症。偶可致过敏，有皮疹、发热等，也可致休克，对β-内酰胺类抗生素过敏者慎用；可致肝、肾损害；对血液系统有一定的毒性；消化系统症状有恶心、呕吐、腹泻等，也可发生由菌群失调导致的维生素缺乏及二重感染等。

拉氧头孢钠（羟羧氧酰胺菌素；Latamoxef Sodium）系半合成的氧头孢烯类抗生素。由于本品耐β-内酰胺酶的活性较强，故病原微生物很少对本品产生耐药性。抗菌谱与头孢噻肟相似，对多种革兰阴性菌有较强的作用，如大肠杆菌、克雷伯杆菌、变形杆菌、流感嗜血杆菌、拟杆菌等。对厌氧菌也有良好的作用。用于敏感菌引起的呼吸道、泌尿道、胆道、腹腔，以及皮肤和软组织、骨和关节、五官、创面等部位感染，也可用于败血症和脑膜炎。偶可致过敏，有皮疹、发热等，也可致休克，对β-内酰胺类抗生素过敏者慎用；其他不良反应有肾脏损害、血常规改变、肝功能受损、胃肠道反应、菌群失调等。

（3）**β-内酰胺酶抑制剂**　β-内酰胺酶致使β-内酰胺环水解，这是病原菌对一些常见的β-内酰胺类抗生素耐药的主要方式。因此，β-内酰胺酶抑制剂作为一类新型抗生素悄然登场。

本类药物主要有棒酸（克拉维酸）、三唑巴坦和舒巴坦等。它们可抑制多种β-内酰胺酶。但是此类药物单用时抗菌能力较弱，因此，常与β-内酰胺类抗生素制成联合制剂，如哌拉西林钠-他唑巴坦钠。本类药物可使青霉素、头孢菌素类药物的抑菌浓度明显下降，药物可增效几倍至几十倍，并可使产酶菌株恢复对药物的敏感性。

常用药物如下。

舒巴坦（青霉烷砜钠）单独应用仅对淋球菌和脑膜炎球菌有效，与氨苄西林合用可使葡萄球菌、卡他球菌、奈瑟球菌、大肠杆菌等的抑菌浓度下降而增效。在消化道吸收很少，注射后很快分布到各组织中，主要经肾排泄，尿中浓度很高。舒他西林是氨苄西林钠和舒巴坦钠的混合物。

克拉维酸钾（棒酸钾）具有强而广谱的抑制β-内酰胺酶的作用。单独使用仅有微弱的抗菌活性。与β-内酰胺类药物制成联合制剂如阿莫西林-克拉维酸钾片，可用于敏感菌所致的下呼吸道、中耳、鼻窦、皮肤组织、尿路等部位感染。替卡西林钠-克拉维酸钾注射液可用于敏感菌所致的下呼吸道、皮肤组织、骨和关节、尿路等部位感染及败血症。

（4）**其他非典型的β-内酰胺类抗生素**　本类包括碳青霉烯类、头霉素类、氧头孢烯类、单环β-内酰胺类。

碳青霉烯类（Carbopenems）抗生素的抗菌作用机制与青霉素相似，但与PBP的亲和力更高。具有抗菌谱广、抗菌作用强、对β-内酰胺酶的稳定性高等特点，成为治疗严重细菌感染最主要的抗菌药物之一。本类药物包括亚胺培南、美罗培南、帕尼培南、法罗培南等。其中，亚胺培南易被脱氢肽酶水解失活，临床使用的亚胺培南制剂是将亚胺培南与脱氢肽酶抑制药西司他丁等量配比的复方制剂，不良反应较少。

头霉素类（Cephamycins）抗生素包括头孢西丁、头孢美唑、头孢替坦等。抗菌作用和抗菌谱与第二代头孢菌素相似，但对厌氧菌有较强的作用。主要用于治疗由需氧和厌氧菌引起的盆腔、腹腔及妇科的混合感染。

氧头孢烯类（Oxacephems）抗生素的结构与第三代头孢菌素相似，具有抗菌谱广、抗菌作用强、对β-内酰胺酶稳定的特点。此类药物包括拉氧头孢和氟氧头孢。组织分布广泛，脑脊液中浓度高，临床主要用于治疗尿路、呼吸道、妇科、胆道感染及脑膜炎败血症等。不良反应以皮疹最为多见。

单环 β-内酰胺类（Monobactams）抗生素包括氨曲南和卡芦莫南，对革兰阴性菌有强大的抗菌作用，分布广泛，临床用于大肠埃希菌、沙门菌属、克雷伯菌和铜绿假单胞菌等引起的下呼吸道、尿路感染及脑膜炎、败血症等的治疗。不良反应较少，主要有皮疹、血清转氨酶升高及恶心、呕吐等消化道反应。

2. 大环内酯类

大环内酯类是由链霉菌产生的一类弱碱性抗生素，因分子中含有一个内酯结构的14元、15元或16元大环而得名。20世纪50年代发现了第一代药物红霉素，20世纪80年代陆续开发了阿奇霉素、克拉霉素等第二代半合成大环内酯类抗生素，第三代大环内酯类抗生素代表药有泰利霉素和喹红霉素。按化学结构可分为14元大环内酯类（包括红霉素、克拉霉素、罗红霉素、地红霉素、泰利霉素和喹红霉素等）、15元大环内酯类（阿奇霉素）和16元大环内酯类（包括麦迪霉素、乙酰麦迪霉素、吉他霉素、交沙霉素、螺旋霉素、乙酰螺旋霉素、罗他霉素等）。本类抗生素通过阻碍细菌蛋白质的合成而起抗菌作用，属于生长期快速抑菌剂。

本类抗生素的特点有：①抗菌谱窄，但比青霉素略广，主要作用于革兰阳性菌和革兰阴性球菌、厌氧菌以及军团菌、胎儿弯曲菌、衣原体和支原体等；②细菌对本类药物易产生耐药性；③在碱性环境中抗菌活性较强，治疗尿路感染时常需碱化尿液；④口服大多不耐酸，常制成肠溶衣片或酯化衍生物，以增加口服吸收率；⑤无严重不良反应，毒、副作用较低，可用于对青霉素过敏的患者；⑥口服血药浓度低，一般不宜用于严重感染，仅适用于轻、中度感染。

红霉素 Erythromycin

【抗菌作用】本品的抗菌谱与青霉素相似，主要是抗革兰阳性菌，如金葡菌、溶血性链球菌、肺炎球菌、白喉杆菌等，且对军团菌高度敏感，对其他革兰阴性菌如脑膜炎双球菌、百日咳杆菌等也有一定作用。还能抑制支原体、放线菌、螺旋体、立克次体、衣原体，对青霉素产生耐药性的菌株大多对本品敏感。

【临床应用】主要用于耐青霉素的金葡菌所引起的各种感染及对青霉素过敏的金葡菌感染患者。对于军团菌肺炎和支原体肺炎，本品可作为首选药应用。还用于溶血性链球菌及肺炎球菌所致的呼吸道、皮肤软组织等感染。此外，对白喉患者，以本品与白喉抗毒素联用可有显著疗效。

【不良反应】主要有胃肠道反应、过敏反应、静脉炎、肝毒性及心脏毒性等。

克拉霉素（Clarithromycin）为半合成的14元大环内酯类抗生素。主要特点是抗菌活性强，对酸稳定，口服吸收快而完全，体内分布广，细胞内浓度高。但首过效应大。用于泌尿道、呼吸道及皮肤软组织感染、幽门螺杆菌性胃炎、中耳炎、鼻窦炎等。常与阿莫西林、质子泵抑制剂联合用于根除幽门螺杆菌感染。不良反应较少，主要是胃肠道反应，偶见皮疹、瘙痒、头痛、肝毒性等。

阿奇霉素（Azithromycin）临床应用与红霉素基本相同，但抗菌谱较广，抗菌作用较强，对流感杆菌、淋球菌作用比红霉素强4倍；对军团菌强2倍；对金黄色葡萄球菌比红霉素强；对弓形体、梅毒螺旋体也有良好的作用。临床用于敏感菌引起的呼吸道、皮肤和软组织感染。不良反应主要有胃肠道反应，可见恶心、呕吐、腹痛、腹泻等，但发生率低于红霉素；偶见药热、皮疹等过敏反应及一过性肝功能异常。

泰利霉素（Telithromycin）属酮内酯类抗生素，为第三代大环内酯类制剂。泰利霉素对肺炎球菌、流感黏膜炎莫拉菌等作用强，对副流感、酿脓链球菌、衣原体、支原体、军团菌等也具有较高的活性。临床主要用于社区获得性肺炎的治疗。不良反应较轻，最常见的是腹泻、恶心、头晕和呕吐等。

喹红霉素（Cethromycin）是继泰利霉素之后的酮内酯类抗生素，抗菌谱同泰利霉素，但抗菌活性更强。在体内分布广泛，在肺中浓度最高，主要用于治疗社区获得性肺炎和呼吸道感染。

3. 氨基糖苷类

氨基糖苷类抗生素是由链霉菌、小单胞菌产生或经半合成制取的一类抗生素。常用的品种有链霉素、庆大霉素、妥布霉素、阿米卡星、大观霉素、小诺霉素、核糖霉素等。它们具有以下共同特点：①结构中都含有氨基糖分子与非糖的苷元结合而成的苷，故称为氨基糖苷类抗生素；②通过作用于细菌体内的核糖体，抑制蛋白质的合成而发挥杀菌作用，为一类静止期杀菌剂；③抗菌谱较广，尤其对革兰阴性杆菌作用突出，有些品种对铜绿假单胞菌或金黄色葡萄球菌及结核杆菌也有作用；④细菌对本类抗生素易产生耐药性，且本类抗生素之间有部分或完全交叉耐药性；⑤口服难吸收，可作为肠道感染用药；全身感染必须注射给药，大部分以原形从尿中排出，故适宜于泌尿道感染。

本类药物的毒副作用较多，主要如下。

（1）耳毒性　前庭功能失调：多见于卡那霉素、链霉素、庆大霉素。耳蜗神经损害：多见于卡那霉素、阿米卡星。

（2）肾毒性　主要损害近端肾曲管。肾毒性大小顺序为：卡那霉素、西索米星>庆大霉素、阿米卡星>妥布霉素>链霉素。

（3）神经肌肉阻滞　以链霉素及卡那霉素发生较多。

（4）过敏反应　临床表现为皮疹、发热、血管神经性水肿，甚至发生过敏性休克。链霉素发生过敏性休克的发生率仅次于青霉素。

本类药物的毒性反应与血药浓度密切相关，因此在用药过程中应监测血药浓度。

庆大霉素　Gentamycin

【抗菌作用】本品为广谱抗生素，对多种革兰阴性菌及阳性菌都具有抑制和杀灭作用。对铜绿假单胞菌作用强，对金葡菌、产气杆菌、大肠杆菌、变形杆菌、沙门菌也较敏感。

【临床作用】主要用于铜绿假单胞菌、耐药金葡菌、大肠杆菌及其他敏感菌等引起的各种严重感染，如败血症、呼吸道感染、胆道感染以及烧伤感染等。

【不良反应】本品对耳前庭的影响较大，而对耳蜗损害较小。主要表现为头昏、眩晕、耳鸣；疗程过长或用量过大时，可引起耳、肾毒性。不宜作静脉推注或大剂量快速静脉滴注，以防发生呼吸抑制。肾功能不全者、儿童慎用。

其他氨基糖苷类药物如下。

链霉素（Streptomycin）于 1944 年问世，对大多数革兰阴性杆菌等有抗菌作用。由于不良反应多，现在主要用于结核病初期；也用于布氏杆菌病、鼠疫以及敏感菌所致的感染。有耳毒性，发生耳聋是不可逆的，一旦出现耳鸣、眩晕、听力减退等反应立即停药；偶可引起过敏性休克。对链霉素过敏者及孕妇禁用；肾功能不全者慎用。

妥布霉素（Tobramycin）抗铜绿假单胞菌效力比庆大霉素强 3～5 倍，并且对庆大霉素耐药者仍有效。对其他革兰阴性菌作用稍次于庆大霉素，对金葡菌的作用与庆大霉素相似。主要用于革兰阴性菌引起的严重感染，特别是铜绿假单胞菌、大肠杆菌、肺炎杆菌等引起的脑膜炎、烧伤、败血症、呼吸道、泌尿道、胆道感染及软组织严重感染等。对听觉及肾脏有毒性，另有恶心、呕吐、头痛、转氨酶升高、白细胞减少等不良反应。对氨基糖苷类抗生素有过敏反应者禁用；肾功能不全及老年患者应酌减剂量。

阿米卡星（丁胺卡那霉素；Amikacin）抗菌谱与庆大霉素相似，对金葡菌、铜绿假单胞菌、大肠杆菌、变形杆菌等均有效；对铜绿假单胞菌作用强于庆大霉素。主要用于治疗对其他氨基糖苷类药物有耐药性的菌株（包括铜绿假单胞菌）所致的感染如尿路、肺部感染及败血症等。本品是卡那霉素的半合成衍生物，长期超剂量使用时，可引起蛋白尿、管型尿及不可逆性听力减退等严重不良反应。本品可抑制呼吸，不宜静脉注射。与羧苄西林及磺苄西林合用有协同作用。避免与右旋糖酐及其他肾毒性药合用。肾功能不全者慎用。

核糖霉素（威他霉素；Ribostamycin）对金葡菌、大肠杆菌及其他肠杆菌属细菌有较好抗菌活性，对铜绿假单胞菌、结核杆菌无效。临床上用于敏感的革兰阴性杆菌所致的呼吸道、腹腔、胸腔、泌尿道、皮肤和软组织、骨组织以及眼、耳、鼻部感染。本品的毒性是所有氨基糖苷类抗生素中最低的，尤其对听觉、肾脏的毒性均较小。避免与右旋糖酐及其他肾毒性药合用。

小诺米星（小诺霉素，沙加霉素；Micronomicin）抗菌谱近似庆大霉素，对革兰阴性菌和阳性菌有广谱抗菌作用，特别是对革兰阴性菌如铜绿假单胞菌、大肠杆菌、沙雷菌有强大抗菌活性。适用于敏感菌感染所致的败血症、支气管炎、肺炎、腹膜炎、肾盂肾炎、膀胱炎以及眼科感染。偶有过敏反应，其他有耳肾毒性、神经肌肉阻滞、血常规变化、肝功能损害、消化道反应和注射部位疼痛等。本品耳肾毒性虽小于庆大霉素，但仍应谨慎使用，用药时间一般不宜超过 14 天，必要时应做听力和肾功能监护。不宜与右旋糖酐、呋喃苯氨酸、其他氨基糖苷类药物合用，以免增加耳、肾毒性。肝功能异常者、孕妇、高龄者慎用。注射液仅供肌内注射。

西索米星（西索霉素；Sisomicin）抗菌谱与庆大霉素相近，对铜绿假单胞菌的作用比庆大霉素强，与妥布霉素相近。主要用于大肠杆菌、痢疾杆菌、克雷伯杆菌、变形杆菌等革兰阴性杆菌引起的局部或系统感染，尤其对尿路感染效果好。不良反应等参见庆大霉素。

大观霉素（壮观霉素，淋必治；Spectinomycin）是一种氨基环醇类抗生素，性质与氨基糖苷类抗生素近似。本品对淋球菌有高度抗菌活性，特别是对耐青霉素的淋球菌敏感。临床主要用于淋球菌所引起的泌尿系统感染，尤其适用于对青霉素、四环素耐药或对青霉素过敏的患者。口服不吸收，肌内注射吸收好，主要从尿中排泄。1 周内有效率达 90%～96%。因疗效与青霉素相同，对青霉素过敏的患者可以使用本品。本品治疗量不良反应极少，个别患者偶有恶心、头痛、头晕、发热、皮疹或注射局部不适等；未见有耳毒性或肾毒性的报道。对本品过敏及肾衰病人禁用；孕妇、新生儿慎用。

4. 四环素类

四环素类抗生素是指具有相同四元稠环基本结构的一组广谱抗生素。它们均为黄色至深黄色结晶性粉末，具弱碱性，无臭，味苦。在空气中稳定，水溶性差，多用其盐酸盐。

本类抗生素对多种革兰阳性菌及阴性菌、螺旋体、立克次体、支原体、衣原体、原虫等均有抑制作用。主要作用机理是干扰菌体蛋白质的合成，同时还可以改变细菌细胞膜的通透性。属快速抑菌剂，在高浓度时也具有杀菌作用。本类药物的主要不良反应有：胃肠道反应；

局部刺激；二重感染，由于菌群失调而导致 B 族、K 族维生素缺乏；影响骨、牙的生长及肝脏损害等。故孕妇、哺乳期妇女、8 岁以下儿童禁用本类药物；肝、肾功能不全者慎用本类药物。

本类药物曾广泛应用于临床。由于本类药物有密切的交叉耐药性，致使细菌对四环素族药品的敏感性降低，加之不良反应较多、注射给药困难等原因，临床使用率下降。现在主要用于立克次体、支原体、衣原体、回归热螺旋体等感染和布氏杆菌病。

四环素（Tetracycline）主要用于治疗衣原体病（淋巴肉芽肿、沙眼、鹦鹉热）、立克次体病（斑疹伤寒、恙虫病）、支原体肺炎、回归热、霍乱、布氏杆菌病等。本品不宜与青霉素联合应用，不应与卤素、碳酸氢钠、含多价金属的药物、凝胶类药物、牛奶等同服。

多西环素（脱氧土霉素，强力霉素，长效土霉素；Doxycycline）为半合成四环素。抗菌谱及作用、用途与四环素相同，但抗菌作用较四环素强 10 倍，由于本品对肾脏较少引起损害，故比较适用于对四环素敏感而合并肾功能不全的患者。本品口服吸收良好，不受食物和牛奶影响。作用持久，有效血药浓度可维持 24h 以上。主要不良反应有胃肠反应（饭后服用可减轻），光敏反应比四环素多见。个别可有皮疹、嗜睡、小儿牙齿变黄等，但比四环素轻和少。

5. 氯霉素类

本类药物的作用机理是抑制细菌蛋白质的合成，也能抑制转肽酶，使肽链的延长受到阻碍以达到抑制细菌生长的目的。本类药物抗菌谱广，疗效确切，但由于不良反应严重，使临床应用受到限制。

氯霉素（左旋霉素；Chloramphenicol）为广谱抑菌剂，尤其对革兰阴性杆菌作用较强。主要用于伤寒、副伤寒、立克次体病及敏感菌所致的严重感染；也常用于治疗其他药物疗效较差的脑膜炎；还可用于眼、耳、皮肤、伤口感染的局部治疗。本品最主要的不良反应是抑制骨髓造血机能，引起可逆性粒细胞减少、血小板减少或不可逆性的再生障碍性贫血；其他严重反应有灰婴综合征，肝脏损害、皮疹、药热、血管神经性水肿也偶有发生。长期应用可引起二重感染。应严格掌握适应证，切忌滥用。注意定期检查血常规、控制剂量及疗程。精神病患者、新生儿和早产儿禁用；肝、肾功能不全者及孕妇慎用。

6. 其他主要抗细菌抗生素

本类抗生素包括多肽类（如万古霉素类、多黏菌素类）、林可霉素类（克林霉素、林可霉素）及其他如磷霉素等。它们的结构、作用机理、作用各异，但因结构特殊，细菌对其不易产生耐药性或与其他类别抗生素之间无交叉耐药性而体现了它们的临床使用价值。

万古霉素类抗生素包括万古霉素、去甲万古霉素和替考拉丁。此类药物对多种革兰阳性菌有强大抗菌作用。主要用于难辨梭状芽孢杆菌引起的伪膜性结肠炎及对其他抗生素产生耐药性的严重葡萄球菌感染，如败血症、肺炎、心内膜炎、脑膜炎等。本品有一定毒性，主要是对肾脏和听觉的损害，还可引起红颈综合征、血栓性静脉炎，皮疹、药热及寒战也较多见。肌内注射疼痛厉害，仅供静脉注射。不可同时使用有耳、肾毒性的药物。用药期间应检查肾功能及听力。肾功能不全者、老年人、新生儿与早产儿禁用。本品结构特殊，细菌不易产生耐药性，与其他抗生素也无交叉耐药性。

克林霉素（氯洁霉素，氯林可霉素；Clindamycin）为窄谱抗生素。主要对革兰阳性菌有抗菌作用，特别是对厌氧菌、金葡菌、肺炎球菌有较好作用。比林可霉素强 4～8 倍，且对青霉素、林可霉素、四环素、红霉素耐药的细菌有效。本品可渗入骨组织内，骨髓药物浓度高，故为金黄色葡萄球菌骨髓炎的首选治疗药及治疗厌氧菌引起的各种严重感染的常用药物。主要有胃肠道反应，一般为胃部不适、恶心、呕吐；长期使用可引起假膜性小肠结肠炎；偶可产生过敏性皮疹，短暂性转氨酶升高等。肝功能不全者、孕妇、哺乳妇女慎用。

磷霉素（福赐美仙；Fosfomycin）有钠盐和钙盐两种。本品为广谱抗生素。细菌对本品和其他抗生素之间无交叉耐药性。用于敏感菌引起的上呼吸道、肠道、尿路等感染。口服有轻度胃肠道反应，静注过快可致血栓性静脉炎，少数病人可有皮疹、血清转氨酶升高等。

硫酸黏菌素 E（多黏菌素）主要用于铜绿假单胞菌和大肠杆菌等引起的各种感染。本品因毒性大，其临床地位已基本被新的抗菌药物所取代。但当各种革兰阴性菌对其他抗菌药耐药或疗效不佳时仍可选用本品。大剂量口服可引起胃肠道反应；注射可致肾损害，还可出现对神经系统的毒性；静滴如剂量大、滴速快，可致呼吸抑制。不宜与肌松药、氨基糖苷类、头孢菌素类合用，以免增加毒性。孕妇、肾功能不全者慎用。

（三）合成抗菌药

1. 磺胺类药

磺胺药是第一类有效地用于防治全身性细菌感染性疾病的化疗药物。1936年用于临床，具有抗菌谱广、可以口服、吸收较迅速、性质稳定等优点，对感染性疾病的防治起到了很好的作用。但本类药物的不良反应较多，如肾脏损害、过敏反应、对造血及中枢神经系统的损害等，而且单独应用时病原菌易产生耐药性，致使其临床应用逐渐减少。甲氧苄啶（TMP）的出现使本类药物的作用增强，见图4-4。

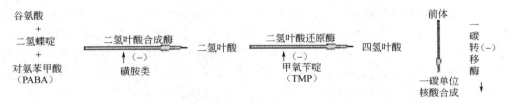

图4-4 磺胺类药物与 TMP 的协同机制

磺胺类药物通过抑制二氢叶酸合成酶，阻断二氢叶酸的合成，抑制细菌的生长繁殖。甲氧苄啶可以抑制菌体内的二氢叶酸还原酶，与磺胺药合用可使细菌的叶酸代谢受到双重阻断，使磺胺药的抑菌作用增强数十倍。

磺胺药可分为全身感染用磺胺、肠道磺胺、外用磺胺。其中全身感染用磺胺口服均可吸收，分为短效、中效、长效磺胺，目前常用的是中效的磺胺嘧啶（SD）、磺胺甲噁唑。

磺胺嘧啶 Sulfadiazine

【抗菌作用】 对脑膜炎双球菌、肺炎链球菌、淋球菌、溶血性链球菌抑制作用较强。对大肠杆菌、痢疾杆菌及沙眼衣原体也有抑制作用。

【临床应用】 曾是治疗流脑的首选药；也用于敏感菌引起的感染，如呼吸道感染、中耳炎、痈疔、产褥感染、泌尿系统感染和急性菌痢等。其银盐具有抗菌及收敛作用，对铜绿假单胞菌、大肠杆菌有强大抑制作用，用于各种烧伤、烫伤的创面杀菌及促进创面干燥、结痂和愈合。

【不良反应】本品较易在尿路析出结晶甚至引起血尿，故大剂量或较长时间应用时应与等量碳酸氢钠同服，并在服药期间多饮水。其他不良反应还有药热、皮疹、恶心、呕吐、头痛、眩晕等；偶见溶血性贫血、粒细胞减少、紫癜。注射液仅供重症病人使用，不宜做皮下及鞘内注射。对磺胺类药物过敏者禁用；新生儿、孕妇及肝、肾功能不全者慎用。

其他磺胺类药物如下。

磺胺甲噁唑（磺胺甲基异噁唑，新诺明，新明磺；Sulfamethoxazole，SMZ）抗菌谱与SD相近，与TMP联合应用时，其抗菌作用明显增强，可用于尿路感染、慢性支气管炎急性发作、伤寒、布氏杆菌病、菌痢及流脑等。本品抗菌作用较强，在常用磺胺药中居首位。不良反应基本同SD，如较易出现结晶尿等。尤应注意的是复方磺胺甲噁唑易引起过敏反应，甚至偶可致过敏性休克。

磺胺二甲嘧啶（Sulfadimidine）属短效磺胺药，作用与用途同SD，但较弱，可渗入脑脊液，对流脑有效。本品及其乙酰化物的溶解度均大，不易引起结晶尿和血尿，可不加服碳酸氢钠。用于上呼吸道感染、流脑、丹毒、蜂窝织炎、淋巴管炎、疖痈等（仅宜用于轻症患者）。对磺胺类药过敏者禁用；肝、肾功能不全者慎用。

柳氮磺吡啶（水杨酰偶氮磺胺吡啶；Sulfasalazine）口服吸收很少，在肠内释放出磺胺吡啶和5-氨基水杨酸而起抗菌作用。用于治疗溃疡性结肠炎，临床也将其列为治疗类风湿关节炎的药物。不良反应有恶心、呕吐、厌食、皮疹、药热等。对葡萄糖-6-磷酸脱氢酶缺乏者可诱发急性溶血。对磺胺和水杨酸过敏者禁用；肝、肾功能不全者慎用。

磺胺醋酰钠（Sulfacetamide Sodium，SA-Na）抑菌作用较弱，但对黏膜刺激小，主要用于结膜炎、角膜炎、沙眼及其他眼部感染。遮光，密闭保存。

甲氧苄啶（甲氧苄氨嘧啶，磺胺增效剂；Trimethoprim，TMP）为广谱抗菌剂，作用似磺胺嘧啶，由于易产生耐药性，临床上很少单独使用，通常作为抗菌增效剂使用。本品能抑制菌体内的二氢叶酸还原酶，与磺胺药合用可使细菌的叶酸代谢受到双重阻断，使磺胺药的抑菌作用增强数十倍，从抑菌转为杀菌，并可减少耐药菌株的出现。本品对某些抗生素也有增效作用。临床上主要与磺胺合用治疗呼吸道、泌尿道和软组织感染。本品毒性较低，常用量不良反应少。有时有恶心、呕吐、食欲不振、药物过敏、白细胞或血小板减少等。

2. 喹诺酮类

喹诺酮类，又称吡酮酸类或吡啶酸类，其特点是：①对绝大多数革兰阴性菌（包括铜绿假单胞菌）有显著的抗菌活性；对革兰阳性菌作用较弱，某些品种对金黄色葡萄球菌作用较强；②抗菌作用机理为抑制细菌的DNA回旋酶从而抑制DNA的复制，临床使用初期本类药物与许多其他抗菌药间无交叉耐药性。但是，随着时间的变迁，本类药物的耐药菌株越来越多。

根据其开发年代和抗菌作用及性质的不同，本类药物可分为1～4代。第1代以萘啶酸为代表，因抗菌谱窄，仅对部分大肠杆菌等革兰阴性杆菌有效，吸收差，副作用多见，已为其他药物所替代；第2代在我国以吡哌酸为代表，在抗菌谱、抗菌效力、生物利用度等方面均优于第1代；第3代是含氟的喹诺酮，包括诺氟沙星、培氟沙星、依诺沙星、氧氟沙星、环丙沙星等，除了抗革兰阴性菌作用较强以外，对葡萄球菌等革兰阳性菌也有作用，是目前我国使用量较大的药品类别；第4代，除了抗革兰阳性菌作用增强以外，抗厌氧菌作用也增强了，多数产品半衰期延长，如莫西沙星、加替沙星等。

本类药物的不良反应主要有：①胃肠道反应如恶心、呕吐等；②中枢反应，如头痛、头晕、睡眠障碍、精神反应等；③可诱发癫痫，癫痫患者慎用；④可影响软骨发育，孕妇及儿童慎用；可致关节损害和跟腱炎；⑤可产生结晶尿，尤其在碱性尿液中更易产生；⑥光敏反应，用药期间应避免紫外线照射；⑦心脏毒性；⑧干扰糖代谢。

常用药物如下。

诺氟沙星（氟哌酸；Norfloxacin）对革兰阴性菌，如铜绿假单胞菌、大肠杆菌、痢疾杆菌、变形杆菌有高度抗菌活性。适用于泌尿系统和肠道的细菌感染，如急性肾盂肾炎、菌痢、伤寒等；也可用于急性化脓性气管炎、扁桃体炎及其他外科、妇科、皮肤科的细菌感染。目前还广泛应用于淋病的治疗。本品毒副作用较小，服药初期有上腹不适感，一般不需停药，可逐渐自行消退，但胃溃疡病人应慎用；个别人偶见转氨酶升高、口唇炎、口角炎、心悸等，停药后可恢复。对本品过敏者禁用；孕妇、严重肾功能不全者慎用。

环丙沙星（环丙氟哌酸，悉复欢，环复星；Ciprofloxacin）药用品为盐酸盐一水合物（供口服用）和乳酸盐（供注射用）。本品抗菌谱似诺氟沙星，但几乎对所有细菌的抗菌活性均较诺氟沙星、依诺沙星强2～4倍。适用于敏感菌所致的呼吸道、尿道、消化道、皮肤和软组织、盆腔及眼、耳等部位的感染，尤其适用于敏感菌引起的需长期给药的骨髓炎、关节炎。可口服或静脉注射给药；与其他抗菌药无交叉耐药性。本品不良反应似其他喹诺酮，但少而轻，较大剂量用药则见恶心、上腹部隐痛、腹泻等。不宜与氨茶碱、丙磺舒等合用。孕妇、哺乳期妇女及儿童禁用。因可诱发跟腱炎和跟腱断裂，老年人和运动员慎用。

氧氟沙星（氟嗪酸，泰利必妥；Ofloxacin）对革兰阳性、阴性菌均有强大的抗菌作用；对厌氧菌和肺炎支原体也有很好的作用；尚有抗结核杆菌作用，可与异烟肼、利福平合并应用于治疗结核病。临床主要用于呼吸道、尿道、肠道、皮肤、软组织、胆道、妇科感染以及前列腺炎、伤寒等。不良反应为胃肠道反应；也可致肾功能障碍；偶见过敏及中枢症状（失眠、头晕等）。孕妇、哺乳期妇女、幼儿禁用；肝、肾功能障碍者慎用。

依诺沙星（氟啶酸；Enoxacin）体外抗菌活性与诺氟沙星相似。口服吸收良好，不受食物影响，体内分布广，血药浓度高，体内抗菌活性较诺氟沙星强2～9倍。主要用于泌尿系统、肠道、呼吸道、外科、眼科、妇产科、皮肤科的感染性疾病。不良反应与其他喹诺酮类相似，且大多数症状十分轻微。

莫西沙星（拜复乐；Moxifloxacin）为第4代喹诺酮类药品，适用于敏感菌所致的呼吸道感染，用于治疗患有上呼吸道和下呼吸道感染的成人。如急性鼻窦炎、慢性支气管炎急性发作、社区获得性肺炎以及皮肤和软组织感染。本品口服后吸收良好，生物利用度约90%。给药不受进食影响。半衰期达12h。同服二价、三价阳离子抗酸药可明显减少吸收。不经细胞色素P450酶代谢。减少了药物间相互作用的可能性。常见不良反应为恶心、腹泻、眩晕、头痛、腹痛、呕吐；肝酶升高；光敏性皮炎低于左氧氟沙星。禁用于儿童、少年、怀孕和哺乳期妇女。有喹诺酮过敏史患者禁用，可诱发癫痫的发作。严重肝功能不全者慎用。驾驶员慎用。

3. 其他合成抗菌药

盐酸小檗碱（黄连素；Berberine Hydrochloride）为黄色结晶性粉末；无臭，味极苦。本品抗菌谱广，对痢疾杆菌有强效，对金葡菌的作用也较强；口服吸收差，临床主要用于肠道感染。可制成1%软膏或糊剂，用于皮肤化脓性感染。本品在常用剂量范围内不良反应较小。禁止注射给药。

呋喃唑酮（痢特灵；Furazolidone）为黄色粉末；无臭，初无味后微苦。本品抗菌谱广，大肠杆菌、痢疾杆菌、炭疽杆菌、副伤寒杆菌对本品均比较敏感。口服吸收少，肠内浓度高，主要用于菌痢、肠炎及腹泻的治疗；也可用于伤寒、副伤寒。外用治阴道滴虫病，国内也曾用于治疗溃疡病。常见不良反应为消化道反应、过敏反应等；剂量过大可引起严重的周围神经炎。新生儿和葡萄糖-6-磷酸脱氢酶缺乏者应用本品可致溶血；肾功能不全的患者慎用。

呋喃妥因（呋喃坦啶；Nitrofurantoin）抗菌谱较广，口服吸收迅速，但很快由尿中排泄，故血药浓度低。主要用于敏感菌引起的泌尿系统感染。不良反应有周围神经炎、过敏反应、胃肠道反应及肺部症状等。肾功能不全者慎用。

甲硝唑（灭滴灵；Metronidazole）属硝基咪唑类药物，口服吸收良好，广泛分布于各组织和体液中，且能通过血-脑屏障。甲硝唑对所有厌氧球菌、革兰阴性厌氧杆菌和革兰阳性厌氧芽孢杆菌均有较强的杀灭作用，对脆弱拟杆菌尤为敏感，对滴虫、阿米巴滋养体以及破伤风梭菌具有很强的杀灭作用。临床主要用于治疗厌氧菌引起的口腔、腹腔、女性生殖系统、下呼吸道、皮肤及软组织、骨和关节等部位的感染。对幽门螺杆菌感染引起的消化性溃疡以及四环素耐药的难辨梭状芽孢杆菌感染所致的假膜性肠炎有特殊疗效。亦是治疗阿米巴病、阴道滴虫病和破伤风的首选药物。不良反应一般较轻微，主要表现为食欲不振、恶心、腹痛、腹泻等胃肠道反应，偶有头晕、舌炎、口腔炎、荨麻疹、瘙痒、四肢麻木等不良反应。孕妇及哺乳妇女禁用，肝、肾功能不全患者慎用，用药期间须禁酒。

（四）抗结核病药

结核病是由结核杆菌引起的一种古老而顽固的慢性传染病，可累及全身各个器官和组织，但以肺结核（俗称肺痨）最常见，其他有肾结核、骨结核、肠结核、结核性脑膜炎和结核性胸膜炎等。

目前临床应用的抗结核药按作用机理可分为两类。一类为对结核杆菌有杀灭作用的药品包括链霉素、阿米卡星、异烟肼、利福平、吡嗪酰胺、环丙沙星，左氧氟沙星等；另一类为对结核杆菌有抑制作用的药品，如乙胺丁醇、对氨基水杨酸钠等，与其他抗结核药合用有协同作用且可延缓耐药菌株的产生。

临床使用的还有一些复方制剂，目的是增加疗效、减少毒性、延缓耐药性的产生。如帕司烟肼（对氨基水杨酸+异烟肼）、卫非宁（利福平+异烟肼）及卫非特（利福平+异烟肼+吡嗪酰胺）等。

结核病的治疗原则是：早期用药、联合用药、规律用药、用足够的疗程（一般 6～8 个月）、注意用法及在用药期间注意检查肝、肾功能，以便及时调整药物品种及用量。

异烟肼　Isoniazid

【抗菌作用】本品对结核杆菌有良好的抗菌作用，疗效较好、用量较小、毒性相对较低。

【临床应用】本品是各类型结核病的首选药，尚可治疗结核性脑膜炎及肺外结核；此外，对百日咳、肠炎、急性菌痢有一定疗效。

【不良反应】常用量时很少发生毒性反应，偶有头晕、头痛、失眠、精神兴奋等中枢神经系统症状；大剂量（0.5g/天以上）或长期用药，可引起维生素 B_6 缺乏，出现多发性神经炎，神经中毒症状，故宜加服维生素 B_6（但会影响疗效）；此外，还可引起肝脏损害。肝、肾功能不全者及精神病、癫痫病人慎用。应定期检查肝功能。

其他抗结核病药物如下。

利福平（甲哌利福霉素；Rifampicin）为鲜红色或暗红色的结晶性粉末。本品为广谱抗生素。主要用于各类型的结核病，疗效与异烟肼相同；也用于麻风病及耐药金葡菌、肺炎球菌、链球菌的感染及沙眼的治疗。本品单独使用极易产生耐药性，故常与异烟肼、乙胺丁醇等合用。常见的不良反应为胃肠道刺激，少数人可见肝脏损坏而出现黄疸，亦有皮疹、血小板减少及头痛、视力障碍等症状出现。服药期间尿、痰、汗、粪便可带橙红色，应预先告诉患者。宜空腹用药，不宜与巴比妥类、利眠宁、对氨基水杨酸钠同服以免致本品吸收减少。用药期间应检查肝功能。肝功能严重不全、胆道阻塞和妊娠前 3 个月内的孕妇禁用；婴儿、一般肝病患者及妊娠 3 个月以上孕妇慎用。

利福喷汀（环戊哌利福霉素；Rifapentine）为砖红或暗红色结晶性粉末；无臭无味。抗菌谱、性质与利福平相同。但抗结核杆菌的作用比利福平强 2～10 倍，血液中消除缓慢，$t_{1/2}$ 为 14～18h。临床主要用于痰菌阳性肺结核及对其他抗结核药物不能耐受者；也用于金葡菌、厌氧菌引起的感染。治疗结核病应与其他抗结核药合用。可引起皮疹、白细胞减少、血小板减少、转氨酶升高、胃肠道反应、失眠、头昏等不良反应。必须空腹服用。服药期间尿、泪、痰、汗、大便可出现橙红色。肝功能不全者及孕妇禁用。

吡嗪酰胺（Pyrazinamide）疗效比对氨基水杨酸钠强，但比异烟肼、利福平、链霉素弱。其特点是对细胞内结核杆菌有较强的杀灭作用，对耐异烟肼、链霉素的结核菌也有抗菌作用。常与其他抗结核药同用。主要用于其他抗结核药治疗无效的复治病例。因肝毒性大，结核杆菌耐药性形成快，故一般只作为 2 线抗结核药物。较大剂量应用时，常见肝脏损伤，出现黄疸，甚至引起肝坏死而导致死亡；另有发热、皮疹、关节痛等变态反应。孕妇、肝功能不全者及痛风患者禁用；糖尿病患者慎用。

乙胺丁醇（Ethambutol）对结核杆菌有较强的抑制作用。与其他抗结核药无交叉耐药性，且对链霉素和异烟肼的耐药菌有效。长期服用可缓慢产生耐药性，与其他抗结核病药合用有协同作用。适用于各型肺结核及肺外结核。治疗剂量时毒性较小，大剂量可致球后视神经炎，应每月检查视敏度；其他不良反应还有胃肠道反应；偶见过敏反应。视神经炎患者、乙醇中毒者、婴幼儿禁用；肾功能不全者、糖尿病人及老年人慎用。

对氨基水杨酸钠（对氨柳酸钠；Sodium Aminosalicylate，PAS-Na）仅对结核杆菌有抑制作用，疗效不及异烟肼、链霉素且起效慢。其优点是不易产生耐药性，与异烟肼、链霉素合用有协同作用并延缓耐药性的产生。主要用于治疗各种类型的活动性结核病，也可用于甲状腺功能亢进。不良反应有消化道反应及过敏反应，少数人可出现结晶尿、蛋白尿，偶可引起肝脏损害。忌与水杨酸类药物同服，以免导致胃溃疡。肝、肾功能不全者慎用。

丙硫异烟胺（丙基硫异烟胺；Protionamide）抑菌作用小于异烟肼、链霉素。常与其他抗结核药合用于一线抗结核药治疗无效的结核病。对渗出及浸润性干酪病变疗效较好，对结核性脑膜炎也有效。不良反应有消化道反应、肝损害及神经系统症状等。用药期间应注意检查肝功能，孕妇及 12 岁以下小儿禁用。

利福定（异丁哌嗪利福霉素；Rifandin）为橘黄色或橘红色结晶性粉末。主要用于治疗肺结核、皮肤结核以及各型麻风病或化脓性皮肤病。也常用于治疗沙眼、急性结膜炎、病毒性角膜炎等。与利福平有交叉耐药性。本品有轻微的胃肠道反应。肝、肾功能不全的患者及孕妇慎用。用药期间需定期检查血、尿常规。

链霉素（Streptomycin）治疗结核病时常与异烟肼及其他抗结核药连用，以减少耐药菌株的产生。详见氨基糖苷类药品。

（五）抗病毒药

临床感染性疾病中约 85% 是由病毒引起的，其中发病率高、危害性大的疾病有病毒性肝炎、感冒、流感、麻疹、腮腺炎、脊髓灰质炎、狂犬病、流行性出血热、皮肤及黏膜单纯疱疹、疱疹性脑炎、眼角膜炎、乙型脑炎、病毒性肺炎、某些肿瘤、心脏病以及艾滋病等。

病毒和细菌虽同属于微生物，但有本质不同：细菌是独立代谢系统，具有独立细胞结构，不需要依赖其他宿主细胞，所以比较容易开发药物来针对细菌治疗。而病毒是寄生代谢系统，是寄生于宿主细胞的微生物，没有自己的细胞结构和代谢系统，必须借助活的、有细胞结构的生物，才能够进行自身的增殖，很多病毒复制所用的细胞器如核糖体也来自宿主。病毒种类多，有 DNA 病毒、RNA 病毒，RNA 病毒又包括正链、负链、双链 RNA 病毒，逆转录病毒等，每种病毒复制情况不同且变异快。药物都是以病毒复制过程中的某个环节作为靶位，对不进行复制的潜伏病毒无效。抗病毒药物的作用靶点非常多，难有精确抑制病毒复制的广谱抗病毒药，且抗病毒治疗的同时还可能杀伤宿主的正常细胞。由此导致抗病毒药物研制比较艰难，临床应用受到一定限制，与疾病的流行状况极为不符。

但病毒感染并非无药可治。目前有多种抗病毒药物，可以通过不同作用机制抑制病毒复制，有效治疗病毒所致疾病：用于治疗单纯疱疹病毒和带状疱疹病毒感染的阿昔洛韦，用于呼吸道合胞病毒和流感病毒感染的利巴韦林，用于治疗肝炎的拉米夫定等。常用品种如下：

阿昔洛韦（无环鸟苷；Aciclovir） 通过干扰病毒 DNA 聚合酶的作用而抑制病毒的复制。对疱疹病毒作用强，对乙型肝炎病毒也有一定作用。主要用于单纯疱疹和带状疱疹病毒引起的皮肤和黏膜感染；也用于治疗慢性乙型肝炎。内服偶有头痛、关节痛、恶心、呕吐、腹泻等症状；输液时必须输入适量的水，以免阿昔洛韦的结晶在肾小管内积存，影响肾功能。对本品过敏者禁用；孕妇、肾功能不全者、小儿及哺乳期妇女慎用。

利巴韦林（病毒唑；Ribavirin） 通过抑制病毒核酸合成，从而抑制多种 RNA、DNA 病毒的复制而起到抗病毒作用。用于治疗病毒性呼吸道感染和疱疹性病毒感染，如流行性感冒、眼单疱性角膜炎、沙眼及结膜炎、带状疱疹、小儿腺病毒肺炎等；也可用于治疗甲型或乙型肝炎及出血热。服药期间少数人有口渴、稀便、白细胞下降等副作用；大量长期使用，可致贫血及免疫抑制。此外，还有胃肠道出血和血清胆红素升高等不良反应。孕妇禁用。

阿糖腺苷（Vidarabine） 具有广谱抗病毒活性。对单纯性疱疹Ⅰ型和Ⅱ型病毒、带状疱疹病毒具有显著的抑制作用。用于治疗单纯性疱疹病毒性脑炎、带状疱疹和水痘感染，也用于治疗慢性乙型肝炎。本品较常见恶心、呕吐、厌食、腹泻等消化道反应。尚有严重的肌痛综合征，偶见共济失调、震颤、癫痫发作、白细胞减少、血小板减少、皮疹、发热等反应。毒性反应与剂量成正比。不可静脉推注或快速滴注。孕妇及婴儿禁用。

金刚烷胺（Amantadine） 用于亚洲 A-Ⅲ 流感发热患者。尚有抗震颤麻痹作用。孕妇及哺乳妇女禁用。用量过大可致中枢症状。服用期间避免驾驶及操纵机器。

干扰素（Interferon，IFn） 是由病毒或其他诱导剂刺激宿主细胞如白细胞、纤维母细胞等产生的一种具有高活性、多功能的含糖蛋白质。包括人白细胞干扰素（α-IFn）、人纤维母细胞干扰素（β-IFn）和人免疫细胞干扰素（γ-IFn），目前临床已大量应用重组干扰素。本品为广谱抗病毒剂，所有病毒均对其敏感，且还有抗肿瘤、免疫调节和抑制细胞内寄生的衣原体和原虫的作用。由于毒性低、抗原性弱，被认为是目前较有希望的抗病毒、抗肿瘤药物之一。目前主要用于乙型、丙型、丁型肝炎及重型乙型脑炎的治疗，也可用于多种肿瘤的治疗。不良反应有流感样综合征；部分病人有骨髓暂时抑制、轻度脱发、心动过速；大剂量可致脑病、癫痫及低钙血症、高血钾症等代谢异常。

聚肌胞（聚肌胞苷酸；Poly IC）是干扰素诱生剂，能刺激机体产生干扰素，具有广谱抗病毒、抗肿瘤、调整机体免疫功能、抗原虫等多重作用。主要用于慢性病毒性肝炎、单纯疱疹、带状疱疹、扁平疣等多种病毒感染的治疗。主要不良反应有一过性低热，其他常见的有乏力、口干、头晕、恶心等，孕妇禁用。

（六）抗真菌病药

真菌感染可分为浅部感染和深部感染两类。前者常见致病菌是各种癣菌，主要侵犯皮肤、毛发、指（趾）甲等，发病率高。深部感染常见的致病菌为念珠菌和隐球菌，主要侵犯内脏器官和深部组织，发病率虽较低，但危害性大。随着近年来免疫抑制剂、肾上腺皮质激素、广谱抗生素等应用的增加，深部真菌感染发病率明显增高，使抗真菌药的临床用量迅速增加。

氟康唑（大扶康；Fluconazole）具有广谱抗真菌作用，对深部、浅部真菌均有抗菌作用，尤其对念珠菌、隐球菌具有较高的抗菌活性。主要用于全身性念珠菌病、黏膜念珠菌病急性或复发性阴道念珠菌病及隐球菌病；恶性肿瘤患者因化疗或放疗易发生感染，可用本品加以预防。常见不良反应有轻度消化道反应；其次为皮疹等过敏反应；少数人有头痛、头晕、失眠等神经系统反应；长期应用可有转氨酶一过性升高。哺乳妇女、孕妇及儿童禁用；肾功能受损者应慎用。

酮康唑（里素劳；Ketoconazole）可用于治疗浅表和深部真菌感染，包括局部用药无效的皮肤和指甲癣、阴道白色念珠菌病、胃肠酵母菌感染以及由白色念珠菌、类球孢子菌、组织胞质菌等引起的全身感染。本品不良反应有恶心、呕吐、头痛、皮肤瘙痒、畏光、血小板减少、男性乳房发育等。由于血脑屏障通透性较差，不适用于真菌性脑膜炎。应避免与抗酸药及抑制胃酸分泌药物同服。肝毒性较大，不能长期使用。对咪唑类抗真菌药过敏者、肝功能不全者、孕妇及哺乳妇女禁用。

咪康唑（双氯苯咪唑，霉可唑，达克宁；Miconazole Nitrate）为广谱抗真菌药，对各种致病性真菌几乎均有抑制作用，同时对革兰阳性菌也有抗菌作用。可供口服、静脉注射及外用。主要用于治疗深部真菌病，对不能耐受两性霉素B的深部真菌感染也有效。常见不良反应：外用为局部刺激；全身用药有消化道反应及头晕、皮疹、皮肤瘙痒等反应；快速滴注时可出现心律不齐，严重者心跳、呼吸停止，故静脉滴注时务必将本品稀释，速度不宜太快。孕妇、幼儿禁用。遮光，密闭保存。

克霉唑（杀癣净；Clotrimazole）为广谱抗真菌药。对浅部和深部真菌均有抗菌作用，对阴道滴虫和革兰阳性菌也有效。口服可治疗深部及全身性真菌感染，但吸收不规则，毒性大，已少用。主要供外用治疗耳霉菌病、体癣、手足癣等。对头癣和甲癣无效。阴道局部给药可治疗霉菌性和滴虫性阴道炎。

联苯苄唑（比佛拉唑，白呋唑；Bifonazole）为咪唑类抗真菌外用药，具有高效、广谱、无毒、无刺激性等优点，且皮肤涂抹后很容易渗透，保留时间较长，见效快。只需涂抹1次/天，一般2周即可痊愈。适用于体癣、股癣、手足癣、花斑癣等。

氟胞嘧啶（Flucytosine）为窄谱抗真菌药，仅对隐球菌、念珠菌等有较高抗菌活性，对其他真菌无效。用于敏感真菌引起的感染，如败血症、脑膜炎、肺炎及尿路、皮肤及黏膜等感染。本品一般与两性霉素B合用，以减少不良反应。少数病人可有胃肠道反应、皮疹、发热、白细胞及血小板减少、贫血、转氨酶升高等。孕妇及严重肝、肾功能不全者禁用。

两性霉素 B（Amphotericin B）为多烯类抗真菌抗生素，几乎对所有真菌均有抗菌活性。主要用于治疗全身性深部真菌感染。不良反应：滴注过程可发生寒战、高热、头痛、呕吐等；滴注过快，可引起心律失常，甚至心室颤动；几乎所有患者在治疗中均可出现不同程度的肾功能损害；鞘内注射可引起严重神经系统毒性反应；尚可引起肝损害、贫血、血小板和白细胞减少、血栓性静脉炎、皮疹等。合用糖皮质激素、消炎痛及抗组胺药可减轻副作用。在治疗过程中应补充钾盐，并经常检查血常规、肾功能和尿液。肝、肾功能不全者慎用。

制霉菌素（米可定；Nysfungin）为多烯类抗生素。具广谱抗真菌作用，对念珠菌属的抗菌活性最强，且白色念珠菌对本品不易产生耐药性。对阴道滴虫也有一定效力。主要用于治疗消化道及皮肤黏膜念珠菌感染；也用于预防长期服用广谱抗生素所引起的真菌性二重感染及阴道滴虫感染。

二、抗恶性肿瘤药物

恶性肿瘤是一类严重威胁人类健康的常见病、多发病。目前治疗恶性肿瘤多采用综合手段，除了外科手术、放射治疗、免疫治疗及中药治疗以外，化学治疗的重要性日益受到重视，因其强调全身治疗，对已扩散、转移的晚期恶性肿瘤亦具有治疗作用。但现有药物在临床使用中存在许多不尽人意的地方，仅有 5%的恶性肿瘤有可能通过化学治疗得到治愈，以及抗癌药物普遍存在选择性差的缺点，在杀伤恶性肿瘤细胞的同时，对某些正常组织也有一定程度的损害，易产生严重不良反应。

（一）抗恶性肿瘤药物的分类

随着对肿瘤生物学认识的深入以及分子生物学技术的不断发展，抗恶性肿瘤药已从传统的细胞毒作用向针对分子靶点的多环节作用方向发展。如单克隆抗体、新生血管抑制剂、细胞凋亡诱导剂、细胞分化诱导剂以及基因治疗药物等，具有高选择性和高治疗指数等特点。此外，肿瘤免疫治疗药物也取得很大发展，此类药物主要是通过增强机体抗肿瘤免疫应答，提高肿瘤细胞对效应细胞杀伤的敏感性。如细胞毒性 T 淋巴细胞相关抗原 4（CTLA-4）、程序性细胞死亡蛋白（PD-1）及其配体（PD-L1）等，主要是通过激活患者自身免疫系统中的 T 细胞来消灭肿瘤细胞；表达嵌合抗原受体的自体 T 细胞疗法（CAR-T）则是将患者自体 T 细胞重新编程获得大量肿瘤特异性 CAR-T 细胞的个性化治疗方法。

抗恶性肿瘤药物种类多且发展迅速，但目前分类方法尚未完全统一，基于临床使用考虑，现将抗恶性肿瘤药物分为以下九大类：

（1）烷化剂　主要包括氮芥类、亚硝脲类、磺酸酯类等。

（2）抗代谢药　主要包括叶酸类、嘧啶类、嘌呤类似物等。

（3）抗肿瘤抗生素　主要包括蒽环类抗生素、丝裂霉素、博来霉素类等。

（4）抗肿瘤植物药　主要包括长春新碱、高三尖杉酯碱、紫杉醇类等。

（5）抗肿瘤激素类　主要包括肾上腺皮质激素、雄激素、雌激素等激素及其拮抗剂。

（6）抗肿瘤靶向药　利妥昔单抗、曲妥珠单抗、吉非替尼、伊马替尼等。

（7）肿瘤免疫治疗药物　伊匹单抗、尼伏单抗、派姆单抗、阿替珠单抗等。

（8）其他抗肿瘤药　顺铂、卡铂、奥沙利铂、亚砷酸（三氧化二砷）、门冬酰胺酶、亚叶酸钙、维 A 酸、卡培他滨等。

(9) 抗肿瘤辅助药　美司钠、昂丹司琼等。

临床常用的抗恶性肿瘤药物见表 4-12。

表 4-12　临床常用的抗恶性肿瘤药物

药物分类	代表药物	作用机制	临床应用	不良反应
烷化剂	环磷酰胺	与 DNA 中碱基对形成交叉联结，破坏 DNA 结构与功能	恶性淋巴瘤、急性淋巴性白血病、多发性骨髓瘤、卵巢癌、乳腺癌等	骨髓抑制、出血性膀胱炎、胃肠道反应
	司莫司汀	在体内解离后其烷化，破坏 DNA 结构与功能	恶性淋巴瘤、脑瘤、黑色素瘤、肺癌等	胃肠道反应和骨髓抑制
	白消安	在体内解离后其烷化，破坏 DNA 结构与功能	慢性粒细胞白血病	胃肠道反应小，对骨髓有抑制
抗代谢药	甲氨蝶呤	抑制二氢叶酸合成酶，干扰核酸合成	儿童急性淋巴性白血病	骨髓抑制和胃肠道毒性
	氟尿嘧啶	抑制脱氧胸苷酸核苷酶，影响 DNA 合成	抗瘤谱较广，是治疗消化道肿瘤和乳腺癌的基本药物	主要是骨髓抑制和胃肠道反应
	阿糖胞苷	抑制 DNA 多聚酶活性，影响 DNA 合成	非淋巴细胞性白血病首选	骨髓抑制、胃肠道反应明显
	羟基脲	抑制核苷酸还原酶，影响 DNA 合成	主要用于慢性粒细胞白血病，对转移性黑色素瘤有缓解作用	主要为骨髓抑制，尚有胃肠道反应
	吉西他滨	抑制三磷酸脱氧核苷的活性，影响 DNA 合成	非小细胞肺癌、晚期膀胱癌或胰腺癌	骨髓抑制、胃肠道反应、蛋白尿、血尿
抗肿瘤抗生素	多柔比星	嵌入 DNA 碱基对之间，阻止 RNA 转录过程，抑制 RNA 合成	抗瘤谱较广，常用于治疗各种实体瘤如乳腺癌、小细胞肺癌、卵巢癌、胃癌、肝癌等	最严重的毒性反应为心脏毒性
	柔红霉素	嵌入 DNA 碱基对之间，阻止 RNA 转录过程，抑制 RNA 合成	急性淋巴细胞性白血病、恶性淋巴瘤、乳腺癌、胃癌等	骨髓抑制、心脏毒性大、胃肠道反应
	平阳霉素	阻止 DNA 复制	对鳞癌疗效较好：鼻咽癌、食管癌、乳腺癌、宫颈癌、皮肤癌、肝癌	发热、胃肠道反应、脱发、口腔炎
抗肿瘤植物药	长春新碱	抑制微管蛋白的聚合而影响纺锤体微管的形成	对小儿急性淋巴白血病疗效较好，对霍奇金病和恶性淋巴瘤也有效	主要引起神经毒性，骨髓抑制不明显
	高三尖杉酯碱	干扰核蛋白体功能	急性淋巴细胞性白血病、急性单核细胞性白血病	骨髓抑制、胃肠道反应、脱发
	紫杉醇	影响纺锤丝的形成	卵巢癌、乳腺癌、非小细胞肺癌	过敏反应、骨髓抑制、胃肠道反应、神经毒性、脱发
抗肿瘤激素类	他莫昔芬	与雌激素竞争性结合雌激素受体发挥作用	主要用于治疗乳腺癌、化疗无效的晚期卵巢癌和子宫内膜癌	主要为月经失调、闭经、外阴瘙痒等
	来曲唑	非甾体类的芳香化酶抑制剂，使雌激素水平降低	主要用于绝经后晚期乳腺癌	常见为恶心、呕吐、骨痛等，长期应用可致骨质疏松和骨折

续表

药物分类	代表药物	作用机制	临床应用	不良反应
抗肿瘤靶向药	利妥昔单抗	第一个治疗B细胞淋巴瘤的单克隆抗体，诱导抗体介导细胞毒性作用，诱导细胞凋亡	多发或化疗抵抗性淋巴细胞型的非霍奇金淋巴瘤	过敏、心律失常、心绞痛、消化道反应
	曲妥珠单抗	为DNA重组人源化单克隆抗体，通过与表皮生长因子受体2结合，拮抗生长信号的传递	治疗表皮生长因子2过度表达的晚期肿瘤，如转移性乳腺癌、卵巢癌、肺癌、胃癌	胸痛、肌肉痛、腹泻、水肿、呼吸困难等
	伊马替尼	选择性酪氨酸激酶抑制剂，阻断肿瘤细胞增殖信号转导	主要用于慢性粒细胞白血病及恶性胃肠道间质瘤	常见不良反应是下肢水肿、皮疹和消化不良，长期应用可有血压异常
	吉非替尼	选择性酪氨酸激酶抑制剂，阻断肿瘤细胞增殖信号转导	晚期或转移性非小细胞肺癌	腹泻、血管性水肿、瘙痒、荨麻疹等
肿瘤免疫治疗药物	伊匹单抗	通过阻断CTLA-4与其配体结合，增强T细胞的活化与增殖	转移性黑色素瘤	疲乏、腹泻、瘙痒和皮疹
	尼伏单抗	通过阻断PD-1与PD-L结合，阻断PD-1介导的免疫抑制作用	黑色素瘤、非小细胞肺癌	最常见的不良反应是皮疹
	派姆单抗	人源化PD-1单克隆抗体	用于不可切除或转移性黑色素瘤	疲劳、咳嗽、恶心、瘙痒、皮疹
	阿替珠单抗	人源化PD-L1单克隆抗体	局部转移性尿路上皮癌	疲劳、食欲减退、恶心、尿路感染、发热
其他抗肿瘤药物	顺铂	与DNA链上碱基形成交叉联结，从而破坏DNA的结构与功能	抗瘤谱广，对卵巢癌、睾丸癌、肺癌、鼻咽癌、食管癌、膀胱癌等有效	胃肠道反应、骨髓抑制、周围神经炎、耳毒性等
	亚砷酸	重金属毒物，通过选择性诱导白血病细胞凋亡发挥作用	慢性髓性白血病	疲劳、可逆性高血糖
	门冬酰胺酶	通过影响氨基酸的供应而产生抗肿瘤作用	急性淋巴细胞白血病	胃肠道反应、神经毒性、肝毒性和过敏反应
	维A酸	维生素A的中间代谢体，为细胞分化诱导剂，抑制肿瘤MSV病毒的诱癌作用，抑制白血病细胞的增殖，诱导白血病细胞分化成熟	急性早幼粒细胞白血病	胃肠道反应、头痛、关节痛、肝损害、皮炎等
	卡培他滨	通过三步连续酶催化反应途径，转化为5-Fu发挥作用	乳腺癌、结肠癌、直肠癌	胃肠道反应、骨髓抑制

（二）抗恶性肿瘤药物的作用机制

（1）干扰核酸生物合成　核酸的基本结构是核苷酸，其合成需要嘧啶、嘌呤类前体及其合成物。根据药物主要干扰的生化步骤或所抑制的靶酶不同，可进一步分为：二氢叶酸还原酶抑制剂，如甲氨蝶呤等；胸苷酸合成酶抑制剂，如氟尿嘧啶等；嘌呤核苷酸互变抑制剂，如巯基嘌呤；核苷酸还原酶抑制剂，如羟基脲等；DNA多聚酶抑制剂，如阿糖胞苷等。

（2）破坏DNA功能与结构　烷化剂，如环磷酰胺等能与细胞中的亲核基团发生烷化反应，破坏DNA的功能与结构，导致细胞分裂增殖停止或死亡；铂类配合物，如顺铂可与DNA结合，破坏其结构与功能；喜树碱类，使DNA不能修复。

（3）干扰转录过程和阻止 RNA 合成　可嵌入 DNA 碱基对之间，干扰转录过程，阻止 mRNA 的形成，如多柔比星、柔红霉素等蒽环类抗生素。

（4）干扰蛋白质合成与功能　药物可干扰微管蛋白聚合功能、干扰核蛋白体的功能或影响氨基酸供应。

（5）影响激素平衡　糖皮质激素、雌激素、雄激素等激素类药物或其拮抗剂可通过影响激素平衡从而抑制某些激素依赖性肿瘤；来曲唑为非甾体类的芳香化酶抑制剂，可阻断雄激素转化为雌激素，从而抑制肿瘤生长。

（6）抗肿瘤靶向药　又称为分子靶向药物，按化学结构分为单克隆抗体类和小分子化合物类。靶向治疗药物主要与致癌位点选择性特异结合，导致癌细胞特异性死亡。

（7）肿瘤免疫治疗药物　如免疫检查点抑制药和重组人白介素-2 等，主要通过增强机体抗肿瘤免疫应答，提高肿瘤细胞对效应细胞杀伤的敏感性。

（三）抗肿瘤药物的不良反应

① 骨髓抑制，白细胞、血小板下降较明显，可导致感染及出血，红细胞和血红蛋白下降。
② 胃肠道反应，如食欲不振、恶心、呕吐、腹泻等。
③ 口腔黏膜反应，如口炎、咽炎、溃疡等。
④ 脱发。
⑤ 神经系统毒性，如周围神经炎、出血性膀胱炎。
⑥ 多数药物可影响机体免疫功能。

 本章知识图谱

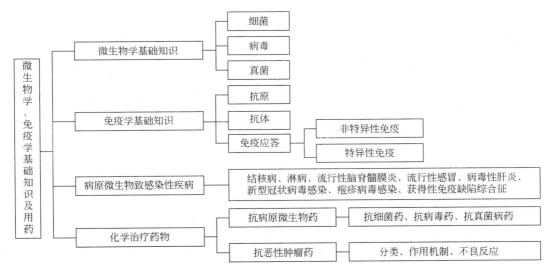

（韩　茹　贾晓益　刘亚琴）

神经系统

通过学习神经系统的结构组成和神经基本活动等相关知识，对神经系统常见疾病及临床表现有一定认识，熟悉传出神经系统递质，受体分类、分布及传出神经系统受体效应以及主要的药物。如以地西泮为代表的苯二氮䓬类药物的药理作用、作用机制、临床应用和主要不良反应；吗啡、哌替啶的药理作用、作用机制、临床应用、不良反应和禁忌证；非甾体抗炎药的作用机制及不良反应。

人体是一个复杂的机体，各器官、系统的功能相互联系，相互制约。同时，人体周围环境的变化随时影响着内、外环境的各种信息，这些信息由感受器接受后，都会影响体内的各种功能，这就需要对体内各种功能不断作出迅速而完善的调节，使机体适应内外环境的变化。实现这一调节功能的系统主要是神经系统（nervous system），神经系统是机体内起主导作用的调节系统。

第一节

神经系统的结构

一、概述

神经系统包括位于颅腔内的脑、椎管中的脊髓以及与脑、脊髓相连的脑神经、脊神经、植物性神经及其神经节（图5-1）。脑与脊髓借助脑神经、脊神经和植物性神经与身体各器官相联系，来自内外环境的各种刺激由感受器接受后，通过神经系统的活动，维持器官系统间的统一与合作，并使机体与复杂的外环境保持平衡。因此，神经系统在机体的一切活动中起着主导作用。

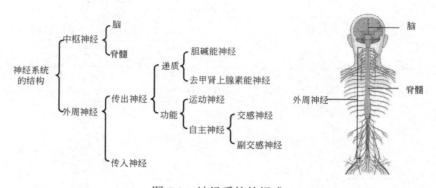

图5-1　神经系统的组成

1. 神经元

神经元（neuron）是神经系统的基本结构单位和功能单位，它具有感受刺激和传导兴奋的功能。神经元由胞体和突起两部分构成。胞体的中央有细胞核，核的周围为细胞质，胞质内除有一般细胞所具有的细胞器如线粒体、内质网等外，还含有其特有的神经原纤维及尼氏体。神经元的突起根据形状和机能又分为树突和轴突。树突较短但分支较多，它接受神经冲动，并将冲动传至细胞体，各类神经元树突的数目多少不等，形态各异。每个神经元只发出一条轴突，长短不一，胞体发出的冲动沿轴突传出。

根据神经元的功能，可将其分为感觉（传入）神经元、运动（传出）神经元和联络（中间）神经元（图 5-2）。感觉神经元一般位于外周的感觉神经节内，接受内外环境的各种刺激，将神经冲动传至中枢；运动神经元一般位于脑、脊髓的运动核内或周围的植物神经节内，可将冲动从中枢传至肌肉或腺体等效应器；联络神经元则是位于感觉和运动神经元之间的神经元，起联络、整合等作用。

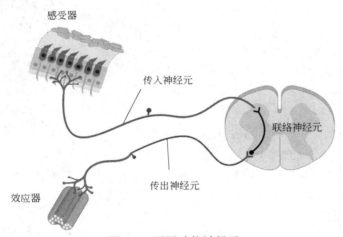

图 5-2　不同功能神经元

神经元间相互联系的接触部位称为突触（synapse），通常是一个神经元的轴突与另一个神经元的树突或胞体借突触发生机能上的联系，神经冲动由一个神经元通过突触传递到另一个神经元。

2. 神经节

神经节是神经元胞体在周围的集中部位，外面为结缔组织所包绕，并与一定的神经相联系。根据节内神经元的功能，可分为感觉性神经节和植物性神经节。感觉性神经节为感觉神经元胞体的聚集地，例如脊神经后根节、三叉神经半月节等。植物性神经节由交感或副交感神经的节后神经元胞体集中所形成。

二、神经系统的解剖学分类

神经系统在形态和机能上都是不可分割的整体，为了学习方便，可按其所在部位和功能，分为中枢神经系统（central nervous system）和外周神经系统（peripheral nervous system）。中枢神经系统包括位于颅腔内的脑和位于椎管内的脊髓。外周神经系统是联络中枢神经和其他各系统器官的中间纽带，包括与脑相连的脑神经、与脊髓相连的脊神经以及分布于内脏、心肌、平滑肌、腺体等部位的植物性神经。

三、脊髓和脊神经

1. 位置与外形

脊髓呈前后略扁的圆柱体，位于椎管内。其上端在平枕骨大孔处与延髓相连，下端终于第一腰椎下缘（新生儿达第三腰椎平面）（图5-3）。脊髓前、后面的两侧发出许多条细的神经纤维束，叫做根丝。一定范围的根丝向外方集中成束，形成脊神经的前根和后根。前、后根在椎间孔处合并形成脊神经。脊髓以每对脊神经根丝的出入范围为准，划分为31个节段，即颈椎8节、胸椎12节、腰椎5节、骶椎5节、尾椎1节。

2. 脊髓的内部结构

在脊髓的横切面上，中央有一个蝴蝶形的灰质贯穿脊髓，灰质的周围为白质。脊髓通过脊神经前、后根，脊髓灰质和固有束来完成脊髓反射。此外，脊髓在脑的各级中枢控制和调节下，通过上、下行纤维束来完成其功能。

3. 脊神经

脊神经与脊髓相连，共有31对：颈神经8对，胸神经12对，腰神经5对，骶神经5对，尾神经1对（图5-3）。每对脊神经都由与脊髓相连的前根和后根在椎间孔处合并而成，前根神经纤维的功能是运动性的，后根的功能是感觉性的，因此，脊神经是混合性神经。

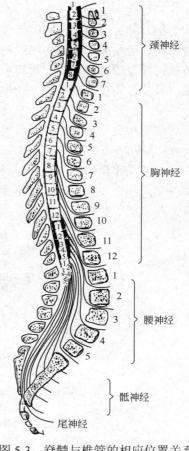

图 5-3　脊髓与椎管的相应位置关系

四、脑和脑神经

1. 脑

位于颅腔内，人脑由端脑、脑干、间脑和小脑组成。

（1）端脑　端脑包括左、右大脑半球，是中枢神经系统的最高级部分。人类的大脑是在长期进化过程中发展起来的思维和意识的器官。

左右大脑半球由胼胝体相连，半球表面凹凸不平，布满深浅不同的沟和裂，沟裂之间的隆起称为脑回。每个半球的表面覆盖着一层灰质，称为大脑皮质，它是神经元胞体集中的地方。大脑皮质的深部为白质，白质内还有灰质核，称为基底核，基底核中主要是纹状体，其主要功能是使肌肉的运动协调，维持躯体一定姿势。

（2）脑干　脑干是脊髓向颅腔内延伸的部分，自上而下可分为中脑、脑桥和延髓三部分，延髓向下经枕骨大孔与脊髓相连。脑干的内部由灰质和白质组成。其灰质由于被纵横的纤维所贯穿，而形成团状或柱状，称为脑神经核，分散在白质中。

脑神经核按功能可分为躯体感觉核、内脏感觉核、内脏运动核和躯体运动核。

（3）间脑　间脑位于中脑上方，两大脑半球之间，大部分被大脑半球覆盖，并与两半球紧密连接。间脑主要包括丘脑与下丘脑。丘脑是皮层下的感觉中枢，除嗅觉外，各种感觉传导束都必须在丘脑内更换神经元后，才能投射到大脑皮质的一定部位。如果一侧丘脑受到刺激，可引起对侧躯体感觉过敏或疼痛。同理，一侧丘脑损伤，可出现对侧半身感觉消失。

下丘脑位于丘脑的前下方。一般将下丘脑由前向后分为三个区，即视上区、结节区和乳头体区，各个区都包含有许多灰质核团。其中，结节区向下与脑垂体相连，而脑垂体是体内最重要的内分泌腺。

（4）小脑　小脑位于延髓和脑桥的背侧。其两侧突出的部分为小脑半球，中间的狭窄部分称为小脑蚓部。小脑的外表为灰质，称为小脑皮层，其深部是白质，这一点与脊髓、脑干不同。小脑主要通过一些纤维束与脑干相连，并进一步与大脑、脊髓发生联系。

2. 脑神经

脑神经有 12 对，主要分布于头面部。在 12 对脑神经中，第Ⅰ、第Ⅱ、第Ⅷ对脑神经是感觉神经，第Ⅲ、第Ⅳ、第Ⅵ、第Ⅺ、第Ⅻ对脑神经是运动神经，第Ⅴ、第Ⅶ、第Ⅸ、第Ⅹ对脑神经是混合神经。12 对脑神经的分布区及其主要功能见表 5-1。

表 5-1　脑神经的分布区及其主要功能

名　称	性　质	核的位置	连接的脑部	分布及功能
嗅神经（Ⅰ）	感觉	大脑半球	端脑	鼻腔上部黏膜，嗅觉
视神经（Ⅱ）	感觉	间脑	间脑	视网膜，视觉
动眼神经（Ⅲ）	运动	中脑上丘	中脑	眼的上下、内直肌和下斜肌调节眼球运动；提上睑肌；瞳孔括约肌使瞳孔缩小以及睫状肌调节晶状体凸度
滑车神经（Ⅳ）	运动	中脑下丘	中脑	眼上斜肌使眼球转向下方
三叉神经（Ⅴ）	混合	脑桥中部	脑桥	咀嚼肌运动，脸部皮肤、上颌黏膜、牙龈、角膜等的浅感觉、舌前 2/3 一般感觉
外展神经（Ⅵ）	运动	脑桥中下部	脑桥	眼外直肌使眼球外转
面神经（Ⅶ）	混合	脑桥中下部	脑桥	面部表情肌运动，舌前 2/3 黏膜的味觉；泪腺、颌下腺、舌下腺的分泌
位听神经（Ⅷ）	感觉	脑桥及延髓	延髓、脑桥	内耳蜗管柯蒂器的听觉；椭圆囊、球斑囊及三个半规管壶腹嵴的平衡功能
舌咽神经（Ⅸ）	混合	延髓	延髓	咽肌运动；咽部感觉；舌后 1/3 味觉和一般感觉、颈动脉窦的压力感受器和颈动脉体的化学感受器的感觉
迷走神经（Ⅹ）	混合	延髓	延髓	咽喉肌运动和咽喉部感觉；心脏活动；支气管平滑肌；横结肠以上的消化道平滑肌的运动和消化腺分泌
副神经（Ⅺ）	运动	延髓	延髓	胸锁乳突肌使头转向对侧；斜方肌提肩
舌下神经（Ⅻ）	运动	延髓	延髓	舌肌的运动

3. 脑和脊髓的被膜、脑室、脑脊液和脑屏障

（1）脑和脊髓的被膜　脑和脊髓的被膜共有三层，由外向内依次为硬膜、蛛网膜和软膜。三层膜在脑和脊髓互相连续。包在脊髓外的三层膜分别为硬脊膜、蛛网膜和软脊膜，而包在脑外的三层膜分别为硬脑膜、蛛网膜和软脑膜，它们具有保护和支持脑、脊髓的作用。

硬膜的特点是硬而坚韧，可保护脑、脊髓并防止细菌的侵入。蛛网膜是一层无血管的透明薄膜，脑脊液主要经过它回到硬脑膜静脉窦内而进入血液循环。软膜很薄，具有丰富的血管，紧贴脑、脊髓的表面，不易分离。在脑室的某些部位，软脑膜上的血管可与脑室管上皮共同突向脑室形成丛，产生脑脊液。

硬脊膜与椎管之间的腔隙称为硬膜外腔；在蛛网膜与软脑膜之间的腔隙称为蛛网膜下腔。各腔内含有液体，尤其是蛛网膜下腔含有大量透明的脑脊液。在脊髓末端的蛛网膜下腔较为扩大，临床抽取病人的脑脊液或向脑脊液内注入药物时，常在此处做腰椎穿刺。

（2）脑室　脑室是脑内的腔隙，其中充满脑脊液。脑室包括侧脑室（左右各一）、第三脑室、第四脑室。各脑室互相连通，第四脑室有三个孔与蛛网膜下腔相通。

（3）脑脊液　脑脊液是无色透明的液体，充满于蛛网膜下腔、脑室和脊髓中央管内，形成脑的水垫，以免震动时脑组织与颅骨直接接触。脑脊液具有一定的压力，对维持颅腔内压的相对稳定有重要的作用。此外，脑脊液还有营养脑和脊髓、运送代谢产物的作用。

（4）脑屏障　脑脊液与脑细胞周围间隙内的化学成分相同，但与血液不同。在毛细血管与脑组织周围间隙和脑脊液之间存在着一种对物质交换的屏障，称为脑屏障，它能选择性地让某些物质透过，而另外一些物质却不易透过。脑屏障可分为三个部分：血-脑屏障、血-脑脊液屏障及脑脊液-脑屏障。

五、传出神经系统

外周神经系统按照其功能，可分为传入神经系统和传出神经系统。传入神经系统主要是将外界的感觉冲动传入中枢神经系统，传出神经系统则将中枢指令传达到效应器。下面重点介绍传出神经系统。

（一）传出神经系统的解剖学分类

传出神经系统分为：自主神经（又称为植物性神经，包括交感及副交感神经）和运动神经。自主神经自中枢神经系统发出以后，在神经节中更换神经元，然后到达所支配的效应器，因此有节前纤维和节后纤维之分。它主要支配心肌、平滑肌和腺体等效应器，因此又称为内脏神经。运动神经自中枢神经系统发出后，中途不更换神经元而直接到达所支配的骨骼肌。因此，运动神经无节前和节后纤维之分（图5-4）。

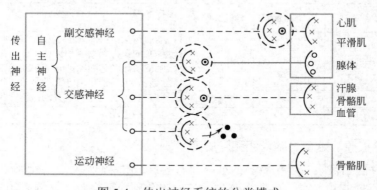

图 5-4　传出神经系统的分类模式

－－－胆碱能神经；——去甲肾上腺素能神经；× Ach（乙酰胆碱）；○ NA（去甲肾上腺素）；● Adr（肾上腺素）

1. 自主神经系统

自主神经系统是机体内控制内脏功能的神经系统，又称为植物性神经系统或内脏神经系统，一般仅指支配内脏器官的传出神经，而不包括传入神经。自主神经系统在中枢系统的控制下，调节心肌、平滑肌和腺体（消化腺、汗腺、部分内分泌腺）的活动（见表5-2），对机体的生命活动起着重要作用。

表 5-2　自主神经的主要功能

器官	交感神经	副交感神经
循环器官	心跳加快加强； 腹腔内脏血管、皮肤血管以及分布于唾液腺与外生殖器官的血管均收缩，脾包囊收缩，肌肉血管可收缩（肾上腺素能）或舒张（胆碱能）	心跳减慢，心房收缩减弱； 部分血管（如软脑膜动脉与分布于外生殖器的血管等）舒张
呼吸器官	支气管平滑肌舒张	支气管平滑肌收缩，促进黏膜腺体分泌
消化器官	分泌黏稠唾液，抑制胃肠运动，促进括约肌收缩，抑制胆囊活动	分泌稀薄唾液，促进胃液、胰液分泌，促进胃肠运动和使括约肌舒张，促进胆囊收缩
泌尿生殖器官	促进肾小管的重吸收，使逼尿肌舒张和括约肌收缩，使有孕子宫收缩，无孕子宫舒张	使逼尿肌收缩和括约肌舒张
眼	使虹膜辐射肌收缩，瞳孔扩大；使睫状体辐射状肌收缩，睫状体增大；使上眼睑平滑肌收缩	使虹膜环形肌收缩，瞳孔缩小；使眼下状体环形肌收缩，睫状体环缩小；促进泪腺分泌
皮肤	竖毛肌收缩，汗腺分泌	促进胰岛素分泌
代谢	促进糖原分解，促进肾上腺髓质分泌	

　　自主神经系统（图 5-5）依据其形态和机能的不同，分为交感神经和副交感神经两部分。除少数器官外，一般脏器均由交感和副交感两种神经支配，它们在机能上互相拮抗和制约。例如，对于心脏，副交感神经起抑制作用，而交感神经起兴奋作用；对于小肠平滑肌，副交感神经可增强其蠕动，而交感神经则起抑制作用。这种拮抗作用在中枢神经系统的支配下是对立统一的，保持着动态平衡，从而使机体更好地适应内外环境的变化。

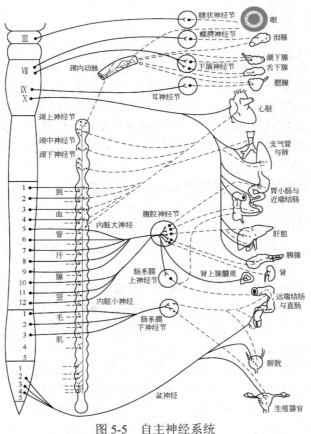

图 5-5　自主神经系统

（1）交感神经　交感神经的低级中枢位于脊髓第 1 胸段～第 3 腰段的侧角，节前纤维起自侧角细胞，其周围部分包括交感神经节、椎旁神经节、椎前神经节和神经丛。交感干位于脊柱两侧，上自颅底，下至尾骨，由节间支连成两条交感干在尾骨前面合为一个尾节。交感干借助交通支与相应的脊神经相连。椎前神经节位于脊柱的前方，呈不规则的节状团块，由椎前神经节发出的节后纤维攀附在动脉外面形成神经丛，随动脉分布至腹腔、盆腔各脏器。

（2）副交感神经　副交感神经中枢位于脑干和脊髓第 2～4 骶节相当于脊髓侧角的部位。副交感神经节有器官旁神经节，脑干的内脏运动核发出的节前纤维随同脑神经离开脑，至副交感神经节更换神经元，节后纤维到达所支配的器官。

（3）交感神经与副交感神经的比较

① 在形态结构上：

a．交感神经

• 多数交感神经节离效应器官较远，节前纤维短而节后纤维长。

• 一根交感节前纤维往往和多个交感神经节内几十个神经元发生接替，一根节前纤维兴奋时可引起广泛的节后纤维兴奋。

b．副交感神经

• 副交感神经节离效应器官较近，有的神经节就在效应器官壁内，节前纤维长而节后纤维短。

• 一根副交感节前纤维常与副交感神经节内一个神经元发生接替，一根节前纤维兴奋只引起较局限的节后纤维兴奋。

② 在功能活动上：

a．交感神经系统

• 活动比较广泛，常以整个系统参与反应。例如，当交感神经系统发生反射性兴奋时，除心血管功能亢进外，还伴有瞳孔散大、支气管扩张、胃肠活动抑制等反应。在剧烈肌肉运动、窒息、失血或冷冻等情况下，机体出现心率加速、皮肤与腹腔内脏血管收缩、血液循环量增加、支气管扩张、肝糖原分解加速、肾上腺素分泌增加等现象，这些现象大多是由于交感神经系统活动亢进所造成的。所以，交感神经系统在环境急剧变化的条件下，可以动员机体许多器官的潜在力量，以适应环境的变化。

• 活动具有相对选择性，交感神经系统发生反射反应时，各部位的交感神经活动还是有判别的，并非没有选择性。例如，失血后的开始 10min 内，交感神经传出的活动增加，主要表现为心脏活动增强与腹腔内脏血管的收缩，而其他反应不明显；又如，加温刺激下丘脑引起体温调节反应时，皮肤血管的交感神经活动减弱而使皮肤血流增加，但内脏血管的交感神经活动却增强。

b．副交感神经系统　它的活动比较局限，不如交感神经系统广泛，其整个系统的活动主要在于保护机体、休整恢复、促进消化、积蓄能量以及加强排泄和生殖功能等方面。例如，抑制心脏活动，缩小瞳孔避免强光的进入，增强消化道功能以促进营养物质的吸收和能量补给等。自主神经末梢是通过释放递质而发挥作用的，副交感神经节后纤维和支配汗腺的交感神经节后纤维的递质均为乙酰胆碱，可产生 M 样作用。当有机磷中毒时，由于胆碱酯酶失去活性，乙酰胆碱不能被水解失活，这时就会出现广泛的副交感神经系统兴奋的症状（支气管痉挛、瞳孔缩小、流涎、大小便失禁等），同时大汗淋漓。这些症状均可被大剂量 M 受体阻断剂（阿托品）所解除；但是，阿托品并不能恢复胆碱酯酶的活性，也不能解除乙酰胆碱 N

样作用的症状（如骨骼肌颤动）。因此抢救时，阿托品要和胆碱酯酶复活剂（解磷定、氯解磷定）联合使用，才能收到很好的效果。

2. 运动神经系统

运动神经主要支配骨骼肌的运动。

（二）传出神经突触的超微结构及冲动的传导

在传出神经系统中，节前纤维与次一级神经元的连接或神经末梢与效应器的连接称为突触。突触由突触前膜、突触间隙、突触后膜三部分组成（图 5-6），它是传出神经系统传递信息的重要结构。神经末梢靠近间隙的细胞膜称突触前膜，前膜是神经递质合成、储存、释放的部位，也分布有受体；效应器或次一级神经元靠近间隙的细胞膜称突触后膜，后膜上有与递质相结合的受体；前膜与后膜间的空隙，称为突触间隙，间隙内存在有递质及灭活递质的酶。运动神经与骨骼肌之间的接头（突触），称为运动终板。

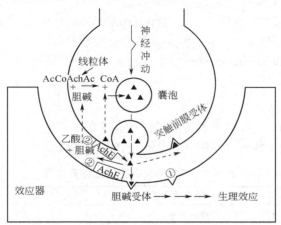

图 5-6　乙酰胆碱的生物合成与释放

①直接作用于胆碱受体；②抑制胆碱酯酶

▲ Ach；⟶ 转化；⤏ 转运

神经元的兴奋是通过膜电位的变化来传递的，当兴奋传导到突触前膜时，由于存在突触间隙，生物电不能直接传到突触后膜。因此，当神经冲动到达神经末梢时，突触前膜对 Ca^{2+} 的通透性增高，Ca^{2+} 内流，促使突触前膜的一些囊泡膜与突触前膜相融合并形成裂孔，囊泡内的递质及其他内容物通过裂孔释放到突触间隙。此时，电信号转变为化学信号（递质），递质与突触后膜上的受体结合，引起次一级神经元或效应器细胞的功能变化，产生生理效应，完成了神经元冲动的传递。

（三）传出神经按递质分类

当神经冲动到达末梢时，从神经末梢释放的化学传递物称为递质（transmitter），递质与受体结合后产生效应，或被酶所灭活。传出神经末梢释放的递质主要有乙酰胆碱（acetylcholine，Ach）和去甲肾上腺素（noradrenaline，NA）。因此可将传出神经分为胆碱能神经和去甲肾上腺素能神经，胆碱能神经是指兴奋时神经末梢释放 Ach 者，包括：全部交感和副交感神经节前纤维；全部副交感神经节后纤维；运动神经；极少数交感神经节后纤维。

去甲肾上腺素能神经是指兴奋时神经末梢释放 NA 者，包括绝大部分交感神经节后纤维。

（四）传出神经系统的受体

1. 受体的分类

传出神经系统的受体是位于细胞膜的一种特殊蛋白质，它能选择性地与相应的递质或药物结合，从而产生一定的效应。根据受体对递质或对药物选择性的不同，可将其分为胆碱受体、肾上腺素受体和多巴胺受体。

（1）胆碱受体（acetylcholine receptor）指能选择性地与 Ach 相结合的受体。由于对某些药物选择性的不同，又可分为两类：毒蕈碱型胆碱受体（M 受体）；烟碱型受体（N 受体）。M 受体又分为五种亚型，分别用 M_1、M_2、M_3、M_4、M_5 表示，存在于节后胆碱能神经纤维所支配的效应器细胞膜上；N 受体可分为两种亚型：位于自主神经节细胞膜及肾上腺髓质上的为 N_1 受体，位于骨骼肌细胞膜上的为 N_2 受体。

（2）肾上腺素受体（adrenoceptor）指能选择性地与 NA 或肾上腺素（Adrenaline，Adr）相结合的受体。根据其对不同激动药或阻断药的反应性不同，可将其分为 α 型肾上腺素受体（α 受体）和 β 型肾上腺素受体（β 受体）。α 受体有 α_1 和 α_2 亚型，主要分布在血管、胃肠平滑肌、汗腺和唾液腺等处；β 受体又分为 β_1、β_2 和 β_3 亚型，主要分布在血管、支气管平滑肌和心脏。

（3）多巴胺受体（dopamine receptor）指能与多巴胺结合的受体，存在于肾、肠系膜、心、脑等血管及胰腺、神经节等处。

2. 受体的作用

目前临床上应用的传出神经系统药物虽然种类繁多，用途广泛，但它们的药理作用主要是通过影响受体的生理功能而产生的。递质与受体结合则兴奋受体而产生效应，见表 5-3。

表 5-3　传出神经系统的受体与效应

效 应 器		肾上腺素能神经兴奋		胆碱能神经兴奋	
		受 体	效 应	受 体	效 应
心脏	窦房结	β_1，β_2	心率加快	M	心率减慢
	心房肌	β_1，β_2	收缩力增强	M	收缩力减弱
	房室结	β_1，β_2	自律性及传导加速		传导减慢
	希浦系统	β_1，β_2	自律性及传导加速	M	极少影响
	心室肌	β_1[①]，β_2	收缩性、传导速率、自律性和心室起搏速率		收缩略减弱
血管	皮肤，黏膜	α_1，α_2	收缩	M	舒张[③]
	内脏	α_1，β_2	收缩（肝血管扩张）	M	
	骨骼肌	α_1，β_2	收缩，扩张	M	舒张（交感神经）
	冠状动脉	α，β_2	收缩，扩张	M	舒张
脑		α_1	收缩（弱）；舒张[②]	M	舒张[③]
肺		α_1，β_2	收缩（弱）	M	舒张[③]
支气管	平滑肌	β_2	舒张	M	收缩
胃肠道	平滑肌	α_1，α_2，β_2	舒张	M	收缩
	小肠平滑肌	α_1，α_2，β_1，β_2	舒张	M	收缩
	括约肌	α_1	收缩	M	舒张
胆道	平滑肌	β_2	舒张	M	收缩
膀胱	逼尿肌	β_2	舒张	M	收缩
	括约肌	α_1	收缩	M	舒张

续表

效　应　器		肾上腺素能神经兴奋		胆碱能神经兴奋	
		受　体	效　应	受　体	效　应
子宫	平滑肌	α, β_2	妊娠，收缩，松弛	M	不定
			未妊娠，松弛	M	
眼	瞳孔开大肌	α_1	收缩（扩瞳）	M	瞳孔括约肌收缩
	睫状肌	β_2	舒张（远视）	M	收缩（近视）
腺体	汗腺	α_1	手心、脚心分泌	M	分泌（交感神经）
唾液腺		α, β	分泌 K^+ 及 H_2O，淀粉酶	M	分泌 K^+ 及 H_2O
支气管腺体	α_1, β_2		减少；增加		分泌
代谢	肝糖原	α, β_2	肝糖原分解及异生	M	
	肌糖原	β_2	肌糖原分解		
	脂肪	α_2, β_1, β_2	脂肪分解		
自主神经节				N_1	兴奋
肾上腺髓质				N_1	分泌肾上腺素和去甲肾上腺素
骨骼肌		β_2	收缩	N_2	收缩（运动神经）

① 心肌也有 α 受体。

② 在整体动物由于自身调节机制而表现为舒张。

③ 似无生理意义。

六、神经系统功能概述

（一）神经系统的基本活动方式

神经系统在调节机体的活动中，对内、外环境的刺激所作出的适当反应，称为反射。反射是神经系统的基本活动方式。

反射活动的形态学基础是反射弧（图 5-7），包括感受器→传入神经元（感觉神经元）→中枢→传出神经元（运动神经元）→效应器（肌肉、腺体）五个部分，只有在反射弧完整的情况下，反射才能完成。

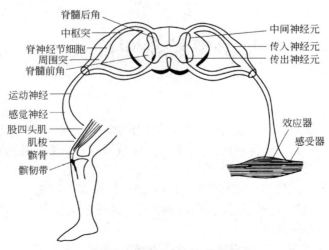

图 5-7　反射弧的基本模式

（二）神经系统的感觉功能

1. 丘脑的感觉分析功能

丘脑是感觉传导的接替站，除嗅觉外，各种感觉的传导通路均在丘脑内更换神经元，而后投射到大脑皮质。在丘脑内，只对感觉进行粗糙的分析与综合，在大脑皮质才对感觉进行精细的分析与综合。

2. 内脏感觉与痛觉

由内脏感受器的传入冲动所产生的感觉称为内脏感觉。内脏感受器能感受人体内环境的变化，其感觉神经纤维混在交感和副交感神经中，传入冲动沿这些神经从背根进入脊髓或沿脊神经进入脑干，引起相应的反射活动。内脏感受器的适宜刺激是体内的自然刺激，如肺的牵张、血压的升降、血液的酸度等，一般不产生意识感觉，但传入冲动比较强烈时也可引起意识感觉。例如，胃发生强烈饥饿收缩时可伴有饥饿感觉，直肠、膀胱一定程度的充盈可引起便意、尿意。但是内脏传入冲动引起的意识感觉是比较模糊、弥散而不易精确定位的。

机体在受到伤害性刺激时，往往产生痛觉，并发生一定的防御反应，这对机体有保护作用。疼痛常常是许多疾病的一种临床症状，长期剧烈的疼痛还伴有不愉快的情绪反应，并影响食欲和睡眠，必须及时使之缓解。下面简单介绍皮肤痛与内脏痛。

伤害性刺激作用于皮肤所产生的疼痛，可先后出现快痛与慢痛两种性质的痛觉。快痛是一种尖锐而定位清楚的刺痛，在刺激后很快产生，刺激撤销后很快消失；慢痛是一种定位不明确、强烈而又难以忍受的烧灼痛，在刺激作用后 $0.5\sim1.0s$ 产生，刺激撤销后还会持续几秒钟，伴有情绪、心血管与呼吸等方面的反应。

与皮肤痛相比，内脏痛有如下特点：①由内脏传入所产生的感觉比较模糊、弥散、定位不精确，有时甚至不引起主观感觉。产生内脏痛时，不易明确指出疼痛的确切部位，而且内脏痛比较缓慢而持久。②引起皮肤痛的刺激，一般不引起内脏痛，而脏器的过度膨胀、牵拉、缺血、痉挛、炎症等刺激则能产生皮肤痛。

<hr/>

第二节
神经系统常见症状

一、意识障碍

意识是指人对环境和自身的识别能力和识别的清晰程度。意识障碍是由于各种原因引起大脑皮质损害或影响了脑干结构功能，导致人体对自身周围环境的知觉及精神活动出现障碍，为临床常见症状之一。正常人意识清醒，某些病人在疾病发展过程中可出现意识障碍。

引起意识障碍的原因很多，如颅脑疾病（脑炎、脑肿瘤、癫痫等）、全身性疾病（败血症、糖尿病等）以及中暑，一氧化碳、有机磷农药中毒等理化因素，均可损伤脑组织或抑制中枢神经系统而发生意识障碍。

意识障碍在临床上可有不同程度的表现，依次为嗜睡、意识模糊、昏睡以及最严重的昏迷。

二、眩晕

眩晕是指机体因空间定向和平衡功能失调所产生的自我感觉，是一种运动性错觉。患者有明显的自身或他物旋转感或倾倒感，呈阵发性，并伴有平衡失调（如站立不稳或倾倒）和植物神经症状（面色苍白、恶心、呕吐、出汗等），严重者可影响病人的日常生活。

维持机体空间定向和平衡功能的结构包括视觉系统、本体感觉系统和前庭系统，在大脑皮质的统一调节下协同完成。其中任一系统发生病变，导致三者的神经冲动不能在脑部协调一致时，即可发生眩晕，其中以前庭系统病变所致者最为常见和重要。

在临床上，脑血管病（如脑动脉硬化、小脑出血）、心血管疾患（如高血压、体位性低血压、心律失常）以及感染、中毒等，都可引起眩晕。

三、昏厥

昏厥是一种突发性、短暂性、一过性的意识丧失而昏倒，系因一时性、广泛性脑缺血、缺氧引起，并可在短时间内自然恢复。

在临床上，昏厥可分为心源性昏厥（由心律失常、心肌梗死等引起）、反射性昏厥（由于情绪紧张、外伤等引起）、脑源性昏厥（脑动脉硬化症、高血压性脑病等引起）等。

昏厥发作能迅速好转，但可因病人突然倒地而引起外伤，故重点在于病因治疗和预防发作。如病因已查明，应尽早进行病因治疗，这是根治昏厥的最有效措施，如有明确诱因者则应尽量避免之。

四、头痛

头痛是因头颈部痛觉末梢感受器受到刺激产生异常的神经冲动传达到脑部所致。颅外组织除颅骨本身外，自骨膜直至五官、口腔均对疼痛敏感；颅内组织只有静脉窦及其回流静脉、颅底硬脑以及脑底动脉对疼痛敏感，脑部其余组织均对痛觉不敏感。

产生头痛的主要原因有：①颅内外动脉的扩张（血管性头痛）；②颅内痛觉敏感组织被牵引或移位（牵引性头痛）；③颅内外痛觉敏感组织发生炎症（例如脑膜刺激性头痛）；④颅外肌肉的收缩（紧张性或肌收缩性头痛）；⑤传导痛觉的脑神经和颈神经直接受损或发生炎症（神经炎性头痛）；⑥五官病变疼痛的扩散（牵涉性头痛）等。在发生上述头痛过程中有致痛的神经递质参与，如 P 物质、神经激肽 A、5-羟色胺（5-HT）、降钙素基因相关肽、血管活性肠肽和前列腺素 E_2（PGE_2）等。此外，精神因素也可引起头痛，可能与疼痛耐受阈值的降低有关。

第三节
神经系统常见疾病

神经系统疾病的种类很多，本节主要介绍神经衰弱、睡眠障碍、帕金森病、癫痫和脑血管疾病。

一、神经衰弱

神经衰弱是一种由于长期的情绪紧张和精神压力，使大脑功能轻度障碍所致的精神活动能力减弱的神经症。

（一）病因与发病机制

神经衰弱多由于工作持久、学习负担过重、睡眠不足、负性情绪（如亲人死亡、事业挫折、人际关系紧张）等心理社会因素造成大脑内抑制过程弱化，自制力减弱，兴奋性增高，继之出现大脑皮质功能弱化。发病年龄多数在16～40岁之间，以脑力劳动者占多数。

（二）临床表现

神经衰弱在临床常常表现为衰弱症状、情绪症状、兴奋症状、紧张性疼痛、睡眠障碍等，并常伴有植物神经功能紊乱症状，具体如下。

① 衰弱症状主要指精神易疲乏、脑力迟钝、注意力难以集中，工作或学习不能持久，效率减低。

② 兴奋症状指精神容易兴奋，回忆及联想增多且控制不住，语言动作增多。

③ 情绪症状指易烦恼、易激怒，伴有继发性焦虑苦恼。

④ 紧张性疼痛，如头痛、肢体肌肉酸痛。

⑤ 睡眠障碍，如入睡困难、睡眠感丧失、睡眠觉醒节律紊乱。

⑥ 植物神经功能紊乱症状，如心慌、多汗、肢端发冷、厌食、便秘或腹泻、尿频、月经不调、遗精、早泄或阳痿等。

（三）药物治疗

对于焦虑失眠可用安定治疗，入睡困难可用安眠酮或水合氯醛治疗，睡眠不深或易醒可用苯巴比妥治疗。

二、睡眠障碍

睡眠是指复发的惰性和不反应状态，睡眠时意识水平降低或消失，大多数的生理活动和反应进入惰性状态。通过睡眠，使疲劳的神经细胞恢复正常的生理功能，人的精神和体力得到恢复。当睡眠质量发生异常或在睡眠时发生某些临床症状，如睡眠减少或睡眠过多、梦游症等，称为睡眠障碍。

（一）病因和发病机制

人的睡眠具有昼夜节律性，这种昼夜节律性与人的生物钟和神经调节机制（NE、Ach、组胺、P物质、肾上腺皮质激素释放激素和5-HT等）有关。引起睡眠障碍的原因很多，如精神压力过大，过度紧张或疲劳、疼痛，饮用浓咖啡、浓茶以及睡眠环境或生活规律的改变等，都能够引起人的生物钟和神经生物调节机制发生紊乱，导致睡眠障碍。

（二）临床表现

睡眠障碍包括失眠、睡眠过多及异常睡眠行为。

1. 失眠

失眠是最常见的睡眠障碍，表现为入眠困难或早醒，常伴有睡眠不深与多梦。失眠可见于下列情况。

(1) 精神因素所致的失眠　精神紧张、焦虑、恐惧、兴奋等可引起短暂失眠，主要为入眠困难及易惊醒，精神因素解除后，失眠即可改善。神经衰弱病人可有入睡困难、睡眠不深、多梦；抑郁症的失眠多表现为早醒或睡眠不深；躁狂症表现为入眠困难甚至整夜不眠。

(2) 躯体因素引起的失眠　各种躯体疾病引起的疼痛、呼吸困难、气喘、咳嗽、尿频、恶心、呕吐、腹泻等均可引起失眠。

(3) 生理因素　由于生活工作环境的改变和饮用浓茶、咖啡等可引起失眠，短期适应后失眠即可改善。

(4) 药物因素引起的失眠　利血平、苯丙胺、咖啡碱、氨茶碱等可引起失眠，停药后失眠即可消失。

(5) 大脑弥散性病变　慢性中毒、内分泌疾病、营养代谢障碍、脑动脉硬化等各种因素引起的大脑弥散性病变，失眠常为早期症状，表现睡眠时间减少、易醒，病情加重时可出现嗜睡及意识障碍。

2. 睡眠过多

指睡眠时间过长，较正常睡眠时间增多数小时、数天或更久，或从睡眠中难以完全觉醒。睡眠过多可发生于很多脑部疾病，如脑血管疾病、脑外伤、脑炎、脑瘤等，也可见于尿毒症、糖尿病、镇静剂使用过多等。

(1) 发作性睡病　指不可抗拒的突然发生的睡眠，并可伴有猝倒症、睡眠瘫痪和入睡幻觉。一般睡眠程度不深，易唤醒，但醒后又入睡。一天可发作数次至数十次不等，持续时间一般为十余分钟。

(2) 原发性睡眠增多症　白天嗜睡但可克制，睡后时间较长，24h 内睡眠时间明显增加。

(3) 周期性饥饿嗜睡综合征　是一种发作性睡眠过度，多见于 10～20 岁男性，发作为周期性持续数日至一周的嗜睡，发作时仅在进食与大小便时才醒来，有强烈的饥饿感，进食量可增加数倍，伴有躁动不安、定向障碍等。

(4) Pickwickian 综合征　表现为睡眠过度、肥胖，睡眠时可出现发作性呼吸暂停，肌肉松弛，皮肤发绀、紫绀。呼吸暂停一般为 10～20s。本病病因未明，可能有家族遗传倾向。

3. 异常睡眠行为

主要表现复杂多样，常见于儿童神经生理功能失调或成人由于躯体疾病所致。常见的有如下行为。

(1) 夜惊　睡眠中突然惊醒，表情紧张恐惧，呼吸急促，心率增快，伴有大声喊叫、骚动不安，历时数分钟，发作后又入睡，醒后无记忆。

(2) 梦游　梦游又称梦行症、睡行症。多见于儿童，男性多见。发作时患者从睡眠中突然起床，在床上爬动或下地走动，偶可见较复杂的动作。通常于入睡后 2～3h 内发作，持续数分钟，又复上床睡觉，醒后无记忆，有家族遗传倾向。

(3) 遗尿　是指在睡眠中不自觉地排尿，而醒后被发觉的一种病症。多数与遗传因素、中枢神经系统发育、精神和心理因素有关。

(4) 梦魇　又称梦中焦虑发作，指睡眠时出现噩梦而引起惊醒，醒后仍有短暂的意识模糊，情绪紧张、心悸、面色苍白或出冷汗等。梦魇多为暂时性的，一般不致带来严重后果，但长期梦魇可伴有睡瘫症。

（三）药物治疗

（1）失眠　入睡困难伴有紧张兴奋者，可选咪达唑仑或苯二氮䓬类药；入睡困难伴有焦虑者，可选用艾司唑仑；早醒者选用苯巴比妥或水合氯醛；精神性失眠者可根据病情选用苯二氮䓬类药。

（2）睡眠过多　发作性睡病以对症处理为主，也可口服哌甲酯、苯丙胺；原发性睡眠增多症的治疗，原则同发作性睡病；其他抗嗜睡剂如麻黄素、咖啡因等可根据病情给予。

（3）异常睡眠行为　梦游、夜惊发作频繁者，睡前给予苯二氮䓬类药；梦魇者应先治疗内脏疾病或精神障碍；非器质性遗尿症患者应以加强锻炼为主，成年人应消除精神因素，而器质性患者则应进行病因治疗。

三、帕金森病

帕金森病（Parkinson's disease，PD）又称原发性震颤麻痹，是一种常见于中老年人的神经系统退变性疾病，属锥体外系疾病。多见于 50 岁以上的中老年人。老年性血管硬化、脑炎后遗症及长期服用抗精神病药等均可引起类似帕金森病的症状，称为帕金森综合征，其药物治疗与 PD 相似。

（一）病因与发病机制

PD 的确切病因尚不清楚，但一般认为与遗传、神经毒素、自由基、神经组织化学改变等多种因素有关。

目前多数认为 PD 是因纹状体内缺乏多巴胺所致，主要病变在黑质-纹状体多巴胺能神经通路。黑质中多巴胺能神经元，发出上行纤维到达纹状体（尾状核及壳核），其末梢与尾-壳核神经元形成突触，以多巴胺为递质，对脊髓前角运动神经元起抑制作用。同时尾核中也有胆碱能神经元，与尾-壳核神经元所形成的突触以乙酰胆碱为递质，对脊髓前角运动神经元起兴奋作用。正常时两种递质处于平衡状态，共同调节运动机能。PD 患者的尾状核、壳核及黑质有病变，多巴胺合成减少，使纹状体内多巴胺含量降低，造成黑质-纹状体通路多巴胺能神经功能减弱，而胆碱能神经功能相对占优势，因而产生 PD 的张力增高症状。

（二）临床表现

临床主要表现为患者动作缓慢，手脚或身体其他部分的骨骼肌张力增高、震颤及运动障碍等，此外尚有知觉、识别及记忆障碍等症状。

（1）静止性震颤　震颤往往是发病最早期的表现，这是 PD 最主要的特征。通常从某一侧上肢远端开始，然后逐渐扩展到同侧下肢和对侧肢体，晚期可波及下颌、唇、舌和头部。震颤的另一个特点是其节律性，震动的频率为 4～7 次/s。

（2）肌肉僵直　PD 患者的肢体和躯体通常都失去了柔软性，变得很僵硬。病变的早期多自一侧肢体开始。

（3）运动迟缓　自发性运动减少主要是由于肌僵直和精神活动减低或易疲劳等引起各种动作减慢。

　　由于上臂肌肉和手指肌的强直，病人的上肢往往不能做精细的动作，特别是手指的精细动作变慢，握拳和松拳不协调，写字时呈"小字症"；面部肌肉运动减少，表情呆板，即"面具脸"，同时因口、舌、颚及咽部肌肉的运动障碍，病人不能自然咽下唾液，导致大量流涎，严重时可导致进食饮水呛咳。

　　（4）姿势障碍　由于颈部、躯干和四肢肌肉受累导致姿势障碍。患者走路时出现头部前倾、躯干弯曲姿势，双上肢自然摆动消失。有时由于越走越快，不能立即停步，呈慌张步态或小步态等特殊姿势。

（三）药物治疗

　　临床上治疗 PD 的常用药物有以下几类。

　　① 抗胆碱能药，如苯海索、普罗吩胺、比哌立登等。

　　② 单胺氧化酶-B 抑制剂，如司来吉兰、雷沙吉兰等。

　　③ 拟多巴胺类，如左旋多巴、卡比多巴、托卡朋、溴隐亭等（详见抗帕金森病药一节）。

四、癫痫

　　癫痫是大脑神经元突发性异常放电，导致短暂的大脑功能障碍的一种慢性疾病，具有突然性、暂时性和反复发作性三个特点。由于异常放电神经元所在部位（病灶）和扩散范围不同，临床表现为不同的运动、感觉、意识和植物神经功能紊乱的症状，是多种原因引起的临床常见症状之一。据国内流行病学调查，其发病率约为人群的 0.1%，患病率约为人群的 0.5%。

（一）病因与发病机制

　　引起癫痫的原因繁多，可分为原发性和继发性两类。

　　① 原发性癫痫又称真性或特发性或隐源性癫痫，其真正的原因不明。

　　② 继发性癫痫又称症状性癫痫，指能找到病因的癫痫。常见的原因有：a.脑部疾病如颅脑肿瘤、颅脑外伤、脑部炎症、脑血管病等；b.全身或系统性疾病，如脑缺氧、代谢内分泌疾病、心血管疾病等。

　　关于癫痫的发病机制目前尚未完全清楚，但可以肯定的是各种癫痫的发作都与中枢异常神经元过度放电有关。

（二）临床表现

　　癫痫的临床发作形式各种各样，常见的有如下类型。

　　（1）全身强直-阵挛性发作　又称大发作。按其发展过程可分如下三期。

　　① 先兆期，要为特殊感觉性的幻视、幻嗅、眩晕等，一般持续 1s 至数秒钟。

　　② 痉挛期，表现为全身肌肉强直，面唇紫绀，瞳孔散大。

　　③ 昏睡期，抽搐停止后患者进入昏睡、昏迷状态，然后逐渐清醒。

　　（2）失神发作　又称小发作。通常有如下几种类型。

　　① 简单性失神发作，表现为突发突止的意识障碍，多见于 6～12 岁儿童。

　　② 复杂性失神发作，除表现发作性意识丧失外，还可有类似颞叶自动症的一些表现，如咂嘴、无目的摸索等。

　　③ 肌阵挛性失神发作，又称肌阵挛性小发作。表现为两侧对称性眼、面、颈、四肢或

躯干短暂肌阵挛发作，不伴有或伴有短暂意识障碍。

④ 运动不能性发作，又称失张力性猝倒发作。突然出现短暂意识障碍，肌张力丧失、姿势不能维持而跌倒。

（3）简单部分性发作　又称局限性发作。是不伴有意识障碍的运动、感觉和植物神经症状的发作。

（4）复杂部分性发作　又称精神运动性癫痫，系伴有意识障碍的部分性发作。

（三）药物治疗

详见本章抗癫痫药和抗惊厥药一节。

五、脑血管疾病

急性脑血管疾病一般指脑卒中，俗称中风。脑卒中分为出血性脑卒中（脑出血）、缺血性脑卒中（脑梗死）两大类，主要包括脑出血、蛛网膜下腔出血、脑梗死（血栓形成性）和脑栓塞。

（一）脑出血

脑出血（ICH）是指源于脑实质内血管的非创伤性自发性出血，出血也可扩展至脑室或蛛网膜下腔。原发性脑出血是最常见的一种类型，通常是由长期高血压或淀粉样脑血管突然破裂造成的。继发性 ICH 则与血管畸形、肿瘤和凝血障碍有关。

1. 病因与发病机制

高血压和脑动脉硬化是脑出血的主要因素，还可由先天性脑动脉瘤、脑血管畸形、脑瘤、血液病、感染、药物、外伤及中毒等所致。具备上述改变的患者，在用力过度、情绪激动等诱因下，可出现血压急剧升高，血管破裂出血，形成脑内大小不同的出血灶，故脑出血大多在活动中突然发病。

2. 临床表现

发病后，患者很快进入昏迷状态，并有呼吸深而慢、面部潮红、视神经乳头水肿等颅内高压表现，多数伴有中枢性高热。

由于出血部位不同，其神经定位表现也不相同。

（1）内囊出血　最常见，主要是出现"三偏症"：对侧偏瘫、偏身感觉障碍及偏盲。瘫痪肢体早期肌张力偏低、反射消失，很快肌张力逐渐增高、腱反射增强、病理反射阳性。

（2）脑桥出血　双侧面肌及四肢肌瘫痪，腱反射增强，病理反射阳性，双侧瞳孔针尖样大小。

（3）脑室出血　表现为剧烈头痛、呕吐，很快进入深昏迷，并可有全身强直性痉挛发作。

（4）小脑出血　表现为眩晕、头痛、呕吐、共济失调、瞳孔缩小、脑膜刺激征阳性。

3. 药物治疗

急性期的主要防治措施包括如下三个方面。

（1）防止继续出血　患者应绝对静卧，尽量避免不必要的搬动，躁动时可用地西泮（安定）5～10mg 肌内注射；适当降压。

（2）降低颅内压　可选用20%甘露醇溶液。

（3）药物治疗　可选用促进神经代谢药物，如脑复康、胞磷胆碱、脑活素及扩张血管药物等。

（二）脑栓塞

脑栓塞是心脏、肺、外伤手术、气体等栓子随血流入脑血管，引起血供障碍，导致该部位组织坏死和软化。

1. 病因与发病机制

栓子主要来自各种心脏病，尤其是冠心病左心房室瓣狭窄伴房颤，容易引起附壁血栓的脱落；其次，供脑大动脉粥样硬化斑块、动脉炎、动脉瘤是栓子的重要来源；胸部手术的气栓子等也可引起栓塞。

2. 临床表现

由于栓塞突然，故起病急骤。一般无昏迷，常表现突然癫痫样抽搐发作，或有短暂的意识模糊、失语等脑部局灶症状。

3. 治疗

本病主要是针对病因治疗，如治疗心房颤动、心功能不全、骨折、肿瘤；其他治疗除不需溶栓等疗法，均与血栓形成类似。

（三）脑血栓形成

脑血栓形成是由于脑动脉粥样硬化，使血管内腔逐渐狭窄乃至完全闭塞所引起的疾病。由于脑血管内有血栓形成，使局部脑组织供血不足，进一步软化、坏死。

1. 病因与发病机制

脑动脉硬化是最为常见的病因，动脉内膜下的粥样斑块隆起而突向管腔内，造成管腔狭窄，斑块可穿通和破坏内膜，破溃处血小板聚集形成血栓，加重管腔的狭窄甚至闭塞，导致相应区域脑组织缺血、坏死。糖尿病、高脂血症和高血压等可加速脑动脉粥样硬化的发展，其他如血流缓慢、血压降低、高凝血症等，均为促进血栓形成的重要因素。

2. 临床表现

多见于50～60岁以上有动脉硬化的老年人，多有短暂性脑缺血发作史。常在睡眠中或安静时发病，1～3天内症状逐渐达到高峰。临床诊断可有动脉硬化、高血压、糖尿病等病史，短暂性脑缺血发作或中风病史。

急性起病出现偏瘫、失语等局灶症状，通常意识清醒或有轻度障碍，脑CT、核磁共振可发现梗死部位和范围。

3. 药物治疗

一般可针对病因进行治疗，在急性期，以尽早改善脑缺血区的血液循环、促进神经功能恢复为原则。

（1）缓解脑水肿　梗死区较大的患者，可使用脱水剂或利尿剂。

（2）改善微循环　可用低分子右旋糖酐，能降低血黏度和改善微循环。

（3）溶栓　可采用链激酶、尿激酶等药物溶解血栓。

（4）抗凝　可用肝素、双香豆素等药物，防止血栓扩延和新的血栓发生。

在恢复期，可长期服用抗血小板聚集剂，如潘生丁或阿司匹林等，有助于防止复发。

（四）短暂性脑缺血发作

短暂性脑缺血发作（TIA）是指在短时间内，因脑血流量减少而引起的脑功能障碍，也称一过性脑缺血发作或小中风。是颈动脉或椎-基底动脉系统发生短暂性血液供应不足引起的局灶性脑缺血导致突发的、短暂性、可逆性神经功能障碍。

1. 病因与发病机制

本病多与高血压动脉硬化有关，其发病可能由多种因素引起。

（1）微血栓　颈内动脉和椎-基底动脉系统动脉硬化狭窄处的附壁血栓、硬化斑块及其中的血液分解物、血小板聚集物等游离脱落后，阻塞了脑部动脉，引起局部缺血症状。当栓子碎裂或向远端移动时，缺血症状消失。

（2）脑血管痉挛　颈内动脉或椎-基底动脉系统动脉硬化斑块使血管腔狭窄，该处产生血流旋涡流，当涡流加速时，刺激血管壁导致血管痉挛，出现短暂性脑缺血发作，涡流减速时，症状消失。

（3）脑血流动力学改变　颈动脉和椎-基底动脉系统闭塞或狭窄时，由于脑血流量减少，而导致本病发作。此外，心律不齐、房室传导阻滞、心肌损害亦可使脑局部血流量突然减少而发病。

（4）急速的头部转动或颈部屈伸　可改变脑血流量而发生头晕，严重的可触发短暂脑缺血发作。

2. 临床表现

本病多见于 60 岁以上老年人，多在体位改变、活动过度、颈部突然转动或屈伸等情况下发病。临床表现具有突发性、反复性、短暂性和可逆性特点，其主要症状有：①偏瘫、偏身麻木，感觉减退，视力障碍；②眩晕、头痛、耳鸣、眼前发黑、面部麻木、四肢无力、饮水呛咳、说话不清。

以上诸多症状可持续数分钟或数小时即完全恢复正常，少数病人持续到十几小时，但均在 24h 内恢复正常。

3. 药物治疗

（1）抗血小板聚集药物　如潘生丁、阿司匹林等。

（2）扩血管药　如尼莫地平、桂利嗪等。

（3）改善脑微循环　如活血化瘀类中药丹参、川芎、红花等。

（五）阿尔茨海默病

阿尔茨海默病（Alzheimer's disease，AD）又称为原发性痴呆症，是发生于老年和老年前期，以进行性认知功能障碍和行为损害为特征的中枢神经系统退行性疾病。它与血管性痴呆（vascular dementia，VD）以及二者的混合型总称为老年性痴呆症。其中，AD 占老年痴呆症患者总数的 70% 左右，在 60 岁以上的人群中发病率约为 5%。

1. 病因与发病机制

AD 的发病机制复杂，病因迄今未明。目前的研究表明，引起 AD 的病因主要有遗传因素、免疫功能改变、炎症作用、铝中毒、雌激素水平改变、细胞骨架改变和神经递质改变等，而氧化应激和炎性损伤等所致错误折叠蛋白的积聚、能量衰竭以及突触功能障碍等因素是导致 AD 的重要机制。

2. 临床表现

主要表现为认知功能下降、精神症状和行为障碍、日常生活能力的逐渐下降。根据认知能力和身体机能的恶化程度分成三个时期。

（1）轻度痴呆期　表现为记忆减退，对近事遗忘突出；判断能力下降，难以处理复杂的问题。

（2）中度痴呆期　表现为远近记忆严重受损，时间、地点定向障碍；在处理问题、辨别事物的相似点和差异点方面有严重损害；出现各种神经症状，可见失语、失用和失认。

（3）重度痴呆期　患者记忆力严重丧失；日常生活不能自理，大小便失禁，呈现缄默、肢体僵直，有强握、摸索和吸吮等原始反射。

3. 药物治疗

目前临床治疗 AD 的药物主要有如下两类。

（1）改善胆碱功能的药物　如多奈哌齐、利凡斯的明、加兰他敏、石杉碱甲、占诺美林等。

（2）N-甲基-D-天冬氨酸（NMDA）受体拮抗剂　如美金刚。

第四节
神经系统用药

根据神经系统的分类，可将神经系统用药分为中枢神经系统药物和传出神经系统药物。中枢神经系统药物包括镇静催眠药、抗癫痫药和抗惊厥药、抗帕金森病药、抗阿尔茨海默病药、抗精神失常药、镇痛药、解热镇痛抗炎药等；传出神经系统药物按照其作用，可分为拟胆碱药、抗胆碱药、拟肾上腺素药和抗肾上腺素药。

一、镇静催眠药

能轻度抑制中枢神经系统，缓解或消除兴奋不安，恢复安静情绪的药物称镇静药；能促进和维持近似生理性睡眠的药物称催眠药。实际上镇静药和催眠药并无本质上的区别，二者只是所用剂量不同而已。同一药物，在较小剂量时起镇静作用，在较大剂量时则起催眠作用，因此统称为镇静催眠药。

镇静催眠药按化学结构，可分为巴比妥类、苯二氮䓬类及其他类镇静催眠药。传统的巴比妥类镇静催眠药随剂量的增加，可分别产生镇静、催眠、嗜睡、抗惊厥和麻醉作用，中毒量可致呼吸麻痹而死亡。但苯二氮䓬类并无上述规律，即使很大剂量也不引起麻醉。由于苯二氮䓬类有较好的抗焦虑和镇静催眠作用，安全范围大，故目前已几乎完全取代了巴比妥类等传统镇静催眠药。

（一）苯二氮䓬类

临床常用的苯二氮䓬类（benzodiazepines，BZ）药物有 20 余种，该类药物结构相似，但不同衍生物之间，其抗焦虑、镇静催眠、抗惊厥、肌肉松弛和安定作用则各有侧重。本类药物根据作用时间长短可分为长效、中效和短效三类。

长效类：地西泮、氟西泮、氯氮䓬、夸西泮；

中效类：劳拉西泮、阿普唑仑、艾斯唑仑、替马西泮、氯硝西泮；

短效类：三唑仑、奥沙西泮。

苯二氮䓬类　Benzodiazepines

【药理作用与机制】BZ 的作用机制与脑内抑制性递质 γ-氨基丁酸（GABA）受体密切相关。$GABA_A$ 是 GABA 的一个亚型，为配体-门控 Cl^- 通道。BZ 与 $GABA_A$ 受体结合后，易化 $GABA_A$ 受体，促进 Cl^- 内流，引起突触后膜超极化，减少中枢内某些神经元的放电而产生抑制效应。此外，BZ 可抑制腺苷的摄取，导致内源性神经抑制剂作用增强。

1. 抗焦虑作用　BZ 在小于镇静剂量时具有抗焦虑作用，可显著改善焦虑患者的紧张、忧虑、激动和失眠等症状。这可能是其选择性作用于边缘系统的结果。

2. 镇静催眠作用　随着 BZ 类药物剂量的增加，可引起镇静和催眠作用。本类药物对快动眼睡眠时相影响较小，停药后代偿性反跳较轻，由此引起的停药困难亦较小。但近年报道，BZ 连续应用，可引起明显的依赖性而发生停药困难，应予警惕。

3. 抗惊厥和抗癫痫作用　BZ 药物抗惊厥作用较强，并能抑制癫痫病灶异常放电的扩散，但不能取消病灶本身的异常放电。

4. 中枢性肌肉松弛作用　本类药物具有较强的肌肉松弛作用，能抑制脊髓多突触反射和中间神经元的传递。动物实验证明，BZ 类对猫去大脑僵直有明显肌肉松弛作用，也可缓解人类大脑损伤所致的肌肉僵直。

【临床应用】

1. 焦虑症　临床常用地西泮和氯氮䓬。对持续性焦虑状态，宜选用长效类药物；对间断性严重焦虑患者，则宜选用中、短效类药物。

2. 失眠　多使用硝西泮、氟西泮及三唑仑。

3. 麻醉前给药　由于本类药物安全范围大，镇静作用发生快，且可产生暂时性记忆缺失，因此用于麻醉前给药。可减轻患者对手术的恐惧情绪，减少麻醉药用量，增强麻醉药的作用及增加安全性，多用地西泮静脉注射。

4. 惊厥和癫痫　临床用于辅助治疗破伤风、子痫、小儿高热惊厥和药物中毒性惊厥，以地西泮和三唑仑的作用比较明显。目前治疗癫痫持续状态首选地西泮，而氯硝西泮则对失神发作和肌阵挛性发作均具有良好的疗效。

5. 肌肉痉挛　可缓解由中枢神经系统病变而引起的肌张力增强或局部病变所致的肌肉痉挛。

【不良反应】

1. 中枢症状　口服安全范围大，发生严重后果者少。常见副作用为头昏、嗜睡、乏力等。大剂量偶致共济失调、运动功能障碍，过量或急性中毒可致昏迷和呼吸抑制，同时应用其他中枢抑制药、吗啡和乙醇等可显著增强毒性。

2. 耐受及成瘾　本类药物虽无明显药酶诱导作用，但长期用药仍可产生一定耐受性，需增加剂量。久服可发生依赖性和成瘾，停药时出现反跳和戒断症状（失眠、焦虑、激动、震颤等）。与巴比妥类相比，本类药物的戒断症状发生较迟、较轻。

【禁忌证】可透过胎盘屏障和随乳汁分泌，因此孕妇和哺乳妇女忌用。

（二）巴比妥类

巴比妥类（Barbiturates）药物是巴比妥酸（丙二酰脲）的衍生物。巴比妥类药物随着剂量的增大，相继出现镇静、催眠、抗惊厥和麻醉作用；苯巴比妥还有抗癫痫作用。由于该类药物易产生耐受性和依赖性，并诱导肝药酶活性而影响其他药物的代谢，现已很少用于镇静催眠，只有苯巴比妥和戊巴比妥用于控制癫痫持续状态，硫喷妥用于静脉麻醉。

本类药物的镇静催眠作用机制可能与其选择性地抑制丘脑网状上行激活系统，从而阻断兴奋向大脑皮质的传导有关。其抗惊厥作用则是通过抑制中枢神经系统的突触传递，提高大脑皮质运动区的电刺激阈值来实现的。常用药物有苯巴比妥、巴比妥、异戊巴比妥、司可巴比妥、硫喷妥钠等。

巴比妥类药物的脂溶性越大，则作用越快而强，但维持时间短；脂溶性越小，作用越慢而弱，但维持时间较长。按作用时间长短，可将此类药物分为长效、中效、短效和超短效，见表5-4。

表5-4 常用巴比妥类药物药效比较

类 别	药 物	显 效 时 间	维 持 时 间
长效	苯巴比妥（Phenobarbital）	0.5～1h	6～8h
	巴比妥	0.5～1h	6～8h
中效	异戊巴比妥（Amobarbital）	15～30min	3～6h
短效	司可巴比妥（Secobarbital）	10～15min	2～3h
超短效	硫喷妥钠（Thiopental）	静注立即显效	15min

（三）其他镇静催眠药

水合氯醛（Chloral Hydrate）是三氯乙醛的水合物，口服易吸收，起效快，维持时间长。主要用于治疗顽固性失眠。大剂量有抗惊厥作用，可用于小儿高热、子痫和破伤风等所引起的惊厥。水合氯醛对胃有刺激性，须稀释后口服。久服也可引起耐受性和成瘾性。

佐匹克隆（Zopiclone）为环吡咯酮类的第三代催眠药，为GABA受体激动剂，与苯二氮䓬类结合于相同的受体和部位，但作用于不同的区域。本品作用迅速，与苯二氮䓬类相比作用更强。除具有催眠、镇静作用外，还具有抗焦虑、肌松和抗惊厥作用。

二、抗帕金森病药

抗帕金森病药分为拟多巴胺类药、抗胆碱药及单胺氧化酶-B抑制剂三类，其中拟多巴胺类药与抗胆碱药合用可增强疗效。

抗帕金森病药一般不能根治疾病，患者需要长期服药。由于病患多为老年人，且患有心血管疾病，故服药期间更应注意药品对心血管的不良作用，若发现异常，应减量或改用其他药品。

（一）拟多巴胺类药

左旋多巴　Levodopa

【药理作用与机制】本品为体内合成去甲肾上腺素及多巴胺（DA）的前体物质。其本身并无药理活性，但它通过血脑屏障进入中枢后，经多巴脱羧酶作用转化成 DA 而发挥药理作用。由于外周循环中的左旋多巴只有 1% 进入中枢转化成 DA，故欲在中枢达到足够的 DA，需服大剂量的左旋多巴。如同时合用卡比多巴等外周多巴脱羧酶抑制剂，可减少左旋多巴的用量。肝功能障碍时，血中苯乙胺和酪胺升高，在神经细胞内经 β-羟化酶分别生成伪递质苯乙醇胺和羟苯乙醇胺，它们取代了正常递质 NA，妨碍神经功能。由于左旋多巴能在脑内转变成 NA，恢复正常神经活动，使患者由昏迷转为苏醒。因此，本品在临床可用于 PD 及肝性昏迷等。

【不良反应】左旋多巴的不良反应较多，因其在体内（外周）转变为 DA 所致。

1. 胃肠道反应　治疗初期可出现恶心、呕吐、食欲减退等；偶见溃疡出血或穿孔。

2. 心血管反应　出现轻度体位性低血压，也可引起心动过速或心律失常。

3. 不自主异常运动　由长期用药引起，多见于面部肌群，也可累及肢体或躯体肌群。疗程延长，发生率也相应增加。

4. 精神障碍　出现失眠、焦虑、噩梦、狂躁、幻觉、妄想、抑郁等症状，应注意调整剂量，必要时停药。

卡比多巴（Carbidopa）为外周脱羧酶抑制剂，通过抑制外周的左旋多巴转化为 DA，使循环中左旋多巴含量增高 5～10 倍，从而使进入中枢的左旋多巴量也增多。这样，既能提高左旋多巴的疗效，又能减轻其外周的副作用，所以是左旋多巴的重要辅助药。临床用于各种原因引起的帕金森病。

本品较少单独使用，多与左旋多巴合用，也可与金刚烷胺、苯海索合用。妊娠期妇女、青光眼患者、精神病患者禁用。

金刚烷胺（Amantadine）进入脑组织后，通过促进释放 DA 或延缓 DA 的代谢破坏而发挥抗震颤麻痹作用。见效快而维持时间短，用药数天即可获最大疗效，但连用 6～8 周后疗效逐渐减弱。其疗效不及左旋多巴，但优于胆碱受体阻断药，与左旋多巴合用有协同作用。

常见不良反应有嗜睡、眩晕、抑郁及食欲减退等；严重不良反应有充血性心力衰竭、体位性低血压、尿潴留等；偶致惊厥，故癫痫患者禁用。孕妇禁用；精神病、脑动脉硬化及哺乳妇女慎用。

（二）胆碱受体阻断药

这类药物可阻断中枢胆碱受体，减弱纹状体中 Ach 的作用。本类药物曾是沿用已久的抗帕金森病药，但自使用左旋多巴以来，它们已退居次要地位，其疗效不如左旋多巴。现适用于：①轻症患者；②不能耐受左旋多巴或禁用左旋多巴的患者；③与左旋多巴合用，可使 50% 患者症状得到进一步改善；④治疗抗精神病药引起的帕金森综合征有效。传统胆碱受体阻断药阿托品、东莨菪碱对帕金森病有效，但因其抗外周胆碱的副作用大，因此合成中枢性胆碱受体阻断药以供应用，常用者为苯海索。

苯海索 Trihexyphenidyl

【药理作用与机制】本品对中枢纹状体胆碱受体有阻断作用，外周抗胆碱作用较弱，为阿托品的 1/10～1/3。

【临床应用】抗震颤疗效好，但改善僵直及动作迟缓较差，对某些继发性症状如过度流涎有改善作用。主要用于抗震颤麻痹；也可用于利血平和吩噻嗪类引起的锥体外系反应及肝豆状核变性。

【不良反应】口干、便秘、瞳孔散大及视力模糊等。

【禁忌证】青光眼、前列腺肥大患者禁用；老年人应注意控制剂量。

（三）单胺氧化酶-B 抑制剂

司来吉兰 Selegiline

【药理作用与机制】本品为选择性 B 型单胺氧化酶不可逆性抑制剂，可阻断 DA 的代谢，抑制其降解，也可抑制突触处 DA 的再摄取而延长 DA 的作用时间。与左旋多巴合用，可增强左旋多巴的作用，并减轻左旋多巴引起的运动障碍。

【临床应用】用于治疗 PD，常作为左旋多巴、美多巴的辅助用药。

【不良反应】身体的不自主运动增加、情绪或其他精神改变、眩晕、失眠、口干等较常见；偶有焦虑、幻觉、高血压危象等症状。

【禁忌证】活动性溃疡患者应避免使用。

三、抗阿尔茨海默病药

AD 的主要病理特征为以 β-淀粉样肽沉积为核心的老年斑，以过度磷酸化 tau 蛋白为主要成分的神经原纤维缠结，以胆碱神经元变性和死亡为主的神经元丢失和特定区域的脑萎缩等。由于 AD 的病因尚未得到完全阐明，因此临床治疗一直是个难题，目前临床治疗 AD 的药物主要有两大类：胆碱酯酶抑制药物，主要用于改善轻、中度 AD 的认知损害症状；NMDA 受体拮抗剂，可抑制钙超载，减少神经元死亡，用于治疗中、重度 AD。

此外，大脑功能恢复药通过促进脑代谢、扩张脑血管微循环等作用也可以改善老年痴呆患者的学习记忆能力，如吡拉西坦、胞磷胆碱、银杏叶提取物等。

（一）胆碱酯酶抑制药

加兰他敏 Galanthamine

【药理作用与机制】本品为第二代胆碱酯酶（AchE）抑制剂，可抑制中枢突触间隙的 AchE 活性，阻止 Ach 的水解，增加 Ach 的浓度；还可增强 Ach 的刺激及去极化作用，调节 Ach 受体的表达，从而达到改善记忆及认知功能的目的。

【临床应用】用于治疗轻、中度 AD，有效率达 50%～60%；还可用于重症肌无力、脊髓灰质炎后遗症等。

【不良反应】治疗早期（2～3 周）患者可有恶心、呕吐及腹泻等胃肠道反应，稍后即消失。

石杉碱甲　Huperzine A

【药理作用与机制】本品为强效、可逆性胆碱酯酶抑制剂。脂溶性高，易透过血脑屏障，进入中枢后分布于额叶、海马等与学习和记忆有关的脑区，使分布区内神经突触间隙的 Ach 含量明显升高，从而增强神经元兴奋传导，强化学习与记忆脑区的兴奋作用，起到提高认知功能、增强记忆保持和记忆再现的作用。

【临床应用】适用于中、老年良性记忆障碍及各型痴呆、记忆认知功能及情绪行为障碍。

【不良反应】常见恶心、头晕、多汗、腹痛、视物模糊等，一般可自行消失，严重者可用阿托品对抗。

【禁忌证】有严重心动过缓、低血压及心绞痛、哮喘、肠梗阻患者慎用。

多奈哌齐（Donepezil）为第二代胆碱酯酶抑制剂，对中枢神经系统胆碱酯酶选择性高。该药半衰期长，故可以每天服用一次。用于轻、中度 AD 的治疗。常见的不良反应是腹泻、疲乏、恶心呕吐、头晕和失眠。少数患者出现血肌酸激酶轻微增高。

（二）NMDA 受体阻断药

美金刚　Memantine

【药理作用与机制】本品是第一个用于治疗晚期 AD 的 N-甲基-D-天冬氨酸（NMDA）受体阻断药。当谷氨酸以病理量释放时，本品会减少谷氨酸的神经毒性作用；当谷氨酸释放过少时，本品可以改善记忆过程所需谷氨酸的传递。本品可显著改善中、重度老年痴呆患者的动作能力、认知障碍和社会行为。

【临床应用】用于治疗中至重度的 AD 及震颤麻痹综合征。

【不良反应】常见有疲劳、头晕、呕吐、头痛等。

【禁忌证】严重肝功能不全者、意识障碍者、妊娠及哺乳期妇女禁用。

四、抗癫痫药和抗惊厥药

（一）抗癫痫药

抗癫痫药能预防和控制癫痫病的发作，促使发作减少、减轻、病情缓解，一般不能根治。本类药品一般需要长期使用，不可中途骤然停用，以免癫痫复发或加剧，甚至诱发癫痫持续状态。本类药品适应证多有不同，临床应根据癫痫发作的类型选择合适的药品。

常用的抗癫痫药按化学结构可分为：乙内酰脲类、巴比妥类、苯二氮䓬类、亚芪胺类、琥珀酰亚胺类及其他类。

1. 乙内酰脲类

苯妥英钠　Phenytoin Sodium

【药理作用与机制】苯妥英钠具有膜稳定作用，可降低细胞膜对 Na^+ 和 Ca^{2+} 的通透性，抑制 Na^+ 和 Ca^{2+} 内流，降低细胞膜的兴奋性，使动作电位不易产生，抑制异常放电向病灶周围的正常脑组织扩布。苯妥英钠除具有抗癫痫作用外，还具有抑制三叉神经痛等中枢疼痛综合征、抗心律失常的药理作用。

【临床应用】治疗大发作和局限性发作的首选药物，静脉注射用于癫痫持续状态，对精神运动性发作亦有效，但对小发作（失神发作）无效，甚至会使病情恶化。治疗三叉神经痛和舌咽神经痛等中枢痛综合征。此外，苯妥英钠还可用于治疗室性心动过速、室上性和室性早搏等心律失常（详见抗心律失常药）。

【不良反应】除对胃肠道有刺激外，苯妥英钠的其他不良反应都与血药浓度有关。一般血药浓度达 10μg/ml 时，可有效地控制大发作，而 20μg/ml 左右则可出现毒性反应。常见的不良反应如下。

1. 胃肠道刺激　本品碱性较强，对胃肠道刺激性较大，口服易引起恶心、呕吐、食欲减退等症状，宜饭后服用。

2. 牙龈增生　长期用药可致牙龈增生，多见于青少年。经常按摩牙龈，可防止或减轻症状。一般停药 3～6 个月后可恢复。

3. 中枢反应　长期服用或短时间内服用剂量过大（血药浓度为 20～40μg/ml），可出现眩晕、共济失调、发音困难、头痛和眼球震颤等。血药浓度大于 40μg/ml 可致精神错乱；50μg/ml 以上时出现严重昏睡甚至昏迷。

4. 抑制造血　久服可致叶酸吸收及代谢障碍，导致巨幼细胞性贫血，可通过补充甲酰四氢叶酸进行预防和治疗。少数病人可出现白细胞及血小板减少、再生障碍性贫血。长期应用应定期检查血常规。

5. 过敏反应　皮疹与药热较常见，偶见因过敏反应而导致肝脏损害，长期用药应定期做肝功能检查。

6. 影响骨骼　苯妥英钠为肝药酶诱导剂，能加速维生素 D 的代谢，长期用药可导致低钙血症。与苯巴比妥合用时该不良反应更为明显。必要时可同时服用维生素 D 预防。

7. 抑制心血管　静脉注射过快时，可致心律失常、心脏抑制和血压下降，故应缓慢注射，并在心电图监护下进行。

8. 其他　妊娠早期用药，偶致畸胎，如腭裂等。久服骤停可使癫痫发作加剧，甚至诱发癫痫持续状态。

【禁忌证】孕妇及哺乳妇女慎用。

2. 亚芪胺类

卡马西平　Carbamazepine

【药理作用与机制】本品的作用机制与苯妥英钠相似，治疗浓度时能阻滞 Na^+ 通道，抑制癫痫病灶及其周围的神经元放电。

【临床应用】对复杂部分发作（如精神运动性发作）有良好疗效，对大发作和部分性发作也为首选药之一。对癫痫并发的精神症状，以及锂盐无效的躁狂、抑郁症也有效。本品对外周神经痛症有效，其疗效优于苯妥英钠。此外，卡马西平有抗利尿及抗心律失常作用。临床上用于治疗癫痫、三叉神经痛及舌咽神经痛、神经源性尿崩症，预防或治疗躁狂抑郁症及抗心律失常。

【不良反应】用药早期可出现多种不良反应，如头昏、嗜睡、眩晕、恶心、呕吐和共济失调等，亦可有皮疹和心血管反应。但一般并不严重，不需要中断治疗，一周左右逐渐消退。

少见而严重的反应，包括骨髓抑制（再生障碍性贫血、粒细胞减少和血小板减少）、肝损害等。少数病人可有过敏反应，必须立即停药，并积极进行抗过敏治疗。服药期间，不宜驾驶车辆及高空作业，应定期检查血常规和肝功能。

【禁忌证】严重肝功能不全及孕妇、哺乳妇女禁用；青光眼、严重心血管疾病患者及老年患者慎用。

3. 巴比妥类

苯巴比妥（Phenobarbital）既能抑制病灶神经元的异常高频放电，又能提高病灶周围正常组织的兴奋阈，阻止异常放电的扩散，有显著的抗癫痫作用。苯巴比妥对除失神小发作以外的各型癫痫，包括癫痫持续状态都有效。但因其中枢抑制作用明显，都不作为首选药，仅癫痫持续状态时常用以静脉注射。但临床更倾向于用戊巴比妥钠静脉注射以控制癫痫持续状态。

常见由于本药的镇静催眠作用所引起的嗜睡与精神不振。少数病人可发生皮疹、药热等过敏反应。

扑米酮（Primidone）作用与苯巴比妥相似，但作用及毒性均较低。适用于癫痫大发作和精神运动性发作，对小发作疗效差，对苯巴比妥和苯妥英钠不能控制的癫痫大发作及精神运动性发作大剂量使用本品较有效。

本品为临床较常使用的抗癫痫药，与苯妥英钠合用可增强疗效，但不能与苯巴比妥合用，否则毒性增加。常见不良反应为呕吐、嗜睡、共济失调等；久服可引起白细胞减少、肝功能减退、血小板减少、骨质疏松及佝偻病等。严重肝功能不全者禁用。

4. 侧链脂肪酸类

丙戊酸钠　Sodium Valproate

【药理作用与机制】丙戊酸钠抗癫痫作用与 GABA 有关，它是 GABA 转氨酶和琥珀酸半醛脱氢酶抑制剂，能减少 GABA 代谢，增加脑内 GABA 含量；还能提高谷氨酸脱羧酶活性，使 GABA 生成增多，并能提高突触后膜对 GABA 的反应性，从而增强 GABA 能神经突触后抑制作用。此外，本品抑制 Na^+ 通道，减弱 T 型 Ca^{2+} 电流，抑制起源于丘脑的异常放电。

【临床应用】临床多用于其他抗癫痫药无效的各型癫痫病人，对失神小发作的疗效优于乙琥胺，但因丙戊酸钠有肝毒性，临床仍首选乙琥胺。对全身性肌强直-阵挛性发作有效，但不及苯妥英钠和卡马西平。对非典型小发作的疗效不及氯硝西泮。对复杂部分性发作的疗效近似卡马西平。对其他药物未能控制的顽固性癫痫有时可能奏效。

【不良反应】常见胃肠道反应，如厌食、恶心、呕吐等；由于本品主要经肝脏代谢，少数患者出现肝脏毒性，国外报道有中毒致死的病例（尤以儿童为甚，多数死于肝功能衰竭），故用药期间应定期检查肝功能；极少数病人出现淋巴细胞增多、血小板减少、无力、共济失调等。

【禁忌证】避免与氯硝西泮、阿司匹林、抗过敏药品和镇静药合用。孕妇及哺乳期妇女等慎用。

5. 琥珀酰亚胺类

乙琥胺（Ethosuximide）只对失神小发作有效。其疗效不及氯硝西泮，但副作用较少。至今仍是治疗小发作的首选药。对其他型癫痫无效。

常见副作用有嗜睡、眩晕、呃逆、食欲不振和恶心、呕吐等。偶见嗜酸性粒细胞增多症和粒细胞缺乏症。严重者可发生再生障碍性贫血。

6. 苯二氮䓬类

苯二氮䓬类用于癫痫治疗者有地西泮、氯硝西泮和硝西泮。苯二氮䓬类的副作用是中枢抑制作用明显，甚至发生共济失调，久用可产生耐受性。

地西泮（Diazepam）是控制癫痫持续状态的首选药之一。静脉注射见效快，安全性较大。但偶可引起呼吸抑制，宜缓慢注射（1mg/min）。

硝西泮（Nitrazepam）对肌阵挛性癫痫、不典型小发作和婴儿痉挛有较好疗效。

氯硝西泮（Clonazepam）对各型癫痫都有效，尤以对失神小发作、肌阵挛性发作和不典型小发作为佳。

抗癫痫药的抗癫痫作用比较见表 5-5。

表 5-5　抗癫痫药的抗癫痫作用比较

药　　物	癫痫发作类型及选药					
	强直阵挛性发作	复杂部分性发作	失神性发作	单纯部分性发作	肌阵挛性发作	癫痫持续状态
苯妥英钠（Phenytoin Sodium）	*	+		+		+（静注）
苯巴比妥（Phenobarbital）	+	+				+（钠盐）
扑米酮（Primidone）	+					
卡马西平（Carbamazepine）	+	*		+		
丙戊酸钠（Sodium Valproate）	+		*			
乙琥胺（Ethosuximide）			*			
氯硝西泮（Clonazepam）	+		+		+	
地西泮（Diazepam）						*

注：+表示有效，但不代表强度；*表示可作为该型的首选药物。

（二）抗惊厥药

惊厥是各种原因引起的中枢神经过度兴奋的一种症状，表现为全身骨骼肌不自主地强烈收缩。常见于小儿高热、破伤风、癫痫大发作、子痫和中枢兴奋药中毒等。

常用抗惊厥药有巴比妥类、水合氯醛和地西泮等，已在镇静催眠药中讨论。本处只介绍硫酸镁。

硫酸镁　Magnesium Sulfate

【药理作用与机制】

1. 抗惊厥　其作用机制除抑制中枢神经系统外，主要由于 Mg^{2+} 不仅能进入运动神经末梢，竞争性拮抗 Ca^{2+} 促进囊泡释放乙酰胆碱的作用，而且能降低神经纤维和骨骼肌的兴奋性，阻断神经肌肉接头处的传递，使其功能活动减弱，产生骨骼肌松弛作用。

2. 降血压　血中 Mg^{2+} 浓度过高时，可抑制血管平滑肌，扩张小动脉、微动脉，从而使外周阻力降低，动脉血压下降。

3. 致泻　硫酸镁口服难吸收，在肠道形成高渗透压而促进排便反射或使排便顺利。

【临床应用】可用于治疗各种原因所致的惊厥、治疗高血压危象，口服用作泻药（第七章第五节消化系统用药）。

【不良反应】过量时，引起呼吸抑制、血压骤降以至死亡。一旦中毒，应立即进行人工呼吸，并静脉缓慢注射氯化钙或葡萄糖酸钙，可立即消除 Mg^{2+} 的作用。

五、抗精神失常药

精神失常（Psychiatric Disorders）是由多种原因引起的精神活动障碍的一类疾病。治疗这类疾病的药物统称为抗精神失常药。根据临床用途，分为三类，即抗精神病药、抗躁狂和抗抑郁症药及抗焦虑药。

（一）抗精神病药

抗精神病药是指能够减轻或消除精神病人的精神症状（如各种幻觉、妄想、思维障碍、孤僻、退缩、兴奋躁动等），使病人恢复理智的药物。其主要用于治疗精神分裂症及其他精神失常的躁狂症状。

根据化学结构的不同，可将本类药品分为：

吩噻嗪类，如氯丙嗪、奋乃静、氟奋乃静、硫利达嗪、三氟拉嗪等；

硫杂蒽类，如氯普噻吨、氯哌噻吨等；

丁酰苯类，如氟哌啶醇、氟哌利多等；

其他类，如舒必利、氯氮平、奥氮平、利培酮等。

1. 吩噻嗪类

吩噻嗪是由硫、氮原子联结两个苯环（称为吩噻嗪母核）的一类化合物。根据其侧链基团不同，分为二甲胺类、哌嗪类及哌啶类。其中以哌嗪类抗精神病作用最强，其次是二甲胺类，哌啶类最弱。目前国内临床常用的有氯丙嗪、氟奋乃静及三氟拉嗪等，以氯丙嗪应用最广。

氯丙嗪　Chlorpromazine

【药理作用与机制】本品为吩噻嗪类的代表药品，主要对中枢 DA 受体有阻断作用，另外也能阻断 α 受体和 M 受体等。因此，其药理作用广泛而复杂。

1. 抗精神病作用　主要是由于阻断了与情绪思维有关的边缘系统的 DA 受体所致，而阻断网状结构上行激活系统的 α 受体，则与镇静安定有关。患者用药后，可迅速控制兴奋躁动，继续用药，可使幻觉、妄想、躁狂及精神运动性兴奋逐渐消失，理智恢复，情绪安定。氯丙嗪抗幻觉及抗妄想作用一般需连续用药 6 周至 6 个月才充分显效。但连续用药后，安定及镇静作用则逐渐减弱，出现耐受性。

2. 镇吐作用　抑制延脑催吐化学敏感区的 DA 受体或直接抑制呕吐中枢，对各种原因引起的呕吐及顽固性呃逆有效；但对前庭刺激所致的呕吐无效。

3. 体温调节　抑制下丘脑体温调节中枢，使体温调节失灵。既能降低发热体温，也能使正常体温略降。

4. α受体阻断作用　可阻断外周α受体，直接扩张血管，引起血压下降。

5. 影响内分泌　调控下丘脑某些激素的分泌，导致乳房肿大、溢乳、延迟排卵等。

【临床应用】

1. 治疗各型精神分裂症，也用于治疗围绝经期综合征。

2. 治疗多种疾病引起的呕吐，如癌症、放射病、药物引起的呕吐以及顽固性呃逆。

3. 低温麻醉和"人工冬眠"，与哌替啶、异丙嗪配成冬眠合剂用于创伤性休克、严重感染、中毒性高热及甲状腺危象等病症的辅助治疗。

【不良反应】氯丙嗪安全范围大，但长期大量应用，不良反应较多。

1. 一般反应　主要有口干、嗜睡、便秘、心悸、乳房肿大、闭经及生长减慢等；静注或肌注后，可出现体位性低血压。

2. 毒性反应　一次大量服用，可发生急性中毒，出现昏睡、血压下降、心动过速、心电图异常等。

3. 过敏反应　少数人可发生皮疹、光敏性皮炎等过敏反应。

4. 锥体外系反应　长期大量应用时最常见，如震颤、运动障碍、静坐不能及流涎等，其发生率与药物剂量、疗程和个体因素有关，胆碱受体阻断药苯海索可缓解之。

5. 其他　氯丙嗪还可引起迟发性运动障碍或迟发性多动症，表现为不自主的刻板运动，停药后不消失，抗胆碱药可加重此反应。长期用药应定期检查肝功能。

【禁忌证】有过敏史、癫痫病史、严重肝功能损害及昏迷病人禁用；尿毒症、高血压及冠心病患者慎用。

氟奋乃静（Fluphenazine）抗精神病作用比奋乃静强，且较持久；镇吐作用也较强；镇静、降低血压作用微弱。适用于妄想、紧张型精神分裂症及躁狂症；也可用于控制恶心、呕吐。

用药后容易出现锥体外系反应，可加服苯海索加以解除；偶有低血压、粒细胞减少等。年老体弱、脑器质性病变及严重心、肝、肾功能不全患者慎用。

硫利达嗪（Thioridazine）抗精神病作用与氯丙嗪相似，但稍弱；无明显镇静、镇吐、降压作用；抗幻觉作用差，但有一定的情感调节作用，并有明显抗胆碱作用。适用于急慢性精神分裂症及围绝经期精神病；也可用于焦虑症、抑郁症及神经官能症。因锥体外系反应不明显，老年患者对其耐受性较好而广泛应用。

长期使用可出现闭经、血小板降低等症状，注意事项参见氯丙嗪。

奋乃静（Perphenazine）作用与氯丙嗪相似，但其抗精神病作用、镇吐作用较强而镇静作用较弱。对幻觉、妄想、焦虑、紧张、激动等症状有效。主要用于精神分裂症、躁狂症；也可用于症状性精神病。

毒性较低，约为氯丙嗪的1/3。但锥体外系反应较多，一般可服用苯海索或东莨菪碱加以解除。不良反应及注意事项参见氯丙嗪。

三氟拉嗪（Trifluperazine）抗精神病作用较强而镇静、催眠作用均较弱。用于治疗精神分裂症，对幻觉、妄想型、木僵型疗效较好。

锥体外系反应较多（60%），其次有心动过速、失眠等，少数患者可发生黄疸、中毒性肝炎及粒细胞缺乏症。肝功能不全者慎用。

常用吩噻嗪类抗精神病药作用比较见表5-6。

表 5-6　吩噻嗪类抗精神病药作用比较

药　物	抗精神病剂量/（mg/天）	副　作　用		
		镇　静　作　用	锥体外系反应	降　压　作　用
氯丙嗪（Chlorpromazine）	300～800	+++	++	+++（肌注）++口服
氟奋乃静（Fluphenazine）	1～20	+	+++	+
三氟拉嗪（Trifluperazine）	6～20	+	+++	+
奋乃静（Perphenazine）	8～32	++	+++	+
硫利达嗪（Thioridazine）	200～600	+++		++

注：+++强，++次强，+弱。

2. 硫杂蒽类

硫杂蒽类基本化学结构与吩噻嗪类相似，其代表药物为氯普噻吨。

氯普噻吨（Chlorprothixene）作用与氯丙嗪相似，抗精神病作用不及氯丙嗪，但镇静作用较强，并有较弱的抗抑郁及抗焦虑作用。适用于伴有焦虑或焦虑性抑郁症的精神分裂症、围绝经期抑郁症、焦虑性神经官能症等。副作用为锥体外系反应，与氯丙嗪相似。

3. 丁酰苯类

氟哌啶醇（Haloperidol）作用与氯丙嗪相似，有较强的 DA 受体拮抗作用。其特点为抗焦虑症、抗精神病作用强而久，镇吐作用较强，镇静、降压作用弱。临床用于治疗各种急、慢性精神分裂症，呕吐及持续性呃逆等。本品锥体外系反应高达 80%，常见急性肌张力障碍和静坐不能。大量长期应用可致心肌损伤。孕妇及基底神经节病变患者禁用；肝功能不全者慎用。

4. 其他类

五氟利多（Penfluridol）具有较强的抗精神病作用、镇吐作用和拮抗 α 受体的作用，为长效抗精神病药。每周口服一次即可维持疗效。疗效与氟哌啶醇相似，但无明显镇静作用。适用于急、慢性精神分裂症，尤适用于慢性精神分裂症患者维持与巩固疗效。主要不良反应为锥体外系反应。

舒必利（Sulpiride）属苯甲酰胺类化合物，为非典型抗精神病药。对木僵、退缩、幻觉和妄想症状的效果较好，适用于急、慢性精神分裂症，对长期使用其他药物无效的难治病例也有一定疗效。锥体外系反应轻微，不良反应少。本药还有抗抑郁作用，也可用于治疗抑郁症。

氯氮平（Clozapine）抗精神病作用较强，对其他药物无效的病例仍有效，适用于急、慢性精神分裂症和以兴奋躁动为主要症状的各类精神病；也可用于周期性精神病和各种神经官能症。常见不良反应为流涎（不能被阿托品类药品抑制）、嗜睡、口干及消化道症状；偶见粒细胞减少症，应予警惕。几乎无锥体外系反应，这可能与氯氮平有较强的抗胆碱作用有关。用药期间应定期检查血常规，癫痫及严重心血管病患者慎用。

（二）抗躁狂和抗抑郁症药

躁狂抑郁症又称情感性精神障碍，是一种以情感病态变化为主要症状的精神病。躁狂抑郁症表现为躁狂或抑郁两者之一反复发作（单相型），或两者交替发作（双相型）。其病因可能与脑内单胺类功能失衡有关，但 5-HT 缺乏是其共同的生化基础。在此基础上，NA 功能亢进为躁狂，发作时患者情绪高涨，联想敏捷，活动增多。NA 功能不足则为抑郁，表现为情绪低落，言语减少，精神、运动迟缓，常自责自罪，甚至企图自杀。

1. 抗抑郁症药

目前，临床抗抑郁药主要分为：三环类抗抑郁药——阿米替林、丙咪嗪、多塞平；NA 摄取抑制药——马普替林、地昔帕明；5-HT 再摄取抑制药——氟西汀、帕罗西汀。

阿米替林　Amitriptyline

【药理作用与机制】本品因对中枢突触前膜 5-HT 和 NA 再摄取的拮抗作用，增加突触间 NA 和 5-HT 的含量而起到抗抑郁作用。其对 5-HT 再摄取的抑制作用强于对 NA 再摄取的抑制，镇静作用及抗胆碱作用也较明显。

【临床应用】适用于各类抑郁症的治疗，可使患者情绪提高，从而改善其思维缓慢、行为迟缓及食欲不振等症状，对兼有焦虑的抑郁症病人，疗效优于丙米嗪（见其他抗抑郁药）；还可用于小儿遗尿症。

【不良反应】

1. 常见的有口干、嗜睡、便秘、视力模糊及排尿困难等；偶见体位性低血压、肝功能损害及迟发性运动障碍等。

2. 超剂量服用，可发生严重的毒性反应，导致呼吸抑制和心搏骤停等；使用本品剂量宜个体化；宜采取在 1～2 个月内逐渐停药的方法。

3. 本品可增加抗胆碱药的作用，不得与单胺氧化酶抑制剂合用。

【禁忌证】严重心脏病、青光眼及排尿困难者禁用。

丙咪嗪（Imipramine）有较弱的抗抑郁作用，但兴奋作用不明显，镇静作用微弱。主要用于治疗各种抑郁症，对内源性、反应性及围绝经期抑郁症疗效较好，而对精神分裂症的抑郁状态疗效较差；也可用于儿童多动症及遗尿症等。

常见不良反应为口干、心动过速、出汗、视力模糊等；有时可出现精神紊乱、胃肠道反应、荨麻疹、白细胞减少等。本品因镇静作用较弱，不宜用于治疗具有焦虑症状的抑郁患者。不得与升压药和单胺氧化酶抑制剂合用。高血压、心脏病、青光眼、孕妇及肝、肾功能不全者禁用；有癫痫发作倾向、前列腺炎、膀胱炎、严重抑郁症及 6 岁以下儿童慎用。服药期间不能驾驶车辆及操作机器。

马普替林（Maprotiline）为非典型抗抑郁药，能选择性抑制中枢神经突触前膜对 NA 的再摄取，但不能阻断对 5-HT 的摄取。为广谱抗抑郁药，具有奏效快、副作用小的特点。临床用于各型抑郁症，老年抑郁症患者尤为适用。

氟西汀（Fluoxetine）为临床广泛应用的选择性 5-HT 再摄取抑制剂，是全球销量最大的处方药。可选择性地抑制 5-HT 转运体，阻断突触前膜对 5-HT 的再摄取，延长和增加 5-HT 的作用，从而产生抗抑郁作用。临床用于治疗伴有焦虑的各种抑郁症，尤宜用于老年抑郁症，也可用于治疗惊恐状态、强迫障碍及社交恐惧症。不良反应轻，常见有失眠、恶心、头痛等。

2. 抗躁狂症药

抗躁狂症药是指能够调整患者情绪稳定，防止双相情感障碍的复发，对躁狂症具有较好的治疗和预防作用的药物。氯丙嗪、氟哌啶醇及抗癫痫药卡马西平等对躁狂症也有效，但典型抗躁狂药是锂盐。

碳酸锂　Lithium Carbonate

【药理作用与机制】本品有明显的抑制躁狂作用及升高外周白细胞作用。治疗量锂盐对正常人精神活动几无影响，但对躁狂症发作者则有显著疗效，使言语、行为恢复正常。研究表明锂盐可抑制脑内 NA 及 DA 的释放，并促进神经细胞对突触间隙 NA 的再摄取，增加其转化和灭活，使 NA 浓度降低，而产生抗躁狂作用。

【临床应用】临床主要用于治疗躁狂症。对精神分裂症的兴奋躁动也有效，与抗精神病药合用疗效较好，可减少抗精神病药的剂量；同时抗精神病药还可缓解锂盐所致恶心、呕吐等副作用。

【不良反应】

1. 用药初期有恶心、呕吐、腹泻、肌肉无力、肢体震颤、口干、多尿。常在继续治疗 1～2 周内逐渐减轻或消失。

2. 可引起甲状腺功能减退或甲状腺肿，一般无明显自觉症状，停药后可恢复。

3. 锂盐中毒主要表现为中枢神经症状，如意识障碍、昏迷、肌张力增高、震颤及癫痫发作等。静注生理盐水可加速锂的排泄。用药期间应定时测定血锂浓度，以防锂中毒。

【禁忌证】严重心血管疾病、肾病、脑损伤、脱水、钠耗竭及使用利尿药者禁用。

（三）抗焦虑药

焦虑是多种精神病的常见症状，焦虑症则是一种以急性焦虑反复发作为特征的神经官能症，并伴有植物神经功能紊乱。发作时，患者多自觉恐惧、紧张、忧虑、心悸、出冷汗、震颤及睡眠障碍等。无论是焦虑症或焦虑状态，临床多用抗焦虑药治疗。常用的为苯二氮䓬类（详见本章相关内容）。

六、镇痛药

镇痛药是指主要作用于中枢神经系统，选择性地消除或缓解痛觉，用于剧痛的药物。它在减轻或消除疼痛感觉的同时，也能缓解因疼痛引起的精神紧张、烦躁不安等情绪反应，使病人有欣快感。多数镇痛药连续使用可导致躯体依赖性，一旦停药，病人会产生戒断症状，故临床仅用于癌症及外伤等原因引起的剧痛。

临床上应用的镇痛药分为三类：

阿片生物碱类，如吗啡；

人工合成镇痛药，如哌替啶、芬太尼、二氢埃托啡等；

具有镇痛作用的其他药，如盐酸曲马朵等。

（一）阿片生物碱类镇痛药

阿片（Opium）是罂粟科植物罂粟未成熟蒴果浆汁的干燥物，含有吗啡、可待因等 20 多种生物碱。吗啡为阿片中的主要生物碱，能与阿片受体结合而产生各种作用。

吗啡　Morphine

【药理作用与机制】阿片受体包括 μ、δ、κ 三种受体，可能还包括 ε 受体和 σ 受体，每种受体又有不同的亚型。它们主要分布在丘脑内侧、脑室及导水管周围灰质、边缘系统及蓝斑核、脑干极后区和脊髓胶质区等部位，见表 5-7。

表 5-7　阿片受体在体内的分布及作用

阿片受体分布的部位	作　用
神经系统：脑内、丘脑内侧、脑室及导水管周围灰质	参与痛觉的整合及感受
边缘系统及蓝斑核	情绪和精神活动
中脑盖前核	参与缩瞳
延脑的孤束核	与咳嗽反射、呼吸中枢和交感神经中枢有关
脑干极后区、迷走神经背核	胃肠活动（恶心、呕吐）
脊髓胶质区、三叉神经脊束尾核端的胶质区	影响痛觉冲动传入

阿片受体的发现提示脑内可能存在相应的内源性阿片样活性物质。脑内存在甲硫氨酸脑啡肽亮氨酸等几种内啡肽，统称为内阿片肽。各种内阿片肽对不同亚型阿片受体的亲和力和内在活性均不完全相同。实验研究发现，μ、δ、κ 三种受体属 G 蛋白偶联受体，吗啡激动阿片受体后，通过 G 蛋白抑制腺苷酸环化酶，降低细胞内 cAMP 水平；或影响与 G 蛋白偶联的离子通道的活性，使膜电位超极化。因此，吗啡的作用机制可能是通过与不同脑区的阿片受体结合，模拟内阿片肽而发挥多种作用。

【临床应用】

1. 中枢神经系统

（1）镇痛和镇静　吗啡有强大的镇痛作用，对各种疼痛均有效，对慢性持续性钝痛的效果优于急性间断性锐痛及内脏绞痛。在镇痛的同时有明显的镇静作用，可产生欣快感。

（2）抑制呼吸　降低呼吸中枢对二氧化碳的敏感性，并抑制呼吸调节中枢。

（3）镇咳　抑制延脑咳嗽中枢，使咳嗽反射消失。

（4）催吐　兴奋延脑催吐化学感受区，引起恶心与呕吐，纳洛酮可对抗。

（5）缩瞳　作用于中脑盖前核的阿片受体，兴奋动眼神经，引起瞳孔缩小。针尖样瞳孔常作为临床诊断吗啡中毒的重要依据之一。

2. 平滑肌兴奋作用　吗啡可兴奋胃肠道、胆道的平滑肌和括约肌引起痉挛或绞痛。也可增强膀胱括约肌张力，导致尿潴留。

3. 心血管系统　吗啡可促进内源性组胺释放，而使外周血管扩张，血压下降。

吗啡在临床上主要用于癌症、严重创伤、烧伤、骨折以及手术等引起的剧痛；还可用于急性心肌梗死引起的心绞痛及心源性哮喘。

【不良反应】

1. 治疗量可引起眩晕、恶心、呕吐、便秘、呼吸抑制等；少数病人可有过敏反应。

2. 急性中毒时，表现为昏迷、针尖样瞳孔、紫绀及血压下降等，进而可致呼吸麻痹而死亡。

3. 连用 1～2 周（有人仅用 2～3 天）即可产生成瘾性，需慎重。

4. 治疗胆绞痛、肾绞痛时需与阿托品合用，单用本品反而会加剧疼痛。

【禁忌证】婴儿、哺乳妇女及严重肝功能不全、肺源性心脏病、支气管哮喘及颅脑损伤等患者禁用。

可待因（Codeine）是前体药物，口服后约有 10% 的可待因在体内转化为吗啡或其他具有活性的阿片类代谢产物。可待因的镇痛效力为吗啡的 1/10～1/7 或更低，可待因属于典型的中枢镇咳药，具有明显的镇咳作用，镇静作用不明显，欣快感和成瘾性也弱于吗啡。临床常用于治疗中等程度的疼痛及无痰干咳及剧烈频繁的咳嗽。

可待因在镇咳剂量时，对呼吸中枢抑制轻微，无明显致便秘、尿潴留等副作用。

（二）人工合成镇痛药

成瘾性是吗啡的严重缺点，为了寻找更好的代用品，人们合成了哌替啶、安那度、芬太尼、美沙酮、喷他佐辛、丁丙诺啡等药品，它们的成瘾性均较吗啡轻。

哌替啶　Pethidine

【药理作用与机制】本品为吗啡的合成代用品，作用及作用机制与吗啡相似。作用于中枢神经的阿片受体而发挥作用，其镇痛效应为吗啡的 1/10～1/8，持续时间 2～4h。哌替啶对呼吸有抑制作用，镇静、镇咳作用较弱；作用于平滑肌，对胆道和支气管平滑肌张力的增强作用较弱，能引起胆道括约肌痉挛，但比吗啡弱。

【临床应用】主要用于：各种剧痛（如创伤性疼痛、术后疼痛、内脏绞痛、晚期癌痛）；心源性哮喘；麻醉前给药；人工冬眠（与氯丙嗪、异丙嗪等组成冬眠合剂）。

【不良反应】

1. 治疗量哌替啶与吗啡相似，可致眩晕、出汗、口干、恶心、呕吐。

2. 过量可致瞳孔散大、血压下降、呼吸抑制及昏迷等。

3. 反复使用也可产生耐受性和成瘾性，但较吗啡为轻。

喷他佐辛（Pentazocine）为阿片受体部分激动剂，主要激动 κ、s 受体；但又可阻断 μ 受体。按等效剂量计算，本品的镇痛效力为吗啡的 1/3，一般皮下或肌内注射 30mg 的镇痛效果与吗啡 10mg 相当。其呼吸抑制作用约为吗啡的 1/2。本品对心血管系统的作用不同于吗啡，大剂量反而增快心率，升高血压，此作用可能与升高血浆中儿茶酚胺含量有关。本药能减弱吗啡的镇痛作用；对吗啡已产生耐受性的患者，可促进戒断症状的产生。适用于各种慢性剧痛。

常见镇静、眩晕、恶心、出汗。剂量增大能引起呼吸抑制、血压升高、心率增快。由于本药尚有一定的拮抗 μ 受体的作用，因而成瘾性很小，不作为麻醉药品管理。

芬太尼（Fentanyl）为麻醉性镇痛药，镇痛作用较吗啡强 80 倍，起效快，但持续时间短，成瘾性较弱。可用于各种剧痛。

美沙酮（Methadone）左旋体较右旋体效力强 8～15 倍。常用其消旋体。药理作用与吗啡相似，但其口服与注射同样有效（吗啡口服利用率低）。其镇痛作用强度与吗啡相当，但持续时间明显长于吗啡。成瘾性较小，但久用也能成瘾，且脱瘾较难，应予警惕。适用于创伤、手术及晚期癌症等所致剧痛。本品还可用于阿片、吗啡和海洛因的脱毒治疗。

（三）其他镇痛药

四氢帕马汀　Tetrahydropalmatine

【药理作用与机制】本品有镇痛、镇静、催眠及安定作用。镇痛作用不及哌替啶，但比解热镇痛药强。研究证明其镇痛作用与脑内阿片受体无关。对慢性持续性钝痛效果较好，对创伤或术后疼痛或晚期癌症的止痛效果较差。

【临床应用】主要用于胃肠、肝胆疾病所引起的钝痛；也可用于分娩止痛及痛经，对产程及胎儿均无不良影响；还可用于暂时性失眠。

【不良反应】偶有眩晕、乏力和恶心；大剂量对呼吸中枢有一定抑制作用。

【禁忌证】孕妇慎用。本品治疗量无成瘾性，但可致耐受性。

曲马朵（Tramadol）通过抑制神经元突触对 NA 的再摄取，并增加神经元外 5-HT 浓度，影响痛觉传递而产生镇痛作用。其镇痛作用强度为吗啡的 1/10～1/8，镇咳作用强度为可待因的 1/2。治疗剂量时不抑制呼吸，对心血管系统无影响，也无致平滑肌痉挛的作用。偶有多汗、头晕、恶心、呕吐、口干、疲劳等不良反应。适用于外伤、手术及疾病引起的中度、重度急慢性疼痛，也可用于剧烈的神经痛及心脏病突发性疼痛等。长期应用也可能发生成瘾，按二类精神药品管理。

罗通定（Rotundine）为左旋四氢帕马汀，作用同四氢帕马汀，但较强。具有镇痛和催眠作用，较长期应用也不致成瘾。用于因疼痛而失眠的患者，也可用于胃溃疡及十二指肠溃疡的疼痛、月经痛、紧张性失眠等。

【附 5-1】

1. 阿片受体阻断药——纳洛酮与纳曲酮

纳洛酮（Naloxone）化学结构与吗啡极相似，主要区别为叔氮上以烯丙基取代甲基，6 位羟基变为酮基。纳洛酮对四种类型阿片受体都有拮抗作用。它本身并无明显药理效应及毒性，给人注射 12mg 后，不产生任何症状；注射 24mg 只产生轻微困倦。但对吗啡中毒者，小剂量（0.4～0.8mg）肌内或静脉注射能迅速翻转吗啡的作用，1～2min 就可消除呼吸抑制现象，增加呼吸频率。对吗啡成瘾者可迅速诱发戒断症状，表明纳洛酮在体内与吗啡竞争同一受体。临床适用于吗啡类镇痛药急性中毒，解救呼吸抑制及其他中枢抑制症状，可使昏迷者迅速复苏。在镇痛药的理论研究中，纳洛酮是重要的工具药。

纳曲酮（Naltrexone）其作用与纳洛酮相同，但口服生物利用度较高，作用维持时间较长。

2. 癌痛的镇痛治疗

我国出版《癌症病人三阶梯止痛治疗指导原则》修订版指南。癌痛治疗三阶梯方法就是在对癌痛的性质和原因作出正确的评估后，根据癌症病人的疼痛程度和原因，适当选择相应的镇痛药，即对轻度疼痛的患者应主要选用解热镇痛抗炎药（如阿司匹林、对乙酰氨基酚、布洛芬、吲哚美辛栓剂等）；若为中度疼痛者应选用弱阿片类药（如可待因、氨酚待因、强痛定、曲马朵等）；若为重度疼痛者应选用强阿片类药（如吗啡、哌替啶、美沙酮、二氢埃托啡等）。在用药过程中要尽量选择口服给药途径；有规律地按时给药而不是按需（只在痛时）给药；药物剂量应个体化；需要时可加用辅助药物，如解痉药（止针刺样痛、浅表性灼痛）、精神治疗药（抗抑郁药或抗焦虑药）等。

七、解热镇痛抗炎药

解热镇痛抗炎药又称为非甾体类抗炎药（non-steroidal anti-inflammatory drug，NSAID），具有解热、镇痛作用，绝大多数还有抗炎、抗风湿作用。尽管结构各异，但作用机制相同，均可抑制花生四烯酸代谢过程中的环氧合酶（cyclooxygenase，COX），使前列腺素合成减少（图 5-8）。

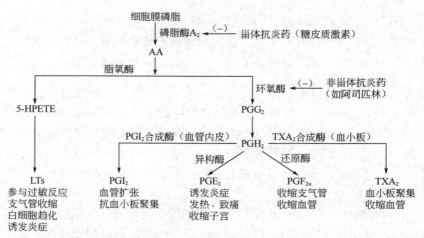

图 5-8 花生四烯酸的代谢途径、主要代谢物的生物效应及药物作用环节

5-HPETE—5-过氧化氢廿碳四烯酸；LTs—白三烯类；PGG$_2$—前列腺素 G$_2$；PGI$_2$—前列腺素 I$_2$；TXA$_2$—血栓素 A$_2$；
PGE$_2$—前列腺素 E$_2$；PGF$_{2\alpha}$—前列腺素 F$_{2\alpha}$

已知 COX 至少有两种同工酶，即环氧合酶 1 （COX-1）和环氧合酶 2 （COX-2），二者为结构异构体。COX-1 表达于血管、胃、肾和血小板等绝大多数组织，负责细胞间信号传递和维持细胞功能的平衡。COX-2 是在炎症环境中，以白细胞介素-1 和肿瘤坏死因子为主，刺激炎症相关细胞而诱导产生（表 5-8）。根据其对 COX 作用的选择性可分为非选择性 COX 抑制药和选择性 COX-2 抑制药（表 5-9）。

表 5-8 环氧合酶生理学和病理学作用

项 目	COX-1	COX-2
亚型	固有型	诱生型
来源	绝大多数组织	炎症反应细胞为主
生成条件	自然存在	刺激后诱导产生
生理学作用	保护胃黏膜 调节血小板功能 调节外周血管阻力 调节肾血流量和肾功能	细胞间信号传递 骨骼肌细胞生长 分娩
病理学作用	损伤早期疼痛、风湿病	炎症反应

表 5-9 NSAID 的分类

对 COX 的选择性	代 表 药 物
COX 非选择性抑制药	萘普生、氟比洛芬、双氯芬酸、萘丁美酮
COX-1 低选择性抑制药	布洛芬、对乙酰氨基酚
COX-1 高选择性抑制药	阿司匹林、吲哚美辛、舒林酸、吡罗昔康、托美丁
COX-2 选择性抑制药	塞来昔布、罗非昔布、尼美舒利

常用的解热镇痛抗炎药按化学结构可分为水杨酸类、苯胺类、吲哚类、芳基丙酸类、芳基乙酸类、吡唑酮类、烷酮类、烯醇酸类等，均有相似的药理作用、作用机制和不良反应（表 5-10）。

表 5-10　NSAID 的药理作用、作用机制及不良反应

药 理 作 用	作 用 机 制	特 点	不 良 反 应
解热作用	抑制 PG 合成酶，使下丘脑体温调节中枢 PG 生成减少，从而使发热患者的体温下降至正常	对正常人的体温无影响	胃肠功能紊乱（最常见），其主要原因是 COX-1 的活性被药物抑制，而 COX-1 催化生成的 PG 对抑制胃酸分泌、保护胃黏膜起着重要的作用。
镇痛作用	抑制 PG 的合成从而使局部痛觉感受器对缓激肽等致痛物质的敏感性降低	对于炎症和组织损伤引起的疼痛（如牙痛、关节痛、头痛等）尤其有效，而对外伤性剧痛和内脏平滑肌绞痛无效	皮肤反应为第二大常见不良反应，以舒林酸、萘普生、吡罗昔康为多见。
抗炎、抗风湿作用	抑制 PG 的合成，减弱 PG 对缓激肽等致炎介质的增敏作用	本类药物均有较强的抗炎、抗风湿作用（对乙酰氨基酚除外）	NSAID 还可引起肾损害、肝损伤、心血管系统及血液系统反应等
抗血小板聚集作用	抑制 COX，使由 COX 催化而产生的血栓素 A_2（TXA_2）生成减少，而 TXA_2 在体内能加速血小板的聚集	NSAID 对血小板聚集有着强大的、不可逆的抑制作用，可阻止血栓的形成	

注：PG 为前列腺素，COX 为环氧化酶。

（一）水杨酸类

阿司匹林　Aspirin

【药理作用与应用】阿司匹林及其代谢物水杨酸对 COX-1 和 COX-2 的抑制作用基本相当，具有相似的解热、镇痛、抗炎作用。

1. 解热镇痛及抗风湿　有较强的解热镇痛作用，用于头痛、牙痛、肌肉痛、痛经及感冒发热等，能减轻炎症引起的红、肿、热、痛等症状，迅速缓解风湿性关节炎的症状。大剂量的阿司匹林能使风湿热症状在用药后 24～48h 明显好转，故可作为急性风湿热的鉴别诊断依据。阿司匹林是临床治疗风湿热、风湿性关节炎及类风湿关节炎的首选药。

2. 影响血小板的功能　低浓度的阿司匹林能使 PG 合成酶（COX）活性中心的丝氨酸乙酰化失活，不可逆地抑制血小板 COX，减少 TXA_2 的生成，起到抑制血小板聚集和抗血栓形成的作用。临床常采用小剂量（50～100mg）阿司匹林预防心肌梗死、动脉血栓、动脉粥样硬化等。

3. 儿科用于皮肤黏膜淋巴结综合征（川崎病）的治疗。

【不良反应】一般用于解热镇痛的剂量很少引起不良反应，长期或大剂量服用可有恶心、呕吐、胃肠道溃疡、出血等胃肠道反应。大剂量的阿司匹林可抑制凝血酶原的形成，引起凝血障碍，加重出血倾向，维生素 K 可以预防。此外，阿司匹林还可引起水杨酸反应、过敏反应及瑞夷综合征等。

【禁忌证】哮喘、鼻息肉及慢性荨麻疹患者禁用阿司匹林。

（二）苯胺类

对乙酰氨基酚　Acetaminophen

【药理作用】解热镇痛作用与阿司匹林相当，但抗炎作用极弱。对血小板及凝血机制无影响。

【临床应用】临床主要用于退热和镇痛。由于对乙酰氨基酚无明显胃肠刺激作用，故对不宜使用阿司匹林的头痛发热病人，适用本药。

【不良反应】可引起恶心、呕吐，偶见皮疹、粒细胞缺乏、血小板减少、肾功能损害等。

（三）吲哚类

吲哚美辛　Indomethacin

【药理作用与机制】吲哚美辛是最强的 PG 合成酶抑制剂之一，对 COX-1 和 COX-2 都有强大的抑制作用。吲哚美辛也能抑制磷脂酶 A_2 和磷脂酶 C，减少粒细胞游走和淋巴细胞的增殖，其抗炎作用比阿司匹林强 $10\sim40$ 倍，故有显著的抗炎及解热作用，对炎性疼痛有明显的镇痛效果。

【不良反应】常见的有胃肠道反应（恶心、呕吐、腹痛、溃疡等）、中枢神经系统症状（头痛、眩晕等）、造血系统抑制（粒细胞或血小板减少）、过敏反应等。

【禁忌证】"阿司匹林哮喘"者禁用本药。

舒林酸（Sulindac）为活性极小的前体药，进入人体后代谢为有活性的硫化物，其能够抑制 COX，减少 PG 的合成。从而具有解热、镇痛和抗炎作用。适用于各种急慢性关节炎的消炎、镇痛以及各种原因引起的疼痛。

（四）芳基丙酸类

布洛芬　Ibuprofen

【药理作用与机制】本品为非选择性 COX 抑制剂，有明显的抗炎、解热、镇痛作用。动物实验证明，其解热、镇痛、抗炎作用比阿司匹林、保泰松或对乙酰氨基酚强。

【临床应用】临床用于治疗风湿性及类风湿关节炎。

【不良反应】胃肠道反应是最常见的不良反应，主要有恶心、上腹部不适，长期使用可引起胃出血，头痛、耳鸣、眩晕等中枢神经系统不适也有报道。

（五）烯醇酸类

吡罗昔康　Piroxicam

本品为一长效抗炎镇痛药，通过抑制 COX 使 PG 的合成减少及抑制白细胞的趋化和溶酶体酶的释放而发挥作用。有明显的镇痛、抗炎作用，临床用于治疗风湿性及类风湿关节炎，其疗效与吲哚美辛、布洛芬相似。

【药理作用与机制】本品对 COX-2 的抑制作用比对 COX-1 高 375 倍，为选择性 COX-2 抑制药，通过抑制 COX-2 阻断花生四烯酸合成 PG 而发挥抗炎镇痛作用。在治疗剂量时，对人体内 COX-1 无明显影响，也不影响 TXA_2 的合成，但可抑制 PGI_2 合成。

【临床应用】临床用于治疗骨关节炎、风湿性及类风湿关节炎，也可用于术后镇痛、牙痛等。

【不良反应】胃肠道反应、出血及溃疡的发生比其他非选择性 NSAID 低，较常见为上腹疼痛、腹泻与消化不良。

八、传出神经系统用药

（一）传出神经系统药物的基本作用及分类

1. 基本作用

（1）直接作用于受体 药物直接与胆碱受体或肾上腺素受体结合，如果产生的效应与神经末梢释放递质的效应相似，称为激动药。药物与受体结合后不产生或较少产生拟似递质的作用，并妨碍递质与受体结合，从而产生与递质相反的作用，称为阻断药或拮抗药。

（2）影响递质

① 影响递质的生物合成 主要作为实验研究工具药，如 α-甲基酪氨酸。

② 影响递质释放 促进递质释放，如麻黄素、间羟胺等；抑制递质释放，如溴苄铵。

③ 影响递质转运和储存 如利血平。

④ 影响递质的转化 如 Ach 抑制药：新斯的明、有机磷酸酯类等。

2. 药物的分类

常用的传出神经系统药物，其分类及作用方式见表 5-11。

表 5-11 传出神经系统药物的分类及作用方式

分 类	药 物	作 用 方 式
拟胆碱药		
完全胆碱药	乙酰胆碱	直接兴奋 M、N 受体
M 型胆碱药	毛果芸香碱	直接兴奋 M 受体
抗胆碱酯酶药	新斯的明、有机磷酸酯	抑制胆碱酯酶
抗胆碱药		
M 受体阻断药	阿托品	阻断 M 受体
神经节阻断药	美卡拉明	阻断 N_1 受体
骨骼肌松弛药	琥珀胆碱	阻断 N_2 受体
拟肾上腺素药		
直接拟似药	去甲肾上腺素	主要兴奋 α 受体
	肾上腺素	兴奋 α、β 受体
	异丙肾上腺素	主要兴奋 β 受体
间接拟似药	麻黄碱	促使 NA 释放；部分直接兴奋 α、β 受体
	间羟胺	促使 NA 释放；部分直接兴奋 α 受体
抗肾上腺素药		
α 受体阻断药	酚妥拉明	阻断 α 受体
β 受体阻断药	普萘洛尔	阻断 β 受体
去甲肾上腺素能神经阻断药	利血平、溴苄铵	使 NA 耗竭，能抑制 NA 释放

（二）拟胆碱药

拟胆碱药是一类作用与乙酰胆碱相似或与胆碱能神经兴奋效应相似的药物。按其作用方式不同可分为直接作用于胆碱受体的拟胆碱药和抗胆碱酯酶药两种类型。

1. 直接作用于胆碱受体的拟胆碱药

根据其所作用的受体类型又分为两种。

（1）M受体激动药（节后拟胆碱药）　主要作用于M受体，产生M样作用，选择性较高，如硝酸毛果芸香碱。

（2）N受体激动药　选择性地作用于神经节中的 N_1 受体和骨骼肌的 N_2 受体，如烟碱。由于其作用广泛、复杂，毒性剧烈，没有临床应用价值，所以仅作为杀虫剂及药理研究的工具药。

2. 抗胆碱酯酶药

通过抑制胆碱酯酶，使胆碱能神经末梢释放的乙酰胆碱水解减少，间接通过增加突触间隙乙酰胆碱浓度而发挥作用，如溴新斯的明、溴吡斯的明、水杨酸毒扁豆碱、加兰他敏、滕喜隆和有机磷酸酯类等。

（1）直接作用于胆碱受体的拟胆碱药

毛果芸香碱　**Pilocarpine**

【**药理作用与机制**】能直接激动节后胆碱能神经支配的效应器中的M受体，产生M样作用。特点是对眼内平滑肌和腺体的作用选择性较高。①缩瞳。毛果芸香碱可使瞳孔括约肌收缩，瞳孔缩小。②降低眼内压。使虹膜向中心拉紧，虹膜根部变薄，从而使前房角间隙增大，房水回流通畅，眼内压下降。③调节痉挛。可作用于睫状肌，调节近视，使看近物清晰，看远物模糊，这一作用称为调节痉挛（见图5-9）。④促进腺体分泌。还可激动腺体的M胆碱受体，促进腺体分泌，尤以增加汗腺和唾液腺的分泌最为显著。

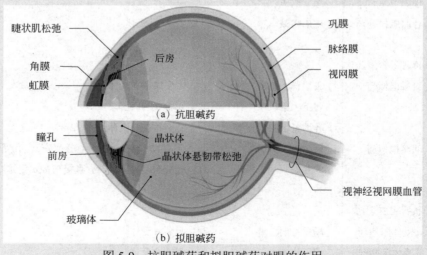

图5-9　抗胆碱药和拟胆碱药对眼的作用

【**临床应用**】临床主要用于治疗青光眼、虹膜睫状体炎；也可用于阿托品中毒的抢救。

【不良反应】主要由于其 M 样作用所引起，可出现流涎、发汗、恶心、呕吐等，可用阿托品对抗。

滴眼时应压迫眼内眦，避免药液流入鼻腔后被吸收。

（2）抗胆碱酯酶药

新斯的明　Neostigmine

【药理作用与机制】本品除了可抑制胆碱酯酶外，还可直接兴奋骨骼肌运动终板上的 N_2 受体并促进运动神经末梢释放 Ach，故对骨骼肌的兴奋作用很强；对胃肠道和膀胱等平滑肌有较强的兴奋作用；对血管、腺体、眼和支气管平滑肌的作用较弱。

【临床应用】临床主要用于治疗重症肌无力、术后腹气胀及尿潴留、阵发性室上性心动过速。

【不良反应】一般副作用较小，过量时可引起"胆碱能危象"，产生恶心、呕吐、腹痛、心动过速、肌肉震颤和肌无力加重等。其中，M 样作用可用阿托品对抗。

【禁忌证】禁用于机械性肠梗阻、支气管哮喘、心绞痛及尿路阻塞等。

此类药物除新斯的明外，还有吡斯的明、毒扁豆碱、滕喜隆、安贝氯胺等，它们的作用及临床应用见表 5-12。

表 5-12　抗胆碱酯酶药的作用比较

药　物	作　用	临床应用
毒扁豆碱 （Physostigmine）	作用与新斯的明相似，但选择性低，副作用多	除作为中药麻醉时的催醒药和治疗青光眼外，很少应用
吡斯的明 （Pyridostigmine）	作用较新斯的明弱，维持时间较长，过量中毒的危险较少	主要用于治疗重症肌无力
滕喜隆 （Tensilon）	作用明显减弱，对骨骼肌 N_2 受体的选择性高，副作用少	因作用快而短暂，故适用于重症肌无力的诊断
安贝氯胺 （Ambenonium）	作用比新斯的明强，持续时间长，副作用较少	用于重症肌无力

（三）有机磷酸酯类的毒理及胆碱酯酶复活药

1. 有机磷酸酯类的毒理

（1）中毒途径　有机磷酸酯类多易挥发，脂溶性高，可经呼吸道、消化道黏膜，甚至完整的皮肤吸收而中毒。在农业生产使用过程中，皮肤吸收是其主要的中毒途径。

（2）中毒机制　有机磷酸酯类为持久性抗胆碱酯酶药，进入人体后，其亲电子的磷原子与胆碱酯酶中亲核性的氧原子之间形成共价键，生成难以水解的磷化胆碱酯酶，使胆碱酯酶失去活性，造成体内乙酰胆碱大量蓄积，从而产生一系列中毒症状。

如果抢救不及时，酶在几分钟或几小时内就会"老化"，而失去重新活化的能力。此时，即使用胆碱酯酶复活药也难以恢复酶的活性，必须等待新生的胆碱酯酶出现，才有水解乙酰胆碱的能力，此恢复过程通常需要 15～30 天，因此，一旦中毒必须立即迅速抢救，而且要持续进行。

（3）中毒症状　根据中毒的程度，可依次出现 M、N 样及中枢神经系统中毒症状。

① 急性中毒　轻度中毒以 M 样症状为主；中度中毒时除 M 样症状加重外，也出现 N 样症状；严重中毒时除 M 样和 N 样症状外，还出现中枢神经系统症状。死亡原因主要是呼吸中枢麻痹或呼吸道阻塞（支气管平滑肌痉挛和支气管腺体分泌增多所致），肺水肿及呼吸肌麻痹可加重呼吸困难，加速死亡。

a．M 样症状　瞳孔缩小、视物模糊、流涎、流泪、出汗，支气管平滑肌收缩和腺体分泌增加而引起呼吸困难；恶心、呕吐、腹痛腹泻及心动过缓、血压下降等，严重时大小便失禁。

b．N 样症状　心动过速，血压先升高后下降，自眼睑、颜面和舌肌逐渐发展至全身的肌肉震颤、抽搐，严重者肌无力甚至可因呼吸肌麻痹而死亡。

c．中枢症状　兴奋、躁动不安、谵语以及全身肌肉抽搐，进而由过度兴奋转入抑制，出现昏迷、血压下降和呼吸中枢麻痹所致的呼吸停止。

② 慢性中毒　可发生于长期接触农药的工人或农民。血中胆碱酯酶活性显著而持久地下降，主要表现为头痛、头晕、失眠、乏力等神经衰弱症状和腹胀多汗，偶有肌束颤动及缩瞳。

（4）解救原则

① 急性中毒　除按一般的急性中毒解救原则处理外，要及早、足量、反复地使用阿托品及氯解磷定等特殊解毒药。

a．消除毒物　将患者移离毒物现场。皮肤中毒者，立即用温水、肥皂水清洗皮肤；经口服中毒者，应先抽出胃液和毒物，并用 1∶5000 高锰酸钾或 2%～5%NaHCO$_3$ 洗胃至不再有农药味，再用硫酸镁导泻。敌百虫中毒时，不宜用肥皂和碱性溶液洗胃，以免转变为毒性更强的敌敌畏，应用清水或淡盐水洗胃；对硫磷中毒时不可用高锰酸钾洗胃，以防氧化成毒性更强的对氧磷。

b．对症治疗　吸氧、人工呼吸、输液、应用升压药及抗惊厥药等。还须及早、足量、反复地注射阿托品，使 M 样症状迅速解除，也能对抗一部分中枢症状以兴奋呼吸中枢，使昏迷病人苏醒，缓解危急。

c．应用特殊解毒药　胆碱酯酶复活药氯解磷定、碘解磷定等可以使胆碱酯酶活性恢复，减少已蓄积的 Ach 含量，并可解除 N$_2$ 受体兴奋引起的肌肉震颤。故中度和重度中毒时，阿托品常与胆碱酯酶复活药合用，以彻底解除病因和症状。但在两药合用时，当胆碱酯酶复活后，机体可恢复对阿托品的敏感性，易发生阿托品过量中毒，因此要适当减少阿托品的剂量。

② 慢性中毒　目前尚缺乏有效的治疗措施，阿托品及胆碱酯酶复活药的疗效均不理想，只有定期测定血中胆碱酯酶活性，如下降 50% 以下时，应暂时避免与有机磷酸酯类再接触，加强防护，对症治疗。

2. 胆碱酯酶复活药

本类药物能使已被有机磷酸酯类抑制的胆碱酯酶恢复活性，常用的有氯解磷定、碘解磷定等。

氯解磷定　Pralidoxime Chloride

【药理作用与机制】本品分子中带正电的季铵氮与中毒者体内的磷酰化胆碱酯酶的阴离子以静电引力相结合，使解磷定的肟基以共价键与中毒酶的磷酰基结合，所形成的复合物经裂解产生无毒的磷酸化解磷定从尿中排出，同时使胆碱酯酶游离出来而恢复水解 Ach 的活性。此外，氯解磷定还能与体内游离的有机磷酸酯类直接结合，形成无毒的磷酸化解磷定从尿中排出，从而阻止游离的有机磷酸酯类继续与胆碱酯酶结合，避免了中毒过程的继续发展。

【临床应用】临床主要用于中度和重度有机磷酸酯类中毒的解救。其对内吸磷、马拉硫磷和对硫磷中毒的疗效较好，对敌百虫、敌敌畏中毒的疗效稍差；对乐果中毒无效，因乐果是一种磷酰胺类，加之乐果乳剂还含有苯，可能同时有苯中毒。

氯解磷定不易透过血脑屏障，故较大剂量才对中枢中毒症状有一定的疗效；因其不能直接对抗体内已蓄积的 Ach，所以必须与阿托品合用。其 $t_{1/2}$ 为 1.5h，故需反复用药。

【不良反应】较小。偶见轻度头痛、头晕、恶心、呕吐等，剂量过大，可直接与胆碱酯酶结合而抑制其活性，加剧有机磷酸酯类的中毒程度。

碘解磷定（Pralidoxime Iodide）与有机磷酯类亲和力强，药理作用和临床用途与氯解磷定相似，须多次重复给药，对乐果中毒无效。

双复磷（Toxogonin）作用比碘解磷定和氯解磷定强，作用持久，刺激性小，用于有机磷急性中毒，但不良反应较多，毒性大，临床已少用。

（四）胆碱受体阻断药

胆碱受体阻断药，又称抗胆碱药，是一类能与 Ach 或拟胆碱药竞争胆碱受体的药物。因其与受体有高度亲和力，但无内在活性，故能与胆碱受体结合而本身不产生或较少产生拟胆碱作用，并妨碍胆碱能神经递质或拟胆碱药与受体的结合，从而产生抗胆碱作用。

根据抗胆碱药对 M 及 N 受体的选择性及临床用途不同，分为以下三类。

（1）M 胆碱受体阻断药（节后抗胆碱药）　能选择性地阻断节后胆碱能神经支配的效应器中的 M 受体，具有抗 M 样作用。常用药物有阿托品、山莨菪碱、东莨菪碱以及它们的人工合成代用品。

（2）N_1 胆碱受体阻断药（神经节阻断药）　能选择性地阻断神经节细胞膜上的 N_1 胆碱受体。代表药物有美卡拉明。

（3）N_2 胆碱受体阻断药（骨骼肌松弛药）　能选择性地阻断骨骼肌运动终板突触后膜上的 N_2 胆碱受体，表现为骨骼肌松弛。如琥珀胆碱、筒箭毒碱等。

1. M 胆碱受体阻断药

（1）阿托品类生物碱

阿托品　Atropine

【药理作用与机制】阿托品对 M 胆碱受体有高度的选择性及较强的亲和力，能竞争性阻断 M 胆碱受体，从而阻断 Ach 对 M 胆碱受体的激动作用。较大剂量对 N_1（神经节）胆碱受体有阻断作用。本药作用广泛，随剂量的增加可依次表现出对眼、腺体、平滑肌、心脏的作用。阿托品对 Ach 的生物合成、储存、释放过程均无影响。

1. 腺体　阿托品阻断 M 胆碱受体抑制腺体分泌，其中阿托品对唾液腺、汗腺的抑制作用最强，对泪腺及呼吸道腺体的分泌也有较强的抑制作用；大剂量阿托品可减少胃液及胃酸的分泌量。

2. 扩瞳、升高眼内压和调节麻痹　阿托品通过阻断虹膜环状肌上的 M 受体，使环状肌松弛退向四周边缘，使瞳孔扩大；由于瞳孔扩大，前房角间隙变窄，阻碍房水回流，房水积聚而使眼内压升高；睫状肌 M 受体阻断，睫状肌松弛而退向外缘，悬韧带拉紧，晶状体变扁平，屈光度减低，眼睛视近物模糊，远物清楚，称为调节麻痹。

3. 平滑肌 阿托品阻断平滑肌的 M 受体，可抑制胃肠平滑肌痉挛，降低蠕动的幅度和频率；对尿道平滑肌及膀胱逼尿肌也有松弛和降低张力的作用；对胆道、输尿管、子宫和支气管的平滑肌松弛作用较弱；胃肠括约肌的松弛作用不太明显，常取决于括约肌的功能状态。

4. 心血管 低剂量阿托品阻断副交感神经节后纤维 M_1 受体，抑制负反馈，使 Ach 释放增加，心率短暂减慢；较大剂量（1~2mg）阿托品阻断窦房结 M 受体，导致心率加快，这一作用取决于迷走神经的张力。阿托品阻断心脏的 M_2 受体，解除迷走神经对心脏的抑制作用，使房室传导加快。大剂量阿托品可解除小血管痉挛，增加组织灌注量，改善微循环。阿托品对皮肤血管的扩张作用明显，出现潮红、湿热。

5. 中枢作用 较大剂量（1~2mg）可兴奋延脑呼吸中枢和大脑皮质。此作用可用于有机磷中毒呼吸抑制作用的解救。中毒剂量（如 10mg 以上）可出现明显中枢中毒症状，如烦躁不安、多言、幻觉、运动失调、惊厥等。

【临床应用】临床用于治疗内脏绞痛，包括胃肠痉挛引起的疼痛、肾绞痛、胆绞痛；用于麻醉前给药、严重的盗汗及流涎症；眼科用于虹膜睫状体炎、验光配镜、眼底检查；心动过缓及房室传导阻滞、休克；解除有机磷酸酯中毒。

【不良反应】常见的有口干、视力模糊、皮肤潮红、眩晕、心悸、便秘等；当剂量过大时可出现烦躁不安、多言、谵妄、运动失调、幻觉及惊厥等，严重中毒可由兴奋转入抑制而出现昏迷、呼吸麻痹而死亡。

【禁忌证】青光眼及前列腺肥大者禁用。

山莨菪碱（Anisodamine）扩瞳作用及抑制腺体分泌作用为阿托品的 1/20~1/10；解除胃肠平滑肌痉挛及血管痉挛作用比较明显，临床主要用于感染性休克及内脏绞痛。禁忌证同阿托品。

东莨菪碱（Scopolamine）对中枢抑制作用最强，小剂量镇静，较大剂量催眠。其中枢镇静及抑制腺体分泌作用强于阿托品。临床用于麻醉前给药、抗晕动病、治疗帕金森病。禁忌证同阿托品。

（2）阿托品的合成代用品 阿托品用于眼科因作用持久，视力恢复太慢，用作解痉药时副作用较多。针对这些缺点，通过化学结构改造，合成了许多选择性较高的阿托品代用品。主要有合成扩瞳药，如后马托品；合成解痉药，如溴丙胺太林、贝那替秦等，见表 5-13。

表 5-13 阿托品的合成代用品

药 物	作 用	临 床 应 用	不 良 反 应
后马托品 （Homatropine）	扩瞳和调节麻痹作用比阿托品快、短暂，但调节麻痹作用不如阿托品完全	一般眼科检查、验光	比阿托品轻微
溴丙胺太林 （Propanthelinebromide）	对胃肠平滑肌解痉作用强而持久，抑制腺体分泌，中枢作用弱	胃及十二指肠溃疡，胃肠痉挛，胃炎、胰腺炎、多汗症及妊娠呕吐	口干、视力模糊、心悸、便秘、头痛等
贝那替秦 （Benactyzine）	解痉，抑制腺体分泌，中枢安定作用	兼有焦虑症的溃疡病，胃酸过多，肠蠕动亢进，膀胱刺激症状	口干、头晕、恶心、感觉迟钝

2. N 胆碱受体阻断药

N 胆碱受体阻断药根据其对受体的选择性，分为 N_1 胆碱受体阻断药和 N_2 胆碱受体阻断药。N_1 胆碱受体阻断药能选择性阻断神经节的 N_1 受体，阻滞 Ach 与 N_1 受体的结合，从而阻断了神经节冲动的传递功能，又称为神经节阻断药。神经节阻断药易产生耐受性，不良反应较多且严重，已退居次要地位。目前应用的有美卡拉明、咪噻芬等。

N_2 胆碱受体阻断药能选择性作用于运动终板膜上的 N_2 受体，阻滞神经肌肉接头兴奋的正常传递，导致肌肉松弛，故又称之为骨骼肌松弛药。根据其作用方式和特点，可分为除极化型和非除极化型两大类。除极化型肌松药以琥珀胆碱最为常用；非除极化型肌松药（竞争型肌松药）的代表药物有筒箭毒碱。

N 胆碱受体阻断药的药理作用及临床应用见表 5-14。

表 5-14　N 胆碱受体阻断药的药理作用及临床应用

药　物	临　床　应　用	不　良　反　应
美卡拉明 （Mecamylamine）	主要用于麻醉时控制血压，以减少手术区的出血。也用于主动脉瘤手术	阻断副交感神经节，产生口干、便秘、扩瞳及尿潴留等
琥珀胆碱 （Suxamethonium）	松弛咽喉肌，以利于插管。支气管镜、食管镜检查。浅麻醉辅助用药，以利于肌肉松弛，有利于手术的进行	窒息；过量可致呼吸麻痹；肌束颤动；高血钾
筒箭毒碱 （d-Tubocurarine）	安全性比较小，因作用时间较长，其作用不易逆转（呼吸肌松弛），目前临床少用	

（五）拟肾上腺素药

拟肾上腺素药是一类化学结构与肾上腺素相似的胺类化合物，因其作用与交感神经兴奋时的效应相似，故又称为拟交感胺类药物。

拟肾上腺素药的基本化学结构为 β-苯乙胺，苯环上有两个邻位羟基者为儿茶酚胺类，如肾上腺素、去甲肾上腺素、异丙肾上腺素、多巴胺等；非邻位羟基者为非儿茶酚胺类，如麻黄碱、间羟胺、甲氧明等。它们的拟肾上腺素作用基本相似，仅在作用强度、维持时间及对受体的选择性方面不同，因此又可将拟肾上腺素药分为 α 受体激动药，如去甲肾上腺素、间羟胺等；α、β 受体激动药，如肾上腺素、多巴胺、麻黄碱等；β 受体激动药，如异丙肾上腺素、多巴酚丁胺等。

1. α 受体激动药

去甲肾上腺素　Noradrenaline，NA；Norepinephrine，NE

【药理作用与机制】非选择性激动 α 受体，对 β_1 受体激动作用较弱，对 β_2 受体几无作用。

1. 血管　激动血管 α_1 受体，使几乎所有的小动脉、小静脉血管出现强烈收缩。其强度顺序是：皮肤、黏膜血管，肾脏血管，脑、肝、肠系膜血管，骨骼肌血管。并且可使冠状血管舒张，血流量增加。

2. 心脏　激动心脏 β_1 受体，但作用较弱。在整体情况下，由于血压升高，反射性兴奋迷走神经，可使心率减慢，心输出量不变或稍降；大剂量可引起心律失常，但较肾上腺素少见。

3. 血压　小剂量NA兴奋心脏，收缩压升高，此时血管收缩不明显，舒张压不变，脉压差略变大。大剂量血管收缩明显，收缩压和舒张压升高，脉压差变小。

【临床应用】去甲肾上腺素应用于早期神经源性休克以及嗜铬细胞瘤切除后或中毒时的低血压。本药稀释后口服，可使食管和胃黏膜血管收缩，产生局部止血作用。

【不良反应】

1. 局部组织缺血性坏死　静脉滴注时浓度过大、时间过长或药液漏出血管外，可使局部血管强烈收缩，导致局部组织缺血性坏死。

2. 急性肾功能衰竭　用药过量或过久，可使肾血管强烈收缩，肾血流量减少，导致少尿甚至急性肾功能衰竭，故本品在休克治疗中已不占重要地位。

3. 静脉滴注后突然停药，可致血压骤降，故应逐渐减慢滴注速度，然后停药。

【禁忌证】高血压、动脉硬化症、器质性心脏病及无尿病人禁用。

间羟胺（Metaraminol）为人工合成品，可直接作用于α_1受体和β_1受体，对β_1受体作用较弱。可被肾上腺素能神经末梢摄取，促进NA释放而发挥作用。短时间内连续应用，可因囊泡内NA的释放量减少而产生快速耐受性，效应也逐渐减弱。收缩血管及升高血压作用比NA弱，但升压作用持久；不易引起心律失常和急性肾功能衰竭。在临床上为NA的代用品，用于各种休克的早期。

2. α、β受体激动药

肾上腺素　Adrenaline，AD；Epinephrine

【药理作用与机制】对α和β受体均有很强的激动作用。

1. 兴奋心脏的β_1受体，使心率加快，心输出量增加，剂量大或静脉注射过快时，可出现心律失常，甚至心室颤动。

2. 兴奋血管α_1和β_2受体，使皮肤、黏膜、肠系膜、肾血管收缩；骨骼肌血管扩张；冠状血管扩张。

3. 小剂量AD可使收缩压升高，舒张压不变或下降，脉压差变大；大剂量AD可使收缩压、舒张压均升高。如预先用α受体阻断药对抗其α受体的缩血管作用，再给予肾上腺素，可使其升压作用转为降压作用，称之为肾上腺素作用的翻转。

4. 兴奋支气管平滑肌上的α_1和β_2受体，使支气管扩张，黏膜血管收缩，并抑制肥大细胞释放过敏介质，消除黏膜水肿。

5. 激动α和β受体，促进糖原分解，增强机体的代谢。

【临床应用】应用于治疗心脏骤停、过敏性休克（首选）、支气管哮喘、血管神经性水肿及血清病等过敏性疾病，与局麻药配伍用于局部止血。

【不良反应】心悸、烦躁、头痛、血压升高、心律失常、心室颤动。

【禁忌证】心、脑血管疾病患者，糖尿病及甲亢患者禁用。

多巴胺　Dopamine，DA

多巴胺是NA生物合成的前体，药用的为人工合成品。

【药理作用与机制】本品可激动α_1和β_1受体及DA受体。

1. 心脏 主要激动心脏 β_1 受体，也有释放去甲肾上腺素的作用，能使心脏收缩性加强，心输出量增加。一般剂量对心率影响不明显，大剂量可加快心率。与异丙肾上腺素比较，多巴胺增加心输出量的作用较弱，对心率影响较少，并发心律失常者也较少。

2. 血管和血压 能作用于血管的 α 受体和 D_1 受体，而对 β_2 受体的影响十分微弱。DA 能增加收缩压和脉压，而对舒张压无作用或稍增加，这可能是心输出量增加，而肾和肠系膜动脉阻力下降，其他血管阻力微升使总外周阻力变化不大的结果。DA 的血管舒张作用不能为 β 受体阻断药、阿托品以及抗组胺药所拮抗，故认为是其选择性地作用于血管的多巴胺受体（D_1 受体）之故。大剂量给药则主要表现为血管收缩，引起外周阻力增加，血压上升。这一效应可被 α 受体阻断药所对抗，说明 DA 这一作用是激动 α 受体（α_1 受体）的结果。

3. 肾脏 DA 能舒张肾血管，使肾血流量增加，肾小球的滤过率也增加。有排钠利尿作用，可能是 DA 直接对肾小管 DA 受体的作用。大剂量时 DA 可激动肾血管的 α 受体，使肾血管明显收缩。

【临床应用】抗休克，对于伴有心收缩性减弱及尿量减少而血容量已补足的休克患者疗效较好。此外，本品尚可与利尿药合并应用于急性肾功能衰竭。也可用于急性心功能不全。

【不良反应】一般较轻，偶见恶心、呕吐。如剂量过大或滴注太快可出现心动过速、心律失常和肾血管收缩引致肾功能下降等，一旦发生，应减慢滴注速度或停药。

麻黄碱（Ephedrine）是从中药麻黄中提取的生物碱，现已人工合成，药用左旋体或消旋体。麻黄碱可直接激动 α 和 β 受体，并可促进神经末梢释放 NA。与肾上腺素相比，对心脏、血管、血压及支气管平滑肌的作用弱、慢、持久；其中枢兴奋作用明显，表现为精神兴奋、不安和失眠。可产生快速耐受性，与受体饱和及递质耗竭有关。临床应用于防治轻度支气管哮喘；0.5%～1%溶液滴鼻，可消除鼻黏膜充血引起的鼻塞；防治低血压状态；缓解荨麻疹和血管神经性水肿的皮肤黏膜症状。

3. β 受体激动药

异丙肾上腺素 Isoprenaline

【药理作用与机制】激动 β 受体，对 β_1、β_2 受体无选择性；对 α 受体几乎无作用。激动心脏 β_1 受体，其作用比 AD 强；激动血管 β_2 受体，使骨骼肌血管、冠状血管扩张，血流量增加。由于兴奋心脏，收缩压升高，舒张压下降，脉压增大。激动 β_2 受体，舒张支气管平滑肌，解除支气管痉挛，作用优于 AD。促进糖原和脂肪分解，增加组织耗氧量。

【临床应用】临床用于控制支气管哮喘急性发作，舌下或气雾给药；治疗 Ⅱ、Ⅲ 房室传导阻滞，舌下或静脉滴注给药；心脏骤停，比 AD 作用强，心室内注射；感染性休克。

【不良反应】心悸、头晕；心律失常，严重时心动过速，甚至心室颤动。

【禁忌证】冠心病，心肌炎及甲亢患者禁用。

多巴酚丁胺（Dobutamine）临床应用的是其消旋体。由于其对 β_1 受体激动作用强于 β_2 受体，故此药属于 β_1 受体激动药；对 α_1 受体有微弱的作用。本品能促进房室传导，有较强的正性肌力作用，但对心率影响较小；可增加严重充血性心力衰竭患者的心输出量；增加缺血性心脏病患者的心肌收缩性，有助于增加缺血区冠状动脉的血流量。多巴酚丁胺口服无效，

血浆 $t_{1/2}$ 为 2min，应用时必须持续静脉滴注给药。

适用于短期治疗急性心肌梗死、心力衰竭，中毒性休克伴有心肌收缩力减弱或心力衰竭。连续应用可产生快速耐受性。禁用于梗阻型肥厚型心肌病患者。

沙丁胺醇（Salbutamol）对 β_2 受体作用强于 β_1 受体，其兴奋心脏作用仅为异丙肾上腺素的 1/10；扩张支气管平滑肌的作用与异丙肾上腺素接近，主要用于支气管哮喘（见平喘药）。

（六）肾上腺素受体阻断药

肾上腺素受体阻断药能与肾上腺素受体结合，其本身不激动或较少激动肾上腺素受体，却阻断了去甲肾上腺素能神经递质或肾上腺素受体激动药的作用，又称为抗肾上腺素药或肾上腺素受体拮抗药。根据其对肾上腺素受体选择性的不同，分为 α 受体阻断药和 β 受体阻断药。

1. α 受体阻断药

α 受体阻断药能选择性地与 α 受体结合，阻断递质或受体激动药与 α 受体的结合，拮抗它们对 α 受体的激动作用，从而产生抗 AD 的作用，表现为动静脉血管扩张，外周阻力降低，血压下降。

这类药物可产生抗 AD 的升压作用，使 AD 的升压翻转为降压，这种现象称为"肾上腺素作用的翻转"。这是因为 AD 可激动 α 受体和 β_2 受体，本类药物阻断了 α 受体，而保留了 β_2 受体的作用，导致骨骼肌血管扩张，血压下降。这类药物引起的血压下降不能用 AD 治疗，只能用 NA 治疗。

α 受体阻断药又可分为：α_1、α_2 受体阻断药，如酚妥拉明、酚苄明；α_1 受体阻断药，如哌唑嗪（见降压药）；α_2 受体阻断药，如育亨宾，为科研工具药。

酚妥拉明　Phentolamine

【药理作用与应用】选择性阻断 α_1、α_2 受体，对 β 受体无作用。阻断 α_1 受体，并直接扩张血管，使血压下降（具有明显的 AD 翻转作用）；进而反射性兴奋心脏，使心输出量增加。此外，本品还有拟胆碱样作用和组胺样作用，使胃肠平滑肌张力增加，胃酸分泌增加，皮肤潮红等。临床用于外周血管痉挛性疾病，感染性、心源性和神经源性休克，急性心肌梗死和充血性心力衰竭以及静脉滴注 NA 外漏时的补救措施。

【不良反应】体位性低血压，腹痛，腹泻，呕吐，诱发和加重溃疡。注射给药时可引起心动过速、心绞痛等。

【禁忌证】冠心病、胃炎、胃及十二指肠溃疡患者慎用，严重动脉硬化及肾功能不全者禁用。

妥拉唑林（Tolazoline）药理作用、临床应用、不良反应均同酚妥拉明。特点是以注射给药为主；可用于治疗新生儿的持续性肺动脉高压；不良反应发生率高。

酚苄明（Phenoxybenzamine）为人工合成品，因刺激性强，不作皮下和肌内注射，常采用缓慢静脉注射给药。临床应用于外周血管痉挛性疾病、抗休克等。不良反应主要有体位性低血压、心动过速、心律失常。

2. β 受体阻断药

本类药能选择性阻断 NA、AD 与受体结合，从而对抗去甲肾上腺素能神经递质或拟肾上

腺素药兴奋 β 受体的作用。其代表药物为普萘洛尔。

（1）β 受体阻断作用

① 心脏　阻断心脏 β_1 受体，使心率减慢，心收缩力减弱，心输出量减少，心肌氧耗量降低。此作用是本类药物的药理作用基础。

② 血管与血压　短期应用 β 受体阻断药，由于阻断 β_2 受体和代偿性交感反射，可使肝、肾、骨骼肌、冠脉血流量都有不同程度的减少，但长期应用可使外周阻力恢复原来水平。β 受体阻断药对正常人影响不明显，对高血压患者具有降压作用。

③ 支气管平滑肌　阻断 β_2 受体，使支气管收缩，呼吸道阻力增加，作用较弱，对正常人无影响；但对哮喘的病人，可诱发和加重哮喘。

④ 代谢　糖原分解与 α、β_2 受体激动有关，α 受体阻断药和 β_2 受体阻断药合用时可拮抗肾上腺素所致的血糖升高。普萘洛尔不影响正常人的血糖，也不影响胰岛素降低血糖，但可延长胰岛素降血糖时间及血糖水平的恢复，易掩盖胰岛素引起的低血糖反应，故使用胰岛素的糖尿病人，合用 β 受体阻断药时应注意。这可能是由于 β 受体阻断药抑制了低血糖时所致的肾上腺素的分泌增加。

（2）内在拟交感活性　有些 β 受体阻断药与 β 受体结合后阻断 β 受体，同时对 β 受体具有部分激动作用，称为内在拟交感活性。

（3）膜稳定作用　有些 β 受体阻断药可降低细胞膜对离子的通透性，具有局麻药及奎尼丁样的作用，称膜稳定作用。

普萘洛尔（Propranolol）为典型的 β 受体阻断药，对 β_1、β_2 受体无选择性。无内在拟交感活性，膜稳定作用较强。临床常用于心律失常、心绞痛、高血压、甲亢等。一般可出现恶心、呕吐、轻度腹泻、厌食等；严重者可出现急性心力衰竭，支气管哮喘病人可诱发或加重哮喘发作。可抑制糖原分解，与降糖药合用时应注意可能产生低血糖。心功能不全、窦性心动过缓、重度房室传导阻滞、支气管哮喘及外周血管紧张性降低的病人禁用。

常用 β 受体阻断药见表 5-15。

表 5-15　常用 β 受体阻断药

药　物	药　理　作　用			临 床 应 用
	β 受体选择性	阻断 β 受体作用强度	内在拟交感活性	
普萘洛尔 （Propranolol）	—	1.0	—	心律失常、心绞痛、 高血压、甲亢
吲哚洛尔 （Pindolol）	—	1.5	++	心律失常、心绞痛、 高血压、甲亢
阿替洛尔 （Atenolol）	β_1	0.5	—	高血压
美托洛尔 （Metoprolol）	β_1	0.5～2.0	—	高血压
拉贝洛尔 （Labetalol）	—	0.3	—	中重度高血压、心 律失常、心绞痛

注：+表示活性强度。

本章知识图谱

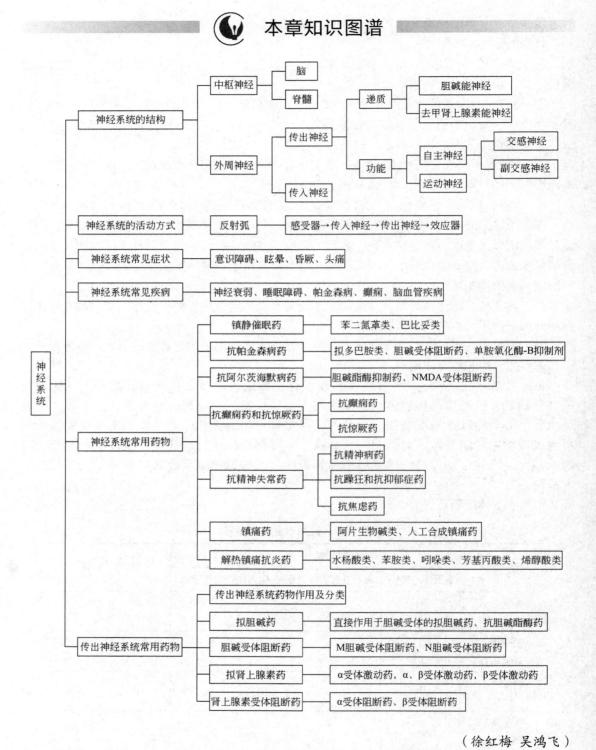

（徐红梅　吴鸿飞）

第六章

呼吸系统

学习目标　通过学习呼吸系统的结构组成和生理功能等相关知识，对急性上呼吸道感染、慢性支气管炎、支气管哮喘、肺炎、慢性阻塞性肺疾病等常见疾病及临床表现有一定认识，能够合理选择使用镇咳药（中枢性镇咳药和外周性镇咳药）、祛痰药（痰液稀释液和黏痰溶解药）、平喘药（气管扩张药和抗炎抗过敏平喘药），并对药物的药理作用特点及不良反应有所了解。

呼吸是指机体与外界环境之间进行气体交换，吸入氧气（O_2）、呼出二氧化碳（CO_2）的过程。呼吸系统的主要机能就是进行机体与外界的环境气体交换。

呼吸过程包括外呼吸、内呼吸和气体运输三个环节。

外呼吸又称肺呼吸，指外界环境与肺的气体交换及肺与血液的气体交换。

内呼吸指组织细胞与血液间的气体交换以及组织细胞消耗氧气产生二氧化碳的过程。

气体运输指血液循环把氧由肺运送到组织，同时把二氧化碳由组织运送到肺的过程。

呼吸是维持机体生命活动最基本的过程之一，机体组织细胞在新陈代谢过程中，不断消耗氧气，产生二氧化碳，如果机体缺氧或体内二氧化碳积蓄，就必将影响新陈代谢的正常进行，导致一系列生理功能的紊乱。

第一节

呼吸系统的结构

呼吸系统由呼吸道和肺两部分组成（图6-1），呼吸道是气体进出肺的通道，肺是外呼吸气体交换的场所。

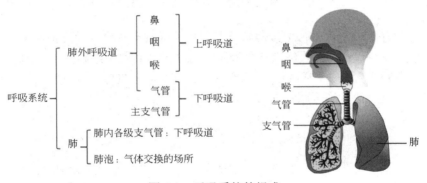

图6-1　呼吸系统的组成

一、呼吸道

由鼻、咽、喉、气管、支气管及其分支所组成。通常把鼻、咽、喉称为上呼吸道，气管、支气管及其肺内的分支称为下呼吸道。

（一）鼻

鼻是呼吸道直接与外界相通的器官，包括外鼻、鼻腔、鼻旁窦三部分。

外鼻以骨与软骨为基础，外覆少量骨骼肌和皮肤，构成鼻的构架。

鼻腔被鼻中隔分为左右两腔，一对鼻前孔通向外界，一对鼻后孔通向咽腔鼻部，鼻腔内生有鼻毛，可以过滤空气，以防空气中的灰尘进入鼻腔，鼻腔表面有黏膜，黏膜上有丰富的血管和腺体，能增加吸入空气的湿度和温度，有利于保持肺泡的湿度和温度。鼻黏膜内有嗅细胞，故鼻也是嗅觉器官。

鼻旁窦是鼻腔周围颅骨内含气的空腔，共四对：上颌窦、额窦、蝶窦和筛窦。它们与鼻腔相通，里面衬的黏膜与鼻腔黏膜相连，故鼻腔黏膜发炎如不及时治疗，就可能蔓延到鼻旁窦，引起鼻旁窦炎，鼻旁窦参与湿润和加温吸入的空气，并对发音起共鸣的作用。

（二）咽

咽是一条漏斗形肌性管道，自上而下分别与鼻腔、口腔、喉腔相通，因此咽腔可分为鼻咽部、口咽部和喉咽部。鼻咽部的两侧壁有两对咽鼓管的开口，使中耳的鼓室与咽相通。

（三）喉

喉位于颌前正中部，向上与咽相通，向下与气管相连，既是呼吸通道又是发音器官。喉内有会厌软骨和声带，吞咽食物时，会厌软骨封住喉口，防止异物进入气管。气流通过声带间的间隙时，声带振动发出声音。

（四）气管和支气管

气管主要由气管软骨、平滑肌和结缔组织构成。气管软骨呈"C"形，缺口由平滑肌和结缔组织封闭。气管上端接续喉，下至胸骨角平面分为左、右支气管。

随着支气管分支变细，软骨结构逐渐减少，平滑肌逐渐增多，至细支气管时仅有平滑肌。平滑肌的舒张与收缩直接影响支气管管径的大小，这些平滑肌受迷走神经和交感神经双重支配，迷走神经兴奋，平滑肌收缩，管径缩小，呼吸困难；交感神经兴奋，平滑肌舒张，管径变大。

肺的传导部分除喉及声带被覆复层鳞状上皮外，气管和支气管均被覆假复层或单层纤毛柱状上皮，这些纤毛与管壁杯状细胞及黏液腺分泌的黏液共同构成黏液-纤毛排送系统。随空气进入的粉尘颗粒（直径 $2\sim10\mu m$）和病原体沉积或黏附于气管、支气管表面的黏液层，由纤毛摆动自下向上排送，直至咳出而被清除。

二、肺

肺是气体交换的器官，位于胸腔内纵隔的两侧，左右各一。两肺均呈圆锥形，上部为肺尖，下部为肺底。左肺分为上下两叶，右肺分为上、中、下三叶，纵隔中央有肺门，是主支气管、肺动脉、静脉、神经、淋巴管出入肺之处。

　　肺的主要结构是由肺内导管部（支气管树）和肺的呼吸部（无数肺泡）所组成。肺泡与细支气管的分支相通，是肺内进行气体交换的场所，肺泡外面缠绕着丰富的毛细血管网和弹性纤维，使肺泡有较好的扩展性和弹性回缩力。

第二节
呼吸生理

　　人体在生命活动中需要能量，能量来自摄入体内的营养物质的代谢，代谢过程需要 O_2 并产生 CO_2，吸入机体需要的 O_2 和同时排出体内过多的 CO_2 则依赖于呼吸过程，人体呼吸过程是由肺通气、肺换气、气体运输和组织交换四个连续阶段构成的。

一、肺通气

　　肺通气是指肺与外界环境间的气体交换过程。其中，肺泡与外界环境之间的压力差是肺通气的直接动力，呼吸肌收缩和舒张引起的节律性呼吸运动则是肺通气的原动力。实现肺通气的结构包括呼吸道、肺泡和胸廓等，肺泡是肺换气的主要场所。

1. 肺容积、肺活量

　　肺容积是指肺能容纳的气体量。在呼吸运动中，它由以下四个部分组成。
　　（1）潮气量　平和呼吸时每次吸入或呼出的气量，成人一般为 400～500ml。
　　（2）补吸气量　平和吸气末再尽力吸入的气体量，成人一般为 1500～1800ml。
　　（3）补呼气量　平和呼气末再全力呼出的最大气体量，成人一般为 1000～1500ml。
　　（4）残气量　用全力呼气后，肺内尚残留的气体量，平均约 1000～1500ml。
　　其中补吸气量、潮气量和补呼气量三者之和为肺活量。肺活量表明人一次呼吸的最大通气能力，在一定程度上可作为肺通气功能的指标，一般成人男子约为 3500～4500ml，女子约为 2500～3500ml，肺活量的大小与身体健康状况、性别、年龄、体力有一定的关系。

2. 肺通气量

　　指肺每分钟吸入与呼出气体的总量，它等于潮气量与呼吸频率的乘积，即每分钟进肺或出肺的气体总量。正常成人平静时的呼吸频率约为 12～18 次/min，通气量约为 6～8L/min。

二、气体交换

　　空气进入肺后，在肺泡中与毛细血管中的血液进行气体交换，O_2 从肺泡进入血液，CO_2 从血液进入肺泡，然后 O_2 随血液运动至全身各部分组织，和组织细胞进行气体交换，组织细胞从动脉中获得 O_2，而将代谢产生的 CO_2 排入血流，由血液运输到肺，排出体外。由此可见，机体内的气体交换经历了两次换气过程，即肺换气和组织换气（图6-2）。

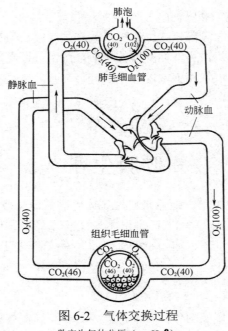

图 6-2　气体交换过程

数字为气体分压（mmHg❶）

（一）肺换气

指肺泡与肺毛细血管血液之间的气体交换。当静脉血经肺动脉流过毛细血管时，由于肺泡气的 O_2 分压（102mmHg）高于肺毛细血管同静脉血的 O_2 分压（40mmHg），O_2 从肺泡弥散到肺毛细血管内，而肺毛细血管内 CO_2 的分压（46mmHg）高于肺泡内 CO_2 的分压（40mmHg），CO_2 从肺毛细血管的血液中弥散到肺泡内。气体交换的结果，静脉血变成了动脉血，动脉血经肺静脉流入左心房、右心室，经动脉血管运送到全身各部分组织。

（二）组织换气

指组织细胞与血液之间的气体交换。细胞代谢过程不断消耗 O_2，产生 CO_2，组织中的 O_2 分压低于毛细血管中的 O_2 分压，O_2 从毛细血管血液中弥散到组织细胞内，而组织细胞中的 CO_2 分压高于毛细血管血液中的 CO_2 分压。CO_2 由组织细胞内向毛细血管血液中弥散，气体交换的结果使动脉血变成了静脉血，如此循环往复，使组织细胞不断得到 O_2、排出 CO_2，从而保持生命的正常活动。

第三节

呼吸系统疾病常见症状与体征

一、咳痰

正常人的呼吸道虽可不断产生分泌物，但是量很少，分泌物通过纤毛作用，在气管、支

---

❶ 1mmHg=133.322Pa，全书余同。

气管系统上行，到达咽喉部被吞咽。呼吸时不可避免吸入空气中的尘埃和病原体，则依赖于气道上皮黏液对尘埃的捕捉，并通过上皮细胞纤毛的协调运动，最后通过咳嗽作用而排除。

当呼吸道发生炎性病变时，呼吸道液体的成分就会发生改变，形成痰液。痰液中包含黏液、异物、病原微生物、多种炎症细胞及坏死脱落的黏液上皮细胞等成分。在炎症初期，黏液腺分泌旺盛，加上大量炎性分泌物，使痰液变稀而多。在炎症后期或慢性炎症时，黏膜上皮中杯状细胞增多，黏膜下浆液腺减少，黏液腺增多，痰液会变得黏稠，此时纤毛细胞受损，运动减弱，黏液不能及时排出，停留在气道内，由于水分的重吸收，使痰液变得更加黏稠，黏附于气道内壁，刺激黏膜下感受器和传入神经末梢，使咳嗽加剧。大量痰液堵塞气道，形成痰栓，还能导致支气管管腔的狭窄，堵塞呼吸道，引起呼吸困难、窒息等。痰液又是良好的培养基，有利于病原微生物的滋生，引起继发感染，进一步破坏呼吸道组织，造成恶性循环。因此，祛痰疗法是重要的对症治疗措施之一。

痰的形状、量及气味对诊断有一定帮助。痰由白色泡沫或黏液状转为脓性多为细菌性感染，大量黄脓痰常见于肺脓肿或支气管扩张，铁锈样痰可能是肺炎链球菌感染，红棕色胶冻样痰可能是肺炎克雷伯杆菌感染。伴大肠杆菌感染时，脓痰有恶臭。肺水肿时，咳粉红色稀薄泡沫样痰。肺阿米巴病呈咖啡样痰。肺吸虫病为果酱样痰。痰量的增减，反映感染的加剧或炎症的缓解，若痰量忽然减少，且出现体温升高，可能与支气管引流不畅有关。

二、咳嗽

咳嗽是人体一种重要的防御机制，正常人很少咳嗽，当呼吸道分泌物过多或进入异物时，通过咳嗽可能清除咽部和整个呼吸道的黏性分泌物、吸入的有害物及异物，保持呼吸道的清洁和畅通，防止感染的形成。咳嗽是呼吸系统的常见症状之一，导致咳嗽的原因很多，支气管黏膜受到分泌物或异物的刺激，气管、支气管受到外压或牵引，烟雾或过冷过热的空气、肺部充血、胸膜刺激、过敏反应，以及颈动脉窦、肝、脾受压等都会引起咳嗽。

急性发作的刺激性干咳伴有发热、声嘶常为急性喉、气管和支气管炎。常年咳嗽，秋冬季加重提示慢性阻塞性肺疾病。体位改变时咳嗽、咳痰加剧，常见于支气管扩张或肺脓肿。咳嗽伴胸痛，可能是肺炎。夜间规律发作的干咳，可能是咳嗽型哮喘，高亢的干咳伴有呼吸困难可能是支气管癌累及气管或主支气管，持续而逐渐加重的刺激性咳嗽伴有气促则考虑特发性肺纤维化或支气管肺泡癌。

三、哮喘

支气管哮喘是由肥大细胞、嗜酸性粒细胞和 T 淋巴细胞等多种炎性细胞参与的慢性气道炎症，在易感患者中此种炎症可引起反复发作的喘息、气促、胸闷、咳嗽等症状，多在夜间或/和凌晨发作。哮喘是多基因遗传及环境因素共同参与作用下的一种气道慢性炎症性疾病，其特征是气道炎症、气道高反应性及可逆性气道堵塞。

气道炎症是支气管哮喘的病理基础，是由多种炎症细胞、炎症介质、细胞因子参与的一种气道慢性炎症；气道高反应性是气道炎症引起上皮损伤的后果，由炎症所致的气道壁增厚和气道对各种特异与非特异性刺激产生强烈反应，使平滑肌收缩痉挛引起气道堵塞，患者出现哮喘、呼吸困难、胸闷和咳嗽等症状，因此哮喘的治疗原则应该是在控制哮喘急性发作症状的同时，消除及预防气道炎症。

四、咯血

喉头和喉以下的呼吸道出血，经口腔排出者称为咯血。血为鲜红色、泡沫状，量可多可少。其病因主要见于肺结核、支气管扩张、肺癌和肺炎等各种疾病。

由于气管及肺泡毛细血管的病灶周围毛细血管通透性增加，大量细胞外渗至肺泡内，可引起痰中带血或血痰；病灶对周围血管的直接侵蚀或由于病变周围组织的牵拉使血管破裂出血；结核性或非结核性支气管扩张引起反复中等或大量咯血；肺部钙化灶或干酪坏死物脱落，随咳嗽而咳出时损伤小血管也可引起咯血。

五、呼吸困难

当血液中的 O_2 含量降低或 CO_2 含量增加时，大脑呼吸中枢兴奋导致呼吸加快，如果肺和心脏功能不相匹配，轻微活动亦可引起明显的呼吸加快和呼吸困难，严重的情况下，休息时亦可出现呼吸困难。

急性气促伴胸痛常提示肺炎、气胸和胸腔积液。肺血栓栓塞症常表现为不明原因的呼吸困难。左心衰患者可出现夜间阵发性呼吸困难。慢性进行性气促见于慢性阻塞性肺疾病、弥散性肺纤维化疾病。支气管哮喘发作时，出现呼气性呼吸困难。喉头水肿、喉气管炎症、肿瘤或异物引起上气道狭窄，出现吸气性呼吸困难。

六、胸痛

肺和脏层胸膜对痛觉不敏感，肺炎、肺结核、肺血栓栓塞症、肺脓肿等病变累及壁层胸膜时，方发生胸痛。胸痛伴高热，考虑肺炎。肺癌侵及壁层胸膜或骨，出现隐痛，持续加剧，乃至刀割样痛。突发性胸痛伴咯血和呼吸困难，应考虑肺血栓栓塞症。胸膜炎常在胸廓活动较大的两侧下胸痛，与咳嗽、深吸气有关。自发性气胸可在剧咳或屏气时突然发生剧痛。

第四节

呼吸系统常见疾病

一、急性上呼吸道感染

（一）病因与发病机制

急性上呼吸道感染是鼻、咽、喉部急性炎症总称，70%～80%由鼻病毒、副流感病毒、埃可病毒、腺病毒、流感病毒等引起，少数为细菌感染所致，细菌感染可直接感染或继发于病毒感染之后，以溶血性链球菌最常见。

机体受凉、淋雨、过劳或呼吸道有慢性炎症等，致使全身和呼吸道局部防御机能降低，病原体迅速繁殖而发病。

（二）临床表现

根据病因不同可有不同的临床类型。

（1）普通感冒　多数为鼻病毒引起，其次为冠状病毒、副流感病毒等。起病较急，主要症状有咽痒、喷嚏、鼻塞、流涕，一般不发热或有低热，有轻度畏寒不适。

（2）病毒性咽炎、喉炎和支气管炎　多为鼻病毒、流感病毒及呼吸道合胞病毒等引起，咽炎时表现为痒或灼热感，咽痛不突出；喉炎表现为发热、咳嗽、声音嘶哑；支气管炎除发热、乏力、声音嘶哑外，突出表现为咳嗽，有痰或无痰伴胸骨后疼痛。

（3）细菌性咽扁桃体炎　多由溶血性链球菌引起，其次为肺炎链球菌。起病急，有畏寒、高热、咽痛明显、头疼、全身不适等症状。

（三）药物治疗

（1）抗病毒感染　目前尚无特效抗病毒药物。常用的有：盐酸金刚烷胺，能阻止病毒吸附于宿主细胞；盐酸吗啉胍，阻止病毒合成 DNA；利巴韦林，可阻止病毒核酸的合成。

（2）抗生素治疗　青霉素、头孢菌素类、磺胺类等。

（3）对症治疗　止咳药：咳必清、咳美芬、可待因；祛痰药：氯化铵、碘化钾（一般与棕色合剂同用）。如发生支气管痉挛，可用氨茶碱等；如患者发热、全身酸痛，可用阿司匹林。

二、慢性支气管炎

（一）病因与发病机制

慢性支气管炎是指气管、支气管黏膜及其周围组织的慢性非特异性炎症。临床上为咳嗽、咳痰或伴有喘息症状，并有反复发作的慢性过程。长期吸烟、病毒感染、刺激性烟雾、粉尘、大气污染、寒冷刺激、过敏因素均为诱发本病的外部因素；呼吸道局部防御和免疫功能降低、副交感神经兴奋性增高是本病发生的内因。

早期气管、支气管黏膜损伤，上皮细胞坏死脱落与再生修复交替出现，日久杯状细胞和黏液腺增生，分泌增多。随炎症由支气管壁向周围扩散，使支气管壁逐渐失去支撑而塌陷，使支气管腔狭窄，分泌物滞留而继发感染。晚期支气管周围纤维组织增生，肺组织结构被破坏，继发阻塞性肺气肿和肺间质纤维化，引起肺动脉高压和肺源性心脏病。

（二）临床表现

本病多发生在中年以后，病程缓慢。初次发病多在寒冷季节。主要表现为"咳、痰、喘、炎"四症，其中长期反复咳嗽最突出。轻者仅有轻微咳嗽和少量痰，常在秋冬气候骤变时加重。病变持续发展，咳嗽加重，痰量增多，甚至常年咳嗽不断，咳嗽一般以清晨或夜间加剧，痰呈白色黏液泡沫状，黏稠不易咳出，感染或受寒后则症状迅速加剧，痰量增多，黏度增加或呈黄色脓性，有时痰中带血。一般不发热，伴有急性感染时可有发热、白细胞增高。

（三）药物治疗

（1）解痉、祛痰、镇咳

①以 0.5%异丙肾上腺素吸入效果较好，最好于清晨醒后第一次吸入，以后吸入 3～4次/天，可长期应用。②氯棕合剂、半夏露。③痰易净。

（2）控制感染　增效磺胺片、强力霉素、青霉素、链霉素等。

三、支气管哮喘

支气管哮喘是机体对抗原性（或非抗原性）刺激引起支气管反应性过度增高的变态反应性疾病，可引起支气管平滑肌痉挛及不同程度的黏膜水肿和腺体分泌增加，长期反复发作可并发慢性支气管炎和肺气肿，儿童发病率比成人高，发作一般有季节性，大多发生于秋冬季，春季次之，夏季则变轻或缓解。

（一）病因与发病机制

哮喘病因错综复杂，现代医学认为哮喘病人气道炎症的形成是病人本身的主观因素（如免疫状态、"遗传素质"、精神心理状态、内分泌和身体状况等）与环境因素（如变应原、病毒感染、细菌感染、职业因素、气候、药物、运动和饮食等）综合作用的结果。

可分为外源性哮喘和内源性哮喘，前者包括变应性哮喘（过敏性哮喘）、药物性哮喘、食入性哮喘、职业性哮喘、运动性哮喘等；后者包括感染性哮喘、妊娠性哮喘、月经性哮喘及阿司匹林三联症。

哮喘的发病机制还不完全清楚。变态反应、气道炎症、气道反应性增高及神经等因素及其相互作用被认为与哮喘的发病关系密切。病人发病多在其主观因素影响的基础上，呼吸道受到细菌或病毒的侵袭，气道黏膜上皮细胞被破坏而致气道高反应性引起哮喘的发作。

（二）临床表现

支气管哮喘典型发作常有先兆症状，如咳嗽、胸闷或连续喷嚏等。如不及时治疗，会迅速出现喘息，急性发作时患者有气急、哮鸣、咳嗽、多痰症状，多数患者被迫采取坐位，两手前撑，两肩耸起，额部冷汗，痛苦异常。严重者有唇指紫绀，每次发作历时数小时直至数日才逐渐缓解。

（三）药物治疗

（1）支气管舒张药

① β_2 受体激动剂：异丙肾上腺素（喘息定），常用 0.25%～0.5%溶液气雾吸入或 10mg 舌下含溶，效果迅速，但维持时间不长。

② 抗胆碱药：异丙托溴铵。

③ 茶碱类：氨茶碱。

（2）抗炎药　主要用于治疗哮喘的气道炎症。糖皮质激素是当前控制哮喘发作最有效的药物。

四、肺炎

（一）病因与发病机制

肺炎是指一种发生在肺内的急性渗出性炎症。根据病因不同，各种生物因子引起的肺炎分别称为细菌性肺炎、病毒性肺炎、支原体肺炎等；根据病变累及的范围可称为大叶性肺炎、小叶性肺炎和节段性肺炎。

其中以细菌性肺炎最为常见，主要致病菌有肺炎链球菌、葡萄球菌、流感嗜血杆菌等。病毒性肺炎常由上呼吸道病毒感染向下蔓延所致，最常见的感染病毒是流感病毒。近年来，因有 SARS 冠状病毒、新型冠状病毒（COVID-19）等的不断出现，其暴发流行，造成病毒性肺炎死亡率较高，使病毒性肺炎成为世界范围内公共卫生领域的重要疾病。

（二）临床表现

本病多见于冬、春两季。症状为突然高热、寒战（畏寒）、咳嗽、铁锈色痰、胸闷、呼吸急促等。肺部体征最初出现呼吸音变调，随后呼吸音可能降低，产生支气管肺泡呼吸音、管状呼吸音及湿啰音。

（三）药物治疗

（1）对症治疗　咳嗽可用咳必清等；对痰多或浓痰可用氨溴索；对发热、胸痛可用复方阿司匹林等；对脱水者可静脉输液；对烦躁者可用地西泮。

（2）抗菌药物治疗　以青霉素 G 为首选，对青霉素过敏者可改用四环素类或大环内酯类。

（3）抗病毒药物治疗　病毒性肺炎需要根据病毒类型选择不同的药物治疗，如流感病毒应用奥司他韦，而巨细胞病毒感染可用更昔洛韦药物治疗。此外，针对 COVID-19 有效的抗病毒药物开发正在飞速发展，如以 RNA 聚合酶（RdRp）为靶点的药物瑞德西韦具有一定的临床效果，研发治疗 COVID-19 的抗病毒药物仍是当务之急。

五、慢性阻塞性肺疾病

（一）病因与发病机制

慢性阻塞性肺疾病是以慢性、进行性，第 1s 用力呼气量不可逆降低为特征的常见呼吸系统疾病，主要由慢性气管炎或肺气肿造成的气流阻塞性疾病。

（二）临床表现

以咳嗽、咳痰、喘息或气短为主要症状表现，起病缓慢，病程较长，因反复急性发作而加重。随病情的发展可出现明显的呼吸困难，呼气延长。听诊可闻见广泛性干性或/和湿啰音，指端发绀并呈杵状指，胸部呈"桶状胸"。

（三）药物治疗

（1）支气管扩张剂

① β_2 受体激动剂　短期定量气雾吸入沙丁胺醇；沙美特罗作用较沙丁胺醇强，对心血管作用较小。

② 抗胆碱类药　异丙托溴铵等可作为稳定期维持治疗的一线药物。

③ 茶碱类药　长效茶碱制剂如缓释剂或控释剂，作用维持时间长、安全性好且服用方便。

（2）糖皮质激素　倍氯米松气雾吸入。

（3）抗菌药物　在急性加重期可针对感染病原菌使用合适的抗菌药物治疗。

六、肺结核

肺结核是由病原微生物所致的肺部感染性疾病，详细内容见第四章第五节。

第五节
镇咳、祛痰、平喘药

咳嗽、咳痰和喘息这些呼吸系统疾病常见症状不仅往往同时存在，而且具有一定的相互因果关系。如痰可刺激呼吸道感受器引起咳嗽，还可阻塞细支气管诱发哮喘；支气管痉挛主要引起哮喘，同时也因呼气阻力增加，使肺泡膨胀，刺激牵张感受器，引起咳嗽，且管腔狭窄还易使痰液滞留；咳嗽对呼吸道是一种机械刺激，能引起黏膜充血、分泌物增加，也引起支气管痉挛而诱发哮喘。故临床常采用几种药物配伍应用或制成复方制剂，以发挥协同作用提高疗效。但这三类药物均属对症治疗，临床应用时常同时采用相应的对因治疗措施，如抗感染、抗过敏、增强机体免疫能力等。

一、镇咳药

咳嗽是一种保护性的生理反射，可促进呼吸道内的积痰和异物排除，保持呼吸道畅通。轻度咳嗽有利于排痰，一般不需用镇咳药；痰黏稠不易咳出者，宜先用祛痰药，使痰液变稀排出后咳嗽多能自然缓解。但剧烈而频繁的咳嗽，特别是无痰干咳影响休息和睡眠，长期剧烈的咳嗽甚至可诱发一些并发症如腹直肌撕裂、纵隔积气和气胸等，应采用镇咳药治疗。镇咳药（antitussives）是一类通过抑制咳嗽反射，减轻咳嗽频度和强度的药物。常用的根据其作用机制可分为以下两类。

（一）中枢性镇咳药

本类药物主要直接抑制延髓咳嗽中枢，少部分药物还有局部麻醉作用而发挥镇咳效应。该类药物又分为成瘾性和非成瘾性两类，成瘾性镇咳药的镇咳效果良好，但有成瘾性的缺点，限制其临床应用。目前只有可待因、二氢可待因等几种成瘾性小的药物应用于临床，而非成瘾性药物应用广泛。常用的中枢性镇咳药作用特点比较见表 6-1。

表 6-1　常用的中枢性镇咳药作用特点比较

药　物	镇咳强度	作用与临床应用	不　良　反　应
可待因 （Codeine）	约为吗啡的 1/4	是目前最有效的镇咳药，用于各种原因引起的剧烈干咳，对胸膜炎干咳伴有胸痛者尤为适用。不宜用于痰黏而量多者	治疗量时不良反应少，偶有恶心、呕吐、便秘及眩晕，长期使用易成瘾
喷托维林 （Pentoxyverine）	约为可待因的 1/3	有局麻及轻度阿托品作用，适用于上呼吸道炎症引起的干咳，对小儿百日咳效果尤好。不适用于多痰者	不良反应轻，有头昏、口干、便秘，青光眼患者禁用
氯哌斯汀 （Cloperastine）	仅次于可待因	有抗组胺 H_1 受体作用，用于急性上呼吸道炎症、慢性支气管炎、结核等所致频繁无痰干咳	不良反应轻，有轻度口干、嗜睡
右美沙芬 （Dextromethorphan）	与可待因相当或稍强	是目前临床应用最广的镇咳药，主要用于干咳	不良反应少见，可有嗜睡、恶心、眩晕等；孕妇及患哮喘、肝病、痰多者慎用，青光眼、妊娠 3 个月内的孕妇及有精神病史者禁用

（二）外周性镇咳药

本类药物可抑制咳嗽反射弧中的末梢神经感受器、传入神经或传出神经，其发挥镇咳方式主要有：①局部麻醉。本类药物在呼吸道对局部感受器和神经末梢有麻醉作用，从而减弱或消除局部的刺激作用。代表药物有苯佐那酯、奥索拉明、普诺地嗪等。②镇咳。此类药物通过覆盖在咽部黏膜表面，从而减轻对黏膜的刺激，发挥止咳作用。代表药有甘草流浸膏。③解除支气管痉挛。此类药物通过解除支气管痉挛，从而降低气管阻力，减少肺泡过度充气和减弱肺牵张感受器的刺激，发挥止咳作用。代表药物有那可汀、苯丙哌林。常用的外周性镇咳药作用特点比较见表 6-2。

表 6-2　常用的外周性镇咳药作用特点比较

药　　物	镇 咳 强 度	作用与临床应用	不 良 反 应
苯佐那酯 （Benzonatate）	略低于可待因	有较强的麻醉作用，通过选择性抑制肺牵张感受器而发挥镇咳作用，主要用于呼吸道系统疾患引起的咳嗽，还用于干咳、阵咳、支气管镜检查前预防咳嗽	可导致嗜睡、头痛、鼻塞、眩晕
奥索拉明 （Oxolamine）	稍弱于可待因	对支气管炎有非特异性抗炎作用。主要用于各种原因引起的咳嗽	可见恶心、呕吐等胃肠道反应
那可汀 （Noscapine）	与可待因相当	解除支气管痉挛，而发挥镇咳作用，用于多种原因引起的咳嗽，多用于干咳	偶有恶心、嗜睡、头痛
苯丙哌林 （Benproperine）	为可待因的 2～4 倍	解除支气管痉挛，而发挥镇咳作用，用于多种原因引起的咳嗽，多用于干咳	可导致嗜睡、头晕、厌食、口干

二、祛痰药

痰是呼吸道炎症的病理产物，可刺激呼吸道黏膜引起咳嗽，加重感染和喘息。祛痰药可以促进呼吸道积痰排出，减少对呼吸道黏膜的刺激，间接发挥镇咳、平喘作用，也有利于防止继发感染。祛痰药（expectorants）是指能稀释痰液或溶解黏痰使之液化，使痰液易于咳出的药物。祛痰药按其作用机制不同，可将其分为两大类。

（一）痰液稀释药

本类药物口服后，刺激胃黏膜，通过迷走神经反射，促进支气管腺体分泌；少量药物分泌到呼吸道，从而使支气管管腔内渗透压升高，达到保留水分稀释痰液的作用，使痰液易于咳出，常用黏液分泌促进药作用特点比较见表 6-3。

表 6-3　常用黏液分泌促进药作用特点比较

药　　物	作用与临床应用	不 良 反 应
氯化铵 （Ammonium Chloride）	祛痰作用较弱，主要作为祛痰合剂的组成部分，用于急性呼吸道炎症痰黏稠不易咳出者	剂量过大可致恶心、呕吐及支气管痉挛；溃疡病及肝肾功能不良者慎用
愈创甘油醚 （Guaiphenesin）	祛痰作用强，另有较弱的抗菌防腐作用，可减轻痰液恶臭；主要用于急性支气管炎、支气管扩张	偶见胃肠道反应及嗜睡；大剂量有松弛平滑肌作用。肺出血者禁用

（二）黏痰溶解药

该类药物可使痰液中黏性成分分解、黏度降低，使痰液易于排出。按其作用环节不同又可分为四类。

① 通过药物结构中的巯基与黏蛋白的二硫键互换，裂解黏蛋白而降低痰液黏稠度，代表药是乙酰半胱氨酸、羧甲司坦、厄多司坦和美司坦。

② 断裂痰液中的酸性蛋白纤维，降低痰液黏稠度，代表药有溴己新及其有效代谢产物氨溴索与溴凡克新。

③ 酶制剂如糜蛋白酶可溶解纤维蛋白与坏死组织而降低痰液黏度。

④ 表面活性剂，代表药是泰洛沙伯，用其水溶液雾化吸入可降低痰液的表面张力而使黏度下降。常用黏痰溶解药作用特点比较见表6-4。

表 6-4　常用黏痰溶解药作用特点比较

药　　物	作用与临床应用	不　良　反　应
乙酰半胱氨酸（Acetylcysteine）	溶解白色痰液和脓性黏痰；用于痰液黏稠、咳痰困难和痰阻气道等患者	易引起恶心、呕吐、口臭、咳呛、支气管痉挛，哮喘患者尤易发生，哮喘者禁用
羧甲司坦（Carbocisteine）	主要用于各种呼吸道疾病引起的痰液黏稠、咳出困难者，亦可用于术后咳痰困难者	轻度头晕、恶心、胃部不适、腹泻、胃肠出血及皮疹。消化性溃疡患者禁用
溴己新（Bromhexine）	祛痰作用较强，尚有镇咳作用；用于慢性支气管炎、哮喘及支气管扩张症痰液黏稠不易咳出者	偶有恶心、胃部不适及转氨酶升高，消化性溃疡及肝功能不良者慎用
氨溴索（Ambroxol）	通过增加呼吸道表面活性物质，并改善纤毛运动而发挥祛痰作用。用于各种原因引起的痰黏不易咳出者	常见有轻度胃肠不适，个别有过敏反应。快速静注可引起头痛、腿痛和疲惫感

三、平喘药

平喘药（antiasthmatic drugs）是指具有预防、缓解或消除喘息症状的药物。平喘药主要用于缓解气道阻塞症状，抑制气道炎症病变，预防哮喘的急性发作等。目前根据平喘药的作用机理将其分为以下两大类。

（一）气管扩张药

目前认为，细胞内环磷酸腺苷（cAMP）/环磷酸鸟苷（cGMP）的值升高，支气管平滑肌则松弛，肥大细胞膜稳定性增加，过敏介质释放相应就减少，有利于哮喘的缓解（图6-3）；反之，作用则相反。本类药物中有的药物可激活腺苷酸环化酶（AC），使cAMP增多，如β受体激动剂。有的药物可抑制鸟苷酸环化酶（GC），使cGMP生成减少，如M受体阻断剂。有的药物能抑制磷酸二酯酶（PDE），使cAMP分解减少，如茶碱类药物。

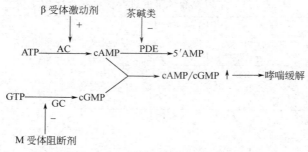

图 6-3　气管扩张药作用机制示意

ATP 为三磷酸腺苷；GTP 为三磷酸鸟苷；+表示兴奋；-表示抑制

1. β受体激动药

根据此类药物对 β 受体的选择性强弱，又可分选择性 β 受体激动药和非选择性 β 受体激动药。

（1）选择性 β 受体激动药　人的气管和支气管中 β 肾上腺素受体主要是 β_2 受体。β_2 受体广泛分布于气管和支气管不同的效应细胞上，调节呼吸道多方面的功能（如该受体兴奋时可产生扩张支气管、促进纤毛的运动、加速黏液运送、抑制过敏介质的释放等作用）。选择性 β 受体激动药的主要作用机制在于特异性地兴奋支气管上的平滑肌 β_2 受体，激活 AC，使细胞内 cAMP 合成增加，进而引起平滑肌松弛，使支气管口径扩大；同时亦能抑制炎性介质的释放，减少渗出，促进黏液清除，从而发挥平喘作用。本类药物对呼吸道的选择性高，疗效确切而不良反应少，是目前控制哮喘症状的首选药。常用的选择性 β 受体激动药作用特点比较见表 6-5。

表 6-5　常用的选择性 β 受体激动药作用特点比较

药　　物	作 用 特 点	给 药 途 径	临 床 应 用	不 良 反 应
沙丁胺醇 （Salbutamol）	强、快、久	吸入、口服	用于支气管哮喘、慢性哮喘症状控制及预防发作	过量可致心悸、肌震颤，偶有偏头痛
克仑特罗 （Clenbuterol）	强，还能促进痰液排出	吸入、口服、直肠给药	主要用于支气管哮喘、喘息型支气管炎和某些肺气肿哮喘	偶有心悸、口干、头晕等现象
特布他林 （Terbutaline）	心脏兴奋小	口服、皮下、注射	主要用于支气管哮喘、喘息性支气管炎、肺气肿、慢性支气管炎	少数患者可有头痛、手颤、心悸、胃肠道反应等
福莫特罗 （Formoterol）	有明显抗炎作用	口服	用于慢性哮喘症状控制与慢性阻塞性肺病的维持治疗及预防发作	心动过速、期前收缩、面部潮红、胸部压迫感。偶有口渴、头昏、疲劳等反应
沙美特罗 （Salmeterol）	作用较福莫特罗慢，持续时间长	吸入	长期常规治疗哮喘的可逆性呼吸道阻塞和慢性支气管炎	潜在的低血钾，反常的支气管痉挛。偶有震颤、心痛，个别出现心悸

（2）非选择性 β 受体激动药　此类药物兴奋支气管平滑肌 β_2 受体，同时也兴奋心脏 β_1 受体，而导致一系列不良反应（如心悸、增加心肌耗氧量、心绞痛、诱发心律失常等），且大多数不能口服，常采用吸入给药，作用又不持久，长期反复应用还可产生耐受性，由于诸多缺点，故近年来已被取代或少用了。此类药物主要有肾上腺素、异丙肾上腺素、麻黄碱等。

2. 茶碱类

茶碱类（theophyllines）为甲基黄嘌呤类的衍生物，茶碱能松弛支气管平滑肌，对痉挛状态作用更明显。其通过以下机制引起支气管平滑肌舒张：

① 阻断腺苷受体，可预防腺苷对哮喘患者呼吸道平滑肌的收缩作用；

② 抑制过敏介质释放和降低支气管平滑肌细胞的钙离子转运；

③ 抑制细胞内磷酸二酯酶，增加支气管平滑肌细胞内 cAMP 水平而舒张支气管。

茶碱类还有强心、利尿及中枢兴奋作用。其水溶性小，口服吸收差，个体差异大，安全范围小，且胃肠道刺激性大，故已少用，现多采用其水溶性衍生物。常用茶碱类平喘药作用特点比较见表 6-6。

表 6-6　常用茶碱类平喘药作用特点比较

药　　物	给药途径	临床应用	作用特点	不良反应
氨茶碱 （Aminophylline）	滴注、口服	用于各种哮喘、急性心功能不全	胃肠刺激大，儿童对其敏感性较成人高	胃肠道反应、不安、失眠，大剂量可致心悸、心律失常
二羟丙茶碱 （Diprophylline）	口服	用于伴有心动过速者和不宜使用氨茶碱者	胃肠刺激小，适用于不能耐受氨茶碱的病人	偶有口干、多尿等，剂量过大可致中枢兴奋
胆茶碱 （Choline Theophylline）	口服	主要用于支气管哮喘、心绞痛、心脏性水肿	胃肠刺激小	胃肠道反应、不安、失眠，大剂量可致心悸、心律失常，但较轻
多索茶碱 （Doxofylline）	口服	同氨茶碱	无腺苷受体阻断作用、对心血管、中枢作用弱，还有一定镇咳作用	中枢兴奋几乎没有，胃肠道刺激小

3. 抗胆碱药

各种诱因所致胆碱受体兴奋时，可使支气管平滑肌细胞内 cGMP 含量增高，导致支气管痉挛及腺体分泌增多，加重哮喘发作。此类药物通过选择性阻断支气管平滑肌的 M_1 胆碱受体，抑制支气管的痉挛作用和阻断腺体分泌作用而发挥平喘作用。此类药物主要有异丙托溴铵、噻托溴铵。

异丙阿托品能选择性阻断支气管平滑肌的 M_1 胆碱受体，发挥平喘作用。临床主要用于支气管哮喘和喘息性支气管炎。采用吸入给药而在局部发挥平喘作用，作用快而久，且无明显的全身性不良反应。

（二）抗炎抗过敏平喘药

1. 糖皮质激素类药物

糖皮质激素具有强大的抗哮喘作用，是目前治疗哮喘最有效的抗炎药物，该类药平喘机制主要与其抗炎、抗过敏作用相关，临床主要用于顽固性哮喘或哮喘的持续状态，可迅速缓解症状。但由于全身用糖皮质激素，作用广泛（具体药理作用见糖皮质激素），相应易引起一系列严重的不良反应。近年来采用吸入局部用药的方式，既发挥强大的局部抗炎作用，又减轻了全身不良反应。常用糖皮质激素类平喘药作用特点比较见表 6-7。

表 6-7　常用糖皮质激素类平喘药作用特点比较

药　　物	作用特点	不良反应
丙酸倍氯米松 （Clobetasol Propionate）	抗炎作用强，在气道发挥平喘作用，在肺部迅速灭活，但须预先给药	几乎没有副作用，长期用可引起鹅口疮与声音嘶哑
曲安西龙 （Triamcinolone）	抗炎作用强，有水钠潴留，但轻，能口服吸收	头痛、失眠等，长期或大剂量时可引起全身不良反应
倍他米松 （Betamethasone）	抗炎作用强，有水钠潴留，但轻，作用维持时间长	长期或大剂量时可引起全身不良反应
布地奈德 （Budesonide）	主要用于支气管哮喘等慢性可逆性气道阻塞性疾病	咽喉不适、声嘶等局部刺激症状
丙酸氟替卡松 （Fluticasone Propionate）	与糖皮质激素受体的亲和力较高，局部抗炎作用较强	可能引起集体感染、反常性的支气管痉挛伴哮喘加重

2. 抗过敏平喘药

抗过敏平喘药主要通过抗过敏或兼有轻度抗炎作用发挥平喘效果，对发作的哮喘没有效果，主要用于预防哮喘发作。根据主要作用机制可分为过敏介质阻释药和抗白三烯药。

（1）过敏介质阻释药　本类药物主要通过阻止靶细胞释放过敏介质发挥平喘作用。常用药物有肥大细胞稳定药色甘酸钠和 H_1 受体阻断药酮替芬等。常用的过敏介质阻释药比较见表 6-8。

表 6-8　常用过敏介质阻释药比较

药　物	作 用 特 点	应　用	不 良 反 应
色甘酸钠（Sodium Cromoglycate）	须预防给药，发作后没效果，用于对抗原已明确的青少年病人，口服无效	预防哮喘发作，运动引起的速发型、迟发型哮喘	较少，少数病人有咽痛、气管刺激症状
曲尼司特（Tranilast）	须预防给药，发作后没效果	用于支气管哮喘、过敏性鼻炎及过敏性皮炎	为胃肠道反应，如恶心、腹痛、胃部不适
奈多罗米钠（Nedocramil Sodium）	抗炎作用强，以吸入方式给药	用于支气管扩张药疗效不显著者	轻微，有少数病人有异常味觉，偶有恶心、呕吐、头痛等
酮替芬（Ketotifen）	有抗炎作用，还有阻断 H_1 受体作用，还能增加 P 受体的数量并促进其功能。口服给药	用于各型哮喘，对儿童疗效好	少数病人可见镇静、疲倦、口干等不良反应

（2）抗白三烯药　半胱氨酸白三烯是哮喘发病中的重要炎性介质，可与支气管平滑肌上的白三烯受体相结合，促进支气管黏液的分泌，降低支气管纤毛功能，引起气道炎症。目前较为常用的抗白三烯药有白三烯受体拮抗药扎鲁司特（Zafirlukast）、孟鲁司特（Montelukast）；以及 5-脂氧酶抑制剂齐留通（Zileuton）抑制花生四烯酸转化为白三烯，用于哮喘的维持治疗。

本章知识图谱

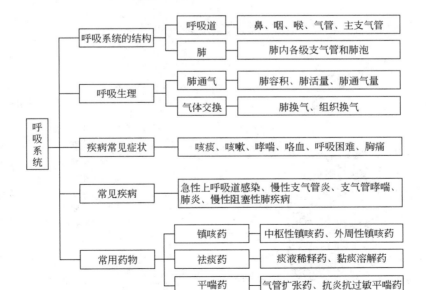

（戴　敏　许　钒　施晓艳）

第七章

消化系统

 通过学习消化系统的结构组成和生理功能等相关知识,对急慢性胃炎、消化性溃疡、肝硬化等常见疾病及临床表现有一定认识,能够合理选择使用助消化药、抗消化性溃疡药、胃肠运动调节药、止吐药、泻药,并对药物的药理作用特点及不良反应有所了解。

消化系统包括消化管和消化腺。它的主要生理功能是对食物进行消化和吸收,消化是指食物在体内被分解成为结构简单、可被吸收的小分子物质的过程,食物消化后的小分子物质通过消化道黏膜进入血液和淋巴的过程称为吸收。

消化方式有两种:一种是机械性消化,通过消化管肌肉运动磨碎食物,充分混合食物与消化液,推送食物至消化管远端;另一种是化学性消化,通过消化腺分泌的消化液来完成。

消化系统是一个重要的系统,为机体新陈代谢提供营养物质和能量来源,其功能好坏直接影响人体健康水平和许多疾病的发生。

第一节

消化系统的结构

消化系统由消化管和消化腺两部分组成(见图7-1)。

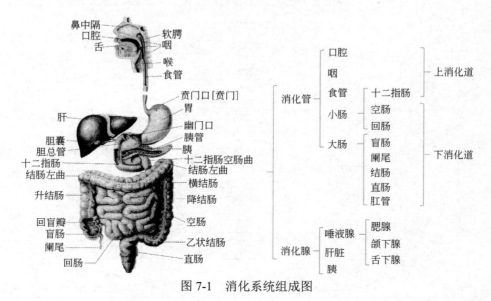

图 7-1　消化系统组成图

一、消化管

消化管是从口腔到肛门，粗细不等而弯曲的管道，全长约 9m，包括口腔、咽、食管、胃、小肠（又分为十二指肠、空肠及回肠）和大肠（包括盲肠、阑尾、结肠、直肠、肛管）等。临床上常把从口腔到十二指肠的一段称为上消化道，空肠到肛管的一段称为下消化道。

（一）口腔

口腔是消化管的起始部，具有咀嚼食物、辅助发音、感觉味觉和初步消化食物等功能。口腔与呼吸道也有密切联系。口腔中包含有牙齿、牙龈、颌骨、唇、颊、上腭、舌、口底、唾液腺和黏液腺等。

口腔的前面有上下唇，上面为上腭，下面为口底，后界止于腭舌弓，侧面为颊。当嘴闭拢的时候，上下牙齿咬拢，口腔被牙齿分隔成两部分，里面的为固有口腔，外面的称口腔前庭。在口腔前庭内上下唇内面的正中，各有一条系带，叫唇系带。在正对着上颌第二磨牙的颊部黏膜上，有小乳突样组织，是腮腺导管开口处，腮腺分泌出的唾液，就从这个导管口流入口腔。

固有口腔的前面和侧面是牙齿，上面是上腭，下面是口底。固有口腔内包括舌，口底至舌腹面有一条系带相连，称舌系带。如舌系带太短，则说话发音不清楚，需手术纠正。在舌系带根部有两个小洞孔，是颌下腺及舌下腺的开口，两个腺分泌的唾液由此排入口腔。

口腔是整个消化管的一部分，其组织结构和食管、胃、肠等有些相似，相互联系也很密切。口腔表面有黏膜，是由鳞状上皮组成，黏膜下为疏松结缔组织，内含腺体和脂肪。黏膜下结缔组织的浅层称固有层，其下方称黏膜下层，内含有神经、血管、腺体和脂肪，并有淋巴管伴随血管分布。黏膜下为肌肉组织。食物入口后，须有牙齿的咀嚼、唾液的分泌，才能将嚼碎湿润的食物吞咽。

（二）咽

咽为上宽下窄、前后略扁的漏斗形肌性管道，是消化和呼吸的共同通道。咽上起自颅底，下至第 6 颈椎下缘水平与食管相连，咽的前方与鼻腔、口腔和喉腔相邻，后方与上 6 个颈椎相邻。

咽自上而下可分为鼻咽、口咽和喉咽三部分。鼻咽（nasopharynx）位于鼻腔后方，向前借鼻后孔与鼻腔相通。在其侧壁上各有一咽鼓管咽口，空气可经此口进入中耳的鼓室。该口的后上方有一半环形隆起，称咽鼓管圆枕，在圆枕的后方有一深窝，称咽隐窝，此窝为鼻咽癌的好发部位。口咽位于口腔的后方，向前借咽峡与口腔相通，在软腭下、舌骨上，上接鼻咽，前通口腔，下接咽喉。喉咽（laryngopharynx）是咽的下段，位于喉的后方，向前借喉口与喉腔相通。喉咽下接食管。

（三）食管

食管是口腔与胃之间的一个前后略扁的肌形管道，长约 25cm，上端在平第 6 颈椎椎体下缘处，下端至第 11 胸椎左侧连于胃。食管在颈部沿脊柱的前方和气管的后方下行入胸腔，在胸部先行于气管和脊柱之间（稍偏左），继之经左主支气管之后，再沿胸主动脉右侧下行，至第 9 胸椎平面斜跨胸主动脉的前方至其左侧，然后穿过膈的食管裂孔至腹腔，续行于胃的贲门。

食管有 3 个生理性狭窄：①第 1 个狭窄，位于咽与食管相续处，距中切牙约 15cm；②第 2 个狭窄，位于食管与左主支气管交叉处，距中切牙 25cm；③第 3 个狭窄，位于食管穿过膈的食管裂孔处，距中切牙约 40cm。以上狭窄是食管异物易滞留的部位，也是肿瘤好发部位。

（四）胃

胃是消化管中最膨大的部分。食物由食管入胃，混以胃液，经初步消化后，再逐渐被输送至十二指肠。

胃的形态和大小随内容物的多少而不同，并可因年龄、性别、体型的不同而有差异。胃有两口、两壁、两缘，可分为四部。两口：入口为食管与胃相连处，称贲门，出口为胃与十二指肠相续处，称为幽门。两壁：前壁朝向前上方，后壁朝向后下方。两缘：上缘为胃小弯；下缘为胃大弯。四部：胃近贲门的部分，称贲门部；自贲门向左上方膨出的部分称胃底；胃的中间广大部分为胃体；近幽门的部分，称幽门部。幽门部中紧接幽门呈管状的部分，称幽门管；幽门管左侧稍膨大部分，称幽门窦。胃小弯和幽门部是胃溃疡的好发部位。

胃在中等充盈时大部分位于左季肋区，小部分位于腹上区。贲门位于第 11 胸椎左侧，幽门位于第 1 腰椎右侧。当胃特别充盈时，胃大弯可降至脐以下。

胃壁的组织结构由内向外可分四层结构。

① 黏膜　呈淡红色，形成许多皱襞，胃充盈时皱襞可减少甚至消失。在放大镜下黏膜表面有许多中凹，称胃小凹，是胃腺的开口处。在胃幽门处黏膜形成环形皱襞，称幽门瓣。胃黏膜上皮为单层柱状上皮，分泌黏液，保护黏膜。上皮向下凹陷形成管状胃腺，伸入由结缔组织组成的固有膜中。胃体和胃底的腺体，称胃底腺，是胃腺的主要腺体，由主细胞（胃酶细胞）、壁细胞（盐酸细胞）和颈黏液细胞组成。主细胞分布于腺体的体部和底部，分泌胃蛋白酶原。胃蛋白酶原在盐酸作用下，转变为胃蛋白酶，消化蛋白质。壁细胞分布在腺的上端，分泌盐酸。颈黏液细胞分布于腺颈部，分泌黏液。

② 黏膜下层　由疏松结缔组织组成，含血管、淋巴管和神经。

③ 肌层　胃的肌层较发达，由内斜、中环和外纵三层平滑肌组成，环形平滑肌在幽门部增厚，形成幽门括约肌。

④ 外膜（即浆膜）　由疏松结缔组织和间质组成。

（五）小肠

小肠是消化管中最长的一段，也是食物消化吸收最重要的场所。上端起于幽门，下端与盲肠相连。小肠全长 5～7m，由上而下可分为十二指肠、空肠和回肠。十二指肠是小肠起始部，约有十二横指并列长度，故得此名。位腹后壁第 1～3 腰椎高度，呈"C"字形包绕胰头，可分为上部、降部、水平部和升部。上部左侧与幽门相连接的一段肠壁薄，黏膜面光滑无环形皱襞，称十二指肠球，是十二指肠溃疡好发部位。降部的左后壁上有一纵向皱襞，其下端为十二指肠乳头，有胆总管和胰管的共同开口，胆汁和胰汁由此流入十二指肠内。空肠和回肠位于腹腔中部和下部，周围为大肠环抱。空肠上端起于十二指肠升部末端，下端连接回肠。回肠下端借回盲口与大肠的盲肠连通。空、回肠无明显界限，空肠长度占上 2/5，回肠长度占下 3/5。小肠壁由内向外也分为黏膜、黏膜下层、肌层和外膜四层结构。黏膜由单层柱状上皮、固有膜及黏膜肌层组成。黏膜表面具有许多环状皱襞和绒毛，从而增加小肠与食物的接触面积，有利于营养的吸收。绒毛由上皮和固有膜向肠腔突出而成。肠上皮被覆在绒毛表面，固有膜内的结缔组织为绒毛的轴心，内含一根贯穿绒毛全长的中央乳糜管（毛细淋巴管），其绒毛长轴平行，平滑肌收缩，使绒毛伸缩运动，有利于营养物质的吸收及输送。小肠黏膜内淋巴滤泡位于黏膜固有膜内，可分为孤立淋巴滤泡和集合淋巴滤泡。空肠有孤立淋巴滤泡，回肠则孤立和集合淋巴滤泡均有。淋巴滤泡是小肠壁内防御装置，肠伤寒时，细菌侵及回肠集合淋巴滤泡，发生淋巴滤泡增生肿胀、黏膜坏死、溃疡和肠出血或穿孔。黏膜下层由疏松结缔组织组成，内含丰富血管、淋巴管和神经丛。肌层由内环、外纵两层平滑肌组成。外膜为浆膜。

（六）大肠

大肠起自右髂窝内回肠末端，终于肛门，全长 1.5m，略呈方框形，围绕在空、回肠的周围。根据大肠位置和特点，可分为盲肠、阑尾、结肠、直肠和肛管。大肠主要功能为吸收水分、维生素和无机盐，并将食物残渣形成粪便，排出体外。

二、消化腺

（一）唾液腺

唾液腺共有三对，腮腺、颌下腺和舌下腺，它们供应水、酶及黏液，以便食物在口腔被咀嚼和分解。唾液腺中有交感神经及副交感神经分布支配分泌，同时还有感觉神经纤维。

（二）肝脏

肝是人体最大的腺体，也是最大的消化腺，重约 1250g，相当于体重的 1/50。肝呈楔形，分上、下两面，前、后两缘，左、右两叶。肝上面隆凸，与膈相贴，肝的下面凹凸不平，与许多内脏相邻。肝的上面，以镰状韧带为界，分为左右两叶，肝右叶大而厚，左叶小而扁薄。肝下面中间部分为肝门，有门静脉、肝动脉、左右肝管、淋巴管和神经等出入。

肝大部分位于右季肋区，腹腔上方，小部分可达左季肋区。正常在成年后，右肋弓下缘不应该触及肝脏，否则认为肝肿大，但在腹上区，剑突下 3～5cm 范围内触及肝下缘尚属正常。小儿由于肝体积相对较大，肝的下缘可低于右肋弓下 2～3cm。

肝表面大部分有浆膜覆盖，浆膜深面有一层纤维膜包绕。肝实质由肝小叶组成，肝小叶呈多角形棱柱体，横断面呈多边形，长约 2mm，宽约 1mm。小叶中央有一条沿长轴贯行的静脉，称中央静脉。中央静脉的管壁上有许多肝血窦的开口。肝细胞以中央静脉为中心向四周呈放射状排列，形成肝细胞板，肝细胞板由一层多边形肝细胞组成，并彼此连接成网，网内空隙含血液，称肝血窦。肝血窦是扩大的毛细血管，也连成网，窦壁由内皮细胞和星形细胞组成。在两个相邻的肝细胞之间，形成毛细胆管，在中央静脉处呈盲端，毛细胆管的胆汁汇入小叶间胆管。

门管区位于小叶之间，由结缔组织及其中所含的小叶间动脉、小叶间静脉和小叶间胆管组成。

肝血供丰富，其来源有肝门静脉和肝动脉。门静脉是肝脏的功能血管，主要汇集来自消化道的静脉，血液内含有丰富的营养物质，输入肝内供肝细胞加工和储存。门静脉入肝后经分支形成小叶间静脉，再分支输入肝血窦。肝血窦的血从小叶周边向中央流动，与肝细胞进行物质交换后流入中央静脉。肝动脉是肝的营养动脉，随肝门静脉入肝后，反复分支形成小叶间动脉，小叶间动脉的血液部分供应小叶间组织的营养，部分进入肝血窦，故血窦的血是混合性的。

肝细胞分泌的胆汁流入毛细胆管，继而汇入小叶间胆管，再经肝左、右管出肝。

（三）胰

胰呈长棱柱状，横贴在腹后壁，并与胃的后面相邻，腹部检查不易触及，约在脐上 2～3 横指，背面相当第一腰椎棘突。长约 12～30cm，厚 2～3cm，重 60～100g，分头、体、尾三部分。胰头较宽大被十二指肠环抱；胰体是胰的中间大部分，横跨下腔静脉、腹主动脉、左肾及左肾上腺前面；胰尾是左端狭细部，抵达脾门后下方。胰实质内有胰管贯通头尾，开口于十二指肠大乳头。

第二节
消化生理

一、口腔内消化

消化从口腔开始，食物在口腔停留 15～20s；食物在口腔通过咀嚼被磨碎，并与唾液混合，形成食团而被吞咽。唾液对食物有较弱的化学性消化作用。

（一）唾液

唾液为无色无味、近中性（pH 6.7～7.1）、低渗黏稠液体，相对密度为 1.002～1.012，成人每日分泌量为 1～1.5L。唾液中水分占 99%。有机物有黏蛋白、唾液淀粉酶和免疫球蛋白（IgA、IgG、IgM）等；无机物有 K^+、HCO_3^-、Na^+、Cl^- 等。其中唾液中 K^+ 浓度是血浆的 7 倍，故当唾液异常长时间丢失时，可致低血钾。

唾液的作用：①湿润食物，便于吞咽；溶解食物，产生味觉；②化学性消化作用，如唾液淀粉酶可将食物中淀粉分解为麦芽糖；③对口腔起清洁和保护作用，即具有中和有害物，杀灭细菌和病毒作用。

（二）咀嚼和吞咽

咀嚼是随意运动，由咀嚼肌按顺序收缩完成的。其作用是：①将食物切碎；②将切碎食物与唾液混合，便于吞咽；③使食物与唾液中淀粉酶等充分接触产生化学消化作用；④反射性引起胃、肠、胰、肝、胆囊等消化活动。

吞咽（deglutition）是把口腔内食团经咽和食管送入胃的过程，是由一系列高度协调的反射活动完成的。其过程分三期，即口腔期、咽期和食管期，其中除口腔期为随意动作外，其余两期均通过一系列快速反射动作完成，吞咽反射的中枢在延髓，传入神经来自软腭、咽后壁、食厌和食管，传出神经在第Ⅴ、第Ⅸ、第Ⅹ、第Ⅻ对脑神经中。当吞咽反射发生障碍时，食物易误入气管。当食管下 2/3 部的肌间神经丛受损时，食管下括约肌不能弛缓，导致食管推送食团入胃受阻，出现吞咽困难、胸骨下疼痛反流等症状，称食管失弛缓症。

二、胃内消化

胃具有暂时储存食物、消化食物和内分泌功能。食物入胃后，经胃壁肌肉运动的机械性消化和胃液中酶的化学性消化，对蛋白质初步分解，使胃内容物与胃液充分混合成半流体的食糜，并少量地缓慢通过进入十二指肠。

（一）胃液及其作用

胃液是胃腺分泌的无色透明酸性消化液，含以下几种成分。

1. 胃酸

由胃腺壁细胞分泌。其主要生理作用为：①能激活胃蛋白酶原使之变成活性的胃蛋白酶；②为胃蛋白酶的作用提供最合适 pH；③促进食物中蛋白质变性，使之易消化；④高酸度有抑菌和杀菌作用；⑤盐酸进入小肠后，引起促胰液素、缩胆囊素等激素释放，促进胰液、胆汁和小肠液的分泌；⑥酸性环境有助于钙和铁在小肠的吸收。但若胃酸分泌过少，常引起腹胀腹泻等消化不良症状；胃酸分泌过多，对胃及十二指肠黏膜有侵蚀作用，是溃疡病发生原因之一。

2. 胃蛋白酶原

除主细胞能合成和分泌胃蛋白酶原外，黏液颈细胞、贲门腺和幽门腺的黏液细胞以及十二指肠近端的腺体也能分泌胃蛋白酶原。无活性的胃蛋白酶原在胃酸或已有活性的胃蛋白酶作用下，被激活成有活性的胃蛋白酶。胃蛋白酶属内切酶，能水解食物中的蛋白质，形成脓及少量氨基酸和多肽。胃蛋白酶最适合的 pH 为 2.0～3.5，pH 升高活性就降低，当 pH>5 时活性将丧失。因此胃酸分泌不足引起消化不良时，可服用稀盐酸和胃蛋白酶。

3. 黏液及胃的屏障

由胃黏膜表面上皮细胞、黏液颈细胞、贲门腺和幽门腺共同分泌，以糖蛋白为主要成分的黏液，覆盖在胃黏膜表面形成一层厚约 500μm 的凝胶保护层，有润滑作用，能保护胃黏膜免受粗糙食物的机械性损伤作用。

（二）胃运动

胃运动的生理功能在头区（胃底和胃体前部），主要是容纳和储存食物，调节胃内压及促进胃液排空；尾区（胃体的远端和胃窦）主要是混合、研磨并加快固体食物的排空。

1. 胃运动的主要形式

（1）容受性舒张　吞咽食物时刺激咽、食管、胃壁牵张感受器，反射性引起胃底和胃体部肌肉舒张，称容受性舒张。此时胃容量可由空腹时的 50ml 增加至食后 1.5L。胃容受性舒张是由迷走反射完成的。

（2）紧张性收缩　指胃壁平滑肌常处于一定程度的持续收缩状态，这对维持胃的位置与形态及促进化学性消化具有重要生理作用。如胃紧张性收缩降低过度，可引起胃下垂或胃扩张，导致消化功能障碍。

（3）蠕动　食物入胃 5min，蠕动波就从胃中部开始，约 3 次/min，1min 左右到达幽门。胃蠕动的主要生理功能是磨碎固体食物；促进食物与胃液混合，加强化学消化；将食糜从胃体向幽门部推进并排入十二指肠。

2. 胃排空及其控制

胃内食糜进入十二指肠的过程称胃排空。食物进入胃后 5min 开始排空，排空速度与食物的理化性状和化学组成有关。一般稀、流体食物比稠、团块食物快；在三种营养食物中，糖类最快，蛋白质次之，脂肪最慢。混合食物，胃完全排空需 4～6h。

胃排空是间断进行的，它受胃内和十二指肠内因素控制。

（1）胃内因素　胃运动是产生胃内压的根源，也是促进胃排空的动力，故一般认为胃内因素可促进胃排空。

（2）十二指肠内因素　十二指肠内因素对胃排空起抑制作用。食糜的充胀作用以及酸、脂肪、渗透压刺激十二指肠壁上的机械和化学感受器，反射性地抑制胃运动，延缓胃排空。这种反射称肠-胃反射，其传出冲动可通过迷走神经、壁内神经，甚至可能有交感神经等几条途径到达胃。

在上述胃内因素促使排空和十二指肠因素抑制排空双重控制下，使胃内容物的排空较好地适应十二指肠内消化和吸收的速度。

3. 呕吐

呕吐是通过一系列复杂的反射活动，把胃肠的内容物从口腔排出的过程。呕吐前常出现恶心、呼吸急促和心跳加快等症状。呕吐时，胃和食管下端舒张，膈和腹直肌强烈收缩，挤压胃体，使胃内容物通过食管经口吐出。由于呕吐时胃舒张而十二指肠收缩，十二指肠内容物可倒流入胃，故呕吐物中常混有胆汁及小肠液。

胃肠道炎症、肾绞痛、胆绞痛、视觉和内耳前庭器官的感受器受刺激等，均可导致胃肠道等处感受器兴奋，感觉冲动经迷走神经和交感神经传入延髓呕吐中枢，传出冲动沿迷走神经、交感神经、膈神经和脊神经传到胃、小肠、膈肌和腹壁肌肉引起呕吐。颅内压升高（如颅脑损伤、脑膜炎、脑肿瘤时）可直接刺激呕吐中枢。

在第四脑室两侧，分别存在一个化学感受器触发区，该区与呕吐中枢存在神经联系。有些中枢催吐剂（如阿扑吗啡）能直接刺激化学感受器触发区引起呕吐。

呕吐是一种具有保护意义的防御反射，它可将胃内有害物质排出。临床对食物中毒患者，可用催吐剂帮助排出毒物。但剧烈频繁呕吐会致体内水、电解质和酸碱平衡失调。

三、小肠内消化

小肠内消化是整个消化过程中最重要的阶段。食糜在小肠一般停留 3～8h，食糜在小肠受胰液、胆汁和小肠液的化学消化和小肠运动的机械消化后，变成小分子物质而被小肠吸收，未被消化的食物残渣则进入大肠。

（一）小肠内的消化液

1. 胰液及其作用

胰液（pancreatic juice）由胰腺外分泌部（主要由腺泡细胞和导管细胞组成）分泌，为无色、透明、无味的碱性液体，pH 7.8～8.4，渗透压与血浆相等。胰液由无机成分和有机成分组成。

（1）胰液的无机成分和作用　胰液的无机成分中，水占 97.6%。主要负离子为 HCO_3^- 和 Cl^-。

　　HCO_3^-的主要作用为：①中和进入十二指肠的胃酸，使肠黏膜免受胃酸侵蚀，若此功能降低，则易导致十二指肠溃疡；②为小肠内各种消化酶的活动提供最适合 pH。胰腺的主要正离子是 Na^+ 和 K^+，它们在胰液中的浓度比较稳定，不随分泌速率而改变，与血浆中的浓度相近。

　　（2）胰液的有机成分和作用　主要是由胰腺泡细胞分泌的多种消化酶：胰淀粉酶、胰脂肪酶、蛋白水解酶（主要是胰蛋白酶）。正常胰液中除以上几种主要消化酶外，还有羟基肽酶、弹性蛋白酶等蛋白分解酶，以及核糖核酸酶、脱氧核糖核酸酶等。

　　由于胰液中含有水解三大类主要营养物的消化酶，故胰液是所有消化液中消化食物最全面、消化力最强的一种。临床上，若胰液分泌障碍，即使其他消化腺分泌正常，也会影响脂肪和蛋白质的消化和吸收以及脂溶性维生素 A、维生素 D、维生素 E 和维生素 K 的吸收，但糖的消化和吸收一般不受影响。如胰导管梗阻或胰腺腺泡受损伤，胰液从腺泡和导管壁逸出，进入胰腺间质，胰蛋白酶原被组织液激活，胰腺可自身消化，引起急性胰腺炎；此时胰液淀粉酶也大量入血，并从尿中排出，故测定血、尿中胰淀粉酶含量可有助于该病的诊断。

　　除胰液外，胰腺还分泌一种重要的内分泌激素即胰岛素，是调节碳水化合物代谢的主要物质。糖尿病的病因，就与胰岛素产生不足有关。

2. 胆汁及其作用

　　胆汁由肝细胞持续分泌，称肝胆汁，在非消化期间流入胆囊储存。消化期间，胆汁由肝细胞或由胆囊中大量排至十二指肠。由胆囊排出的胆汁称胆囊胆汁。胆汁味苦且金黄色或黄绿色，胆汁中无机物为 Na^+、HCO_3^-、Cl^- 和 K^+等，有机物主要是胆盐、胆色素、胆固醇和卵磷脂，不含消化酶。胆盐与消化功能有关，它是结合胆汁酸形成的钠盐。胆色素是血红蛋白分解产物，包括胆色素和它的氧化物胆绿素。血液中胆色素过多可出现黄疸。胆固醇是肝脏脂肪代谢产物，是胆汁酸的前身。在胆汁中胆盐、卵磷脂和胆固醇保持适当比例，卵磷脂是胆固醇的有效溶剂，故胆固醇呈溶解状态。当胆固醇过多或卵磷脂减少时，胆固醇可沉积而形成结石。胆盐对脂肪的消化和吸收具有重要意义，若缺乏胆盐，将影响脂肪的消化和吸收，甚至引起脂肪性腹泻，且可影响钙和脂溶性维生素的吸收。

3. 小肠液的分泌

　　小肠液为一种弱碱性液体，pH 7.6，其分泌量大，变动范围也大，成人每天的分泌量为 1～3L。小肠液除水分外，无机成分有 Na^+、K^+、Ca^{2+}、Cl^- 等；有机成分有黏蛋白、IgG 和肠致活酶等。

　　小肠液的主要作用如下。

　　① 保护作用　如十二指肠分泌的碱性黏稠黏液可起润滑作用，并保护十二指肠黏膜免受胃酸侵蚀；小肠上皮分泌的 IgA 可使小肠免受有害抗原物质的侵害；溶菌酶（肠腺内 paneth 细胞分泌）可溶解肠壁内细菌。

　　② 消化作用　十二指肠腺受到促胰液素作用时，可分泌富含 HCO_3^-的分泌液，HCO_3^-与肝胆汁等可中和十二指肠内的胃酸并造成弱碱环境，为小肠内多种消化酶提供适宜的 pH 环境。同时肠上皮含的肽酶、脂肪酶、蔗糖酶、麦芽糖酶、异麦芽糖酶、乳糖酶等分别对多肽、脂肪、碳水化合物起化学性消化作用。

　　③ 稀释作用　大量小肠液可稀释肠内消化产物，使渗透压降低，有利于消化产物的消化和吸收。

（二）小肠运动

小肠运动的作用在于使食糜和消化液充分混合，并逐渐将食糜向下推送。运动的方式主要有：①蠕动，是由上向下的肠肌收缩动作；②摆动，是肠段伸长与缩短的节律性动作；③分节运动，是肠段各处发生局部的收缩，把食糜分成许多节，如此重复在不同地点发生，使食糜搅和并与肠黏膜充分接触，有助于消化和吸收。

四、大肠的功能

1. 大肠液的分泌

大肠黏膜分泌少量黏稠性（pH 8.3～8.4）大肠液，其主要成分为黏液、碳酸氢盐。大肠液的主要作用是保护肠黏膜和润滑粪便。

2. 大肠运动和排便反射

食物残渣在结肠内运动得很慢，对刺激反应也迟缓，此特点有利于粪便在大肠暂时储存。大肠运动形式基本与小肠相似，除蠕动外，还有分节推进运动（即一个结肠袋或一段结肠收缩，其内容物被移至下一段肠的运动）和袋状往返运动（即由环行肌无规律收缩，使结肠黏膜折叠成袋，并使袋内容物向两个方向做短距离运动，但不向前推进），使肠内容物得以充分混合。此外大肠还有一种进行很快且前进很远的蠕动，称集团蠕动。蠕动常始于横结肠，将一部分大肠内容物推送至降结肠或乙状结肠。集团蠕动常见于进食后（如早餐后60min），其作用是将结肠内容物迅速向肛门端推进，当推至直肠时便产生便意。

食物残渣在大肠的停留时间可达10h以上，其中大部分水分被大肠黏膜吸收，经大肠内细菌发酵与腐败，最后形成粪便。粪便除食物残渣外，还有脱落肠上皮、粪胆色素、细菌和一些盐类。

当粪便进入直肠，即可刺激直肠壁内机械感受器，冲动经盆神经和腹下神经传至脊髓腰骶段初级排便中枢，同时上传到大脑皮质，引起便意和排便反射。此时，传出冲动经盆神经使降结肠、乙状结肠和直肠收缩，肛门内括约肌舒张；同时阴部神经冲动减少，肛门外括约肌舒张，使粪便排出体外。在排便时腹肌和膈肌也发生收缩，腹内压增加，促进粪便排出。

大肠内有许多细菌，来自空气和食物，经口腔、胃、小肠至大肠，由于肠道pH适宜细菌繁殖，细菌可在肠内大量繁殖。细菌种类很多，主要有大肠杆菌、葡萄球菌等，称肠道常居菌种。细菌产生的酶能分解食物残渣。一般细菌对糖和脂肪的分解称为发酵，对蛋白质的分解称为腐败。细菌还能利用食物残渣合成维生素B复合物和维生素K，它们经肠壁吸收后被人体利用。长期应用抗生素可导致肠内菌群紊乱和维生素缺乏。

第三节

消化系统疾病常见症状

一、恶心与呕吐

恶心和呕吐是临床常见症状之一。恶心常是呕吐的前驱感觉，但亦可单独出现，主要表现为心窝部的特殊不适感，常伴有头晕、流涎、脉缓、血压降低等症状。呕吐是指胃内容物或一部分小肠内容物，通过食管逆流出口腔的一种复杂的反射动作。呕出物最初为胃内容物，如持续不止，可将胆汁和肠液吐出。呕吐可将有害物质从胃排出，从而起保护作用，但持久而剧烈的呕吐，可引起失水、电解质紊乱、代谢性碱中毒及营养不良。

临床上发生恶心、呕吐的原因很多，常见有以下几种。

① 腹腔内脏炎症性疾病，如急性胃肠炎、胆囊炎、阑尾炎、胰腺炎、肝炎、腹膜炎、女性盆腔器官炎等。

② 消化道阻塞，特别是完全性或高位梗阻，如食管癌、幽门梗阻。

③ 药物刺激或食物中毒，如依米丁有中枢性催吐作用，强碱强酸中毒与食物中毒常伴有强烈恶心、呕吐。

④ 引起颅内压增高的疾病，如脑震荡、脑肿瘤、脑出血、脑炎或脑膜炎等，这种呕吐常无恶心，呈喷射性突然发生。

⑤ 胃神经官能症，可发生经久不愈的餐后呕吐，严重者可营养不良、全身衰弱。

⑥ 早期妊娠、咽喉部发炎或受刺激、晕车晕船也可发生恶心、呕吐。

呕吐中枢位于延髓，受刺激时可引起呕吐，呕吐由一系列复杂而协调的反射动作组成，首先是幽门收缩与关闭，胃逆蠕动，胃底充盈，继而贲门开放，同时腹肌收缩、膈肌下降、腹内压增高，使胃内容物通过食管、咽部而排出口外。若胃逆蠕动较弱或贲门不开，胃内容物无从排出，而有欲吐的感觉，则称恶心。

二、腹痛

腹痛是临床常见症状，可表现为急性或慢性，其病因复杂，多数为器质性，也可为功能性，常由腹腔内器官病变引起，也可为腹腔外器官（如循环、呼吸、泌尿生殖、神经等系统器官）病变所致。因此在诊断时要全面考虑，仔细分析病史和各项检查结果，在诊断未明确前，不可随意使用麻醉剂、镇痛剂或导泻药物，以免病情被掩盖，延误诊断甚至促使病情恶化。

腹痛是腹部经受各种病变刺激的一种反应。引起腹痛的病理基础有：①空腹器官（如胃、肠、胆管）平滑肌强烈收缩或腹腔内压力增高，使其膨胀或伸长，或因病变黏膜对刺激敏感性增高；②实质性器官（肝、脾）突然肿大，使包膜受牵张刺激；③腹腔器官的炎症波及腹膜，使腹膜受刺激；④器官的狭窄、结石、扭转、穿孔或破裂；⑤器官血管痉挛或阻塞，导致局部缺血等。

腹部的神经分布有脊神经和内脏神经。前者分布在腹壁及腹膜壁层，来自胸5、6及腰1、2脊髓段，对刺激反应敏锐、传导快，能较正确地指示病变部位，是一种锐痛感觉。后者（主要是交感神经和迷走神经）分布于腹腔内的器官及腹膜，对刺激反应及定位作用不如脊神经敏感，多为钝痛，疼痛时可伴有焦急不安等感觉。

腹痛病因很多，临床分急性和慢性两大类。

1. 急性腹痛

起病急、病情重、变化快是其临床特点。常见于：①腹腔器官急性炎症，如急性胃炎、急性胆囊炎、急性胰腺炎、急性阑尾炎；②胃、肠穿孔；③空肠器官梗阻或扩散，如肠梗阻、胆道蛔虫病、胆结石、泌尿道结石；④内脏器官扭转或破裂，如腹腔内有蒂器官（卵巢、胆囊、肠系膜、大网膜）急性扭转；急性内脏破裂，如异位妊娠破裂、脾破裂；⑤腹腔内血管梗阻，如肠系膜动脉栓塞、脾栓塞等；⑥腹腔外器官病变，如心绞痛、心肌梗死的疼痛向腹部放射。

2. 慢性腹痛

起病缓慢、病情长，或于急性起病后转变为迁延性。常见于：①慢性胃炎，表现为上腹痛无规律性；②慢性肝炎及慢性胆道系统感染；③胰腺炎等；④慢性盆腔炎、输卵管炎多表现为下腹痛；⑤胃、十二指肠溃疡；⑥腹腔器官肿瘤，如胃癌、肝癌、胰腺癌、肠癌等；⑦肠寄生虫病。

三、腹泻

腹泻是指排便次数增多（如超过 3 次/天），排便量增加（超过 200g/天），粪便稀薄（如含水量超过 85%）。腹泻病史短于 3 周者为急性腹泻，超过 3 周为慢性腹泻，如仅有排便次数增多而粪便成形者称假性腹泻。

腹泻的机制主要是肠管运动亢进和分泌功能旺盛，以及消化与吸收功能障碍，使肠内容物迅速通过肠管，水分和营养物质不能充分吸收，粪便稀薄，便次频繁。

急性腹泻见于食物中毒（细菌性如沙门菌等，非细菌性如食毒蕈、河豚等），急性传染病（如菌痢、肠道病毒感染、霍乱、副霍乱、急性血吸虫病等），肠变态反应性疾病（如进食鱼、虾、乳类过敏原），药物与化学毒物（如硫酸镁、利血平及砷、磷等）以及饮食不当（进食过多生冷食物或油腻食物）。

慢性腹泻见于肠道感染性疾病（如慢性菌痢、肠结核、慢性阿米巴病等），肠道非特异性炎症（如非特异性溃疡性结肠炎、局限性肠炎），胃慢性疾病（如慢性萎缩性胃炎），胰腺和肝疾病（如慢性胰腺炎、胆囊炎、胆石症、阻塞性黄疸、肝硬化等）及其他原因（如甲亢、结肠过敏等）。

四、便秘

便秘是指肠内容物在肠内运行迟缓，排便次数减少，粪质坚硬，排便困难，超过 2 天无粪便排出者。便秘时由于直肠经常受粪块刺激，病人可有局部膨胀或下坠感，敏感者可有阵发性腹痛、恶心、头痛、眩晕、耳鸣等症状。由于正常人排便习惯不同，排便 2～3 次/天或排便 1 次/（2～3）天者，均属正常。因此便秘的排便次数是与平时习惯相比较而言。

便秘分结肠便秘和直肠便秘两种，结肠便秘主要是由于食物残渣在结肠运进过缓而致不能及时到达直肠。直肠便秘是指食物残渣在结肠的运行无阻，而仅在直肠滞留过久。

五、呕血与黑便

呕血与黑便是上消化道出血的特征性表现，为上消化道出血即食管、胃、十二指肠、胆道系统、胰腺疾病所致。出血部位在幽门以上者常伴有呕血。若出血量较少、速度慢亦可无呕血。上消化道大量出血之后，均有黑便。反之，幽门以下出血如出血量大、速度快，可因血反流入胃腔引起恶心、呕吐而表现为呕血。

呕血多为棕褐色呈咖啡样，如出血量大，未经胃酸充分混合即呕出，则为鲜红或有血块。黑便呈柏油样，黏稠而发亮，若出血量大，血液在肠内推进快，黑便可呈暗红甚至鲜红色。

六、黄疸

黄疸是指血液中胆红素浓度增高，引起巩膜、黏膜、皮肤以及其他组织发生黄染的现象。正常人血总胆红素在 5.13～17.1μmol/L（0.3～1.0mg/dl）之间，如超过 34.2μmol/L（2.07mg/dl）时，临床即可出现肉眼可见的黄疸。如血胆红素超出正常，但尚未出现肉眼可见的黄疸时，称稳性或亚临床黄疸。

临床常见的有溶血性、肝细胞性、胆汁淤积性、先天性非溶血性等。

（一）溶血性黄疸

1. 发病机制

（1）红细胞破坏增多　见于先天性或与遗传有关的溶血性疾病，如地中海贫血、葡萄糖-6-磷酸脱氢酶缺乏症；后天性免疫溶血性疾病，如系统性红斑狼疮（SLE）、淋巴瘤；其他溶血性疾病，如异型输血、败血症、蛇毒等。由于上述疾病致红细胞破坏增多，间接胆红素也随之增多，超过肝细胞正常处理能力，导致血中间接胆红素潴留而致黄疸。

（2）肝功能减退　大量红细胞破坏所致的贫血、缺氧和红细胞破坏的毒性作用，可减弱正常肝细胞的胆红素代谢功能，加重黄疸的形成。

2. 临床表现

急性溶血时常表现有寒战、高热、肌肉酸痛、头痛、恶心、乏力等症状，并伴有血红蛋白尿，尿呈酱油色。严重者可出现休克和急性肾功能衰竭。慢性溶血常无明显症状或仅有轻度或间歇性黄疸，脾肿大常见，常伴有不同程度贫血。

（二）肝细胞性黄疸

1. 发病机制

① 受损肝细胞不能将间接胆红素完全转变为直接胆红素，使间接胆红素潴留于血液中。

② 未受损肝细胞虽然能将部分间接胆红素转变为直接胆红素，但这些胆红素仍可经坏死肝细胞区之血窦间隙反流入血，或可因肝细胞肿胀及炎症等因素压迫肝内胆管系统，使胆红素排泄困难，导致血中直接胆红素潴留。

故肝细胞性黄疸时，间接和直接胆红素均可增高。

2. 临床表现

不同病因临床表现不一，如急性病毒性肝炎引起者，多有疲倦、乏力、食欲减退、厌油、恶心、肝区疼痛、肝肿大伴压痛等症状；肝硬化患者则多有消瘦，常见蜘蛛痣，肝缩小但无压痛，晚期有腹壁静脉曲张、脾肿大、腹水等门脉高压体征。严重肝病时，可有出血倾向，甚至昏迷。

（三）胆汁淤积性黄疸

胆汁淤积性黄疸的临床特征分为两个方面，分为肝内胆汁淤积和肝外胆汁淤积。一般情况下，如果是肝内胆汁淤积性黄疸，病人会出现全身皮肤、黏膜以及巩膜黄染，及尿黄的临床表现。如果是肝外胆汁淤积性黄疸，因为多是由于胆囊或胆管结石以及胆系的恶性肿瘤或胰头癌等原因导致的。因此，除上述症状外，还会导致肝区或上腹部疼痛，黄疸进行性加重，伴消瘦，出现皮肤瘙痒以及灰白便等典型的梗阻性黄疸症状。

（四）先天性非溶血性黄疸

先天性非溶血性黄疸属于常染色体的一种显性遗传病，有一部分患者会有疲倦、肝区不适以及消化不良的临床表现，除了偶见显性黄疸之外，通常没有其他异常的体征，并且肝脾常常不肿大。

第四节
消化系统疾病

一、急性胃炎

急性胃炎是指胃黏膜的急性、弥漫性炎症，病程一般较短，是可逆性的病变。

（一）病因与发病机制

（1）感染因素　进食被细菌或其他毒素污染的食物。常见的致病细菌有沙门菌属、副溶血弧菌（嗜盐菌）、幽门螺杆菌，以及某些流感病毒和肠道病毒等。毒素中以金黄色葡萄球菌毒素最为常见。沙门菌属常在肉及蛋中生长。副溶血弧菌主要存在蟹、鱼、螺、海蜇等海产品咸菜中，天热久置的饭菜以及奶、肉食适宜于葡萄球菌繁殖及肠毒素的产生。

（2）理化因素　物理因素如进食过热、过冷粗糙的食物，X射线照射等。化学因素如烈酒、咖啡、浓茶、香料及某些药品均可损伤胃黏膜，引起炎症性改变。

（3）其他　暴饮暴食、过度疲劳、受凉等使机体抵抗力下降或胃黏膜屏障遭受破坏，易于受以上因素侵袭而发病。

（二）临床表现

主要表现为上腹痛、胀满、恶心、呕吐和食欲不振等。重症时有呕血、黑便、脱水、酸中毒或休克等表现。

（三）治疗

去除病因，积极治疗原发性疾病和创伤，纠正其引起的病理生理紊乱。常用抑制胃酸分泌药物如 H_2 受体阻断剂及质子泵抑制剂（PPI）以及胃黏膜保护药修复胃黏膜及止血。

二、慢性胃炎

慢性胃炎系指不同病因引起的各种慢性胃黏膜炎性病变，是一种常见病，其发病率在各种胃病中居首位。

（一）病因与发病机制

慢性胃炎的病因和发病机理尚未完全阐明，可能与下列因素有关。

1. 幽门螺杆菌感染

1983 年 Warren 和 Marshall 发现慢性胃炎患者在胃窦黏液层接近上皮细胞表面有大量幽门螺杆菌（Hp）存在，其阳性率高达 50%～80%，有报道此菌并不见于正常胃黏膜。Hp 经口进入胃内，部分可被胃酸杀灭，部分则附着在胃窦黏液层，依靠其鞭毛穿过黏液层，定居于黏液层与胃窦黏膜上皮细胞表面。一方面避免胃酸的杀菌作用，另一方面难以被机体免疫机能清除。Hp 产生的尿素酶可分解尿素，产生的氨可中和反渗入黏液内的胃酸，形成有利于 Hp 定居和繁殖的局部微环境，使感染慢性化。

2. 急性胃炎的遗患

急性胃炎后，胃黏膜病变持久不愈或反复发作，均可形成慢性胃炎。

3. 刺激性食物和药物

长期服用对胃黏膜有强烈刺激的饮食及药物，如浓茶、烈酒、辛辣或水杨酸盐类药物，或食时不充分咀嚼，粗糙食物反复损伤胃黏膜，或过度吸烟，烟草酸直接作用于胃黏膜所致。

4. 十二指肠液的反流

研究发现慢性胃炎患者因幽门括约肌功能失调，常引起胆汁反流，可能是一个重要的致病因素。胰液中的磷脂与胆汁和胰消化酶一起，能溶解黏液，并破坏胃黏膜屏障，促使 H^+ 及胃蛋白酶反弥散入黏膜，进一步引起损伤。

5. 免疫因素

免疫功能的改变在慢性胃炎的发病上已普遍受到重视，萎缩性胃炎，特别是胃体胃炎患者的血液、胃液或在萎缩黏膜内可找到壁细胞抗体；胃萎缩伴恶性贫血患者血液中发现有内因子抗体，说明自身免疫反应可能是某些慢性胃炎的有关病因。

（二）临床表现

多数病人无明显症状，即便有症状也多属于非特异性症状。主要表现为上腹部不适、嗳气、腹胀、反酸、恶心、呕吐、食欲不振等。由幽门括约肌功能不全引起十二指肠液反流引起的慢性胃炎有烧灼感。幽门螺杆菌引起的慢性胃炎症状不明显。严重的慢性胃炎可以出现胃区明显疼痛，出血可引起黑便或者柏油便。长期的严重慢性胃炎可以引起体质消瘦、贫血等症状。

（三）治疗

大部分浅表性胃炎可逆转，少部分可转为萎缩性胃炎。萎缩性胃炎随年龄增长逐渐加重，但轻症亦可逆转。因此，对慢性胃炎治疗应及早从浅表性胃炎开始，对萎缩性胃炎也应坚持治疗。

1. 消除病因

去除各种可能致病的因素，如避免进食对胃黏膜有强刺激的饮食及药品，戒烟忌酒。注意饮食卫生，防止暴饮暴食。积极治疗口、鼻、咽部的慢性疾患。加强锻炼，提高身体素质。

2. 药物治疗

疼痛发作时可用阿托品、普鲁本辛、颠茄合剂等。胃酸增高如疣状胃炎可用甲氰咪胍、雷尼替丁、氢氧化铝胺等。胃酸缺乏或无酸者可给予 1%稀盐酸或胃蛋白酶合剂，伴有消化不良者可加用胰酶片、多酶片等助消化药。Hp 相关胃炎：应用抗生素联合 PPI 抑制胃酸后才能发挥作用。常用的联合方案有 1 种 PPI+2 种抗生素或 1 种铋制剂+2 种抗生素疗程，7～12天。胆汁反流明显者可用胃复安和吗丁啉以增强胃窦部蠕动，减少胆汁反流。消胆胺、硫糖铝可与胆汁酸结合、减轻症状。缺铁性贫血患者可口服硫酸亚铁或肌注右旋糖酐铁。

3. 手术治疗

慢性萎缩性胃炎伴重度异型增生在目前多认为系癌前病变，有人主张应考虑手术治疗。

三、消化性溃疡

消化性溃疡是指在某种情况下，胃肠黏膜由于胃酸和胃蛋白酶的消化作用（自身消化）而形成的慢性溃疡。本病只发生在与胃酸接触的部位如胃和十二指肠，分别称为胃溃疡和十二指肠溃疡，是国内外的常见病，其发病率与地区、种族、生活环境、精神因素都有密切关系。

（一）病因与发病机制

胃溃疡和十二指肠溃疡是否出于同一病因，至今尚不清楚，一般认为与以下因素有关：
① 胃酸和胃液，一般高于正常人；
② 黏膜对抗胃酸和胃液的作用减弱；
③ 消化道溃疡病人与无溃疡病人相比，有高度的精神紧张和高度的焦虑心理以及内分泌功能的失调；
④ 与遗传因素有一定关系。

（二）临床表现

多数消化性溃疡患者具有典型临床表现。症状主要特点是：慢性、周期性、节律性上腹痛，体征不明显。部分患者（约 10%～15%）平时缺乏典型临床表现。而以大出血、急性穿孔为其首发症状。少数特殊类型溃疡其临床表现又各有特点。以下分别论述各临床表现。

（1）慢性、周期性、节律性上腹痛是典型消化性溃疡的主要症状。
（2）其他胃肠道症状及全身症状如嗳气、反酸、胸骨后灼烧感、流涎、恶心、呕吐、便秘等可单独或伴疼痛出现。反酸及胸骨后灼烧感是由于贲门松弛，流涎（泛清水）是迷走神经兴奋增高的表现，恶心、呕吐多反映溃疡具有较高活动程度。频繁呕吐宿食，提示幽门梗阻。便秘较多见与结肠功能紊乱有关。部分患者有失眠、多汗等植物神经功能紊乱症状。本病活动期可有上腹部压痛，缓解期无明显体征。

（三）治疗

消化性溃疡治疗的目标是消除症状，促进愈合，预防复发及防治并发症。治疗原则需注意整体治疗与局部治疗相结合，发作期治疗与巩固治疗相结合。具体措施如下。

1. 一般治疗

饮食要定时，进食不宜太快，避免过饱过饥，应避免粗糙、过冷过热和刺激性大的食物。急性活动期症状严重的患者可给流质或软食，进食次数不必过多，一般患者及症状缓解后可从软食逐步过渡到正常饮食。戒酒及戒烟亦为治疗的一部分。应禁用能损伤胃黏膜的非甾体抗炎药如阿司匹林、消炎痛、保泰松等。精神紧张、情绪波动时可用安定药如四氢帕马丁、利眠宁、安定或多虑平等，以稳定情绪，解除焦虑，但不宜长期服用。

2. 药物治疗

自从 20 世纪 70 年代以来，消化性溃疡的药物治疗经历了 H_2 受体拮抗剂、质子泵抑制剂（PPI）和根除 Hp 三次里程碑式的进展，溃疡的治愈率已达到 95% 左右，相应的外科手术大幅减少。虽然胃蛋白酶也是发病机制中的一个重要因素，但是因其要在酸性环境下才具有活性，故抑制胃酸可同时抑制胃蛋白酶。

（1）抑制胃酸分泌

① H_2 受体拮抗剂　消化性溃疡的主要治疗药物，疗效肯定，使用方便，价格适中，长期应用不良反应少。

② PPI　通过抑制 H^+-K^+-ATP 酶活性发挥作用。由于 PPI 与 H^+-K^+-ATP 酶结合是不可逆的，且壁细胞泌酸需要等待新的 ATP 酶产生之后，因此抑酸作用时间长，可达到 72h，多在 2~3 天内控制症状，溃疡愈合率略高于 H_2 受体拮抗剂。此外，PPI 可增强抗 Hp 抗生素的杀菌作用。

（2）根除 Hp　药物的选用同本节慢性胃炎的治疗。对有并发症和经常复发的消化性溃疡患者，应追踪抗 Hp 的疗效，一般应在治疗后至少 4 周复检 Hp。根除 Hp 可显著降低溃疡的复发率。

（3）保护胃黏膜

① 铋制剂　本类药物分子量较大，在酸性溶液中呈现胶体状，与溃疡基底面的蛋白质形成蛋白质-铋复合物，覆盖于溃疡表面，阻断胃酸、胃蛋白酶对黏膜的自身消化，铋制剂还可以通过包裹 Hp 菌体，干扰 Hp 代谢，发挥杀菌作用。

② 抗酸剂　常用铝碳酸镁、磷酸铝、氢氧化铝凝胶等。这些药物可中和胃酸，短暂缓解疼痛。

3. 手术治疗

绝大多数消化性溃疡经内科治疗后可以愈合，因此决定手术应取慎重态度。一般手术指征为：经过严格内科治疗不愈的顽固性溃疡，胃溃疡疑似恶性变者或有严重并发症内科治疗不能奏效者。

四、肝硬化

肝硬化是一种常见的慢性、进行性、弥漫性肝病，由一种或多种病因长期反复发作引起，最终导致肝小叶结构和假小叶形成，肝脏变形、变硬。我国为高发国家之一，发病和病死率仍在上升，多发于青壮年，影响国民健康总体素质。

（一）病因与发病机制

我国以乙型病毒性肝炎为主。在欧美国家，酒精及丙型病毒性肝炎常见。主要病因如下：
① 病毒性肝炎　主要为乙型，其次如丙型或乙型加丁型重叠感染，称为肝炎后肝硬化。
② 日本血吸虫病　长期或反复感染者，造成血吸虫病性肝纤维化。
③ 酒精中毒　长期大量饮酒，饮酒者往往合并乙型肝炎感染，加速肝硬化的发生。

④ 胆汁淤积　持续肝内淤积胆汁，肝外胆管阻塞，引起原发或继发胆汁性肝硬化。

⑤ 循环障碍　全心率、缩窄性心包膜炎、肝静脉和下腔静脉阻塞，演变成淤血性肝硬化。

⑥ 工业毒物或药物　四氯化碳、磷、砷污染，或服用肝损害药，引起中毒性肝炎，最终演变成肝硬化。

⑦ 代谢障碍、营养障碍、原因不明肝硬化。

（二）临床表现

起病隐伏，缓慢发展，潜伏 3～5 年或十数年以上。肝硬化分代偿期和失代偿期，两者界限不清。

（1）代偿期　症状缺乏特异性，乏力、食欲减退较早出现，伴有腹胀、恶心、右上腹隐痛等。症状间歇，休息或治疗缓解，肝脾轻度肿大，肿区压痛有或无。

（2）失代偿期　主要有肝功能减退和门脉高压两大类临床表现，伴有全身多系统损害。

肝功能减退表现：①全身症状，营养状况差、消瘦乏力、精神不振、皮肤枯干、面色黝黑无华（肝病面容）、不规则低热、舌质绛红光剥；②消化道症状，食欲不振、厌食、上腹饱胀、恶心呕吐、食油腻食物易腹泻；③出血倾向和贫血，鼻衄、牙龈出血、皮肤紫癜、胃肠出血；④内分泌系统，雌激素增多，雄激素减少，肾上腺皮质激素亦减少，男性性欲减退、睾丸萎缩、毛发脱落、乳房发育，女性月经失调、闭经、不育。蜘蛛痣在上腔静脉引流区域出现，大小鱼际肌萎缩、肝掌。继发醛固酮和抗利尿激素增多、皮肤色素沉着。

门静脉高压三大表现是脾肿大、侧支循环建立、腹水，其中侧支循环建立具有特殊意义和特征性诊断价值。侧支循环建立开放有三支较重要：①食管和胃底静脉曲张，是肝硬化并发消化道出血多发原因；②脐静脉开放，使腹壁静脉曲张，据血流方向提示肝硬化存在；③痔静脉扩张，引起下消化道出血。其他非经典侧支还有肝与膈、脾与肾韧带、腹部器官和腹膜后组织间静脉相互连接沟通。

肝硬化常见并发症依次为：①上消化道出血，突然呕血或黑便；②感染，如肺炎、胆道感染、败血症；③电解质紊乱和酸碱平衡失调，低钠、低钾、低氯、低碱较为常见；④肝性脑病，是最严重的并发症，由高血氨、神经递质等异常引起中枢神经功能紊乱；⑤原发性肝癌，隐性发展、预后极差，临床表现为肝区持续疼痛、肝脏迅速增大、腹水等。

肝硬化时血常规出现轻重不等的贫血，脾亢时红细胞、白细胞、血小板均减少。肝功能代偿期时大多正常或轻度损害，失代偿期多有全面损害，如白蛋白降低，球蛋白升高，血清胆红素增高，转氨酶轻度、中度增高，AST/ALT 比例升高，γ-谷氨酰转肽酶升高。超声显像一般肝脏缩小、边缘锯齿样改变，脾脏肿大，门静脉、脾静脉增宽，有腹水时发现液性暗区。内镜或 X 射线吞钡可发现食管静脉曲张。

（三）治疗

本病无特殊治疗，关键在于早期诊断，针对病因和并发症治疗。

1. 一般治疗

① 代偿期减少活动、劳逸结合；失代偿期以卧床休息为主。

② 饮食。除肝性脑病限制蛋白质外，应予以高热量、高蛋白、含有丰富维生素易消化饮食。

③ 支持治疗。静脉补充维生素、支链氨基酸、白蛋白、鲜血。

2. 药物治疗

抗肝纤维化，中医中药对活血化瘀有一定疗效，禁用对肝脏有损害的药物，调整肠道微生物环境，以减轻内毒素对肝脏的损害。补充矿物质元素钾、钠、钙、镁及微量元素锌、硒等。肝硬化时矿物元素代谢失调，促使肝硬化发展以致易并发癌变。

3. 并发症治疗

（1）腹水

① 不伴有感染时，仅选择利尿剂，促钾利尿剂氨体舒通与排钾利尿剂联合应用，但需注意保钾利尿剂起效慢，故利尿速度不宜过快。腹膜感染，单纯利尿无效，应选择对杆菌、厌氧菌有效的药物，如喹诺酮类、头孢菌素类及甲硝唑。

② 放腹水加输注白蛋白，每周 3 次放腹水 4000～6000ml/天，同时滴注白蛋白 40g，疗效满意。

③ 腹腔-颈静脉引流，以减少蛋白质丢失。

（2）上消化道出血　食管、胃底静脉曲张破裂出血采取三腔双囊管压迫止血，药物选择奥曲肽（善得定），既减轻门静脉压，又同时保护胃黏膜。质子泵抑制剂、H_2 受体阻滞剂可选择应用，脑垂体后叶素持续低浓度滴注。内镜下曲张静脉硬化剂注射和套扎治疗。

（3）肝性脑病　慎用麻醉、止痛、安眠、镇静等类药物，该类药物加速昏迷发生。禁用吗啡及其衍生物，哌替啶，加速巴比妥类。减量使用安定或东莨菪碱，并减少给药次数。

（4）灌肠或导泻　生理盐水或弱酸溶液灌肠，25%硫酸镁导泻，乳果糖口服或灌肠，以减少肠内氨质物质。

（5）抑制肠菌异常生长，促肠道微生态平衡　常用含双歧杆菌、乳酸杆菌、粪球菌、地衣杆菌等有益菌制剂。乳果糖使肠道内环境呈酸性且有利于减少氨的形成与吸收。

（6）降氨药谷氨酸钾和谷氨酸钠、精氨酸等，均能降低血氨含量　支链氨基酸有正氨平衡作用，减少蛋白质摄入和分解，抑制大脑中假神经递质形成。

第五节

消化系统用药

消化系统包括胃、肠、肝、胆及胰腺等脏器，治疗消化系统疾病的药物包括抗消化性溃疡药、抗幽门螺杆菌药、助消化药、胃肠运动功能调节药、止吐药、泻药、止泻药、利胆药与胆石溶解药等。

一、助消化药

助消化药能促进食物的消化，增进食欲，主要用于消化不良。助消化药多为消化液中的成分，主要是补充消化液的分泌不足，有的促进消化液的分泌，阻止食物在消化道内的过度发酵。常用助消化药的比较见表 7-1。

表 7-1　常用助消化药的比较

药　物	药理作用与机制	作　用　特　点	临　床　应　用
稀盐酸 （Acid Hydrochloric Dilute）	增加胃液酸度，增强胃蛋白酶活性	提高胃蛋白酶活性	各种原因引起的胃酸缺乏症、发酵性消化不良
胃蛋白酶 （Pepsin）	酸性环境中使凝固的蛋白质分解成蛋白䏽和蛋白胨，亦能水解多肽降低	体内胃蛋白酶原需经盐酸激活，形成胃蛋白酶才能生效，不宜与抗酸药合用，因胃内 pH 升高可使其活性降低	常用于因食蛋白性食物过多所致消化不良、病后恢复期消化功能减退以及慢性萎缩性胃炎、胃癌、恶性贫血所致的胃蛋白酶缺乏
胰酶 （Pancreatin）	主要含胰脂肪酶、胰蛋白酶及胰淀粉酶，能消化脂肪、蛋白质和淀粉	在中性或弱碱性环境中活性最强，遇酸易破坏，多与等量的碳酸氢钠同服或制成肠溶片吞服	用于各种消化不良、食欲不振等，尤其适用于肝、胆、胰腺疾病所致消化功能减退
乳酶生 （Lactasin）	在肠内能分解糖类生成乳酸，增加肠内酸度，从而抑制腐败菌的生长繁殖以及防止蛋白质发酵、产气，有促进消化和止泻的作用	本药的作用属于生理性理肠防腐作用，故无不良反应。不宜与抗菌药、抗酸药及吸附剂合用，以免降低疗效	用于消化不良、肠胀气以及小儿饮食不当所致腹泻，疗效较好

二、抗消化性溃疡药

消化性溃疡是一种多因素疾病，其中幽门螺杆菌（Hp）感染和服用非甾体抗炎药（NSAID）是已知的主要病因，而溃疡的发生是黏膜侵袭因子与防御因子失衡的结果，胃酸在疾病中起关键作用。治疗消化性溃疡的目的在于：①缓解临床症状；②促进溃疡愈合；③防止溃疡复发；④减少并发症。但目前现有的各种疗法尚不能改变消化性溃疡的自然病程和根治溃疡。常用的药物分为抗酸药、胃酸分泌抑制药、M 胆碱受体阻断药、黏膜保护药等。

（一）抗酸药

抗酸药（antacids）是一类弱碱性物质。口服后能降低胃内容物酸度，从而解除胃酸对胃、十二指肠黏膜的侵蚀和对溃疡面的刺激，并降低胃蛋白酶活性，发挥缓解疼痛和促进愈合的作用。餐后服药可延长药物作用时间。合理用药应在餐后 1h、3h 及临睡前各服一次，7 次/天。理想的抗酸药应该是作用迅速持久、不吸收、不产气、不引起腹泻或便秘，对黏膜及溃疡面有保护收敛作用。单一药物很难达到这些要求，故常用复方制剂。

常用抗酸药的作用比较见表 7-2。

表 7-2　常用抗酸药的作用比较

药　物	氢氧化镁	三硅酸镁	氢氧化铝	碳酸钙	碳酸氢钠	氧化镁
抗酸强度	强	弱	中	较强	强	较强
起效时间	快	慢	慢	较快	快	缓慢
维持时间	较长	较长	较长	较长	短	长
黏膜保护作用	无	有	有	无	无	无
收敛作用	无	无	有	有	无	无
产生 CO_2	无	无	无	有	有	无
对排便的影响	轻泻	轻泻	便秘	便秘	无	轻泻
不良反应	肾功能不良可引起血镁过高	酸碱平衡无明显变化	减少肠道磷酸盐的吸收，常用可引起骨软化	高血钙，久服可引起肾钙化和肾功能不全	碱血症、体液潴留、腹胀、嗳气、诱发溃疡和穿孔	肾功能不全者服用本品可能产生滞留性中毒

（二）胃酸分泌抑制药

胃酸与消化性溃疡的形成密切相关。因此，抑制胃酸分泌是治疗消化性溃疡的途径之一。胃酸的分泌受组胺、胃泌素和乙酰胆碱的控制。它们的共同途径均是通过 H^+-K^+-ATP 酶，将细胞外 K^+ 泵入细胞内，而把细胞内的 H^+ 泵出。胃酸分泌抑制药分为：H_2 受体阻断药、质子泵抑制药、M 胆碱受体阻断药、促胃液素受体阻断药。

1. H_2 受体阻断药

H_2 受体阻断药能选择性阻断 H_2 受体，降低各种原因引起的胃酸分泌，重要的是抑制基础的和夜间的胃酸分泌，是治疗消化性溃疡的重要药物。常用药物有西咪替丁、雷尼替丁、法莫替丁等，见表 7-3。

表 7-3　H_2 受体阻断药的作用比较

药　物	作　用　特　点	不　良　反　应
西咪替丁（Cimetidine）	第一代 H_2 受体阻断药，对十二指肠溃疡的作用优于对胃溃疡的作用，停药后复发率高，宜长期用药	一般无不良反应，可见头痛、乏力、便秘、腹泻、面部潮红、谷丙转氨酶升高，大量久用有抗雄性激素作用
雷尼替丁（Ranitidine）	第二代 H_2 受体阻断药，具有速效、强效、长效、安全等特点，对 H_2 受体的选择性较西咪替丁高，抑制胃酸分泌的作用较西咪替丁强 5～10 倍，对胃及十二指肠溃疡的远期疗效较高且停药后复发率低	少而轻，中枢神经反应及抗雄激素作用罕见
法莫替丁（Famotidine）	第三代 H_2 受体阻断药，抑制胃酸分泌的作用比西咪替丁强 30～100 倍，比雷尼替丁强 6～10 倍，对消化溃疡的疗效更高	不良反应更小，最常见的有头痛、头晕、便秘和腹泻，偶有皮疹、荨麻疹（应停药）、白细胞减少、转氨酶升高等

2. 质子泵抑制药

胃的壁细胞分布着 M_1、H_2、促胃液素等受体，乙酰胆碱、组胺、促胃液素可激动相应的受体，再通过第二信使，最终激活位于壁细胞内小管膜上的 H^+-K^+-ATP 酶（又称为 H^+ 泵或质子泵），将 H^+ 泵出细胞外，形成胃酸，同时将 K^+ 泵入细胞内，完成 H^+-K^+ 交换。凡能抑制壁细胞上 H^+-K^+-ATP 酶活性，阻止胃酸形成的药物称为质子泵抑制剂。质子泵抑制剂对胃及十二指肠溃疡的治疗率高于 H_2 受体阻滞剂，且具有长效、不良反应少等优点，很有发展前途。

3. M 胆碱受体阻断药

M 胆碱受体阻断药如阿托品及其合成代用品可减少胃酸分泌、解除胃肠痉挛。但在一般治疗剂量下对胃酸分泌抑制作用较弱，增大剂量则不良反应较多，已很少单独应用。

哌仑西平（Pirenzepine）为新型抗胆碱药，能选择性阻断胃壁细胞的 M_1 胆碱受体，抑制壁细胞泌酸功能，可使基础胃酸分泌和五肽胃泌素、胰岛素引起的胃酸分泌均受到抑制；并减少胃蛋白酶分泌、保护胃黏膜。用于治疗消化性溃疡、预防溃疡性出血，效果与 H_2 受体阻断药相似。

4. 促胃液素受体阻断药

丙谷胺（Proglumide）为氨基酸衍生物，化学结构与促胃液素、缩胆囊素两种肽的终末段结构相似，为促胃液素受体阻断，能竞争性阻断胃壁细胞上的胃泌素受体，特异性地减少胃泌素分泌，进而抑制胃酸及胃蛋白酶的分泌，并具有保护胃黏膜和促进溃疡愈合作用。可用于治疗胃溃疡及十二指肠溃疡，也用于慢性胃炎、出血性胃炎和糜烂性胃炎等，对消化性溃疡临床症状的改善、溃疡的愈合有较好效果。

奥美拉唑　**Omeprazole**

【药理作用与机制】本品对基础胃酸、应激性胃酸的分泌均有强烈的抑制作用。对胃、十二指肠溃疡的治愈率明显高于其他抗溃疡药品。

【临床应用】是治疗十二指肠溃疡、胃溃疡、反流性食管炎和卓-艾综合征（胃泌素瘤）的新型药品。

【不良反应及禁忌证】个别患者有恶心、呕吐、头痛、胀气、便秘、皮疹等症。对本品过敏者、严重肾功能不全者及婴幼儿禁用；严重肝功能不全者慎用，必要时剂量减半。

【药物评价】本品是瑞典 Astra（阿斯特拉）公司研制的第一个质子泵抑制剂。自 1988 年以商品名"洛赛克"上市以来，引起人们的极大关注，并被认为是继 H_2 受体阻滞剂之后抗溃疡药品领域的最大进步。本品疗效好，作用持久，疗程短，不良反应少。

其他质子泵抑制药如下。

兰索拉唑（Lansoprazole）作用强于奥美拉唑。主要用于治疗十二指肠溃疡、胃溃疡、反流性食管炎和卓-艾综合征（胃泌素瘤）。常见不良反应为腹泻、头痛、便秘、瘙痒等。

泮托拉唑（Pantoprazole）与其他抗菌药物（克拉霉素、阿莫西林和甲硝唑）配伍使用能够根除幽门螺杆菌感染。可用于十二指肠溃疡、胃溃疡、中重度反流性食管炎的治疗。重度肝功能不全患者慎用。

（三）黏膜保护药

胃壁细胞分泌的胃酸、胃蛋白酶以及胃黏膜存在的幽门螺杆菌，都可作为侵袭因子损伤胃及十二指肠黏膜。正常人的胃及十二指肠黏膜，尽管天天与这些侵袭因子接触，却不受损害，仍能保持其完整性，这与胃及十二指肠黏膜与生俱来的防御功能有关，包括黏膜上皮之间的紧密连接、上皮细胞的快速修复与再生、黏膜血流量、黏膜上皮细胞分泌的黏液、HCO_3^-、前列腺素、生长因子及生长抑素等。当防御功能降低时就可能发病。凡能增加胃及十二指肠黏膜防御功能的药物，称为胃黏膜保护药。胃黏膜保护药的作用比较见表 7-4。

表 7-4　胃黏膜保护药的作用比较

药　物	作用特点	临床应用	不良反应
米索前列醇（Misoprostol）	抑制基础胃酸和组胺、促胃液素，食物刺激所致的胃酸和胃蛋白酶分泌。目前使用的属于人工合成的前列腺素 E（PGE），克服了天然的前列腺（PG）遇酸即灭活的缺点，且作用时间长、效力高、副作用少等	胃、十二指肠溃疡及急性胃炎引起的消化道出血	以胃肠道反应最为常见，与剂量有关。主要为稀便或腹泻，大多数不影响治疗
枸橼酸铋钾（bismuth potassium citrate）	在胃内酸性环境中与溃疡面蛋白质结合形成氧化铋胶体覆盖于溃疡面形成保护膜，抵御各种有害刺激，有利于组织修复、再生和愈合；能促进黏液、前列腺素分泌和发挥抗胃蛋白酶作用；可使幽门螺杆菌菌体膨胀，破裂，因而发挥抗幽门螺杆菌作用。不易吸收，主要在局部发挥作用，不良反应较少	胃、十二指肠溃疡、胃炎特别是与 Hp 感染有关的胃炎	服药期间口中可能带有氨味，并可使舌、粪染成黑色，停药后消失

药　物	作　用　特　点	临　床　应　用	不　良　反　应
硫糖铝（sucralfate，胃溃宁）	在酸性环境，聚合成带负电的保护胶冻，促 PGE_2 合成，增加胃黏液和 HCO_3^- 盐分泌，抗 Hp。在酸性环境中才能发挥作用，不能与抗酸药、抑制胃酸分泌药合用	消化性溃疡、慢性糜烂性胃炎、反流性食管炎等	不良反应较轻，最常见便秘，个别患者有口干、皮疹、头晕等
胶体果胶铋（colloidal bismuth Pectin）	在酸性环境中能形成高黏度保护胶体，具有强的黏膜保护作用，促黏液分泌及抗 Hp	消化性溃疡、慢性胃炎、消化道出血等	偶有轻度便秘，大便成黑褐色
麦滋林-S（Marzulene-S）	抗炎，抑制炎症细胞释放组胺，增加胃黏膜内前列腺素 E_3 合成；促进肉芽形成和上皮细胞新生；降低胃蛋白酶活性，有利于溃疡组织的修复、再生，并形成保护因子，主要在局部发挥作用，药效持久	胃炎、胃溃疡和十二指肠溃疡	不良反应少见且轻微，有时会出现恶心、呕吐、便秘、腹泻、腹痛及饱胀感

（四）抗幽门螺杆菌药

1983 年澳大利亚学者 Warren 和 Marshall 从人胃黏膜分离出幽门螺杆菌。现已查明幽门螺杆菌作为一种特殊的生物性致病因子，能产生有害物质，分解黏液，引起组织炎症，与慢性胃炎、消化性溃疡以及胃癌的发病有密切关系。消除幽门螺杆菌，对于消化性溃疡能提高治愈率，降低复发率；对慢性胃炎则可以改善炎性病变的发展过程。目前临床应用的抗幽门螺杆菌药分为抗生素、人工合成抗菌药、铋制剂和质子泵抑制药四类。迄今为止，尚无单一药物能有效根除 Hp，而随着 Hp 的耐药率的上升，标准三联疗法（PPI+克拉霉素+阿莫西林或甲硝唑）根除率已经低于或远低于 80%，推荐铋剂+PPI+加两种抗生素（阿莫西林、甲硝唑）组合成的四联疗法，四联疗法延长疗程可在一定程度上提高疗效。

三、胃肠运动功能调节药

胃肠运动的方向、速度、强度和节律受交感神经、副交感神经及肠神经系统的调控。位于肠壁内的肠神经系统，含有多种神经元和多种神经递质，对胃肠平滑肌调控失常，就会出现胃肠功能低下或亢进，临床上常采用对症治疗。

（一）胃肠解痉药

本类药物主要是一些抗胆碱药。它们能与胃内壁细胞和 G 细胞上的胆碱受体结合，阻断迷走神经释放的乙酰胆碱与受体的作用，从而使胃酸分泌减少，解除胃肠平滑肌的痉挛，减轻痉挛引起的疼痛。由于选择性不强，不良反应多，临床应用受到一定限制。

硫酸阿托品（Atropine Sulfate）为典型的 M 胆碱受体阻滞剂。作用很广泛：能解除平滑肌的痉挛（包括解除血管痉挛，改善微血管循环）；抑制腺体分泌；解除迷走神经对心脏的抑制，使心跳加快；散大瞳孔，使眼压升高；兴奋呼吸中枢。临床用于各种内脏绞痛，麻醉前给药以减少支气管黏液分泌；抢救感染性休克、锑剂中毒引起的心源性脑缺氧综合征及有机磷中毒等。常见眩晕，严重时有瞳孔散大、皮肤潮红、心率加快、兴奋、烦躁、谵语、惊厥等；严重中毒时，可由中枢兴奋转入抑制，产生昏迷和呼吸麻痹等。青光眼及前列腺肥大者禁用；老年人慎用。

丙胺太林（溴化丙胺太林，普鲁本辛；Propantheline）为季铵类解痉药。具有和阿托品相似的抗胆碱作用，但对胃肠道平滑肌的解痉作用较强，并能不同程度地减少汗腺、唾液及胃液的分泌。不通过血脑屏障，中枢作用较阿托品少。适用于胃及十二指肠溃疡、胃炎、幽门痉挛、胰腺炎、胆道运动障碍、结肠痉挛、多汗症等。不良反应主要有口干、视力模糊、排尿困难、便秘、头痛、心悸等。青光眼患者禁用。

丁溴东莨菪碱（解痉灵；Scopolamine）为季铵类抗胆碱药。其特点为平滑肌解痉作用较阿托品强，且起效快，而兴奋心脏、扩瞳、抑制腺体分泌作用及中枢兴奋作用很弱。主要用于胃、十二指肠、结肠的纤维内窥镜检查前准备或内窥镜逆行胰胆管造影以及胃、十二指肠、结肠的气钡低张造影或计算机腹部体层扫描（CT 扫描）的术前准备；也用于各种病因引起的胃肠道痉挛、胆绞痛、肾绞痛或胃肠蠕动亢进等。少数患者有轻度口干、头晕、心率加快、嗜睡、恶心、面部潮红等不良反应。青光眼、前列腺肥大、严重心脏病、器质性幽门狭窄、麻痹性肠梗阻患者及过敏者禁用；婴幼儿慎用。

（二）胃肠动力药

胃动力药是指能刺激胃肠蠕动，加速胃排空，对胃肠道运动起到促进作用的药物。

甲氧氯普胺（胃复安，灭吐灵；Metoclopramide）能抑制催吐化学感受区的多巴胺受体，加强胃窦部蠕动而松弛幽门括约肌，促进胃内容物排空，从而减少胆汁反流和胃泌素分泌。主要用于恶心、呕吐、嗳气、胃部胀满、胃酸过多，有利于溃疡愈合；也用于脑手术或外伤、肿瘤的放疗化疗以及使用某些药物所引起的呕吐；还可用于治疗晕车。

多潘立酮（吗丁啉；Domperidone）是强效的外周多巴胺受体阻滞剂。具有抗呕吐和促进胃排空的双重功效，并能有效地防止胆汁反流，不影响胃液分泌。适用于治疗慢性胃炎、胆汁反流性胃炎、反流性食管炎和饭后腹部饱胀等消化不良症状以及各种原因引起的恶心、呕吐，尤其对放疗或左旋多巴类药物引起的恶心、呕吐疗效显著。偶见轻度胃部痉挛、口干、皮疹、头痛、眩晕、惊厥、流涎、平衡失调、腹泻等。也有致月经失调的报道。有时血清泌乳素水平会升高，但停药后即可恢复正常。孕妇、1 岁以下婴儿慎用。

西沙必利（普瑞博思；Prepulsid）为新型胃肠道促动力药。属于苯甲酰胺衍生物，通过刺激胃肠道肌间神经丛上的 5-羟色胺受体，增加肌间神经丛节后末梢释放乙酰胆碱，从而产生全胃肠道促动力作用。用于胃轻瘫、上消化道不适、胃-食管反流、与运动功能失调有关的假性肠梗阻、慢性便秘病人的长期治疗。极少数病人可发生瞬时性腹部痉挛、腹鸣、腹泻。有过敏、轻度短暂的头痛或头晕及与剂量相关的尿频的报道。

四、止吐药

（一）5-HT 受体阻断药

昂丹司琼（枢复宁；Ondansetron）是 5-HT$_3$ 抑制剂。用于预防或治疗由化疗和放疗药品引起的恶心、呕吐；也用于预防和治疗术后引起的恶心、呕吐。对晕动病及多巴胺受体激动剂阿扑吗啡所致呕吐无效。不良反应有头痛、发热等。

（二）多巴胺受体阻断药

甲氧氯普胺的止吐作用见本节，氯丙嗪止吐作用见第五章第四节。

五、止泻药

止泻药是一类通过保护肠道免受刺激或减少肠蠕动而起止泻效果的药物。适用于慢性长期腹泻或剧烈腹泻，以防水和电解质紊乱。由于腹泻是多种疾病的症状，治疗时应首先考虑引起腹泻的原因，再适当配合止泻药。常用止泻药的作用比较见表7-5。

表 7-5　常用止泻药的作用比较

药　　物	作用与临床应用	不 良 反 应
地芬诺酯（苯乙哌啶，Diphenoxylate）	为哌替啶的衍生物，但无镇痛作用。直接作用于肠平滑肌，通过抑制肠黏膜感受器，消除局部黏膜的蠕动反射而减弱肠蠕动，同时可增加肠的节段性收缩，使肠内容物通过迟缓，利于肠液的再吸收，显示较强的止泻作用，用于急、慢性功能性腹泻及慢性肠炎	较少见，偶有恶心、头痛、头晕、嗜睡、抑郁、皮疹、腹胀甚至肠扩张
盐酸洛哌丁胺（易蒙停）	结构与作用及不良反应与地芬诺酯类似，用于急、慢性腹泻，特别是适用于慢性腹泻的长期治疗	不良反应轻微，尚未发生成瘾性
蒙脱石散（思密达）	具有层纹状结构及非均匀性电荷分布，对消化道内的病毒、病菌及其产生的毒素有固定、抑制作用。对消化道黏膜有覆盖能力，并通过与黏液糖蛋白相互结合，从质和量两方面修复、提高黏膜屏障对攻击因子的防御功能。用于成人及儿童急慢性腹泻	偶见便秘，大便干结
复方樟脑酊	有止泻、镇痛、镇咳作用，用于干咳及腹泻	可致依赖性，不应持续服用。严重肝功能不全、肺源性心脏病、支气管哮喘患者、婴儿及哺乳期妇女禁用
次碳酸铋	内服不吸收，在胃肠黏膜创面，可形成一层保护膜，减轻食物刺激，故有保护胃肠黏膜及收敛、止泻作用。用于胃及十二指肠溃疡、腹泻及慢性肠炎	大剂量长期服用可引起便秘
鞣酸蛋白	服用后在胃内不分解，在小肠处分解出鞣酸，使肠黏膜表层蛋白凝固，形成一层保护膜，减少渗出，减轻刺激及肠蠕动，有收敛、止泻作用。用于急性胃肠炎及各种非细菌性腹泻、小儿消化不良等；也可外用于湿疹、溃疡处	用量过大可致便秘

六、泻药

泻药是一类能促进排便反射或使粪便易于排出的药物。临床主要用于功能性便秘，也可用于肠术前或腹部 X 射线诊断前清洁肠道、加速肠道毒物排出以及难以承受排便时腹压过高的患者。按作用方式，可分为容积性、接触性和润滑性泻药。常用泻药见表7-6。

表 7-6　常用泻药

分　　类	药　　物	药理作用与机制	临 床 应 用
容积性泻药	硫酸镁（Magnesium Sulfate）	口服不易被肠道吸收，停留于肠腔内，使肠内容物的渗透压升高，使肠腔内保有大量水分，容积增大，刺激肠壁增加肠蠕动而致泻，为峻泻剂。注射给药可抑制中枢神经系统，阻断外周神经肌肉接头而产生镇静、镇痉、松弛骨骼肌作用，也可降低颅内压等	主要用于清除肠道内毒物，亦用于某些驱肠虫药后的导泻及治疗便秘；阻塞性黄疸及慢性胆囊炎；也可用于惊厥、子痫、尿毒症、破伤风、高血压脑病及急性肾性高血压危象等
	硫酸钠（Sodium Sulfate）	导泻机制同硫酸镁，但作用较弱，无中枢抑制作用	多用于口服中枢抑制药中毒时导泻

续表

分　类	药　物	药理作用与机制	临床应用
接触性泻药	酚酞（Phenolphthalein）	口服后在碱性肠液中形成可溶性钠盐，刺激结肠黏膜，增加推进性肠蠕动，并抑制水、钠吸收而起缓泻作用	适用于慢性或习惯性便秘
	蓖麻油（Castor Oil）	本身无导泻作用，在小肠上部被脂肪水解酶水解，释放出蓖麻油酸刺激肠壁而引起肠蠕动增加	用于急性便秘，尤其可作为外科术前或诊断检查前清洁肠道之用
润滑性泻药	液体石蜡（Liquid Paraffin）	口服后不被消化吸收，反而能阻止水分吸收，故有润滑肠壁、软化粪便的作用，使粪便易于排出	适用于年老、体弱、腹部或肛门术后以及患有高血压、动脉瘤、痔、疝等患者的便秘
	甘油（Glycerin）	润滑、刺激肠壁、软化粪便产生缓和的泻下作用	适用于妊娠期及月经期妇女、小儿、老年体弱者偶发的急性便秘

 本章知识图谱

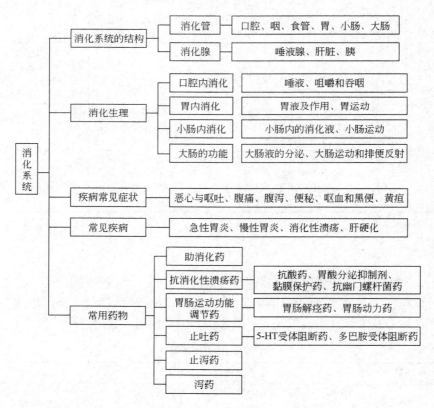

（彭代银　汪　宁）

心血管系统

通过学习心血管系统的结构组成和生理功能等相关知识，对原发性高血压、心力衰竭、心律失常、冠状动脉粥样硬化性心脏病等常见疾病及临床表现有一定认识，能够合理选择使用抗高血压药（利尿降压药、肾素-血管紧张素-醛固酮系统 RAAS 抑制药、交感神经抑制药、血管扩张药）；抗心律失常药（钠通道阻断药、β 受体阻断药延长 APD 药物、钙拮抗剂）；抗慢性心功能不全药（增强心肌收缩力药、减负荷药等）；抗心绞痛药、调血脂药和抗动脉粥样硬化药等，并对药物的药理作用及不良反应有所了解。

心血管系统是由心脏、动脉、毛细血管和静脉等组成的密闭的循环管道系统。血液在其中流动，将氧、各种营养物质、激素等供给器官和组织，又将组织代谢的废物运送到排泄器官，以保持机体内环境的稳态、新陈代谢的进行和维持正常的生命活动。

第一节
心血管系统的结构和生理

一、心脏

（一）心脏的位置及构造

心脏（图 8-1）位于胸腔中纵隔内的上方，两肺之间，约 2/3 在身体正中线的偏左侧，1/3 在右侧，并略向左扭转。心脏处于循环系统的中心，由左、右心房和心室四个心腔及左、右心房室瓣和半月瓣四个瓣膜组成。其有节律地收缩和舒张，如同泵一样推动血液循环：将腔静脉回流来的含氧量低的血液输入右心房和右心室然后自肺动脉入肺，在肺泡壁毛细血管进行气体交换，氧合后的血液自肺静脉入左心房和左心室，然后泵入主动脉，供应全身脏器。

1. 左心房

左心房呈三角形，在心脏的左心上部，位于主动脉和肺动脉的背侧，其一角向右前侧突出，叫左心耳。左心房有四个肺静脉开口，接受左、右肺两条静脉的血液（动脉血）；当其收缩时通过左心房室口将血液压入左心室。因此，左心房的下面有一个左心房室口，由于心耳内面有梳状肌而表面凸凹不平，易使血流产生旋涡和流速减慢，在某些病理情况下（如风湿性心脏病），左心耳内易形成血栓，脱落后可引起心肌、四肢或脑栓塞等严重后果。

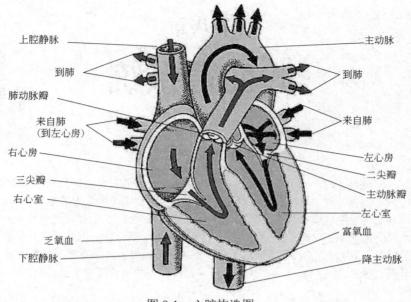

上腔静脉

主动脉

到肺

到肺

肺动脉瓣

来自肺（到左心房）

来自肺

右心房

左心房

三尖瓣

二尖瓣

右心室

主动脉瓣

左心室

乏氧血

富氧血

下腔静脉

降主动脉

图 8-1　心脏构造图

2. 左心室

左心室呈圆锥形，底为左心房室口和主动脉口，尖为心尖，在心的左下部，偏后侧，接受左心房的血液，收缩时把血液压入主动脉，推动体循环。左心房室口在左心室上部的左后方，主动脉口的右前方，两者并列接近。左心房室口周围有传向心室的两片呈尖形、表面光滑、柔软而富于弹性、淡乳白色半透明的薄膜，叫二尖瓣。二尖瓣的游离缘和室面借助细而有弹性的腱索连接于心室壁的乳头肌。当心室收缩时，心室内血液即推动二尖瓣，将房室口关闭，同时乳头肌也收缩，腱索拉紧瓣膜，使房室口闭锁严密，防止瓣膜向左心房倒开，造成血液逆流。主动脉口周围有三个半月形的薄膜，叫半月瓣。三个半月瓣与主动脉壁一起形成三个兜，其凹陷向着主动脉方面。当心室舒张时，三个兜被逆流的血流充盈使主动脉瓣把主动脉口闭锁，防止血液回流至左心室。

3. 右心房

右心房在心的右上部，接受全身流回心脏的静脉血，收缩时把血液压入右心室。其前部突出部分为右心耳。右心房内腔的上方和下方，分别为上、下腔静脉口，是心脏自身血液回流入心之处。心房腔内壁房中隔上有一指压形的卵圆窝，是胚胎时期左、右心房的交通孔——卵圆孔。出生后逐渐闭合，若出生半年以上卵圆孔不闭合，就形成一种叫卵圆孔未闭的先天性心脏病。

4. 右心室

右心室在心的右下部，接受右心房的血液，收缩时把血液压入肺动脉内。在房室口周围有三尖瓣，有防止右心室内的血液向右心房逆流的作用。肺动脉口在右心房室口的前上方，其周围有三个半月形的肺动脉瓣。肺动脉瓣的形态和机能与主动脉瓣相同。

（二）心脏的血液供应

心肌的血液供应来自左、右冠状动脉。冠状动脉的主干行走于心脏的表面，其小分支以垂直于心脏表面的方向穿入心肌，并在心内膜下层分支成网。这种分支方式使冠脉血管容易在心肌收缩时受到压迫。左、右冠状动脉及其分支的走向可有多种变异。在多数人中，左冠状动脉主要供左心室的前部，右冠状动脉主要供应左心室的后部和右心室。左冠状动脉的血液流经毛细血管和静脉后，主要经由冠状窦回流入右心房，而右冠动脉的血液则主要经较细的心前静脉直接回流入右心室。另外还有一小部分冠脉血液可通过心最小静脉直接流入左、右心房和心室腔内。

心肌的毛细血管网分布极为丰富。在心肌横截面上，每平方毫米面积内约有2500～3000根毛细血管。因此心肌和冠脉血液之间的物质交换可很快地进行。冠状动脉之间有侧支互相吻合。正常心脏的冠脉侧支较细小，血流量很少。因此当冠状动脉突然阻塞时，不易很快建立侧支循环，常可导致心肌梗死。但如果冠状动脉阻塞是缓慢形成的，则侧支可逐渐扩张，并可建立新的侧支循环，起代偿作用。

（三）心动周期

心脏一次收缩和舒张，构成一个机械活动周期，称为心动周期。心房与心室的心动周期均包括收缩期和舒张期。由于心室在心脏泵血活动中起主要作用，故通常心动周期是指心室的活动周期而言。正常心脏的活动由一连串的心动周期组合而成，因此，心动周期可以作为分析心脏机械活动的基本单元。

心动周期持续的时间与心跳频率有关。成年人心率平均75次/min，每个心动周期持续0.8s。一次心动周期中，心房和心室各自按一定的时程进行舒张与收缩相交替的活动，而心房和心室两者的活动又依一定的次序先后进行，左右两侧心房或两侧心室的活动则几乎是同步的。另外，无论心房或心室，收缩期均短于舒张期。如果心率增快，心动周期持续时间缩短，收缩期和舒张期均相应缩短，但舒张期缩短的比例较大。因此，心率增快时，心肌工作的时间相对延长，休息时间相对缩短，这对心脏的持久活动是不利的。

1. 心动周期中心房内的压力变化

心房收缩期心房开始收缩之前，心脏正处于全心舒张期，这时，心房和心室内压力都比较低，接近于大气压。然而，由于静脉血不断流入心房，心房压相对高于心室压，房室瓣处于开启状态，心房腔与心室腔相通，血液由心房顺房室压力梯度进入心室，使心室充盈。而此时，心室内压远比主动脉压为低，故半月瓣是关闭的，心室腔与动脉腔不相连通。

心房开始收缩，心房容积缩小，内压升高，心房内血液被挤入已经充盈了血液但仍然处于舒张期状态的心室，使心室的血液充盈量进一步增加。心房收缩持续约0.1s，随后进入舒张期。

2. 心室的射血和充盈过程

根据心室内压力、容积的改变，瓣膜启闭与血流情况，可将心室的泵血过程分为心室收缩期和舒张期。其中心室收缩期包括等容收缩期以及快速和减慢射血期。

（1）等容收缩期　心房进入舒张期后不久，心室开始收缩，心室内压力开始升高；当超过房内压时，心室内血液出现由心室向心房反流的倾向，但这种反流正好推动房室瓣，使之关闭，血液因此不会倒流。这时，心室成为一个封闭腔，由于心室肌的强烈收缩导致室内压急剧升高，以致主动脉瓣开启的这段时期，称为等容收缩期。其特点是室内压大幅度升高，且升高速率很快。

（2）射血期　等容收缩期间室内压升高超过主动脉压时，半月瓣被打开，等容收缩期结束，进入射血期。射血期的最初时间内，心室肌仍在做强烈收缩，由心室射入主动脉的血液量很大，流速也很快，此时，心室容积明显缩小，室内压继续上升达峰值，这段时期称快速射血期。由于大量血液进入主动脉，主动脉压相应增高。随后，由于心室内血液减少以及心室肌收缩强度减弱，心室容积的缩小也相应变得缓慢，射血速度逐渐减弱，这段时期称为减慢射血期，这一时期内，心室内压和主动脉压都相应由峰值逐步下降。

3. 心室舒张期

包括等容舒张期和心室充盈期，后者又再细分为快速充盈和减慢充盈期。

（1）等容舒张期　心室肌开始舒张后，室内压下降，主动脉内血液向心室方向反流，推动半月瓣关闭；这时室内压仍明显高于心房压，房室瓣仍然处于关闭状态，心室又成为封闭腔。此时，心室肌舒张，室内压以极快的速度大幅度下降，但容积并不改变。从半月瓣关闭直到室内压下降到低于心房压，房室瓣开启时为止，称为等容舒张期。

（2）心室充盈期　当室内压下降到低于心房压时，血液顺着房室压力梯度由心房向心室方向流动，冲开房室瓣并快速进入心室，心室容积增大，称快速充盈期。随后，血液以较慢的速度继续流入心室，心室容积进一步增大，称减慢充盈期。此后，进入下一个心动周期。

（四）心尖搏动和心音

心动周期中，心肌收缩、瓣膜启闭、血液加速度和减速度对心血管壁的加压和减压作用以及形成的涡流等因素引起的机械振动，可通过周围组织传递到胸壁；如将听诊器放在胸壁某些部位，就可以听到声音，称为心音。若用换能器将这些机械振动转换成电信号记录下来，便得到了心音图。

心音发生在心动周期的某些特定时期，其音调和持续时间也有一定的规律，因此，听取心音或记录心音图对于心脏疾病的诊断有一定的意义。

（五）心排出量

心脏在循环系统中所起的主要作用就是泵出血液以适应机体新陈代谢的需要，不言而喻，心脏输出的血液量是衡量心脏功能的基本指标。

在安静情况下，成人心脏搏动 60～100 次/min，从左、右心室分别排出 60～70ml/次血液（称心搏量）。每分钟从心室排出的血量约 5L（称心排血量）。每平方米体表面积的心排血量为心排血指数（亦称心脏指数），为 2.6～4.0L/（min·m^2）。

1. 每搏输出量和每分输出量

一次心跳由一侧心室射出的血液量，称每搏输出量，简称搏出量。每分钟射出的血液量，称每分输出量，简称心输出量，它等于心率与搏出量的乘积。左右两心室的输出量基本相等。

心输出量与机体新陈代谢水平相适应，可因性别、年龄及其他生理情况而不同。如健康成年男性静息状态下，心率平均为 75 次/min，搏出量约为 70ml（60～80ml），心输出量为 5L/min（4.5～6.0L/min）。女性比同体重男性的心输出量约低 10%，青年时期心输出量高于老年时期。心输出量在剧烈运动时可高达 25～35L/min，麻醉情况下则可降低到 2.5L/min。

2. 心指数

心输出量是以个体为单位计算的。身体矮小的人和高大的人，新陈代谢总量不相等，因此，用输出量的绝对值作为指标进行不同个体之间心功能的比较是不全面的。调查资料表明，人体静息时的心输出量，也和基础代谢率一样，并不与体重成正比，而是与体表面积成正比的。以单位体表面积（m^2）计算的心输出量，称为心指数；中等身体的成年人体表面积约为 $1.6 \sim 1.7 m^2$，安静和空腹情况下心输出量约 $5 \sim 6L/min$，故心指数约为 $3.0 \sim 3.5L/$（$min \cdot m^2$）。安静和空腹情况下的心指数，称为静息心指数，是分析比较不同个体心功能时常用的评定指标。

3. 射血分数

心室舒张末期充盈量最大，此时心室的容积称为舒张末期容积。心室射血期末，容积最小，这时的心室容积称为收缩末期容积。舒张末期容积与收缩末期容积之差，即为搏出量。正常成年人，左心室舒张末期容积估计约为 145ml，收缩末期容积约 75ml，搏出量为 70ml。可见，每一次心跳，心室内血液并没有全部射出。搏出量占心室舒张末期容积的百分比，称为射血分数。健康成年人搏出量较大时，射血分数为 55% ～ 65%。

4. 心脏做功量

血液在心血管内流动过程中所消耗的能量，是由心脏做功所供给的。换句话说，心脏做功所释放的能量转化为压强能和血流的动能，血液才能循环流动。心室一次收缩所做的功，称为每搏功，可以用搏出的血液所增加的动能和压强能来表示。心脏射出的血液所具有的动能在整个搏功中所占比例很小，可以略而不计。

用做功量来评定心脏泵血功能，较每搏输出量或心输出量更有意义。因为心脏收缩不仅仅是排出一定量的血液，而且使这部分血液具有较高的压强能及较快的流速。在动脉压增高的情况下，心脏要射出与原先同等量的血液，就必须加强收缩。比如两个人的每搏输出量相同，均为 70ml，但前者为高血压病人，后者为正常血压者，显然只有前者心脏做功的量大于后者，才能维持相同的每搏输出量。

（六）心脏的生物电现象及节律性兴奋的产生和传导

心房和心室不停歇地进行有顺序的、协调的收缩和舒张交替的活动，是心脏实现泵血功能、推动血液循环的必要条件，而细胞膜的兴奋过程则是触发收缩反应的始动因素。心肌组织具有兴奋性（excitability）、自律性（autorhythmicity）、传导性（conductivity）和收缩性（contractivity）四种生理特性。兴奋和传导是以细胞膜的生物电活动为基础的。因此，首先叙述心肌细胞的生物电现象，然后，根据生物电现象分析叙述心肌兴奋和兴奋传播的规律和生理意义。

心肌细胞的类型：组成心脏的心肌细胞并不是同一类型的，根据它们的组织学特点、电生理特性以及功能上的区别，粗略地分为两大类型。一类是普通的心肌细胞，包括心房肌和心室肌，含有丰富的肌原纤维，执行收缩功能，故又称为工作细胞。工作细胞不能自动地产生节律性兴奋，即不具有自动节律性，但它具有兴奋性、传导性和收缩性，但是，与相应的特殊传导组织相比，其传导性较低。另一类是一些特殊分化了的心肌细胞，组成心脏的特殊传导系统，其中主要包括 P 细胞和浦肯野细胞，它们除了具有兴奋性和传导性之外，还具有自动产生节律性兴奋的能力，故称为自律细胞，它们含肌原纤维甚少或完全缺乏，故收缩功能已基本丧失。

1. 心肌细胞的动作电位和兴奋性

与骨骼肌相比，心肌细胞的跨膜电位在波形上和形成机制上要复杂得多，各类心肌细胞电活动的不一致性，是心脏兴奋产生以及兴奋向整个心脏传播过程中表现出特殊规律的原因。下面以非自律细胞心室肌的静息电位和动作电位为例，说明心肌细胞生物电现象的一般规律。

（1）心室肌的静息电位和动作电位　人和哺乳动物的心室肌细胞和骨骼肌细胞一样，在静息状态下膜两侧呈极化状态，膜内电位比膜外电位约低 90mV，但两者的动作电位有明显不同。骨骼肌细胞动作电位的时程很短，仅持续几个毫秒，复极速度与去极速度几乎相等。心室肌细胞动作电位的主要特征在于复极过程比较复杂，持续时间很长，动作电位降支与升支很不对称（图 8-2）。

① 除极（去极）过程　除极过程又称 0 期。在适宜的外来刺激作用下，心室肌细胞发生兴奋，膜内电位由静息状态下的-90mV迅速上升到+30mV 左右，即肌膜两侧原有的极化状态被消除并呈极化倒转，构成动作电位的升支。除极相很短暂而且除极幅度很大，可见，心室肌细胞的除极速度很快。

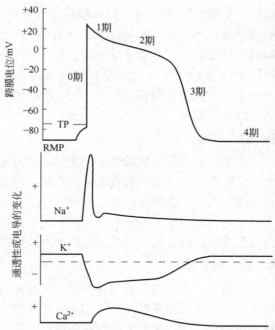

图 8-2　心室肌细胞跨膜电位及其形成的离子基础

RMP—静息膜电位；TP—阈电位

② 复极过程　当心室细胞除极达到顶峰之后，立即开始复极，但整个复极过程比较缓慢，包括电位变化曲线的形态和形成机制均不相同的三个阶段。

1 期复极　在复极初期，仅出现部分复极，膜内电位由+30mV 迅速下降到 0mV 左右，故 1 期又称为快速复极初期。0 期除极和 1 期复极这两个时期的膜电位的变化速度都很快，记录图形上表现为尖峰状，故在心肌细胞习惯上常把这两部分合称为峰电位。

2 期复极　当 1 期复极膜内电位达到 0mV 左右之后，复极过程就变得非常缓慢，膜内电位基本上停滞于 0mV 左右，细胞膜两侧呈等电位状态，记录图形比较平坦，故复极 2 期又称为坪或平台期，是整个动作电位持续时间长的主要原因。

3 期复极　2 期复极过程中，随着时间的进展，膜内电位以较慢的速度由 0mV 逐渐下降，延续为 3 期复极，2 期和 3 期之间没有明显的界线。在 3 期，细胞膜复极速度加快，膜内电位由 0mV 左右较快地下降到-90mV，完成复极化过程，故 3 期又称为快速复极末期。

③ 4 期　4 期是膜复极完毕、膜电位恢复后的时期。在心室肌细胞或其他非自律细胞，4 期内膜电位稳定于静息电位水平，因此，4 期又可称为静息期。

（2）形成机制　离子在细胞膜两侧不均匀分布所形成的浓度梯度（浓度差）驱动相应离子经过细胞膜上特殊离子通道的跨膜扩散，是心肌细胞跨膜电位形成的主要基础（图 8-2）。

心室肌细胞静息电位的形成机制与骨骼肌相同，也就是说，尽管肌膜两侧上述几种离子都存在有浓度梯度，但静息状态下肌膜对 K^+ 的通透性较高，而对其他离子的通透性很低，因此，K^+ 顺其浓度梯度由膜内向膜外扩散所达到的平衡电位，是静息电位的主要来源。

① 0 期　心肌膜钠通道的大量开放和膜两侧浓度梯度及电位梯度的驱动从而出现 Na^+ 快速内流，是心室肌细胞 0 期去极形成的原因。决定 0 期去极的 Na^+ 通道是一种快通道，当膜

除极到一定程度时，Na^+通道就开始失活而关闭，最后终止 Na^+ 的继续内流。正因为如此，从电生理特性上，将心室肌细胞（以及具有同样特征的心房肌和浦肯野细胞）称为快反应细胞，其动作电位称为快反应动作电位。

② 1 期复极　复极 1 期是在 0 期除极之后出现的快速而短暂的复极期，此时快钠通道已经失活，而是由 K^+ 经该通道的快速外流，导致了快速复极 1 期的形成。

③ 2 期复极　2 期复极的平台是同时存在的 Ca^{2+} 和 Na^+ 的内向离子流和 K^+ 的外向离子流处于平衡状态的结果。

④ 3 期复极　平台期之后，膜的复极逐渐加速，因此时 Ca^{2+} 通道已经失活，在平台期已经激活的外向 K^+ 流出随时间而递增。K^+ 的外流促使膜内电位向负电性转化，而膜内电位越负，K^+ 外流就越增高。这种正反馈过程，导致膜的复极越来越快，直至复极化完成。

⑤ 4 期　在 4 期内，心室肌细胞膜电位基本上稳定于静息电位水平，但是，离子的跨膜转运仍然在活跃进行。因为动作电位期间有 Na^+ 和 Ca^{2+} 进入细胞内，而 K^+ 外流出细胞，因此，只有从细胞内排出多余的 Na^+ 和 Ca^{2+}，并摄入 K^+ 才能恢复细胞内外离子的正常浓度梯度，保持心肌细胞的正常兴奋性。这种离子转运是逆着浓度梯度进行的主动转运过程。总的来看，这时转运过程引起的跨膜交换的电荷量基本相等，因此，膜电位不受影响而能维持稳定。

2. 心肌的自动节律性

组织、细胞能够在没有外来刺激的条件下，自动地发生节律性兴奋的特性，称为自动节律性，简称自律性。具有自动节律性的组织或细胞，称自律组织或自律细胞。组织、细胞单位时间（每分钟）内能够自动发生兴奋的次数，即自动兴奋的频率，是衡量自动节律性高低的指标。

① 窦房结细胞的动作电位及其形成机制　窦房结细胞动作电位的幅值小，由 0 期、3 期和 4 期组成，超射小，0 期幅值约 70mV，没有 1 期和 2 期。最大复极电位为 $-60\sim-65mV$。在此电位下，钠通道已失活。窦房结细胞的自动除极是由随时间而增长的净内向电流所引起的。当 4 期自动除极达阈电位时（约 -40mV），即激活膜上的钙内流，导致 0 期除极。由于钙通道是慢通道，因此窦房结细胞动作电位 0 期除极幅度低，速度慢。以后钙通道逐渐失活，而钾通道被激活，出现 K^+ 外流。由于钙内流减少和钾外流增加，膜便逐渐复极并达最大复极电位。窦房结细胞是由慢通道开放而产生 0 期除极，故称为慢反应自律细胞，其动作电位称为慢反应动作电位。图 8-3 显示心室肌快反应细胞与窦房结细胞跨膜电位变化的差别。

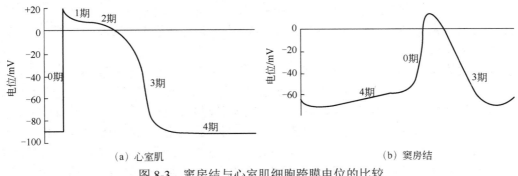

图 8-3　窦房结与心室肌细胞跨膜电位的比较

② 浦肯野细胞的动作电位　浦肯野细胞动作电位的形态与心室肌的相似，产生的离子基础也基本相同，但 4 期膜电位并不静息，而是出现自动除极现象，属快反应自律细胞。

3. 心肌的传导性和兴奋在心脏的传导

心肌在功能上是一种合胞体，心肌细胞膜的任何部位产生的兴奋不但可以沿整个细胞膜传播，并且可以通过闰盘传递到另一个心肌细胞，从而引起整块心肌的兴奋和收缩。动作电位沿细胞膜传播的速度可作为衡量传导性的指标。

心脏内兴奋传播的途径和特点：正常情况下窦房结发出的兴奋通过心房肌传播到整个右心房和左心房，尤其是沿着心房肌组成的"优势传导通路"迅速传到房室交界区，经房室束和左、右束支传到浦肯野纤维网，引起心室肌兴奋，再直接通过心室肌将兴奋由内膜侧向外膜侧心室肌扩布，引起整个心室兴奋。由于各种心肌细胞的传导性高低不等，兴奋在心脏各个部分传播的速度是不相同的。房室交界区细胞的传导性很低，房室交界是正常时兴奋由心房进入心室的唯一通道，交界区这种缓慢传导使兴奋在这里延搁一段时间（称房-室延搁）才向心室传播，从而可以使心室在心房收缩完毕之后才开始收缩，不至于产生房室收缩重叠的现象。可以看出，心脏内兴奋传播途径的特点和传导速度的不一致性，对于心脏各部分有次序地、协调地进行收缩活动，具有十分重要的意义。

（七）心脏的调节

心脏的调节可随机体活动的情况不同而发生相应的变化，以适应机体的需要。这种适应性变化是通过神经、体液等因素的调节而实现的。

1. 心脏的神经调节

心脏受心交感神经和心副交感神经的双重支配。

（1）心交感神经及其作用　心交感神经的节后纤维为肾上腺素能神经，其末梢释放的递质为去甲肾上腺素（NA）。NA 与心肌细胞膜上的 $β_1$ 受体结合，可使心肌细胞膜对 Ca^{2+} 的通透性增大，促进 Ca^{2+} 内流，使心率加快，房室传导加速，心肌收缩力增强，输出量增多，血压升高。

（2）心副交感神经及其作用　心副交感神经节后纤维为胆碱能神经，末梢释放的递质为乙酰胆碱（Ach）。副交感神经兴奋时，其末梢释放的 Ach 与心肌细胞膜上的 M 受体结合，提高细胞膜对 K^+ 的通透性，促进 K^+ 外流，并抑制 Ca^{2+} 通道的开放，使 Ca^{2+} 内流减少。结果使心率变慢，房室传导减慢，心肌收缩力减弱，心输出量减少，血压下降。胆碱能 M 受体阻滞剂阿托品可对抗副交感神经对心脏的抑制作用。

2. 心脏的体液调节

心脏活动的体液调节，是指血液和组织液中某些化学物质对心脏活动的调节作用。其中，有些激素是经血液循环广泛地作用于心血管系统；有些则是在组织中形成，作用于局部血管，调节局部组织的血流量。

（1）肾上腺素和去甲肾上腺素　血液中的肾上腺素和去甲肾上腺素对心血管的作用相似，但又各有特点。主要是因为心脏和血管存在不同的肾上腺素能受体，以及这两种激素与肾上腺素能受体的结合力不同。肾上腺素对心肌作用较强，可使心率加快，心肌收缩力加强，心输出量增多，对血管的作用则因作用部位不同而异：作用于皮肤和内脏血管可使其收缩，作用于骨骼肌血管和冠状血管则使其舒张，故肾上腺素对总外周阻力影响不大。可见肾上腺素升高血压的作用是通过增强心脏的活动而实现的，因此，临床上常在心脏停搏时使用。去甲肾上腺素的收缩血管作用较强，可使除冠状血管以外的所有小动脉强烈收缩，导致外周阻力增加，血压明显升高，所以在临床上有时作为升压药使用。

（2）肾素-血管紧张素系统　肾素（renin）由肾近球细胞所分泌，进入血液后，可使血浆中的血管紧张素原转变为血管紧张素Ⅰ，后者经肺循环时，在血管紧张素转换酶的作用下，转变为血管紧张素Ⅱ，血管紧张素Ⅱ在血浆和组织中的血管紧张素酶A的作用下转变为血管紧张素Ⅲ，将这一整个系统称为肾素-血管紧张素系统。其中血管紧张素Ⅱ可直接使全身微动脉收缩，血压升高，也可使静脉收缩，回心血量增多，其作用于交感缩血管纤维末梢上的血管紧张素受体，使交感神经末梢释放递质增多。因此，血管紧张素Ⅱ可以使外周血管阻力增大，血压升高。此外，血管紧张素Ⅱ可强烈刺激肾上腺皮质球状带细胞合成和释放醛固酮，后者可促进肾小管对 Na^+ 的重吸收，并使细胞外液量增加。

正常情况下，肾素分泌很少，血管紧张素生成不多，且其分解较快，故对正常血压影响不大。在某些病理情况下，如失血时，肾素-血管紧张素系统的活动加强，并对循环功能的调节起重要作用，所以肾素-血管紧张素系统是人抵抗血压下降的一种应急措施。由于肾病患者肾血流量减少，也可致肾素分泌增多，这可能是肾性高血压的原因之一。

（3）血管升压素　血管升压素是在下丘脑视上核和室旁核一部分神经元内合成的。这些神经元的轴突行走在下丘脑垂体束中并进入垂体后叶，其末梢释放的血管升压素作为垂体后叶激素进入血液循环。血管升压素在肾集合管可促进水的重吸收，故又称为抗利尿激素。血管升压素作用于血管平滑肌的相应受体，引起血管平滑肌收缩，是已知的最强的缩血管物质之一。

（4）心钠素　心钠素是由心房肌细胞合成和释放的一类多肽。在人的循环血液中，最主要的是一种由28个氨基酸构成的多肽。心钠素可使血管舒张，外周阻力降低；也可使每搏输出量减少，心率减慢，故心输出量减少。心钠素作用于肾的受体，还可以使肾排水和排钠增多，故心钠素也称为心房利尿钠肽。

（5）前列腺素　前列腺素是一族二十碳不饱和脂肪酸，其前体是花生四烯酸或其他二十碳不饱和脂肪酸。全身各部分的组织细胞几乎都含有生成前列腺素的前体及酶，因此都能产生前列腺素。前列腺素按其分子结构的差别，可分为多种类型。各种前列腺素对血管平滑肌的作用是不同的，例如前列腺素 E_2 具有强烈的舒血管作用，前列腺素 F_{2a} 则使静脉收缩。前列环素是在血管组织中合成的一种前列腺素，有强烈的舒血管作用。

（6）组胺　许多组织，特别是皮肤、肺和肠黏膜的肥大细胞中含有大量的组胺。当组织受到损伤或发生炎症和过敏反应时，都可释放组胺。组胺有强烈的舒血管作用，并能使毛细血管和微静脉的管壁通透性增加，血浆漏入组织，导致局部组织水肿。

二、血管

（一）血管的构造和分类

血管（vessel）是循环系统的周围结构，为运输血液的管道，包括动脉、毛细血管和静脉。

1. 动脉

动脉（artery）是将血液输向组织和器官的血管，其含氧较多，管壁厚，富有弹性，管壁分三层：内层称内膜，是内皮细胞和纤维组织；中层称中膜，含平滑肌和弹力纤维；外层称外膜，由纤维组织构成。动脉就像大树一样，分支越来越细，因壁内含有肌纤维和弹力纤维，能维持相当的压力，推动血液前进，故称"阻力血管"。动脉系统主要包括：弹性血管，营养动脉和小动脉。弹性血管的弹性成分使得近侧主动脉和大动脉能够在心脏收缩时很容易发生扩张。营养动脉指的是起自主动脉及其主要分支的较小动脉，主要作用是输送血液到各个器官或血管床。营养动脉的终末分支，由于其口径较小，故又称之为小动脉。

2. 毛细血管

毛细血管（capillaries）遍及全身各部的器官和组织，是连接小动脉和小静脉的交织如网状的结构，仅由一层内皮细胞和少量纤维组成，管腔细到只允许通过一个红细胞，向组织细胞提供氧气和其他营养物质，运走组织细胞代谢所产生的二氧化碳和其他废物，因此，毛细血管也称"功能血管"。此外，通过毛细血管内的流体静压和血液内胶质渗透压的压差，调节组织和血液间的水分，保证机体内循环的平衡。终末小动脉、中间动脉和毛细血管后微静脉，构成了整个微循环系统。终末小动脉又称微动脉，其进一步分支后成中间动脉（后微动脉），是微动脉和微静脉间的直捷通路。毛细血管常从中间动脉成直角分出，在其开口处有许多平滑肌细胞聚积，称之为毛细血管前括约肌。毛细血管在进入中间动脉的静脉端或直接进入到毛细血管后微静脉前，常互相吻合成毛细血管网。

3. 静脉

静脉（vein）是将血液运回心脏的血管，它始于毛细血管，终于两心房。体循环的静脉分深静脉和浅静脉两种。毛细血管汇合成微静脉和小静脉。微静脉的口径一般较相应的微动脉粗，但壁较薄，同时在其血管的内皮层上同样也可以观察到有许多孔隙。因此，在微静脉水平也有血管内外物质的交换。小静脉的口径逐渐增大，血管壁出现完整平滑肌层。由于微静脉和小静脉的数量较毛细血管少，血流加速，因此微静脉和小静脉又称为毛细血管后阻力血管。由于静脉有巨大的储存功能，因此又称静脉为容量血管。静脉的内皮层有时形成半月形皱褶，常成对存在，这种静脉瓣可以防止血液的逆流，特别是下肢的静脉瓣数量远较其他组织为多。

（二）血压、动脉血压及其影响因素

血压是指血管内的血液对于单位面积血管壁的侧压力。按照国际标准计量单位规定，压强的单位为帕（Pa），但其单位较小，血压数值通常用千帕（kPa）来表示。血流在血管内流动时所受到的阻力主要取决于血管的长度和口径，以及血液的黏滞度。从理论上讲，管径越小，血管越长，黏滞度越大，而血管的口径是影响阻力的主要因素。

动脉血压是血流对动脉壁产生的侧压，是血流的推动力与阻力之间相互作用的结果。心室收缩时，主动脉压急剧升高，在收缩期的中期达到最高值，这时的动脉血压值称为收缩压。心室舒张时，主动脉压下降，在心舒末期动脉血压的最低值称为舒张压。收缩压和舒张压的差值称为脉搏压，简称脉压。

正常人体中，维持一定高度的动脉压是保证各器官充分灌注和推动血液循环的重要因素。动脉血压常因年龄、性别、所处状态等情况不同而异。一般来说，女性在围绝经期前动脉血压比同龄男性低，围绝经期后动脉血压升高。男性和女性的动脉血压都随年龄的增长而逐渐升高，收缩压的升高比舒张压的升高更为显著。

以下为影响动脉血压的因素。

1. 搏出量

当外周阻力和心率不变时，搏出量增加动脉血压升高，主要表现为收缩压明显升高，舒张压变化不大，故脉压增大。由于搏出量增加时，心缩期射入主动脉的血量增多，动脉管壁所承受的张力增大，故收缩压明显升高。同时由于动脉血压升高快，流向外周的血量增多，到心舒末期，大动脉内存留的血量并无明显增多，所以舒张压升高不明显。因此，收缩压的高低主要反映搏出量的多少。

2. 心率

其他因素不变时，心率加快时，动脉血压升高，主要表现为舒张压升高，收缩压升高不明显，因而脉压减小。这是因为心率加快时心舒期明显缩短，致使流向外周的血量减少，心舒期末存留在大动脉内的血量增多，故舒张压升高。由于动脉血压升高可使血流速度加快，使心缩期内有较多的血液流向外周，故收缩压升高不多。

3. 外周阻力

其他因素不变，外周阻力增大时，心舒期内血液流至外周的速度减慢，心舒期末大动脉内存留的血量增多，舒张压明显升高。由于动脉血压升高可使血流速度加快，心缩期内仍有较多的血液流向外周，故收缩压升高不明显，脉压减小。因此，舒张压的高低主要反映外周阻力的大小。

4. 循环血量与血管容积

正常情况下，循环血量与血管容积是相适应的，保持一定的充盈度，维持一定的血压。循环血量减少或血管容积增加，均可导致动脉血压下降。

5. 主动脉和大动脉的弹性储器作用

主动脉和大动脉的弹性储器作用为缓冲动脉血压，使收缩压不致过高，舒张压不致过低，保持一定的脉压。大动脉的弹性储器作用减弱时，缓冲能力下降，使收缩压升高而舒张压降低，脉压显著增大。

（三）微循环

1. 微循环的组成

微循环（microcirculation）是指微动脉与微静脉之间的血液循环，是血液和组织液进行物质交换的场所。包括微动脉、后微动脉、毛细血管前括约肌、真毛细血管、通血毛细血管、动静脉吻合支和微静脉等七部分组成。

2. 微循环的血流通路及功能

（1）迂回通路 血液经微动脉、后微动脉进入真毛细血管网，最后汇入微静脉。此通路又称为营养通路，因为其穿于组织细胞间，血流缓慢，并且具有管壁薄、通透性高、数量多等特点，使其成为血液和组织液进行物质交换的主要场所。

（2）直捷通路 指血液经微动脉、后微动脉进入通血毛细血管，最后汇入微静脉。因其直而短、血流快，所以主要功能是使一部分血液迅速通过微循环返回心脏，以保证体循环血量的相对恒定。

（3）动静脉短路 指血液从微动脉经动静脉吻合支直接进入微静脉。因其途径短，血管壁厚，血流速度快，并且大多分布在皮肤及皮下组织，使其在调节体温方面起重要作用，但其通常处于关闭状态。

3. 微循环的调节

（1）神经、体液因素对微循环的调节 微动脉和微静脉均受交感缩血管神经支配。微动脉的神经分布密度较大，微静脉密度小。故当交感神经兴奋时，微动脉收缩比微静脉明显，主要引起前阻力增大，因此可导致器官血流量减少。后微动脉和毛细血管前括约肌的舒缩活动主要受体液因素控制，全身性体液物质如去甲肾上腺素、肾上腺素、血管紧张素等可使其收缩；局部代谢产物，如乳酸、CO_2、组胺等可使其舒张。

（2）微循环血流量的调节　正常情况下，微循环血流量主要靠局部代谢产物调节。如安静时，组织代谢水平低，局部代谢产物积聚少，全身性缩血管物质作用占优势，使大部分毛细血管网处于关闭状态。这部分毛细血管关闭一段时间后，将因局部代谢产物的积聚而开放。开放一定时间后，随局部代谢产物的清除而转入关闭，如此反复就造成毛细血管网开放和关闭交替进行。当机体活动增强时，毛细血管网大量开放，以适应组织代谢的需要。

（四）体循环和肺循环

血液由心流经动脉、毛细血管和静脉，最后又返回心，此种周而复始的循环流动称血液循环。根据血液在心血管系统内循环途径的不同，血液循环可分为体循环（systemic circulation）和肺循环（pulmonary circulation），两种循环相互连续，交替进行（图8-4）。心每天搏动约10万次，全身血液往返循环约5000次。

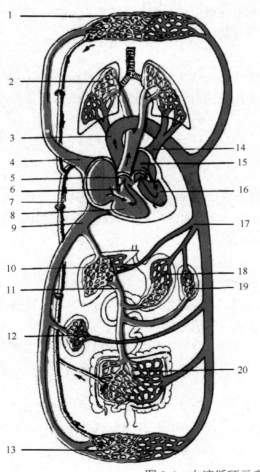

1—头颈上肢毛细血管；

2—肺毛细血管；

3—主动脉；

4—上腔静脉；

5—肺动脉；

6—右心房；

7—淋巴管；

8—右心室；

9—下腔静脉；

10—肝毛细血管；

11—肝门静脉；

12—肾毛细血管；

13—下肢毛细血管；

14—左肺静脉；

15—左心房；

16—左心室；

17—腹腔干；

18—胃毛细血管；

19—脾毛细血管；

20—肠毛细血管

图8-4　血液循环示意

1．体循环

在心收缩时，含较多氧和营养物质的血，自左心室经主动脉及其分支流向全身的毛细血管。血液在毛细血管和组织之间进行物质交换，向组织释放氧和营养物质，同时回收组织在代谢过程中产生的 CO_2 和代谢产物。于是含 O_2 多的鲜红血转化为暗红的含有 CO_2 较多的血汇入小静脉。小静脉逐渐合并，最后经上、下腔静脉流入右心房。血液经上述途径，往返于心和全身各部之间称体循环。

2．肺循环

肺循环是含 CO_2 较多的血自右心室经肺动脉及其分支，进入肺泡周围的毛细血管网，在毛细血管壁和肺泡壁之间进行气体交换，放出 CO_2，吸收 O_2。这样，血液又转化为含 O_2 较多的鲜红色的血，从肺静脉流入左心房。血液经上述途径，循环于心脏和肺之间称肺循环。

第二节
心血管系统疾病常见症状

一、心悸

心悸是指病人自觉心慌、心跳的一种常见症状，多伴有心前区不适感。心悸不是某一疾病的特征性表现，它可以是心脏神经、精神障碍的表现，因此，需根据全面检查来判断有无心脏疾患。

关于心悸的发生机理目前尚无满意解释，健康人在一般情况下不会感觉到心脏的规律性跳动，只有在重体力劳动或情绪激动时方感到心跳，可能是心搏出量增加，心收缩增强所致，是一种生理反应。根据临床表现心悸见于以下情况。

1．心脏搏动增强所致心悸

（1）生理性　见于健康人过度体力劳动或情绪激动、紧张、恐惧、焦虑时，大量吸烟、饮酒、饮浓茶或咖啡；应用某些药物如麻黄素、肾上腺素、阿托品、甲状腺素等时才会有心悸的感觉，此为生理现象。

（2）病理性　有如下原因。

① 某些心脏疾病　由于心脏本身病变导致心肌肥厚、心肌收缩增强、心排出量增加的情况而引起心悸，如风湿性心脏病主动脉瓣关闭不全、二尖瓣关闭不全；先天性心脏病室间隔缺损，动脉导管未闭；高血压性心脏病等。

② 心排血量增加　临床上常见于：甲状腺功能亢进，因基础代谢率增加，交感神经兴奋性增强，心率加快，心输出量增加；贫血，心率加快，心排出量增加；高热，心率加快；低血糖，低血糖时释放肾上腺素过多，心率加快；嗜铬细胞瘤发作时，血中儿茶酚胺增加，心率快引起心悸。

2．心律失常所致心悸

（1）心动过速　窦性心动过速、快速心房纤颤、心房扑动、室上性心动过速、室性心动过速。因心率加快，心室舒张期缩短、充盈不足引起心室在收缩期紧张度增高，心搏增强而致心悸。

（2）心动过缓　窦性心动过缓、房室传导阻滞、房室交界性心律、室性自搏心律、病态窦房结综合征等。由于心率减慢，心室充盈度增加，舒张期延长，每搏输出量增加，心搏增强引起心悸。

（3）心律不齐，期前收缩，心房纤颤　由于期前收缩在一个较长的代偿间期后出现心室收缩增强而有力，因而引起心悸。而代偿间期病人常诉心脏停搏。

3. 心脏神经机能症所致心悸

见于神经循环无力症、β受体高敏、围绝经期综合征、神经衰弱者，系植物神经功能失调致心脏血管功能紊乱，心率增加、心搏增加引起心悸。多发生在青、中年，女性多见。除心悸外，常伴有头晕、失眠等神经衰弱症状，此类病人体检除心率稍快外，其他大致正常。

二、紫绀

紫绀是由于血中还原血红蛋白增加，其绝对值在 50g/L 以上，或血中含有异常的血红蛋白的衍生物，表现为皮肤及黏膜呈弥漫性青紫的现象。紫绀多在皮肤较薄、色素较少和毛细血管丰富的部位，如口唇、鼻尖、耳垂、颊部及指（趾）甲床等处最为明显。红细胞增多的病人稍有缺氧即可发生紫绀，反之，若红细胞很少，即使有严重缺氧，紫绀也不常出现。

紫绀通常有以下两种情况。

1. 血液中还原血红蛋白增多

（1）中心紫绀　此类紫绀是由心、肺疾病引起动脉血氧饱和度降低所致。其特点为全身性的且紫绀的皮肤是温暖的，故又称弥漫性紫绀。

（2）周围性紫绀　是由于周围循环血流障碍所致。特点是紫绀常出现于肢体下垂部分及周围部位（如肢端、耳垂及颜面），皮肤是冰冷的，若经按摩或加温紫绀可消失，此点有助于与中心性紫绀鉴别。

（3）混合性紫绀　中心性与周围性紫绀并存，可见于心功能不全，因血液在肺内氧合不足及周围血流缓慢、毛细血管内脱氧过多所致。

2. 血液中含有异常血红蛋白衍生物

（1）药物或化学药品中毒所致高铁血红蛋白血症　由于血红蛋白分子的二价铁被三价铁所取代，而失去与氧结合的能力。血中高铁血红蛋白量达 3g/100ml 即可出现紫绀。可由于伯氨喹啉、亚硝酸盐、磺胺类、非那西丁、硝基苯、苯胺中毒所引起。紫绀的特点是急骤出现、暂时性、病情严重，若静脉注射亚甲蓝溶液或大量维生素 C，紫绀可消退。分光镜检查可证明血中存在高铁血红蛋白。进食大量含有亚硝酸盐的变质蔬菜，也可出现紫绀，称为肠原性青紫，是中毒性高铁血红蛋白血症的一种类型。

（2）硫化血红蛋白血症　主要是服用了硫化物，在肠内形成大量硫化氢而产生硫化血红蛋白所致，临床上比较少见。

（3）先天性高铁血红蛋白血症　自幼有紫绀，但无心、肺疾病存在。

三、呼吸困难

呼吸困难也可以见于心血管系统的疾病，最常见的是心力衰竭，特别是左心衰竭，表现为不同程度的呼吸困难,初期主要表现为跟活动相关的呼吸困难,随着病情的加重,可以出现夜间阵发性呼吸困难,疾病继续进展就会出现端坐呼吸,休息状态下也会出现呼吸困难。此外,冠心病发作,比如心绞痛、心肌梗死,都可以表现为呼吸困难。

第三节
常见心血管系统疾病

一、原发性高血压

高血压是指体循环动脉压增高为主要表现的临床综合征,可表现为收缩压或舒张压高于正常或两者均高,其本身可引起一系列症状,并降低患者的生活、工作质量,长期高血压可影响重要脏器如心、脑、肾的功能,最终导致脏器功能衰竭。正常人体循环血压在内外环境作用下于一定的范围内波动。血压水平随年龄逐渐增高,以收缩压较为明显,但 60 岁后舒张压多有逐渐下降趋势,个体之间的血压有较大的差异。人群的血压水平曲线呈连续的正态分布,临床诊断高血压的标准是在大量的流行病调查材料分析的基础上人为制定的,而且不断进行调整,目前多按照《中国高血压防治指南》(2023 年版)分级,见表 8-1。

表 8-1　血压水平的定义与分类

类　　别	收缩压和舒张压/mmHg	类　　别	收缩压和舒张压/mmHg
理想血压	<120 和<80	2 级高血压（中度）	160～179 或 100～109
正常血压	<130 和<85	3 级高血压（重度）	≥180 或≥110
正常高值	120～139 或 80～89	单纯收缩期高血压	≥140 和<90
1 级高血压（轻度）	140～159 或 90～99		

近年来发现收缩压升高的危害性不亚于舒张压增高,对靶器官的损害甚至超过后者。单纯性收缩期高血压多见于老年人,在 60～69 岁和 70～79 岁人群中分别占 6%和 12%。

临床上高血压可分为两类。第一类称原发性高血压,又称高血压病,是一种以动脉血压升高为主要临床表现而病因尚未明确的疾病,占所有高血压病人的 90%以上。第二类称继发性高血压,又称症状性高血压,其病因明确,是某种疾病的一种临床表现,如能治愈原发病,可能血压不再升高。

(一)病因与发病机制

高血压病病因不明,与发病有关的因素有以下几方面。

① 年龄　发病率有随年龄增长而增高的趋势,40 岁以上者发病率高。

② 饮食　摄入食盐多者,高血压发病率高,有认为食盐小于 2g/天,几乎不发生高血压;3～4g/天,高血压发病率 3%;4～15g/天,发病率 15%;大于 20g/天,发病率 30%。每天饮酒量超过 50g 乙醇者,高血压发病率明显提高。

③ 肥胖　肥胖者发病率高。

④ 遗传　大约半数高血压患者有家族群集现象,国内调查发现,与无高血压家族史者比较,双亲一方有高血压者的患病率高 1.5 倍,双亲均有高血压病者则高 2～3 倍。

⑤ 环境与职业　有噪声的工作环境，过度紧张的脑力劳动均易发生高血压，城市中的高血压发病率高于农村。

已知左心搏出量、外周血管阻力等血流动力学参数是影响动脉血压的主要因素，即凡能使心输出量增加或增加外周阻力的因素均可使血压升高，不过其发病机理不详，主要有以下几类学说。

① 钠过多　大量的实验、临床和流行病资料证实钠的代谢和本病有密切关系，人群的血压水平与平均摄钠量呈正相关，限制钠的摄入可以改善高血压情况，服用利尿剂增加钠的排泄也可以降低增高的血压。

② 肾素-血管紧张素-醛固酮系统（RAAS）平衡失调　RAAS 是重要加压机制之一，肾素主要由肾小球旁细胞分泌，血液循环中的肾素将肝产生的血管紧张素原水解为血管紧张素Ⅰ，又在肺循环中转化为血管紧张素Ⅱ。血管紧张素Ⅱ可致血压升高。

近年的研究显示在中枢神经系统、心脏和大动脉壁均有肾素和血管紧张素Ⅱ，对血压的调节起重要作用。

③ 交感神经系统功能亢进　流行病资料提示，经常从事处于应激状态的工作，可导致交感神经系统功能亢进；长期受噪声或不良视觉刺激者易患本病。神经系统在血压的调节中起重要作用，反复的过度紧张与精神刺激可使血压升高。

此外，吸烟、饮酒、过度摄入碳水化合物导致肥胖也易患高血压。

（二）临床表现

根据起病缓急和病情发展情况，临床上可分为缓进型与急进型，前者又称良性高血压，绝大部分患者属此型，其发病年龄多在 35～40 岁以后。急进型高血压又称恶性高血压，仅占本病的 1%～5%。

1. 缓进型高血压

（1）早期表现　早期多无症状，偶尔体检时发现血压增高，或在精神紧张、情绪激动或劳累后出现头晕、头痛、耳鸣、失眠、乏力、注意力不集中等症状，可能系高级神经功能失调所致。

（2）脑部表现　多由于情绪激动，过度疲劳，气候变化或停用降压药而诱发。血压急骤升高，引起剧烈头痛、视力模糊、面色苍白、耳鸣、眩晕，并可出现急性心、脑、肾功能不全，应迅速降压治疗。本病并发的脑血管病统称为脑血管意外，俗称卒中或中风，包括缺血性脑梗死和脑出血。

（3）心脏表现　由于细小动脉的硬化，血压持续升高，外周阻力增加，左心室为维持正常血液循环而加强收缩力。久之，左心室发生代偿性肥大，心脏重量增加，早期心腔不扩张，称向心性肥厚。晚期左心室代偿失调，心肌收缩力降低，逐渐出现心腔扩张，称肌源性扩张，甚至诱发心力衰竭。出现临床症状的高血压性心脏病多发生在高血压起病数年至十余年之后。同时由于高血压可促进动脉粥样硬化，部分病人可因合并冠状动脉粥样硬化性心脏病而有心绞痛、心肌梗死的表现。

（4）肾脏表现　肾血管病变的程度和血压高度密切相关，实际上，血压未控制的本病患者均有肾脏的病变，但在早期可无临床任何表现。肾功能减退时，可引起夜尿、多尿、尿中含蛋白及红细胞，当肾功能进一步减退时，尿浓缩功能低下，尿量减少，出现氮质血症，最终发展成尿毒症。

（5）动脉改变　由于持续的血压升高，可引起动脉中膜及内膜平滑肌细胞增生，以致管壁增厚变硬，管腔狭窄。当主动脉内膜破裂时，血液外渗可形成主动脉夹层动脉瘤，是高血压病少见而严重的合并症之一。

（6）眼底改变　眼底改变的发生率与年龄、病程、血压水平、心脏及肾脏改变有平行关系。

2. 急进型或恶性高血压

在未经治疗的原发性高血压病人中，约 1%可发展为急进型高血压，发病可较急骤，也可在发病前有缓进型高血压病史。男女比例约为 3∶1，多在青中年发病，其症状与缓进型相似，血压明显升高，舒张压多持续在 130～140mmHg 或更高，有头痛、乏力、口渴、多尿等症状，视力迅速减退，眼底有视网膜出血及渗出，迅速出现蛋白尿、血尿及肾功能不全。也可发生心力衰竭、高血压脑病和高血压危象，病程进展迅速，多死于尿毒症。

3. 高血压危象

在本病的进程中，如全身小动脉发生暂时性强烈痉挛，周围血管阻力明显上升，致使血压急剧上升而出现一系列临床症状时称为高血压危象。这是高血压时的急重症，可见于缓进型和急进型高血压，血压改变以收缩压突然明显升高为主，舒张压也可升高，常在诱发因素下出现，如强烈的情绪变化、精神创伤、心神过劳、寒冷的刺激和内分泌失调等。病人出现剧烈头痛、头晕、眩晕，亦可有恶心、呕吐、胸闷、心悸、视力模糊、腹痛、尿频、尿少、排尿困难等。有的伴自主神经紊乱症状，如发热、口干、出汗、兴奋、皮肤潮红或脸色苍白、手足发抖等；严重者，尤其在靶器官病变时，可出现心绞痛、肺水肿、肾功能衰弱、高血压脑病等。

4. 高血压病的分级

对本病的分级是为了估计病人的预后并指导治疗，按靶器官受损程度，高血压病分三级。

1 级　仅血压升高，临床无心、脑、肾受损表现。

2 级　高血压，伴下列器官损害表现之一者——左心室肥厚或扩大，眼底动脉呈普通或局部狭窄，蛋白尿或血肌酐轻度升高。

3 级　高血压，伴下列受损器官出现症状或体征之一者——脑出血或高血压脑病，脑梗死，心力衰竭，肾功能衰竭，眼底出血或渗出，伴或不伴有视神经乳头水肿、心绞痛、心肌梗死、脑血栓形成。

（三）药物治疗

近年来，抗高血压药物发展迅速，根据不同患者的特点可单用或联合应用各类降压药。目前常用降压药物可归纳为四大类（见抗高血压药）。一个理想的降压药物应具备：能逆转高血压特征性血流动力学改变，即能降低外周阻力、增加心排出量同时又不影响压力感受器的反射机制；能维持主要器官的适度灌注压；延缓或逆转靶器官的损害，减少并发症与死亡；提高病人生活质量，副作用轻；增加病人服药的依从性，选用半衰期长、每日服用 1 次、简便的药物。

药物治疗原则，具体如下。

（1）个体化　根据不同病人的病理生理特点、病程进展和并发症，而采用不同的药物和不同的剂量，除非紧急情况，一般不必急剧降压，尤其老年人，以逐渐降压为宜，有心、脑、肾供血不足者，过度降压可加重缺血。药物降压，不是病因治疗，应长期用药，甚至终身治疗，采取最小有效量开始，根据需要逐步递增，并长期坚持。

（2）联合用药　大多数无并发症或合并症患者可以单独或联合用药。联合用药可产生协同作用，抵消副作用。如血管扩张剂常继发交感神经兴奋、心率加快、心排出量增多，并用β受体阻滞剂可抵消心率加快。血管扩张剂可继发醛固酮增多导致水钠潴留，并用利尿剂可抵消。

（3）分级诊疗　对一般高血压，血压控制目标值至少小于 140mmHg/90mmHg。先用副作用少的药物，如未取得满意疗效可逐步加用一种或多种作用机制不同的药物。可考虑分级诊疗。

1 级　利尿剂、β受体阻滞剂、钙拮抗剂、血管紧张素转换酶抑制剂，可选用一种药物，一种无效可改用另一种。

2 级　联合用药，两种药物并用。比较合理的两种降压药联合是利尿剂与β受体阻滞剂、利尿剂与血管紧张素转换酶抑制剂、钙拮抗剂与β受体阻滞剂等合用，一般自小量开始，有效为止，若无效转入 3 级。

3 级　联合用药，三种药物并用。除有禁忌证外，应联合利尿剂。

4 级　3 级治疗效果不佳者，可换用胍乙啶或可乐宁。

高血压急症的降压治疗：高血压急症时必需迅速使血压下降，以静脉给药最为适宜，以便随时改变药物所要使用的剂量，如静脉滴注硝普钠或硝酸甘油。

二、心力衰竭

心力衰竭是各种心脏疾病所导致的心脏收缩或舒张功能障碍，心脏排血量减少，不能满足组织代谢需要的一种临床综合征。根据心力衰竭的发展过程，可分为急性和慢性心力衰竭；根据心脏收缩、舒张功能障碍，分为收缩性心力衰竭和舒张性心力衰竭；根据主要受累的心脏不同，分为左心心衰、右心心衰和全心心衰。

（一）慢性心力衰竭

1. 病因与发病机制

先天或获得性心肌、心瓣、心包或大血管、冠脉结构异常，导致血流动力功能不全是慢性心功能不全（慢性心力衰竭）的基本病因。成人慢性充血性心力衰竭的最常见的病因为冠心病、高血压、瓣膜病、心肌病和肺源性心脏病（肺心病）。

（1）上述心力衰竭的基本原因，可通过下列机制影响心功能，引起心力衰竭。

① 原发性心肌收缩力受损　包括心肌梗死、心肌炎症、心肌缺氧或纤维化、中毒性改变等，都使心肌收缩力减弱而导致心力衰竭。

② 心室的压力负荷（后负荷）过重　肺及体循环高压，左、右心室流出道狭窄，主动脉或肺动脉瓣狭窄等，均能使心室收缩时阻力增高、后负荷加重，引起继发性心肌舒缩功能减弱而导致心力衰竭。

③ 心室的容量负荷（前负荷）过重　瓣膜关闭不全、心内或大血管间左至右分流等，使心室舒张期容量增加，前负荷加重，也可引起继发性心肌收缩力减弱和心力衰竭。

④ 高动力性循环状态　主要发生于贫血、甲状腺功能亢进等，由于周围血管阻力降低，

心排出量增多，也能引起心室容量负荷加重，导致心力衰竭。

（2）慢性心力衰竭诱发因素

① 感染。

② 过重的体力劳动或情绪激动。

③ 心律失常。

④ 妊娠分娩。

⑤ 输液（或输血过快或过量）。

⑥ 严重贫血或大出血。

2. 临床表现

慢性心力衰竭的临床表现与哪侧心室或心房受累有密切关系。左心衰竭的临床特点主要是由于左心房和（或）右心室衰竭引起肺淤血、肺水肿；而右心衰竭的临床特点是由右心房和（或）右心室衰竭引起体循环静脉淤血和水钠潴留。在发生左心衰竭后，右心也常相继发生功能损害，最终导致全心衰竭。其中以左心衰竭的情况较多见。

（1）左心衰竭

① 呼吸困难　是左心衰竭的最早和最常见的症状。主要由于急性或慢性肺淤血和肺活量减低所引起。轻者仅于较重的体力劳动时发生呼吸困难，休息后很快消失，故称为劳力性呼吸困难。

② 咳嗽、咳痰和咯血　是左心衰竭的常见症状，由肺泡和支气管黏膜淤血所引起，多与呼吸困难并存，咯血色泡沫样或血样痰。

③ 其他　可有疲乏无力、头晕、失眠、心悸等。

（2）右心衰竭

① 上腹部胀满　是右心衰竭较早的症状。常伴有食欲不振、恶心、呕吐及上腹部胀痛，此多由于肝、脾及胃肠道充血所引起。肝脏充血、肿大并有压痛。

② 颈静脉充盈　是右心衰竭的一个较明显征象。其出现常较皮下水肿或肝肿大为早，同时可见舌下、手臂等浅表静脉异常充盈，压迫充血肿大的肝脏时，颈静脉充盈更加明显，表示静脉压增高。

③ 水肿　右心衰竭早期，由于体内先有水钠潴留，故在水肿出现前先有体重的增加，体液潴留达 5kg 以上时才出现水肿。其特征为首先出现于身体最低垂的部位，常为对称性可压陷性。

④ 胸水和腹水　胸水可同时见于左、右两侧胸腔，但以右侧较多，其原因不甚明了，腹水大多发生于晚期，多由于心源性肝硬化所引起。

⑤ 紫绀　右心衰竭者多有不同程度的紫绀，最早见于指端、口唇和耳郭，较左心衰竭者明显。严重贫血者紫绀可不明显。

⑥ 神经系统症状　可有神经过敏、失眠、嗜睡等症状。

（3）全心衰竭　可同时存在左、右心衰竭的临床表现，也可以左心或右心衰竭的临床表现为主。

3. 药物治疗

（1）控制钠盐摄入　减少钠盐的摄入，可减少体内水潴留，减轻心脏的前负荷，是治疗心力衰竭的重要措施。但是在大量利尿的病人，可不必严格限制食盐。

（2）利尿剂　利尿剂通过抑制肾小管不同部位钠离子的重吸收，增加水钠的排出，使体内潴留过多的液体排出，减轻全身各组织和器官的水肿，使血容量减少，减轻心脏的前负荷。

常用的利尿剂有噻嗪类、袢利尿剂、保钾利尿剂。

（3）血管紧张素转换酶抑制剂　血管紧张素转换酶（ACE）抑制剂临床应用时，多被划为血管扩张剂，其应用于心力衰竭时主要作用机制为：①扩血管作用；②抑制醛固酮；③抑制交感神经兴奋性；④可改善心室及血管的重构。

常用的血管紧张素转换酶抑制剂有卡托普利、贝那普利和依拉普利等。

（4）血管扩张剂　心力衰竭时，由于心排血量减少，反射性交感-肾上腺系统兴奋，导致外周血管收缩，左心室射血阻抗增加，后负荷加重。应用小动脉扩张剂如肼苯哒嗪等，可以降低动脉压力，减少左心室射血阻抗，因而心搏出量和心排出量增加。本类药物仅用于不能耐受 ACE 抑制剂的患者。

其他血管扩张剂有硝酸甘油、硝酸异山梨酯等。

（5）正性肌力药物　正性肌力药物包括洋地黄类强心苷和非洋地黄类强心苷。洋地黄类强心苷主要能直接加强心肌收缩力，增加心脏每搏血量，从而使心脏收缩末期残余血量减少，舒张末期压力下降，有利于缓解各器官淤血，尿量增加，心率减慢。过量的洋地黄反而会降低心肌收缩力，增加房室交界区及浦氏纤维自律性，故可引起异位节律及折返现象而致心律失常。

常用的洋地黄制剂有地高辛、西地兰、洋地黄毒苷和毒毛花苷 K 等，非洋地黄类有多巴酚丁胺、磷酸二酯酶抑制剂、β 受体阻滞剂等。

（6）积极防治病因及诱因　心力衰竭发生后，如能应用药物和手术治疗基本病因，则心力衰竭可获改善。积极而有效地避免或控制心力衰竭的诱发因素，如急性感染性心内膜炎、心律失常、操劳过度，常可减少或防止心力衰竭的发生。

（二）急性心力衰竭

急性心力衰竭系指由于急性心脏病致使心脏在短时间内发生的心排血量急剧下降，组织器官灌流不足和急性淤血而引起的临床综合征。其中最常见的是急性左心衰竭，以急性肺水肿和心源性休克为主要表现。

1. 病因与发病机制

广泛的急性心肌梗死、急性心肌炎；急性机械性梗阻如二尖瓣狭窄、主动脉狭窄等；严重的心律失常；输液过快或过多等病因引起的肺静脉和肺毛细血管压力突然明显增高，当肺毛细血管渗透压超过 4.8kPa（36mmHg）时，则有大量浆液由毛细血管渗出至肺间质和肺泡内，发生急性肺水肿严重者左心室排血量急剧下降，同时出现心源性休克。

2. 临床表现

病人常突然感到极度呼吸困难，迫坐呼吸，恐惧表情，烦躁不安，频频咳嗽，咯大量白色或血性泡沫状痰液，严重时可有大量泡沫样液体由鼻涌出，面色苍白，口唇青紫，大汗淋漓，四肢湿冷，两肺满布湿啰音，心脏听诊可有舒张期奔马律，脉搏增快，血压下降，严重者可出现心源性休克。

3. 药物治疗

急性肺水肿是内科急症，必须迅速、积极地采取有效措施。

（1）镇静　皮下或肌内注射吗啡 5～10mg 或杜冷丁 50～100mg，使病人安静。

（2）吸氧　加压高流量给氧 6～8L/min，可流经 25%～70%酒精后用鼻管吸入，加压可减少肺泡内液体渗出，酒精能降低泡沫的表面张力使泡沫破裂，从而改善通气，也可使用有机硅消泡剂消除泡沫。

（3）利尿　静脉给予作用快而强的利尿剂如速尿 20～40mg 加入葡萄糖注射液内静脉注射，以减少血容量，减轻心脏负荷，应注意防止或纠正大量利尿时所伴发的低钾血症和低血容量。

（4）血管扩张剂　静脉滴注硝普钠或酚妥拉明以降低肺循环压力，也可舌下含化硝酸甘油或二硝酸异山梨醇降低肺循环静脉压。

（5）强心药　如近期未用过洋地黄类药物者，可静脉注射快速作用的洋地黄类制剂，如西地兰、毒毛旋花子苷 K 等。

（6）氨茶碱　对伴有支气管痉挛者可选用氨茶碱，可减轻支气管痉挛。

（7）糖皮质激素　氢化可的松或地塞米松亦有助于肺水肿的控制。

三、心律失常

正常心脏在窦房结控制下节律整齐地跳动，跳动频率随生理状况不同而变化，静息清醒时为 60～100 次/min。心律失常是指心律起源部位，心搏频率与节律以及冲动传导中的任一环节发生的异常。

1. 分类

心律失常种类繁多，从不同角度有不同的分类。

（1）根据心律失常时心跳的频率分类

① 快速心律失常

a. 过早搏动（早搏）　房性、房室交界性、室性。

b. 心动过速　窦性心动过速、室上性心动过速、室性心动过速。

c. 颤动　心房颤动、心室颤动。

d. 扑动　心房扑动、心室扑动。

② 缓慢心律失常

a. 窦房结功能低下。

b. 房室传导阻滞。

（2）根据冲动起源异常所致的心律失常分类

① 窦性心律失常　窦性心动过速、窦性心动过缓、窦性心律不齐。

② 异位心律　被动型异位心律、主动型异位心律（过早搏动、阵发性心动过速、心房扑动、心房颤动、心室扑动、心室颤动）。

2. 病因与发病机制

包括冲动形成的异常、冲动传导的异常或两者兼而有之。

（1）冲动形成的异常　窦房结、结间束、冠状窦口附近、房室结的远端和希氏束-浦肯野系统等处的心肌细胞均具有正常自律性。自主神经系统兴奋性改变或其内在病变，均可导致不适当的冲动发放。此外，原来无自律性的心肌细胞，如心房、心室肌细胞，亦可在病理状态下出现异常自律性，诸如心肌缺血、药物、电解质紊乱、儿茶酚胺增多等均可导致异常自律性的形成。

（2）冲动传导的异常　折返是所有快速性心律失常中最常见的发生机制。产生折返的基本条件是：①心脏两个或多个部位的传导性与不应性各不相同，相互连接形成一个闭合环；②其中一条通道发生单向传导阻滞；③另一通道传导缓慢，使原先发生阻滞的通道有足够时间恢复兴奋性；④原先阻滞的通道再次激动，从而完成一次折返激动。冲动在环内反复循环，产生持续而快速的心律失常。

冲动传导至某处心肌，如适逢生理性不应期，可形成生理性阻滞或干扰现象。传导障碍并非由于生理性不应期所致者，称为病理性传导阻滞。

3. 药物治疗

现今临床常用的抗心律失常药物分类是 Vaughan Williams 分类法。以药物抗心律失常作用的电生理效应作为分类依据，被分成四大类，其中 I 类再分为三个亚类（见第四节抗心律失常药分类）。

四、冠状动脉粥样硬化性心脏病

由于冠状动脉粥样硬化使管腔狭窄或阻塞，和/或因冠状动脉功能性改变（痉挛）导致心肌缺血、缺氧而引起的心脏病，统称为冠状动脉粥样硬化性心脏病，简称冠心病（coronaryheart disease，CHD），亦称缺血性心脏病。本病多见于 40 岁以上的男性与绝经期后的女性，主要危险因素为高血压、高血脂、糖尿病、吸烟及冠心病家族史等，该病在欧美国家的发病率及死亡率甚高，我国近年来亦呈增多趋势。

冠状动脉粥样硬化最常发生于左冠状动脉前降支，其次是右冠状动脉干和左冠状动脉旋支，根据其临床表现不同，可有以下几种类型。

① 无症状性心肌缺血　亦称隐匿型冠心病，患者无症状，但静息时或负荷试验后有 ST 段压低、T 波减低等心肌缺血的心电图改变，病理学检查心肌无明显组织形态改变。

② 心绞痛　有发作性胸骨后疼痛，为一过性心肌供血不足引起。病理学检查心肌无明显组织形态改变或有纤维化改变。

③ 心肌梗死　症状严重，由冠状动脉闭塞致心肌急性缺血性坏死所致。

④ 缺血性心肌病　表现为心脏增大、心力衰竭和心律失常，为长期心肌缺血导致心肌纤维化引起。

⑤ 猝死　因原发性心脏骤停而猝然死亡，多为缺血心肌局部发生电生理紊乱，引起严重的室性心律失常所致。

临床患者可具有一个或多个类型的临床表现，也可由一个类型发展到另一个类型。以下主要介绍心绞痛和心肌梗死两个类型。

（一）心绞痛

心绞痛是指急性暂时性心肌缺血、缺氧所引起的临床综合征，临床特点为阵发性胸骨后或心前区疼痛。

1. 病因与发病机制

心绞痛是由于心肌需氧和供氧的平衡失调，心肌缺血所致。当体力活动增加或精神激动等因素引起心肌耗氧增加时，正常冠状动脉可适当地扩张，血流量相应增加不会出现心肌缺血缺氧，而当冠状动脉存在粥样硬化斑块时，其扩张性减弱，对心肌的供氧量相对地比较固定，使供氧跟不上需氧，则心肌发生缺氧而产生心绞痛。

2．临床表现

（1）症状　发作性胸痛是心绞痛的重要症状，典型的心绞痛发作常有以下特点。

① 诱因　常由于体力劳动、情绪激动、饱餐和寒冷所诱发。劳力诱发的心绞痛，休息可使之缓解。典型的心绞痛常在相似的劳动条件下发作，病情严重者也可在吃饭、穿衣、排便或休息时发生，有些亦可发生于夜间。

② 部位　典型的疼痛部位为胸骨体上段或中段的后方，也可在心前区，疼痛范围大小如手掌，界限不很清楚，疼痛常放射至左肩沿左肩前内侧直至小指无名指。偶尔放射区疼痛较胸骨区明显为主要症状，此现象较多见于老年人。

③ 性质　疼痛性质因人而异，多为压迫、发闷和紧缩，有时有濒死感。疼痛程度可轻可重，重者表情焦虑、面色苍白，甚至出汗，迫使病人停止动作，直至症状缓解。

④ 持续时间及其缓解　疼痛常持续 1～5min，可自行缓解，偶尔持续 15min，在休息后即刻或舌下含硝酸甘油后数分钟内疼痛即可缓解。发作可数天或几个星期一次，或一天内多次。

变异型心绞痛常在夜间休息时发作，与劳力无关，疼痛较剧烈，持续时间较长。

（2）体征　平时一般无异常体征，心绞痛发作时常见心率增快、血压升高、表情焦虑、皮肤冷或出汗，有时出现第四或第三心音奔马律及暂时性心尖区收缩期杂音。心电图检查可发现心肌缺血，是诊断心绞痛最常用的检查方法。

3．药物治疗

治疗原则是改善冠状动脉的血供和减轻心肌的耗氧，同时治疗动脉粥样硬化。

长期服用阿司匹林和给予有效降脂药治疗，可促使粥样斑块稳定，减少血栓形成，降低不稳定型心绞痛和心肌梗死的发生。

（1）发作期的治疗　心绞痛较重发作时，可使用作用较快的硝酸酯制剂，如硝酸甘油。这类药物除扩张冠状动脉，降低阻力，增加冠状循环的血流量外，还通过对周围血管的扩张作用，减少静脉回流心脏的血量，降低心室容量、心腔内压、心排血量和血压，减低心脏前后负荷和心肌的需氧，从而缓解心绞痛。

（2）缓解期的治疗　使用作用较持久的抗心绞痛药，以防心绞痛发作，可单独使用、交替或联合用药，如长效硝酸酯类、β 受体阻滞剂、钙拮抗剂。

（二）心肌梗死

心肌梗死是心肌缺血性坏死，为在冠状动脉病变的基础上，发生冠状动脉血供急剧减少或中断，使相应的心肌严重而持久地急性缺血所致。

1．病因与发病机制

90%左右的心肌梗死是在冠状动脉硬化的基础上并发粥样斑块破裂、出血、血栓引起的，如该处侧支循环尚未建立，即可导致该动脉所供应的心肌严重缺血，1h 以上即致心肌坏死。

心肌梗死往往发生于饱餐（尤其是进食大量脂肪）后，安静睡眠时，或用力大便后。因为饱餐后血脂增高，血液黏稠度也高，血小板黏附性增强，局部血流缓慢，血小板易于聚集以致血栓形成；睡眠时，迷走神经张力增高，易引起冠状动脉痉挛；用力大便增加心脏负荷，这些因素均有利于急性心肌梗死的发生。

2. 临床表现

（1）疼痛　为此病最突出的症状。发作多无明显诱因，且常发作于安静时，疼痛部位和性质与心绞痛相同，但疼痛程度较重，持续时间久，有时长达数小时甚至数天，用硝酸甘油无效。病人常烦躁不安、出汗、恐惧或有濒死感。

（2）低血压和休克　一些病人可伴有休克，多在起病后数小时至1周内发生。病人面色苍白、烦躁不安、皮肤湿冷、脉搏细弱、血压下降［收缩压低于10.7kPa（80mmHg）］，甚至昏厥。若病人只有血压降低而无其他表现者称为低血压状态。

（3）心律失常　心肌梗死的病人大多伴有心律失常，多见于起病1～2天内，而以24h内为最多见，心律失常中以室性心律失常最多，如室性早搏，部分病人可出现室性心动过速或心室颤动而猝死。

（4）心力衰竭　梗死后心脏收缩力显著减弱且不协调，故在起病最初几天易发生急性左心衰竭，出现呼吸困难、咳嗽、烦躁、不能平卧等症状。严重者发生急性肺水肿，后期有右心衰竭。

（5）全身症状　有发热、心动过速、白细胞增高和红细胞沉降增快等。此主要由于组织坏死吸收所引起，一般在梗死后1～2天内出现，体温一般在38℃左右，持续约一周。

（6）胃肠道症状　表现恶心、呕吐、腹胀等，下壁心肌梗死患者更常见。

3. 药物治疗

治疗的原则是：保护和维持心脏功能，改善心肌血液供应，挽救濒死心肌，缩小心肌梗死范围，及处理并发症防止猝死。

（1）解除疼痛　应尽早解除疼痛，一般可肌注杜冷丁和阿托品，也可试用硝酸甘油或消心痛舌下含化，注意心率增加和血压降低。

（2）控制休克

① 补充血容量　约20%的病人，由于呕吐、出汗、发热等原因估计有血容量不足，需要补充血容量来治疗。但又要防止因补充过多而引起心力衰竭，可用右旋糖酐40或5%～10%葡萄糖静脉滴注。

② 应用升压药　有周围血管张力不足者可给予多巴胺和间羟胺，亦可选用多巴酚丁胺。

③ 纠正酸中毒　休克较重，持续时间较长时多伴有酸中毒，可静滴5%碳酸氢钠，然后参照血酸碱度或二氧化碳结合力来调整剂量。

④ 肾上腺皮质激素　氢化可的松或地塞米松静脉滴注，可减轻梗死区炎症反应，保护缺氧心肌，有利于抗休克。

（3）消除心律失常　心律失常是引起病情加重及死亡的重要原因。特别要警惕室性早搏演变为室性心动过速或心室颤动的可能。

① 室性早搏或室性心动过速　应立即用利多卡因静脉滴注，每5～15min重复一次，至早搏消失，继而利多卡因静脉滴注维持。

② 室上性快速心律失常　近期内未用过洋地黄者可用西地兰或维拉帕米、美托洛尔等。

③ 缓慢性心律失常、严重窦性心动过缓或房室传导阻滞，心室率低于50次/min可用阿托品或山莨菪碱。

（4）治疗心力衰竭　主要是治疗急性左心衰竭，以吗啡（或哌替啶）和利尿剂为主。血管紧张素转换酶抑制剂巯甲丙脯酸与消心痛合用可有效控制心衰症状和改善预后，并且24h内避免使用洋地黄类药物。

（5）挽救濒死心肌，缩小梗死范围，减少心肌需氧，增加心肌供氧，尽早使堵塞血管再通，促进缺血再灌注。

① 溶血栓治疗 应用溶酶激活剂激活血栓中纤溶酶原转变为纤溶酶而溶解血栓。目前常用的药物有链激酶和尿激酶、重组组织型纤维蛋白溶酶原激活剂等。

② 抗凝疗法 广泛的心肌梗死或梗死范围在扩大，可考虑应用。

③ β受体阻滞剂 急性心肌梗死早期，尤其前壁心肌梗死伴有交感神经功能亢进（心动过速、高血压），而无心力衰竭，应用心得安或美托洛尔可减轻心脏负荷，改善心肌缺血的灌注，与溶栓治疗同时给予，可减少再灌注损伤。

④ 钙拮抗剂 异搏定、硝苯吡啶对预防或减少再灌注心律失常、保护心肌有一定作用。

⑤ 激素 皮质激素可稳定溶酶体膜，减少溶酶体酶的释出，减少心肌梗死范围。氢化可的松、地塞米松、甲基强的松龙必要时可选用。

五、高脂血症

由于脂肪代谢或转运异常使血浆中一种或几种脂质高于正常称为高脂血症，可表现为高胆固醇血症、高甘油三酯血症或两者兼有。脂质不溶于水，其在体内必须与蛋白质结合成脂蛋白形式，才能在血液循环中运转。因此，高脂血症常称为高脂蛋白血症。由于血浆中高密度脂蛋白降低也是一种血脂代谢紊乱，因而称为血脂异常能更全面、更准确地反映血脂代谢紊乱状态。

脂蛋白是由蛋白质、胆固醇（TC）、甘油三酯（TG）和磷脂所组成的大分子复合体。含甘油三酯多者密度低，少者密度高。目前常用的脂蛋白分类法有两种。超速离心法是利用血浆在不同密度的盐溶液中经过超速离心，根据脂蛋白密度大小的不同，将血浆脂蛋白分为五大类：高密度脂蛋白（HDL）、低密度脂蛋白（LDL）、中间密度脂蛋白（IDL）、极低密度脂蛋白（VLDL）和乳糜微粒（CM）。这五种脂蛋白的密度依次序减少，而颗粒则依次变大。电泳法是根据不同脂蛋白所含蛋白质的表面电荷不同，利用电泳将其分离，并与血浆蛋白质的迁移率判断，可分为：乳糜微粒（原点）、前β脂蛋白区带、β脂蛋白区带和α脂蛋白区带，分别相当于超速离心法中分出的 CM、VLDL、LDL 以及 HDL。多数脂蛋白在肝和小肠中合成，并主要经肝脏进行分解代谢。

脂蛋白的蛋白部分是一种特殊蛋白，因与脂质结合担负在血浆运转脂类的功能，故称为载脂蛋白（apoprotein）。载脂蛋白组成成分为 ApoA、ApoB、ApoC、ApoD 和 ApoE。载脂蛋白除了与脂质结合形成水溶性物质，成为转运脂类的载体以外，还有其他特殊功能，尤其是参与酶活动的调节，以及参与脂蛋白与细胞膜受体的识别和结合反应。

1. 病因发病机制

一般而言，有血脂代谢异常家族史者后代出现血脂异常的机会较多。因此，对于这一人群应经常检查血脂，平日注意环境因素对血脂代谢的影响。

（1）肥胖 单纯性肥胖尤其是中心型肥胖者随着体重指数的增加，使血清 TC、LDL、TG、ApoB 升高。

（2）膳食结构 以含饱和脂肪酸为主的食物可升高血清 TC、LDL；含不饱和脂肪酸的食品如油酸、亚油酸和其他植物油替代膳食中的饱和脂肪可降低血清 TC，尤其是 LDL 和 TG 而保持 HDL 水平。膳食中每日摄入胆固醇含量在 300～600mg 者可使血清 TC 升高。

（3）吸烟　每日吸烟量与血清 TC、LDL、TC/HDL 呈正相关，与 HDL 呈负相关。这可能与烟草中含有的硫氰酸盐有关。

（4）饮酒　适当的酒精含量（约白酒 50g/天）与血清 TC、HDL 水平呈正相关而与 TC 和 TC/HLD 呈负相关。

（5）茶和咖啡　有饮茶习惯能使血清 TC 水平下降，国外报道咖啡可增加血清 TC 水平。

（6）运动和体力活动　国外研究认为运动可使血清 TC、TG 降低而 HDL 升高。我国的调查表明重体力劳动者血清 TC、LDL 水平比轻体力劳动者低，而 HDL 及 TG 无明显差异。

（7）药物　甲状腺激素可使血清 TC 降低，双氢克尿噻能增加血清 TC 和 TG 水平，速尿使血清 HDL 水平降低，心得安使血清 TG 升高而 HDL 降低，利血平可增加血清 TC 而降低 HDL，哌唑嗪使血清 TG 降低而 HDL 升高，绝经后妇女服用女性激素替代治疗者能使血清 TC 降低而 HDL 水平升高。

（8）情绪波动　紧张的情绪可增加血清 TC、TG 的水平。

2. 临床表现

高脂蛋白血症按病因分为原发型和继发型两种，原发型分为高胆固醇血症、高甘油三酯血症和高异常脂蛋白血症；继发性高脂蛋白血症是指由其他已知疾病引起的高脂蛋白血症，如糖尿病高脂血症、药物性高脂血症。

血脂代谢异常早期不一定出现临床症状和体征，但时间长久临床可出现一些表现。其主要临床表现有两个方面：脂质在真皮内沉淀引起黄色瘤以及脂质在血管内皮沉淀引起动脉粥样硬化、冠心病、脑血管病和周围血管病。尤其是有家族史者应密切注意这方面的病变。其他表现如下。

（1）跟腱增粗，常见于家族史患者，由于长期血清 TC 升高沉积于跟腱上，足部侧位 X 射线光片可见跟腱影增粗至 9mm 以上 [正常范围（6.3±1.2）mm]。

（2）老年环（又称角膜环），40 岁以前出现者提示有长期血清 LDL 升高。

（3）严重 CM 血症患者可出现脂性视网膜病变，眼底检查可见视网膜动脉与静脉呈"番茄酱"样改变。

3. 药物治疗

血脂代谢紊乱，尤其是总胆固醇、甘油三酯、LDL、VLDL 升高，HDL 降低，与冠心病和其他动脉粥样硬化的患病率和病死率密切相关，应坚持长期综合治疗。对继发性高脂血症应积极治疗原发病，强调以控制饮食及体育锻炼为主，效果不理想才佐以药物治疗。

（1）饮食、运动治疗　目的是降低血浆胆固醇，保持均衡营养。运动和降低体重除有利于降低胆固醇外，还可使甘油三酯和高血压降低，增加 HDL。

（2）调节血脂药的选择　可按高脂血症简易分型选药。如以 TC、LDL 增高为主者，首选用 HMG-CoA 还原酶抑制剂如他汀类。如以 TG 增高为主者，则可选用贝特类如氯贝丁酯，也可选用烟酸、阿昔莫司等制剂。混合型高脂血症为以 TC、LDL 增高为主，若为 TC、TG、LDL 均增高，可选用贝特类加树脂类或烟酸加树脂类。谨慎采用 HMG-CoA 还原酶抑制剂加氯贝丁酯类或烟酸的联合用药，应注意毒性增强和可能出现严重的横纹肌溶解症等毒性反应。

调节血脂药物详见下节调血脂药和抗动脉粥样硬化药。

第四节

心血管系统用药

一、抗高血压药

抗高血压药又称降压药，临床上主要用于治疗原发性高血压及继发性高血压。世界卫生组织（WHO）规定，凡收缩压等于或大于 140mmHg，和/或舒张压等于或大于 90mmHg 则可诊断为高血压。血压介于 130～139mmHg/85～89mmHg 者称为临界性高血压。合理正确地应用抗高血压药能够有效控制血压，推迟动脉粥样硬化的形成和发展，也能够减少脑、心、肾等重要器官并发症的发生，降低死亡率，延长寿命。若能配合综合治疗，如控制日常饮食、限制饮酒和增加适当的运动锻炼等，会取得更好的效果。

（一）抗高血压药物的分类

根据药物在血压调节系统中的主要影响及其作用部位，可将抗高血压药物分成以下几类。

（1）利尿降压药，如氢氯噻嗪、吲达帕胺。

（2）肾素-血管紧张素系统抑制药

① 血管紧张素转换酶抑制剂，如卡托普利、伊那普利。

② 血管紧张素 II 受体阻滞药，如氯沙坦。

③ 肾素抑制药，如瑞米吉仑。

（3）交感神经抑制药

① 中枢性降压药，如可乐定、甲基多巴。

② 神经节阻断药，如美卡拉明。

③ 抗去甲肾上腺素能神经末梢药，如利血平。

④ 肾上腺素能受体阻断药。

　　β 受体阻断药，如普萘洛尔。

　　α_1 受体阻断药，如哌唑嗪。

　　α 受体和 β 受体阻断药，如卡维地洛。

（4）血管扩张药

① 直接扩张血管药，如硝普钠。

② 钙通道阻滞药，如硝苯地平。

③ 钾通道开放药，如米洛地尔。

④ 其他扩血管药：5-羟色胺（5-HT）受体拮抗药，如酮色林；前列环素合成促进药，如西氯他宁。

（二）常用抗高血压药

1. 利尿降压药

利尿药是治疗高血压的常用药，是临床使用的一线降压药。常单独治疗轻度高血压，也常与其他降压药合用以治疗中、重度高血压。

氢氯噻嗪　Hydrochlorothiazide

【药理作用机制】初期用药的降压机制通过排钠利尿，使细胞外液及血容量减少，造成体内 Na^+、水负平衡，使细胞外液和血容量减少。但长期应用利尿药后，血容量及心输出量已逐渐恢复至正常时，血压仍可持续降低，降压机制可能为：①因排钠而降低小动脉壁细胞内 Na^+ 的含量，并通过 Na^+-Ca^{2+} 交换机制，使胞内 Ca^{2+} 量减少。②降低血管平滑肌对血管收缩剂如去甲肾上腺素的反应性。③诱导动脉壁产生扩血管物质，如激肽、PGE_2 等。作为降压药长期使用可引起低血钾、高血糖、高脂血症、高尿酸血症等不良反应。

【药理作用与应用】

1. 利尿作用　主要抑制远曲小管近端对 Na^+ 和 Cl^- 的重吸收，使肾脏对氯化钠的排泄增加而产生利尿作用，是一种中效利尿药。

2. 降压作用　其初期降压作用与促进排钠离子利尿，造成体内钠离子、水减少及负氮平衡有关。远期降压作用可能与其能使动脉壁细胞的钠离子和钙离子减少，能降低血管平滑肌对缩血管物质的反应性以及诱导动脉壁产生扩血管物质有关。

3. 抗利尿作用　能明显减少尿崩症患者的尿量，此作用与其能抑制磷酸二酯酶有关，可用于治疗尿崩症。

【不良反应】

1. 内分泌代谢系统

① 水、电解质紊乱较常见，表现为口干、恶心、呕吐和极度疲乏无力、肌肉痉挛、肌痛、腱反射消失等。

② 高血糖症。本品可使糖耐量降低，血糖、尿糖升高，可能与抑制胰岛素释放有关。一般患者停药即可恢复，但糖尿病患者病情可加重。

③ 高尿酸血症。本品能干扰肾小管排泄尿酸，少数可诱发痛风发作。由于通常无关节疼痛，故而高尿酸血症容易被忽视。停药后即可恢复。

④ 长期用药可致血胆固醇、甘油三酯、低密度脂蛋白和极低密度脂蛋白水平升高，高密度脂蛋白降低，有促进动脉粥样硬化的可能。

2. 心血管系统　由于利尿而引起器官血流量减少，常会头晕。老年人可有局部缺血，如肠系膜梗死或瞬间脑缺血。少见直立性低血压。

3. 血液系统　较少出现溶血性贫血、再生障碍性贫血、血小板减少、骨髓发育不良及粒细胞减少或增加症等。

4. 过敏反应　可见皮疹、荨麻疹和光敏性皮炎等，后者症状可表现为慢性光敏状态，停药后仍会持续半年。这种光敏反应与磺胺类或吩噻嗪类药物有交叉反应。

5. 其他不良反应　胆囊炎、胰腺炎、性功能减退、光敏感、色觉障碍等较为罕见。长期应用本品可出现乏力、倦怠、眩晕、食欲缺乏、恶心、呕吐、腹泻及血压降低等症状，减量或调节电解质失衡后症状即可消失。

【药物评价】可单用于轻度高血压或与其他降压药合用治疗各类高血压，联合用药可增强降压作用，并防止其他药物引起的水钠潴留。其降压作用确切、温和、持久，降压过程平稳，可使收缩压与舒张压成比例地下降，对卧位和立位血压均能降低。长期应用不易发生耐受性，被列为治疗高血压的一线药物。

　　吲达帕胺（Indapamide）为非噻嗪类强效、长效降压药，口服吸收迅速完全，生物利用度高。在肝脏代谢，肾衰者不产生药物蓄积。降压机制有利尿作用，可舒张小动脉，应用于轻、中度高血压，伴有浮肿者更适宜，不引起血脂改变，适于伴高脂血症患者。单独服用，疗效显著，不必加其他利尿剂。口服 $2\sim3h$ 起效，$t_{1/2}$ 为 13h。不良反应轻，不引起体位性低血压。

2. 肾素-血管紧张素-醛固酮系统（RAAS）抑制药

　　肾素-血管紧张素-醛固酮系统（RAAS）在血压调节及高血压发病中都有重要影响，进而成为当前抗高血压药物研究的热点。此处介绍血管紧张素Ⅰ转换酶抑制剂（ACEⅠ）、血管紧张素Ⅱ（AngⅡ）受体阻滞剂和肾素抑制剂。

　　（1）**血管紧张素Ⅰ转换酶抑制剂（ACEⅠ）**　近几年来合成了一系列血管紧张素Ⅰ转化酶抑制剂（angiotensin converting enzyme inhibitors，ACEⅠ），如卡托普利、依那普利、雷米普利及培哚普利等。

卡托普利　Captopril

　　【药理作用与应用】本品具有轻、中等降压作用，可降低外周血管阻力，增加肾血流量，不伴反射性心率加快。其降低血压机制：抑制血管紧张素转换酶，使血管紧张素Ⅰ转变为血管紧张素Ⅱ减少，从而产生血管舒张；同时减少醛固酮分泌，以利于排钠；特异性肾血管扩张亦加强排钠作用，由于抑制缓激肽的水解，可减少缓激肽的灭活。此外尚可抑制局部血管紧张素Ⅱ在血管组织及心肌内的形成，可改善心衰患者的心功能。

　　用于各型高血压，对原发性高血压及肾性高血压均有效，该药的降压作用与血浆肾素水平密切相关，对血浆肾素活性高者疗效更好。降压时，不伴有反射性心率加快。对中、重度高血压需合用利尿药。也可用于充血性心力衰竭的治疗。

　　【不良反应】主要不良反应有高血钾、低血压、咳嗽、血管神经性水肿等，久用可降低血锌而出现皮疹、味觉及嗅觉改变、脱发等。高血钾者和妊娠初期禁用。

　　【药物评价】卡托普利口服易吸收，生物利用度约70%。部分在肝脏代谢，主要从尿排出，肾功能不全者药物有蓄积，不透过血脑屏障。降血压优点：①降血压作用强而迅速；②可口服，短期或较长期应用均有较强的降血压作用；③降血压谱较广，除低肾素型高血压及原发性醛固酮增多症外，对其他类型的高血压都有效；④能逆转心室的肥厚；⑤副作用小，不增快心率，不引起直立性低血压，能改善心脏功能及肾血流量，不导致水钠潴留。对低肾素型高血压如同时加服利尿药亦有明显作用。能改善充血性心力衰竭患者的心脏功能。

　　常用血管紧张素Ⅰ转换酶抑制剂抗高血压比较见表8-2。

表8-2　常用血管紧张素Ⅰ转换酶抑制剂抗高血压比较

药　物	作　用　特　点	临　床　应　用
卡托普利 （Captopril）	具有轻至中等强度的降压作用，可降低外周血管阻力，增加肾血流量，不伴反射性心率加快	用于各型高血压，对血浆肾素活性高者疗效更好。对中、重度高血压需合用利尿药，并可用于充血性心力衰竭
依那普利 （Enalapril）	本品为前体物，在体内转化为依那普利拉而发挥降压作用。作用比卡托普利强，更持久。不良反应较卡托普利少见，但干咳发生率较高	适用于原发性高血压及肾性高血压，并可用于充血性心力衰竭
贝那普利 （Benazepril）	为前体物，作用和不良反应同依那普利	与依那普利相似

续表

药　物	作　用　特　点	临　床　应　用
雷米普利 （Ramipril）	为强效、常效 ACE Ⅰ，作用比卡托普利及依那普利强而持久	适用于中度原发性高血压及心肌梗死后并发的心力衰竭
培哚普利 （Perindopril）	本品为含羧基的前体药，在体内转变为有活性的培哚普利拉发挥作用	与依那普利相似

（2）血管紧张素Ⅱ（AngⅡ）受体阻滞剂　本类药物的作用特点为可直接阻断 AngⅡ 的缩血管作用而降压，与 ACE Ⅰ 相比选择性更强，不影响缓激肽的降解，对 AngⅡ 的拮抗作用更完全，不良反应较 ACE Ⅰ 少等。血管紧张素Ⅱ受体（AT）主要有 AT_1、AT_2 两种亚型。而 AT_1 主要调控心血管功能，AT_2 生理作用不详。近年来合成的选择性强、可口服的药有氯沙坦、缬沙坦等。

氯沙坦　Losartan

【药理作用与应用】氯沙坦为非肽类竞争性 AngⅡ 受体拮抗剂，在体内转化成 5-羧基酸性代谢产物 EXP-3174，后者为非竞争性 AngⅡ 受体拮抗剂。它们都能与 AT_1 受体选择性地结合，可阻断 AngⅡ 的所有药理作用，如抑制血管收缩和交感神经兴奋、减少醛固酮分泌，从而产生降压作用。由于其对 AT_1 受体具有高度的选择性，故对其他活性物质如加压素、儿茶酚胺类、乙酰胆碱、缓激肽、组胺、5-羟色胺等无拮抗作用。其最大降压作用小于转换酶抑制药。本品尚可增加尿酸排泄，降低血尿酸水平。

用于各型高血压，效能与依那普利相似。多数患者每日 1 次、1 次 50mg 即可有效控制血压。用药 3～6 天可达最大降压效果。

【不良反应】较 ACE Ⅰ 少，主要有头晕、高血钾和与剂量相关的体位性低血压。孕妇及哺乳期妇女禁用。

缬沙坦（Valsartan）是血管紧张素受体拮抗剂，可用于各种类型高血压，并对心、脑、肾有较好的保护作用。缬沙坦能选择性地作用于 AT_1 受体，其作用大于 AT_2 受体约 20000 倍，从而抑制血管收缩和醛固酮的释放，产生降压作用。

（3）肾素抑制剂

瑞米吉仑（Remikiren）为一类新型抗高血压药，为非肽类肾素抑制剂。其通过各种途径减弱肾素活性，肾素催化血管紧张素原形成 Ang Ⅰ，所以抑制 Ang Ⅰ 的形成。该药作用较强，口服有效，在降压的同时增加有效肾血流量。对不宜用 ACE Ⅰ 的病人可试用该类药物。

3. 交感神经抑制药

（1）中枢性降压药

可乐定（Clonidine）为咪唑类衍化物。可乐定可治疗中度高血压，常于其他药无效时应用，且降压作用中等偏强，与利尿药合用有协同作用。它还能抑制胃肠道的分泌和运动，因此适用于兼患溃疡病的高血压患者。此外，可作为吗啡类镇痛药成瘾者的戒毒药。

不良反应常见有口干，久用使 Na^+、水潴留，合用利尿药可克服。此外还有镇静、嗜睡、头痛、便秘、腮腺痛、阳痿等不良反应，停药后能自行消失。少数患者在突然停药后可出现短时的交感神经功能亢进现象，如心悸、出汗、血压突然升高等。

莫索尼定（Moxonidine）为第二代中枢性降压药，作用与可乐定相似，但对咪唑啉 I_1 受体的选择性比可乐定高。降压效能略低于可乐定，这与其对 α_2 受体作用较弱有关，因为这两种受体在对血压的控制中有相互作用。主要用于轻、中度高血压。

（2）**神经节阻断药**　通过阻断交感神经节而降血压，作用快而强。但因同时阻断副交感神经，不良反应多且严重，易发生体位性低血压和耐受性，临床已基本不用，仅偶尔用于高血压危象、高血压脑病等危重病人或外科手术中的控制性降压，以减少术中出血。代表药物为美卡拉明。

（3）**抗去甲肾上腺素能神经末梢药**

利血平　Reserpine

【**药理作用与应用**】是印度萝芙木所含的一种生物碱，国产萝芙木所含总生物碱的制剂称降压灵。利血平降压作用较弱，特点为缓慢、温和、持久。降压时伴有心率减慢，心输出量减少，肾素分泌减少，水钠潴留。尚有镇静和安定的中枢抑制作用，可能与耗竭脑内儿茶酚胺和 5-HT 有关。降压机制主要是耗竭去甲肾上腺素能神经末梢囊泡内的神经递质，使交感神经传导受阻，血压下降。因不良反应较多，现已少用，主要用于治疗轻、中度高血压的复方制剂中。

（4）**肾上腺素受体阻断药**

① **β受体阻断药**　可通过多种机制降低血压，如降低心率、心收缩力及心排出量。降低肾素水平从而降低血管紧张素 I 水平是发挥抗高血压作用的重要机制之一。而其非肾素依赖性降压机制可能有：在不同水平抑制交感神经系统活性（中枢水平、压力感受性反射水平及外周神经水平），并可增加前列环素的合成。β受体阻断药品种很多，但在许多方面如脂溶性、对 β_1 受体的选择性、内在拟交感活性及膜稳定特点等方面有所不同，但均为同样有效的降压药，广泛用于各种程度的高血压。

普萘洛尔（心得安；Propranolol）对 β_1、β_2 受体无选择性，也无内在拟交感作用。其降低血压是其β受体阻断作用所继发的，其具体机制如下。a. 减少心输出量。阻断心脏 β_1 受体，抑制心肌收缩性并减慢心率，使心输出量减少，因而降低血压。给药后这一作用出现迅速，而降压作用出现较慢。b. 抑制肾素分泌。能抑制肾交感神经通过 β_1 受体促使邻球器分泌并释放肾素，从而降低血压。c. 降低外周交感神经活性。也能阻断某些支配血管的去甲肾上腺素能神经突触前膜的 β_2 受体，抑制其正反馈作用而减少去甲肾上腺素的释放。d. 中枢降压作用尚待阐明。

普萘洛尔广泛用于治疗轻、中度高血压，对高血压伴心绞痛者还可减少发作。此外，对伴有心输出量及肾素活性偏高者，对伴脑血管病变者疗效也较好。不良反应包括心率慢、低血压、四肢冰冷等，严重时可有心力衰竭和传导阻滞。

本品口服给药起效慢，收缩压、舒张压均降低，合用利尿药降压作用显著。静脉注射普萘洛尔后可使心率减慢，心输出量减少，但血压仅略降或不降，这是压力感受器反射使外周阻力增高的结果。有少数患者，使用β受体阻断药后，总外周阻力增高，推测是激活了血管的 α 受体，故患外周血管病者，禁用本药。本药不引起体位性低血压，长期使用不易产生耐药性。

阿替洛尔（氨酰心安；Atenolol）为选择性 β_1 受体阻断药，无内在拟交感活性。口服吸收不完全（约 50%），但吸收的大部分药量可达体循环。与其他 β 受体阻断药相比，血浆浓度的个体差异较小。

美托洛尔（美多心安，倍他乐克；Metoprolol）为选择性 β_1 受体阻断药，也无内在拟交感活性。口服吸收完全，但首过效应明显，主要在肝脏代谢，作用时间持久。

② α_1 受体阻断药　可选择性地阻断血管平滑肌突触后膜 α_1 受体，舒张小动脉和静脉平滑肌，降低外周阻力而降压。

噻吗洛尔（噻吗心安；Timolol）为 β-肾上腺素能受体拮抗剂，无抑制心肌作用和内源拟交感活性。临床药理研究证实 β 受体拮抗剂可改变静息心率及对体位改变时心率的反应，抑制异丙肾上腺素引起的心动过速，减少活动时心率和血压的变化，并降低 β 受体激动剂所致的正性变力、正性变时、支气管及血管扩张作用。此降低作用的程度与交感紧张性及其在受体部位的浓度成正比。还可降低健康人及心脏病病人的心排血量。对于有严重心肌损害的病人，β 受体阻断剂可降低交感神经系统维持必要心功能所产生的兴奋作用。

哌唑嗪　**Prazosin**

【药理作用与应用】哌唑嗪能选择性地阻断突触后膜 α_1 受体，能竞争性拮抗去甲肾上腺素的升压作用。能舒张静脉及小动脉，发挥中等偏强的降压作用。它与酚妥拉明不同，降压时并不加快心率，也很少增加收缩力及血浆肾素活性，能增加血中高密度脂蛋白（HDL）的浓度，减轻冠脉病变。

适用于各型高血压，单用治疗轻、中度高血压，重度高血压合用 β 受体阻断药及利尿药可增强降压效果。因能降低心脏前负荷，故也可用于治疗心力衰竭。

【不良反应】有眩晕、疲乏、虚弱等，约有 50% 病人首次给药可致严重的体位性低血压，并有晕厥、心悸等，称"首剂现象"，在直立体位、饥饿、低盐时较易发生。将首次用量减为 0.5mg，并在临睡前服用，可避免发生。长期用药能致水钠潴留，可加用利尿药。

③ α、β 受体阻断药　**卡维地洛**（Carvedilol）为 α、β 受体阻断剂，阻断受体的同时具有舒张血管作用，用于治疗轻度及中度高血压或伴有肾功能不全、糖尿病的高血压患者。

4. 血管扩张药

本类药物作用于血管平滑肌，机制可能为作用于血管平滑肌细胞的兴奋-收缩偶联过程的不同部位，干预 Ca^{2+} 的内流及 Ca^{2+} 自胞内储库的释放，降低胞内游离 Ca^{2+} 及其与平滑肌收缩蛋白的相互作用等。现知某些扩血管药可增加血管平滑肌的 cGMP 浓度，有的则通过开放钾通道使细胞膜超极化而发挥作用。

（1）直接扩张血管药

【药理作用与应用】本类药物直接松弛小动脉血管平滑肌，降低外周阻力，纠正血压上升所致的血流动力学异常。较少单独使用，常合用于中、重度高血压及高血压危象的治疗。

【药物评价】直接扩张血管药的特点是不抑制交感神经活性，不引起直立性低血压及阳痿等。久用后，其神经内分泌及植物神经的反射作用能抵消药物的降压作用（见图 8-5）。

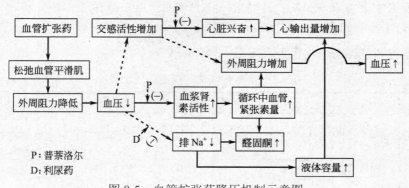

图 8-5 血管扩张药降压机制示意图

从图 8-5 可见最重要的反射变化是：①激活交感神经，致心输出量和心率增加而抵消降压作用，其增加心肌耗氧量的作用，对有严重冠状动脉功能不全或心脏储备力差者则易诱发心绞痛；②增强血浆肾素活性，肾素血症可增强交感活性导致循环中血管紧张素量增加而使血压上升，以上缺点必须合用利尿药及 β 受体阻断药加以纠正。

肼屈嗪（肼苯哒嗪；Hydralazine）直接扩张小动脉平滑肌，降低外周阻力而降压，对舒张压的作用强于收缩压。降压机制目前认为可能是干预血管平滑肌细胞 Ca^{2+} 内流或干预 Ca^{2+} 从细胞储库的释放。单独使用效果不甚好，且易引起副作用，常与抗交感神经药或利尿药合用，治疗中度高血压。

不良反应多由血管扩张及其反射性反应产生，如头痛、面红、黏膜充血、心动过速，并可诱发心绞痛和心力衰竭。大剂量长期应用可产生风湿性关节炎或红斑狼疮样综合征。其他还有胃肠道反应、感觉异常、麻木，偶见药热、荨麻疹等过敏反应。

（2）钙拮抗药 钙拮抗剂（calcium antagonist）通过降低细胞内 Ca^{2+} 浓度而松弛小动脉血管平滑肌，降低外周血管阻力而降低血压。钙拮抗药特别适用于伴有低肾素水平的患者，以及伴有心绞痛或心律失常的高血压患者。

硝苯地平 Nifedipine

【药理作用与应用】为二氢吡啶类钙拮抗剂。通过阻滞细胞膜的钙通道，减少 Ca^{2+} 内流，使血管扩张而降压。对去甲肾上腺素所引起的收缩反应有明显的抑制作用，而对血压正常者无降压作用。此外，也可抑制内皮素诱导的肾血管的收缩。降压时伴有反射性心率加快，心输出量增加，血浆肾素活性增高，但较直接扩血管药作用弱。

用于各型高血压，尤以低肾素型高血压疗效好。硝苯地平降压时伴有反射性心率加快和心搏出量增加，也增高血浆肾素活性，合用 β 受体阻断药可免此反应而增强其降压作用。

【不良反应】一般较轻，常见面部潮红、头痛、眩晕、心悸、踝部水肿，系毛细血管扩张所致，非水钠潴留。

氨氯地平 Amlodipine

【药理作用与应用】二氢吡啶类钙离子拮抗药，心肌和平滑肌的收缩依赖于细胞外钙离子通过特异性离子通道进入细胞。本品选择性抑制钙离子跨膜进入平滑肌细胞和心肌细胞。本品是外周动脉扩张剂，直接作用于血管平滑肌，降低外周血管阻力，从而降低血压。用于各型高血压。

【**不良反应**】大多数不良反应是轻中度的，常见头痛、眩晕、心悸、水肿，系毛细血管扩张所致，非水钠潴留。

常用钙拮抗药抗高血压比较见表8-3。

表 8-3　常用钙拮抗药抗高血压比较

药　物	作　用　特　点	临　床　应　用
硝苯地平 （Nifedipine）	由于周围血管扩张，可引起交感神经活性反射性增强。口服、舌下用药吸收率高、作用快	用于各型高血压，尤以低肾素型高血压疗效好。还可用于高血压急症的治疗
尼群地平 （Nitredipine）	作用与硝苯地平相似，但对血管松弛作用较硝苯地平强，降压作用温和而持久	适用于各型高血压
尼莫地平 （Nimodipine）	本品选择性扩张脑血管，降压作用弱	适用于伴有脑缺血性血管病的轻、中度高血压
拉西地平 （Lacidipine）	口服首过效应明显。血管选择性强，可引起反射性心搏出量增加、心动过速。降压作用起效慢，持续时间长	适用于轻、中度高血压
维拉帕米 （Verapamil）	非二氢吡啶类钙拮抗药，对心脏传导组织有明显的抑制作用。可减轻心肌肥厚。也可引起反射性心动过速，但较硝苯地平为轻	适用于轻、中度高血压的治疗，同时可改善心肌缺血，具有抗心律失常作用
地尔硫草 （Diltiazem）	为苯噻嗪类钙拮抗药，对心脏及血管平滑肌的作用强度介于硝苯地平和维拉帕米之间，对心脏传导系统的抑制弱于维拉帕米	适用于轻、中度高血压，尤其是老年患者

（3）钾通道开放药　钾通道开放药又称钾通道激活药，是一类新型的血管扩张药。

米诺地尔（长压定；Minoxidil）可激活 ATP 敏感的 K^+ 通道，从而促进平滑肌细胞 K^+ 外流，造成细胞膜超极化，平滑肌细胞松弛，血管扩张，降压作用很强。米诺地尔主要扩张小动脉，由于反射性心肌收缩力及心率增加使心排出量增加。米诺地尔是很强的肾血管扩张剂，可使肾血流增加，但偶尔可因血压显著下降而致肾血流减少。本品对绝大多数重度或顽固性高血压有效。由于不良反应较多目前只应用于重度或顽固性高血压的治疗，且多与其他抗高血压药合用以减少不良反应。

二氮嗪（氯苯甲噻嗪；Diazoxide）直接舒张血管平滑肌而降压，和米诺地尔一样，其降压机制部分是通过激活平滑肌细胞的 ATP 敏感性 K 通道所中介的钾通道，促进钾外流，使细胞膜超极化，Ca^{2+} 通道失活，Ca^{2+} 内流减少。临床上主要作静脉注射用，用于高血压危象及高血压脑病。不作长期用药，因此不良反应少见。如连用几天后，就应检测血糖水平，因本药可致高血糖症，此为药物激活了胰岛 β 细胞膜的 ATP 敏感性 K 通道，降低胰岛素释放所致。

硝普钠（亚硝基铁氰化钠；Sodium Nitroprusside）属硝基扩张血管药。其作用机制相似于硝酸酯类，能增加血管平滑肌细胞内 cGMP 水平而扩张血管。用于高血压危象，特别是伴有急性心肌梗死者或左心室功能衰竭的严重高血压患者。不良反应有呕吐、出汗、头痛、心悸，均是过度降压所引起。

（4）其他扩血管药

① 5-羟色胺（5-HT）受体拮抗药

酮色林　Ketanserin

【**药理作用与应用**】本药为 5-羟色胺拮抗药。能选择性阻断 $5-HT_2$ 受体，从而抑制 5-HT 诱发的血管收缩，降低外周阻力，产生降压作用。本药对组胺 H_1 受体和 α 受体也有较弱的阻断作用，对正常人心率和血压影响很小，适用于控制轻、中度或严重高血压，亦能用于控制急性高血压发作，对高血压患者可降低外周阻力，肾血管阻力降低更为明显。本药可降低血清总胆固醇、甘油三酯、LDL 并升高 HDL，而对糖代谢无明显影响。用于各期高血压及高血压危象。

【不良反应】头晕、疲乏、浮肿、口干、胃肠不适、体重增加和心电图 Q-Tc 延长。在有明显心动过缓、心电图 Q-T≥500ms、低钾血症及低镁血症时禁用。不宜与排钾利尿药合用。

② 前列环素合成促进药

西氯他宁（Cicletanine）能促进平滑肌细胞合成具有扩血管作用的前列环素，还可降低细胞内 Ca^{2+} 水平，松弛平滑肌而降低血压。应用于轻、中度高血压。本品口服吸收快，血浆蛋白结合率为 90%，$t_{1/2}$ 为 6～9h。部分经肝代谢，原形及代谢物经肾排泄。不良反应少见，偶见胃肠道反应。

（三）抗高血压药物的应用原则

高血压的治疗目的不仅限于控制血压于正常水平，且应扩延为减少致死性及非致死性并发症，即药物也应能防止或逆转其他病理生理过程以延缓病程发展，最终延长患者生命。因而应遵循以下原则。

1. 根据病情、药物特点和并发症给药

（1）高血压危象及脑病时药物的选用　宜静脉给药以迅速降低血压，可选用硝普钠、二氮嗪，也可用高效利尿药如呋塞米等。但应注意不可降压过快，以免造成重要器官灌流不足等。

（2）根据并发症选用药物

① 高血压合并心功能不全、心扩大者，宜用利尿药、卡托普利、哌唑嗪等，不宜用 β 受体阻断药。

② 高血压合并肾功能不良者，宜用卡托普利、硝苯地平、甲基多巴。

③ 高血压合并窦性心动过速，年龄在 50 岁以下者，宜用 β 受体阻断药。

④ 高血压合并消化性溃疡者，宜用可乐定，不用利血平。

⑤ 高血压合并支气管哮喘、慢性阻塞性肺部疾患者，不用 β 受体阻断药。

⑥ 高血压伴有潜在性糖尿病或痛风者，不宜用噻嗪类利尿药。

⑦ 高血压伴有精神抑郁者，不宜用利血平或甲基多巴。

有关各种并发症的选药原则见表 8-4。

表 8-4　高血压并发其他病症时的选药原则

分　类	利 尿 剂	β 受体阻断药	α 受体阻断药	钙拮抗药	ACE Ⅰ
老年人	++	+/-	+	+	+
冠心病	+/-	++	+	++	+
心衰	++	-	+	-	++
脑血管病	+	+	+	++	+
肾功能不全	++	+/-	+	++	++※
糖尿病	-	-	++	+	++
血脂异常	-	-	++	+	+
哮喘	+	-	+	+	+
外周血管病	+	-	+	++	+

注：+适宜；+/-一般不用；-禁忌；※隐匿性肾血管瘤慎用。

2. 确切平稳降压

临床证明血压不稳定可导致器官损伤。血压在 24h 内存在自发性波动，这种自发性波动被称为血压波动性。在血压水平相同的高血压病人中，BPV 高者，靶器官损伤严重。

3. 联合用药

必须指出现有抗高血压药物长期单独使用后常会产生耐受性，如加大剂量又易引起不良反应而难以继续应用。所以临床实践中常采用联合用药，以增强疗效及减少不良反应的发生。

根据高血压程度的不同，可参考图 8-6 选用药物。

由图 8-6 可见，对于轻、中度高血压患者，首选单药治疗，用 Ⅰ 或 Ⅱ 均可。用药后如血压仍大于 18.7kPa/12.0kPa（140mmHg/90mmHg）者，则二联用药，一般选 Ⅰ+Ⅱ 或 Ⅱ+Ⅲ，常用利尿药以抗水钠潴留；β 受体阻断药与 Ⅲ 类药合用，可阻反射性肾素释放；ACEⅠ 可阻利尿药对 RAAS 的激活。若仍无效，则三联用药，如 Ⅰ+Ⅱ+Ⅱ 或 Ⅰ+Ⅱ+Ⅲ，即利尿药加 β 受体阻断药加扩管药（肼屈嗪、α_1 受体阻断药、钙拮抗药）；或利尿药加钙拮抗药加咪唑啉受体激动药；或 ACEⅠ 加髓袢利尿药加钙拮抗药；或利尿药加米诺地尔加 β 受体阻断药均可。

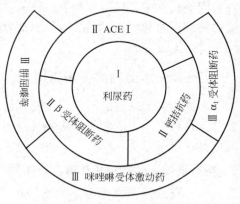

图 8-6　高血压药物治疗

4. 长期用药

高血压病病因不明，无法根治，需要终身治疗。有些病人经一段时间的治疗后血压接近正常，于是就自动停药，停药后血压可重新升高。另外，病人的靶器官损伤是否继续进展也需考虑和顾及，因血压升高只是高血压病的临床表现之一。因此，在高血压的治疗中要强调长期治疗。

5. 治疗个体化

治疗个体化是现在治疗高血压的特点，主要应根据患者的年龄、性别、种族及同时患有的疾病和接受的治疗等，使治疗个体化。药物治疗时的剂量个体化也是比较重要的，因不同患者或同一患者在不同病程时期，所需剂量不同。如可乐定、普萘洛尔、肼屈嗪等药物的治疗量可相差数倍，所以也应根据"最好疗效最少不良反应"的原则，选择每一患者的最佳剂量。

二、抗心律失常药

心律失常分为缓慢型和快速型。缓慢型心律失常有窦性心动过缓、房室传导阻滞等，常用阿托品、异丙肾上腺素等治疗。本处只介绍用于快速型心律失常（包括室上性和室性早搏及心动过速、心房颤动和心房扑动、心室颤动等）的药物。

（一）抗心律失常药的作用机制

（1）降低自律性　药物对快反应细胞主要是促进 4 相 K^+ 外流或抑制 4 相 Na^+ 内流；对慢反应细胞主要是抑制 4 相 Ca^{2+} 内流而降低自律性。

（2）减少后除极与触发活动　后除极及触发活动和 Ca^{2+} 内流增多及 Na^+ 内流有关，因此钙拮抗剂和钠通道阻滞药对此有效。

（3）影响膜反应性而改变传导性　通过增强膜反应条件来改善传导，可以消除单向阻滞；通过减弱膜反应性来减慢传导可促使单向阻滞发展为双向阻滞，这样均可消除折返激动。

（4）改变 ERP 及 APD 而减少折返

① 绝对延长 ERP　某些药物（如奎尼丁、胺碘酮）在延长 APD、ERP 时，延长 ERP 更显著（ERP/APD 值增大）。这样可以减少期前兴奋发生的机会，有利于制止折返型心律失常。

② 相对延长 ERP　有些药（如利多卡因、苯妥英钠）在缩短 APD、KRP 时，缩短 APD 更显著，ERP/APD 值仍较正常为大，同样有利于消除折返。

③ 提高邻近细胞 ERP 的均一性　使冲动同步下传，也可减少折返的机会，如延长 ERP 的药物可调节 ERP 明显缩短的心肌细胞，反之缩短 ERP 的药物可调节 ERP 较长的心肌细胞。

（二）抗心律失常药物的分类

为便于临床用药，根据药物对心肌电生理效应及作用机制，可将抗心律失常药分为四类，其中 I 类药又分为 A、B、C 三个亚类。

（1）I 类——钠通道阻断药

① I A 类　适度阻滞钠通道，如奎尼丁、普鲁卡因胺等。

② I B 类　轻度阻滞钠通道，如利多卡因、苯妥英钠等。

③ I C 类　高度阻滞钠通道，如美心律、普罗帕酮等。

（2）II 类——β 肾上腺素受体阻断药　如普萘洛尔。

（3）III 类——选择地延长动作电位时程药　如胺碘酮等。

（4）IV 类——钙拮抗药　如维拉帕米、地尔硫䓬等。

（三）常用抗心律失常药

1. I 类药——钠通道阻断药

（1）I A 类药物　本类药物的主要作用是能适度减少除极时 Na^+ 内流，降低 0 相上升最大速率，降低动作电位振幅，减慢传导速度。也能减少异位起搏细胞 4 相 Na^+ 内流而降低自律性。也延长钠通道失活后恢复开放所需的时间，即延长 ERP 及 APD，且以延长 ERP 为显。这类药还能不同程度地抑制 K^+ 和 Ca^{2+} 通道。

奎尼丁　Quinidine

奎尼丁是茜草科植物金鸡纳（*Cinchona ledgeriana*）树皮所含的一种生物碱，是奎宁的右旋体，它对心脏的作用比奎宁强 5～10 倍。经研究证明金鸡纳生物碱确有抗心律失常的作用，其中以奎尼丁为最强。

【药理作用与应用】

1. 降低自律性　因可抑制 Na^+ 内流，使 4 相舒张期自动除极化速率减慢，坡度减小，使心房肌、心室肌和浦肯野纤维的自律性降低，其中对心房肌的作用更强。在治疗剂量下对正常窦房结的自律性影响较小，但在窦房结功能低下时，则可产生明显的抑制。

2. 减慢传导速度　奎尼丁能降低心房、心室、浦肯野纤维等的 0 相上升最大速率和膜反应性，因而减慢传导速度。这种作用可使病理情况下的单向传导阻滞变为双向阻滞，从而取消折返。对 Ca^{2+} 内流也有一定的抑制作用，因此也略减慢房室结的传导。

3. 延长有效不应期 奎尼丁延长心房、心室、浦肯野纤维的 ERP 和 APD（图 8-7）。延长 APD 是其减慢减少 K$^+$ 外流所致，在心电图上表现为 Q-T 间期延长；ERP 的延长更为明显，使 ERP/APD 值加大，因而可以取消折返。此外，在心脏局部病变时，常因某些浦肯野纤维末梢部位 ERP 缩短，造成邻近细胞复极不均一而形成折返，此时奎尼丁使这些末梢部位 ERP 延长而趋向均一化，从而减少折返的形成。

4. 对植物神经的影响 奎尼丁有明显的抗胆碱作用，抑制迷走神经的效应。同时，奎尼丁还有阻断肾上腺素 α 受体的作用使血管舒张，血压下降而反射性兴奋交感神经。这两种作用相合，使窦性频率增加。

临床用于广谱抗心律失常，适用于治疗房性、室性及房室结性心律失常。对心房纤颤及心房扑动，目前虽多采用电转律术，但奎尼丁仍有应用价值，转律前合用强心苷和奎尼丁可以减慢心室频率，转律后用奎尼丁维持窦性节律。对伴有心力衰竭者，应先用强心苷治疗。

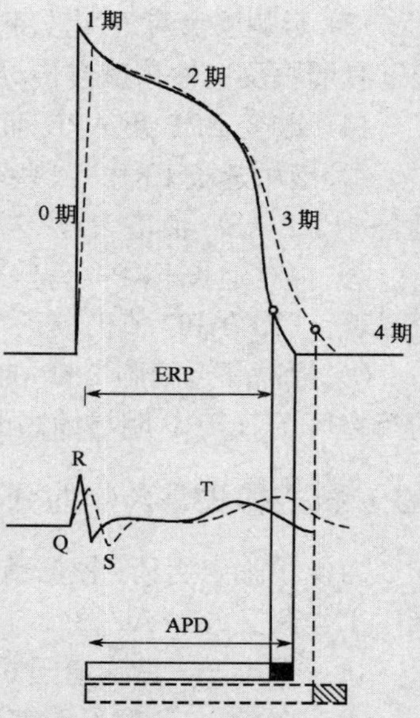

图 8-7 奎尼丁对心室肌动作电位、单极电图及 ERP、APD 影响的模式图
——为正常情况；---给奎尼丁后情况

【不良反应】

1. 常见的有胃肠道反应，多见于用药早期。

2. 心血管反应 低血压，由于抑制心肌收缩力和扩张血管作用而引起低血压，静脉给药及患者心功能不全时更易发生。心律失常，过量引起多种心律失常，如房室和心室内传导阻滞，尖端扭转型室性心动过速，并可出现奎尼丁晕厥，甚至心室颤动而致猝死。当窦房结功能低下时，可引起心动过缓或停搏。

3. 金鸡纳反应 久用后，有耳鸣失听、头痛、视力模糊等反应。

4. 血栓栓塞 心房有微血栓的病人，用奎尼丁纠正纤颤后，因心肌收缩力增强，可使血栓脱落引起栓塞。

5. 偶见药热、血小板减少等过敏反应。

【药物评价】口服后吸收良好，经 2h 可达血浆峰浓度。奎尼丁晕厥或猝死是偶见而严重的毒性反应。此药毒性大，严重心肌损害、心功能不全、重度房室传导阻滞、低血压、强心苷中毒及对奎尼丁过敏者禁用。肝、肾功能不全者慎用。药物代谢酶诱导剂苯巴比妥能减弱奎尼丁的作用。奎尼丁有 α 受体阻断作用，与其他血管舒张药有协同作用。合用硝酸甘油应注意诱发严重体位性低血压。

普鲁卡因胺（Procainamide）对心肌的直接作用与奎尼丁相似而较弱，能降低浦肯野纤维自律性，减慢传导速度，延长 APD、ERP。它仅有微弱的抗胆碱作用，不阻断 α 受体。口服易吸收，生物利用度 80%，血浆蛋白结合率约 20%。临床应用适应证与奎尼丁相同，常用于室性早搏、阵发性室性心动过速。静脉注射可抢救危急病例。长期口服不良反应多，现已少用。长期应用可出现胃肠道反应，皮疹、药热、粒细胞减少等。大量可致窦性停搏，房室传导阻滞。

丙吡胺作用与奎尼丁相似，主要用于治疗室性早搏、室性心动过速、心房颤动和扑动。主要不良反应是由较强的抗胆碱作用所引起，有口干、便秘、尿潴留、视觉障碍及中枢神经兴奋等。久用可引起急性心功能不全，宜慎用。禁用于青光眼及前列腺增生患者。

（2）ⅠB 类药物　这类药物的主要电生理作用是：能轻度阻滞钠通道，抑制 4 相 Na^+ 内流，降低自律性。由于它们还有促进 K^+ 外流的作用，因而缩短复极过程，且以缩短 APD 更显著，相对延长 ERP。另有膜稳定作用。

利多卡因　Lidocaine

利多卡因是局部麻醉药，现广泛用于静脉药治疗室性心律失常（见图 8-8）。

【药理作用与应用】利多卡因是一窄谱抗心律失常药，仅用于室性心律失常，特别适用于危急病例；是治疗急性心肌梗死所致的室性早搏、室性心动过速及心室纤颤的首选药；也可用于心肌梗死急性期以防止心室纤颤的发生，对强心苷中毒所致者也有效。禁用于严重室内和房室传导阻滞者。

【不良反应】较少也较轻微。主要是中枢神经系统症状，可出现嗜睡、眩晕，大剂量引起语言障碍、惊厥，甚至呼吸抑制。心血管反应，偶见窦性过缓、房室传导阻滞等心脏毒性，多见于用药剂量过大时。

【药物评价】口服吸收良好，但肝首过消除明显，仅 1/3 量进入血液循环，且口服易致恶心呕吐，因此常静脉给药。利多卡因与多种药物之间可发生相互作用，应用时应予以注意。a. 与西咪替丁和 β 受体阻滞剂合用，利多卡因经肝脏代谢减慢，血浓度升高，不良反应加重；与肝药酶诱导剂（苯巴比妥、苯妥英钠、利福平等）和异丙肾上腺素合用，利多卡因的代谢加快，血浓度降低。b. 与普萘洛尔合用可致窦房停顿。c. 与普鲁卡因胺或苯妥英钠合用，对心脏的抑制作用增强，且易出现中枢神经系统不良反应。

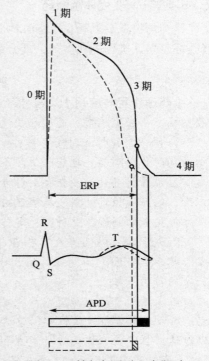

图 8-8　利多卡因对心室肌动
作电位、单极电图及
ERP、APD 影响的模式图
——为正常情况；
--- 为给利多卡因后情况

苯妥英钠（Phenytoin Sodium）作用与利多卡因相似，使浦肯野纤维自律性降低，ERP 相对延长，并能与强心苷竞争 Na^+-K^+-ATP 酶，抑制强心苷中毒所致室上性和室性心律失常及对利多卡因无效的心律失常。但静脉注射过快可引起心律失常，如窦性心动过缓、窦性停搏、心室颤动等，以及血压降低和呼吸抑制。

美西律（Mexiletine）化学结构与利多卡因相似。对心肌电生理特性的影响也与利多卡因相似。可供口服，持效较久达 $6 \sim 8h$ 以上，用于治疗急、慢性室性心律失常，对急性心肌梗死和强心苷中毒所致者疗效好，对利多卡因治疗无效者仍有效。不良反应有恶心、呕吐，久用后可见神经症状，如震颤、眩晕、共济失调等。

（3）ⅠC 类药物　这类药物的主要作用是高度阻滞钠通道，明显抑制 Na^+ 内流，能较强降低 0 相上升最大速度而减慢传导速度，主要影响希-浦系统；也抑制 4 相 Na^+ 内流而降低自律性。

普罗帕酮（心律平；Propafenone）也主要作用于希-浦系统，降低自律性，减慢传导速度，延长 APD、ERP，且减慢传导的程度超过延长 ERP 的程度，故易引起折返而有致心律失常的作用。也宜限用于危及生命的心律失常。还有 β 受体阻断作用，能在治疗上发挥一定的效果。普罗帕酮口服吸收完全，达 100%，但生物利用度却低于 20%，首过消除明显，$t_{1/2}$ 约 2.4～11.8h，肝中氧化甚多，原形经肾排泄小于 1%。不良反应有胃肠道症状，偶见粒细胞缺乏、红斑狼疮样综合征。心电图 QRS 波加宽超过 20% 或 Q-T 间期明显延长者宜减量或停药。

2. Ⅱ类药——β 受体阻断药

这类药物主要阻断 β 受体而对心律失常起治疗作用，本处只述其抗心律失常方面的内容，普萘洛尔是这类药的典型药，现介绍如下。

普萘洛尔 Propranolol

【药理作用与应用】交感神经兴奋或儿茶酚胺释放增多时，心肌自律性增高，传导速度增快，不应期缩短，易引起快速性心律失常。普萘洛尔则能阻止这些反应。

1. 降低自律性 对窦房结、心房传导纤维及浦肯野纤维都能降低自律性。在运动及情绪激动时作用明显。也能降低儿茶酚胺所致的滞后除极幅度而防止触发活动。

2. 减慢传导速度 在大剂量时有 β 受体阻滞作用。超过治疗量使血药浓度达 100μg/mg 以上，则有膜稳定作用，能明显减慢房室结及浦肯野纤维的传导速度，对某些必须应用大量才能见效的病例，这种膜稳定作用是参与治疗的。

3. 延长房室结的有效不应期 治疗浓度缩短浦肯野纤维 APD 和 ERP，高浓度则延长之。对房室结 ERP 有明显的延长作用，这和减慢传导作用一起，是普萘洛尔抗室上性心律失常的作用基础。

临床适用于治疗与交感神经兴奋有关的各种心律失常：①室上性心律失常包括心房颤动、扑动及阵发性室上性心动过速，也用于治疗由焦虑或甲状腺功能亢进等引发的窦性心动过速；②室性心律失常对室性早搏有效，能改善症状。

【不良反应】参见抗高血压药。

美托洛尔（美多心安；Metoprolol）为选择性 β_1 受体阻滞剂，有较弱的膜稳定作用，无内在拟交感活性。可减慢房室传导和减慢窦性心律，减少心排出量，降低收缩压。其减慢心率作用与血药浓度呈直线关系。本品尤其适用于窦性心动过速，对因儿茶酚胺增多而诱发的室性、室上性心律失常疗效较好。副作用轻微，较常见有头痛、疲倦、焦虑、噩梦、轻度睡眠障碍等。

噻吗洛尔（噻吗心安；Timolol）为 β-肾上腺素能受体拮抗剂，无抑制心肌作用和内源拟交感活性。临床药理研究证实 β 受体拮抗剂可改变静息心率及对体位改变时心率的反应，抑制异丙肾上腺素引起的心动过速，减少活动时心率和血压的变化。

3. Ⅲ类药——延长 APD 的药物

这类药物能选择性地延长 APD，主要是延长心房肌、心室肌和浦肯野纤维细胞的 APD 和 ERP，而较少影响传导速度。

胺碘酮 Amiodarone

【药理作用与应用】胺碘酮较明显地抑制复极过程，即延长 APD 和 ERP。它能阻滞钠、钙及钾通道，还有轻度的 α 受体和 β 受体阻断作用。

1. 降低自律性 主要是降低窦房结和浦肯野纤维的自律性，可能与其阻滞钠和钙通道及拮抗 β 受体的作用有关。

2. 减慢传导速度　减慢浦肯野纤维和房室结的传导速度，也与阻滞钠、钙通道有关。临床还见其略能减慢心室内传导。对心房肌的传导速度少有影响。

3. 延长有效不应期　长期口服数周后，心房肌、心室肌和浦肯野纤维的 APD、ERP 都显著延长，这一作用比其他类抗心律失常药为强，与阻滞钾通道及失活态钠通道有关。

4. 拮抗 T_3、T_4 与受体的结合　这也是本品的作用机制之一。另外，还有扩张冠状动脉和外周血管的作用。

本品是广谱抗心律失常药，可用于各种室上性和室性心律失常，用于心房颤动，心房扑动和室上性心动过速疗效好。因能减少氧耗而用于冠心病并发的心律失常。

【不良反应】较多，心血管反应有静脉注射可致心律失常或加重心功能不全，并引起窦性心动过缓，甚至停搏。心血管外反应偶可引起甲状腺功能亢进或低下。胺碘酮也影响肝功能，引起肝炎；因少量自泪腺排出，故在角膜可有黄色微型沉着，一般并不影响视力，停药后可自行恢复；胃肠道反应有食欲减退、恶心呕吐、便秘；另有震颤及皮肤对光敏感，局部呈灰蓝色；最为严重的是引起间质性肺炎，形成肺纤维化。

【药物评价】胺碘酮于 20 世纪 70 年代用于治疗心律失常，起效较慢，疗效较好。口服吸收缓慢而不完全，生物利用度低，血浆蛋白结合率高。对危及生命的室性心动过速及心室颤动可静脉给药，约对 40% 患者有效。长期口服能防止室性心动过速和心室颤动的复发，持效较久。对伴有器质性心脏病者，还能降低猝死率。

索他洛尔（Sotalol）原为 β 受体阻断药，后因明显延长 APD 而用作Ⅲ类抗心律失常药。它能降低自律性，是其阻断 β 受体的作用所致。减慢房室结传导。明显延长 ERP，使折返激动停止。也延长 APD，是阻滞 K^+ 通道所致。索他洛尔口服吸收快，生物利用度高，肾功能不良者宜减量应用。不良反应较少，但有因出现心功能不全（1%）、心律失常（2.5%）、心动过缓（3%）而停药者。少数 Q-T 间期延长者偶可出现尖端扭转型室性心动过速。临床用于各种严重程度的室性心律失常。也用于治疗阵发性室上性心动过速及心房颤动。

4. Ⅳ类药——钙拮抗药

这类药通过阻滞钙通道而发挥抗心律失常效应，其电生理效应主要是抑制依赖于钙的动作电位与减慢房室结的传导速度。代表药为维拉帕米。

维拉帕米　Verapamil

维拉帕米是重要的钙通道阻滞药之一，除用于心律失常外，还用于治疗高血压、心绞痛等疾病（见相关章节）。

【药理作用与应用】

1. 降低自律性　能减慢舒张期 4 相自动化速率而降低自律性。此外，也能减少或取消后除极所引发的触发活动。

2. 减慢传导速度　因动作电位 0 相除极上升速率减慢、振幅减小而使冲动传导减慢，可变单向阻滞为双向阻滞，从而消除折返。此作用可终止房室结的折返激动，还可减慢心房颤动、心房扑动时的心室率。

3. 延长动作电位时程和有效不应期　对房室结的作用明显，延长慢反应动作电位的 ERP，因维拉帕米阻滞钙通道而延长其恢复开放所需的时间。由于 Ca^{2+} 内流也参与快反应电活动的复极过程，所以维拉帕米较高浓度也能延长浦肯野纤维的 APD 和 ERP。

　　本品治疗房室结折返所致的阵发性室上性心动过速奏效较快较佳，能使80%以上患者转为窦性节律，可作首选药物应用。除首选治疗阵发性室上性心动过速外，治疗心房颤动或扑动则能减少室性频率。对房性心动过速也有良好效果。对室性心律失常虽也有效，但与其他药物相比并无特别优越性，因而少用。对缺血复灌后所发生的心律失常也有防止及取消的效果，这是通过其钙拮抗作用和α受体阻断作用所取得的。对强心苷中毒引起的室性早搏亦有效。维拉帕米一般不与β受体阻断药合用。

　　【不良反应】可有眩晕、恶心、呕吐、便秘、阳痿、皮疹、瘙痒反应。此外可有心悸、低血压、传导阻滞、心动过缓。对窦房结疾病、房室传导阻滞及严重心功能不全者应慎用或禁用。支气管哮喘患者慎用。

　　常用抗心律失常药的应用比较见表8-5。

表8-5　常用抗心律失常药应用比较

心律失常	奎尼丁	利多卡因	苯妥英钠	氟卡尼	普萘洛尔	胺碘酮	维拉帕米
房颤，转律	2	0	0	0	1	2	1
预防	3	0	0	0	2	0	2
控制室率	0	0	0	0	2	0	3
阵发室上性心动过速	2	0	1		3	2	4
房性早搏	3	0	1	0	3	2	2
室性早搏	3	4	2	2	1	2	2
室性心动过速	3	3	2	2	1	1	1
强心苷中毒时的各种心律失常	1	3	3	0	2	0	0

　　注：根据各药的效价、不良反应及应用方便等作出比较。表中0—不用，1—差，2—可，3—良，4—优。

三、抗慢性心功能不全药

（一）分类

1. 增强心肌收缩力药

　　（1）强心苷类　如地高辛、去乙酰毛花苷（西地兰）等。

　　（2）非苷类正性肌力作用剂

　　① β受体激动药，如多巴胺、多巴酚丁胺。

　　② 磷酸二酯酶抑制剂，如氨力农、米力农。

2. 减负荷药

　　（1）利尿药，如噻嗪类。

　　（2）血管扩张药，如硝酸酯类、硝普钠等。

3. 血管紧张素 I 转换酶抑制剂和血管紧张素 II 受体阻滞剂

　　如卡托普利、氯沙坦等。

4. 其他药物

　　（1）钙通道阻滞剂，如氨氯地平。

　　（2）β受体阻滞剂，如美托洛尔、卡维地洛。

（二）常用抗慢性心功能不全药

1. 增强心肌收缩力药

（1）强心苷类　为一类有强心作用的苷类化合物，它能选择性地作用于心肌。临床上用于治疗 CHF 及某些心律失常。临床用的有地高辛（Digoxin）、洋地黄毒苷（Digitoxin）、去乙酰毛花苷（Deslanoside）和毒毛花苷 K（Strophantin K）等，常用的为地高辛。

【药理作用】

1. 对心脏的作用

（1）加强心肌收缩性（正性肌力作用）　治疗量的强心苷选择性作用于心肌细胞。正性肌力作用表现为提高心肌收缩最高张力和最大缩短速率，使心肌收缩有力而敏捷。这样，在前后负荷不变的条件下，增加每搏做功和搏出量。强心苷对正常人和 CHF 患者的心脏都有正性肌力作用，但它只增加心衰患者心脏的搏出量而对正常心脏的搏出量无影响。强心苷的正性肌力作用能使 CHF 患者心脏体积缩小，室壁张力下降，而使这部分氧耗降低，降低部分常超过收缩性增加所致的氧耗增加部分，因此总的氧耗有所降低。

（2）减慢心率（负性频率作用）　治疗量的强心苷对正常心率影响小，但对 CHF 伴窦性心率较快者尤为明显。这一作用由强心苷增强迷走神经传出冲动所引起，也有交感神经活性反射性降低的因素参与。减慢窦性频率对 CHF 患者是有利的，因为心率减慢可减少心肌耗氧量。同时使心脏有较好休息，获得较多的冠状动脉血液供应，还使静脉回心血量更充分而能搏出更多血液。

（3）对心肌电生理特性的影响　这些影响比较复杂，它有直接对心肌细胞和间接通过迷走神经等作用之分，还随剂量高低、不同心脏组织及病变情况而有所不同。

（4）对心电图的影响　治疗量强心苷最早引起 T 波变化，其幅度减小，波形压低甚至倒置，S-T 段降低呈鱼钩状（此为临床上判断是否应用强心苷的依据之一），随后还见 P-R 间期延长，Q-T 间期缩短。中毒量强心苷会引起各种心律失常，心电图也会出现相应变化。

2. 其他作用

（1）对血管　强心苷能使动脉压升高，外周阻力上升，是直接收缩血管平滑肌所致。CHF 患者用药后，因交感神经活性降低，其影响超过直接收缩血管的效应，因此血管阻力下降，心输出量及组织灌流增加，动脉压不变或略升。

（2）利尿作用　CHF 患者用强心苷后利尿明显，是正性肌力作用使肾血流增加所继发的。对正常人或非心性水肿患者也有轻度利尿作用，是抑制肾小管细胞 Na^+-K^+-ATP 酶，减少肾小管对 Na^+ 的再吸收的结果。

（3）对神经系统　中毒量可兴奋延脑极后区催吐化学感受区而引起呕吐。严重中毒时还引起中枢神经兴奋症状，如行为失常、精神失常、谵妄甚至惊厥。中毒量强心苷还明显增强交感神经的活性，有中枢和外周两方面影响。这也参与了中毒量所致的心律失常的发病过程。

【药理作用与机制】强心苷能抑制 Na^+-K^+-ATP 酶，使钠泵失灵，结果是细胞内 Na^+ 量增多，K^+ 量减少。胞内 Na^+ 量增多后，再通过 Na^+-Ca^{2+} 双向交换机制，或使 Na^+ 内流减少、Ca^{2+} 外流减少，或使 Na^+ 外流增加、Ca^{2+} 内流增加。对 Ca^{2+} 而言，结果是细胞内 Ca^{2+} 量增加，肌浆网摄取 Ca^{2+} 也增加，储存增多。另也证实，细胞内 Ca^{2+} 少量增加时，还能增强 Ca^{2+} 离子流，使每一动作电位 2 相内流的 Ca^{2+} 增多，此 Ca^{2+} 又能促使肌浆网释放出 Ca^{2+}，即"以钙释钙"的过程。这样，在强心苷作用下，心肌细胞内可利用的 Ca^{2+} 量增加，使收缩加强。中毒量强心苷严重抑制 Na^+-K^+-ATP 酶，使细胞内 Na^+、Ca^{2+} 大量增加，也使细胞内 K^+ 量明显减少，后者导致心细胞自律性增高，传导减慢，容易引起心律失常（图8-9）。

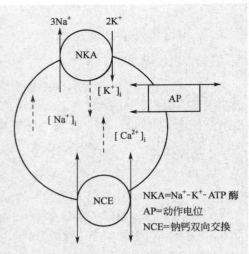

NKA=Na^+-K^+-ATP 酶
AP=动作电位
NCE=钠钙双向交换

图 8-9　强心苷作用机制示意

【临床应用】强心苷主要用于治疗 CHF 和某些心律失常。与其他治疗 CHF 的药物相比，强心苷有以下优点：它应用方便，1 次/天即可；长期久用疗效不减；一般有效剂量毒副反应并不严重。强心苷的主要缺点是没有正性松弛作用，不能纠正舒张功能障碍。地高辛疗效明确，是常用药物。

1. 治疗各种原因所引起的 CHF　通过正性肌力作用，增加搏出量及回心血量，可以缓解动脉系统缺血和静脉系统淤血，取得对症治疗效果。

2. 强心苷常用于治疗某些心律失常

（1）心房纤颤　强心苷治疗心房纤颤时，用药目的不在于停止房颤而在于保护心室免受来自心房的过多冲动的影响，减少心室频率。用药后多数患者的心房纤颤并未停止，而是循环障碍得以纠正。这是强心苷抑制房室传导的结果，使较多冲动不能穿透房室结下达心室而隐匿在房室结中。

（2）心房扑动　强心苷治疗心房扑动在于它能不均一地缩短心房不应期，引起折返激动，使心房扑动转为心房纤颤，然后再发挥治疗心房纤颤的作用。某些患者在转为房颤后，停用强心苷，有可能恢复窦性节律。因为停用强心苷就是取消它的缩短心房不应期的作用，也就相对地延长了不应期，可使折返冲动落入较长的不应期而停止折返，于是窦性节律得以恢复。

（3）阵发性室上性心动过速　强心苷通过兴奋迷走神经减慢房室传导的作用。但由于其本身引起室上性心动过速和心室颤动，故室性心动过速者禁用。

【体内过程】常用强心苷的作用性质基本相同，但因药代动力学性状有所区别，故使作用程度上有快慢、久暂之分。

1. 慢效强心苷有洋地黄毒苷，口服吸收率高，$t_{1/2}$ 为 5～7 天，主要经肝代谢。

2. 中效类有地高辛，口服有效，$t_{1/2}$ 为 33～36h，主要经肾排泄。

3. 速效类有毛花苷 C。

4. 除药物作用不同外，年龄也是影响药代动力学的因素，强心苷的小儿用量，按体重计，较成人高。儿童排泄较多，血浆蛋白结合率较低，分布容积较大，而老年人肾排泄少，分布容积小，血浓较高，因此老年人用量以少于成年人 20%～30% 为宜。

5. 肝脏疾患严重时会影响药的代谢和血浆蛋白结合率。肾脏疾病时，地高辛排泄减少，其用量应根据肌酐清除率计算。洋地黄毒苷的消除则与肾功能无明显关系。

【不良反应及其防治】强心苷的安全范围小，一般治疗量已接近中毒量的 60%，中毒的发生率高。病人对强心苷的敏感性和耐受性个体差异大，诱发强心苷中毒的因素多（低血钾、高血钙、心肌缺血缺氧、肾功能不全等），应注意。

1. 毒性作用

（1）胃肠道反应，如厌食、恶心、呕吐、腹泻，应注意与强心苷用量不足心衰未受控制所致的胃肠道症状相鉴别。后者由胃肠道淤血所引起。

（2）视觉障碍有黄视症、绿视症等。

（3）最严重的是心脏毒性，可出现各种心律失常，常见的是室性早搏，约占心反应的33%；次为房室传导阻滞约为18%，房室结性心动过速17%，房室结代节律12%，及房性过速兼房室传导阻滞。

（4）神经系统反应有眩晕、头痛、疲倦、失眠、谵妄等。

2. 毒性作用的预防　先要明确中毒诊断，可根据心电图的变化与临床症状作出初步判断。测定强心苷的血药浓度则有重要意义。地高辛浓度在 3.0μg/ml，洋地黄毒苷在 45ng/ml 以上可确诊为中毒。同时应注意诱发因素如低血钾、高血钙、低血镁、心肌缺氧等。还应警惕中毒先兆的出现，如一定次数的室性早搏、窦性心律过缓低于 60 次/min 及色视障碍等。

3. 治疗　轻度中毒停用强心苷和排钾利尿药即可。解救上，对过速性心律失常者可用钾盐静脉滴注，轻者可口服。细胞外 K^+ 可阻止强心苷与 Na^+-K^+-ATP 酶的结合，能阻止毒性发展。苯妥英钠能控制室性早搏及心动过速而不抑制房室传导，它能与强心苷竞争性争夺 Na^+-K^+-ATP 酶而有解毒效应。利多卡因也有效。对中毒时的心动过缓或房室传导阻滞宜用阿托品解救。地高辛抗体的 Fab 片段对强心苷有强大选择性亲和力，能使强心苷自 Na^+-K^+-ATP 酶的结合中解离出来，解救致死性中毒有明确效果。它与地高辛的结合物可经肾排泄。每毫克地高辛需用 80mg Fab 拮抗之。

常用强心苷类药物比较见表 8-6。

表 8-6　常用强心苷类药物比较

药　物	作　用　特　点
洋地黄毒苷（Digitoxin）	慢速、长效，适用于急性与慢性心力衰竭的维持治疗
地高辛（Digoxin）	中效，适用于治疗各种急性和慢性心功能不全以及室上性心动过速、心房颤动和扑动等
毛花苷（Lanatoside C）	快速、短效，用于急性和慢性心力衰竭、心房颤动和阵发性室上性心动过速。主要用于急性病例
毒毛花苷 K（Strophanthin K）	速效，适用于抢救病情紧急、心率较慢、传导功能差的心力衰竭，如伴 I 度、II 度严重房室传导阻滞的慢性心力衰竭，特别适用于洋地黄无效的患者，也用于急性肺水肿，亦可考虑用于某些快速室上性心律失常者

（2）非强心苷类的正性肌力作用药

① β 受体激动药

多巴胺　Dopamine

【药理作用与应用】

1. 心脏　主要激动心脏 β_1 受体，也具有释放去甲肾上腺素的作用，能使收缩性加强，心输出量增加。

2. 血管和血压　能作用于血管的 α 受体和多巴胺受体，而对 β_2 受体的影响十分微弱。多巴胺能增加收缩压和脉压，而对舒张压无作用或稍增加，这可能是心输出量增加，而肾和肠系膜动脉阻力下降，其他血管阻力微升使总外周阻力变化不大的结果。多巴胺的血管舒张作用不能为β受体阻断药、阿托品以及抗组胺药所拮抗，故认为是选择性地作用于血管的多巴胺受体（D_1受体）之故。大剂量给药则主要表现为血管收缩，引起外周阻力增加，血压上升。这一效应可被α受体阻断药所拮抗，说明这一作用是激动α受体（$α_1$受体）的结果。

3. 肾　多巴胺能舒张肾血管，使肾血流量增加，肾小球的滤过率也增加。有排钠利尿作用，可能是多巴胺直接对肾小管多巴胺受体的作用。用大剂量时，也可使肾血管明显收缩。

【不良反应】常见的有胸闷、呼吸困难、心悸、心律失常、全身软弱无力；少见心跳缓慢、头痛、恶心、呕吐。长期应用，出现的反应有手足疼痛或手足发凉；外周血管长时期收缩，可能导致局部坏死或坏疽。

【药物评价】一般剂量对心率影响不明显，大剂量可加快心率。与异丙肾上腺素比较，多巴胺增加心输出量的作用较弱，对心率影响较少，并发心律失常者也较少。

多巴酚丁胺　Dobutamine

【药理作用与应用】与多巴胺相似，主要用于排血量低和心率慢的CHF；选择性激动$β_1$受体，对$β_2$和α受体有轻微作用。能直接激动心脏$β_1$受体以增强心肌收缩和增加搏出量，使心排出量增加。可降低外周血管阻力，但收缩压和脉压一般保持不变，或仅因心排出量增加而有所增加。能降低心室冲盈压，促进房室结传导。正性肌力作用大于正性频率作用，轻度加速心率，主要用于急性心肌梗死伴心力衰竭者。

【不良反应】静滴过快、剂量过大可引起血压升高、心率加快及室性早搏。可有心悸、恶心、头痛、胸痛、气短等。

② 磷酸二酯酶抑制剂　如氨力农、米力农等，长期用药易引起CHF病人发生室性心律失常，增加死亡率而不宜作常规用药，另疗效不定，且剂量加大还增加死亡率。还有增强心肌收缩成分对Ca^{2+}敏感性作用的"钙增敏药"，临床试用有效受到重视。

2. 减负荷药

(1) 利尿药　CHF患者多有体内水钠潴留。由于血容量增加，加重了心脏的前负荷；由于血管壁平滑肌细胞内Na^+含量增加，通过Na^+/Ca^{2+}交换，增加了细胞内Ca^{2+}含量，使血管平滑肌张力升高，外周阻力加大，加重了心脏的后负荷。利尿药可促进Na^+和水的排出，从而减轻心脏的负荷，有利于CHF患者心功能的改善。首选利尿药是噻嗪类药物，必要时可选用强效髓袢利尿药呋塞米等，此类药物应用时应注意补钾。保钾利尿药（如螺内酯）因可拮抗醛固酮的作用，又可减少钾的丢失，因此可与噻嗪类或髓袢利尿药合用。

(2) 血管扩张药　应用血管扩张药，能适当减轻心脏前、后负荷，有助于改善心脏，改善血流动力学变化而提高运动耐力，但多数扩血管药并不能降低病死率，仅对于不能耐受ACE抑制剂的患者可考虑应用。且众多的血管扩张药治疗CHF，应根据患者血流动力学变化分别选用。

3. 血管紧张素Ⅰ转换酶抑制药和血管紧张素Ⅱ受体阻断药

这些药物现已作为治疗CHF的基础药物，与地高辛及利尿药合用，广泛用于CHF的治疗。经研究证明，血管紧张素Ⅰ转换酶抑制药（ACEⅠ）如卡托普利、依他普利和雷米普利等，用于CHF的治疗，通过抑制循环中及局部组织中的ACE，不仅能降低代偿性升高的肾素-血管紧张素系统的活性，扩张血管以减轻心脏负荷，提高血流动力学，还能抑制CHF时的心肌重构，抑制心肌纤维化、心肌细胞肥大以及心肌细胞凋亡，逆转心室肥厚，提高心肌的顺应性和舒张功能，在临床疗效上表现为缓解或消除症状，提高患者运动耐力，改善生活质量，显著降低病死率。已取代了血管扩张药在心衰治疗中的地位。具有此作用的还有血管紧张素Ⅱ受体阻断药氯沙坦等（各药的特点见抗高血压药）。

4. 其他药物

（1）钙通道阻断药　长效钙通道阻滞药如氨氯地平，起效慢，作用持久，没有短效钙通道阻滞药（如硝苯地平）引起的神经激素方面的作用（兴奋交感神经，激活RAS等）。具有：①扩张外周动脉，减轻心脏后负荷，改善CHF的血流动力学；②降低心肌细胞内的钙负荷，改善心室的舒张功能；③抗左心室肥厚；④抗心肌缺血、抗动脉粥样硬化等作用，故可用于治疗伴有高血压、心绞痛或因肥厚型心肌病所致的CHF。但也有认为，钙通道阻滞药在临床上尚缺乏其对心衰治疗的有效证据。

（2）β受体阻断药　传统观念认为，β受体阻断药具有负性肌力作用而禁用于CHF。自认识到CHF发病过程中交感神经活性增高及其促进CHF恶化的不良影响后，才注意到β受体阻断药在CHF治疗中的意义。并随着临床治疗学的进展，发现β受体阻断药对某些心力衰竭患者显示了治疗作用。治疗CHF可选用的β受体阻断药有美托洛尔、卡维地洛及比索洛。此类药物因具有：①恢复β受体对正性肌力药的敏感性；②抑制RAS和血管升压素的作用，减轻心脏的前、后负荷；③减慢心率，以降低心肌耗氧量，改善心肌供血，并有利于心室充盈；④减少CHF时心律失常的出现等作用，故可用于心功能比较稳定的Ⅱ～Ⅲ级CHF患者，对基础病因为扩张型或肥厚型心肌病患者尤为适用。卡维地洛因还兼有抗α受体、抗氧自由基等作用，长期应用可降低死亡率，改善CHF的预后。但是，β受体阻断药具有负性肌力作用，用于CHF的治疗仍应十分慎重，必须正确选择病种和制定给药方案，自小剂量开始，然后缓慢增加剂量。在用药过程中，要密切观察药物反应，如心衰加重则应减量或停药。禁用于严重心动过缓、严重左心室功能衰竭、重度房室传导阻滞、低血压及支气管哮喘患者。

四、抗心绞痛药

（一）抗心绞痛药的分类

（1）硝酸酯类　如硝酸甘油、硝酸异山梨酯等。
（2）β受体阻断药　如普萘洛尔。
（3）钙拮抗药　如硝苯地平、维拉帕米等。
（4）其他类　如卡维地洛、尼可地尔、吗多明、潘生丁等。

（二）常见抗心绞痛的药物

1. 硝酸酯类

硝酸酯类药物有硝酸甘油、硝酸异山梨酯、单硝酸异山梨酯，作用均相似，只是显效快慢和维持时间有所不同，其中硝酸甘油最常用。所有硝酸酯类化合物均为硝酸多元酯结构，具有高脂溶性，它们结构中的O—NO_2是发挥疗效的关键部分。

【药理作用】硝酸酯类的基本作用是松弛平滑肌，但以松弛血管平滑肌的作用最为明显。
1. 对血管的作用　能舒张全身静脉和动脉，但舒张毛细血管小静脉（容量血管）远较舒张小动脉的作用为强。对较大的冠状动脉也有明显舒张作用，对毛细血管括约肌则作用较弱。具体如下。

（1）对心肌耗氧量的影响　硝酸酯类使容量血管扩张而降低前负荷，心室舒张末压力及容量也降低。在较大剂量时也扩张小动脉而降低后负荷，从而降低室壁肌张力及氧耗。

（2）血流动力学的作用　硝酸酯类能明显舒张较大的心外膜血管及狭窄的冠状血管以及侧支血管，此作用在冠状动脉痉挛时更为明显。它对阻力血管的舒张作用微弱。当冠状动脉因粥样硬化或痉挛而发生狭窄时，缺血区的阻力血管已因缺氧而处于舒张状态。这样，非缺血区阻力就比缺血区为大，用药后将迫使血液从输送血管经侧支血管流向缺血区，从而改善缺血区的血流供应。

（3）硝酸酯类能使冠状动脉血流量重新分配　已知心内膜下血管是由心外膜血管垂直穿过心肌延伸而来的，因此内膜下血流易受心室壁肌张力及室内压力的影响，张力与压力增高时，内膜层血流量就减少。在心绞痛急性发作时，左心室舒张末压力增高，所以心内膜下区域缺血最为严重。硝酸甘油能降低左心室舒张末压，舒张心外膜血管及侧支血管，使血液易从心外膜区域向心内膜下缺血区流动，从而增加缺血区的血流量，放射微球法已证明硝酸甘油能增加心内膜下区的血液灌流量。用微型氧电极也测得给硝酸甘油后，心内膜层/心外膜层氧分压比值上升（图 8-10）。

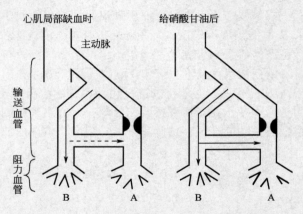

图 8-10　硝酸甘油对冠状动脉的作用部位示意

A—缺血区；B—非缺血区

2. 对心脏的作用　硝酸酯类对心脏无明显作用。剂量加大，可致降压而反射性加快心率。心绞痛患者舌下含用硝酸甘油数分钟后，心脏负荷迅速减轻，表现为心室舒张末压下降，心室内径减少，外周血管阻力下降，使左心室功能改善，心肌耗氧量明显减少。

3. 保护缺血的心肌细胞　硝酸酯类释放 NO 并促进 CGRP 和 PGI_2 的生成与释放，这些内源性物质对心肌细胞具有直接保护作用。动物实验证明，硝酸甘油或其他 NO 供体能显著缩小心肌梗死面积和减少缺血心肌细胞内酶如肌酸激酶释放。

【临床应用】

1. 各型心绞痛　用药后能中止发作，也可预防发作。对急性心肌梗死不仅能减少耗氧量，尚有抗血小板聚集和黏附作用，使坏死的心肌得以存活或使梗死面积缩小。但应限制用量，以免过度降压。

2. 急性心肌梗死　硝酸酯类能减少心肌耗氧量，增加缺血区的供血，缩小心肌梗死范围，降低左心室充盈压而减轻肺淤血。

3. 充血性心力衰竭　硝酸酯类能降低前负荷，降低心室充盈压，缓解肺淤血，降低后负荷，减轻射血阻抗，有利于增加每搏量和心输出量。

【药理作用机制】硝酸酯类能在平滑肌细胞及血管内皮细胞中产生NO，并能与NO受体结合。血管内皮细胞能释放扩血管物质EDRF（血管内皮舒张因子，即一氧化氮NO），它是由内皮细胞中的 L-精氨酸-NO 合成途径产生的，并从内皮细胞弥散到血管平滑肌细胞，在其中它激活鸟苷酸环化酶（GC）增加细胞内 cGMP 的含量，从而激活依赖于 cGMP 的蛋白激酶，促使肌球蛋白轻链去磷酸化而松弛血管平滑肌。此外，释出的NO还能抑制血小板的聚集和黏附，有利于冠心病的治疗。

【不良反应和防治】

1. 急性不良反应　有时出现体位性低血压及晕厥，眼内血管扩张则可升高眼内压。剂量过大可使血压过度下降，冠状动脉灌注压过低，并可反射性兴奋交感神经、增加心率、加强心肌收缩性反使耗氧量增加而加重心绞痛发作。超剂量时还会引起高铁血红蛋白血症。

2. 耐受性　连续用药后可出现耐受性，停药 1～2 周后，耐受性可消失。耐受性的发生可能与"硝酸酯受体"中的巯基被耗竭有关。为克服耐受可采用下列措施：调整给药次数和剂量，不宜频繁给药；采用最小剂量；采用间歇给药法，无论采用何种给药途径，如口服、舌下、静注或经皮肤，每天不用药的间歇期必须在 8h 以上；补充含巯基的药物，如加用卡托普利、甲硫氨酸等，可能能阻止耐受性。

【药物评价】硝酸酯类主要用于缓解急性心绞痛症状和预防心绞痛发生。和 β 受体阻断药与钙通道阻滞药比较，硝酸酯类无加重心力衰竭和诱发哮喘的危险。舌下含服硝酸甘油 0.3～0.6mg/（2～3）h（或必要时）或硝酸异山梨酯 5～10mg/（2～3）h（或必要时），可有效缓解心绞痛症状，也作为可能发生心绞痛前的预防用药。个体对有机硝酸酯类的敏感性变异较大，开始应用有机硝酸酯类的病人应在无心绞痛发作时试服 1～2 片，以确定对药物的敏感性和可能引起的血压降低与头痛；需要不断舌下含服有机硝酸酯类的病人可考虑口服制剂，因舌下硝酸甘油 1～3min 即可发生作用，故常作为立即控制心绞痛的治疗药，但因其作用时间很短，不超过 30min，故不能用于维持治疗。静脉注射的硝酸甘油虽然作用很快，数分钟即可有效，但其血流动力学作用在停药后即中止，故静脉给药只适用于严重的、反复发生的静息型心绞痛的治疗。缓慢吸收的硝酸甘油制剂有若干透皮制剂，它们能使血浆浓度维持较长时间，但易发生耐受性。舌下或咀嚼型硝酸异山梨酯和其他硝酸酯类的血流动力学效应和硝酸甘油相似。虽然透皮应用可提供24h或更长的血药浓度，但完全的血流动力学效应仅维持 6～8h。在维持治疗中缓释硝酸甘油的临床效应因受到耐受性的限制，因此在给药间隙有一个 8h 的无硝酸甘油期，可减少或防止耐受性发生。

2. β 受体阻断药

β 受体阻断药如普萘洛尔（心得安）、卡替洛尔、噻吗洛尔（噻吗心安）及选择性 β_1 受体阻断药如阿替洛尔（氨酰心安）、美托洛尔（美多心安）等均可用于心绞痛。能使多数患者心绞痛发作次数减少，减少硝酸甘油用量，并增加运动耐量，改善缺血性心电图的变化。

【药理作用与应用】用于对硝酸酯类治疗疗效差的稳定型心绞痛，可减少发作次数，对并发高血压或心律失常的患者尤其适用。还可用于心肌梗死的治疗，能缩小梗死范围。

对冠状动脉痉挛诱发的变异型心绞痛不宜应用，因为本品可致冠状动脉收缩。β受体阻断药对心绞痛的治疗作用主要来源于它的血流动力学作用。β受体阻断药通过阻断心脏β受体，降低心率和心肌收缩力，使血压降低，从而减少心肌耗氧。但它对心肌的抑制作用可使心室容积增大，射血时间延长，而增加耗氧。其综合作用的结果仍是减少心肌氧耗。β受体阻断药还能改善心肌缺血区的供血：减慢心率能使舒张期灌注时间延长，使心肌灌流增多；其对缺血和非缺血心肌冠脉段的作用不同，故可使到达缺血心肌的冠脉流量重新分布。心率减慢和血压降低所引起的心肌耗氧量减少是β受体阻断药缓解心绞痛和提高运动耐受量的最重要的机制。

【不良反应】大多是因为β受体被阻断所引起的，与β受体阻断无关的严重不良反应很少。因为β受体分布广泛，故不良反应较多，较严重的有心动过缓、充血性心力衰竭、房室传导阻滞、支气管痉挛、低血糖（特别是应用胰岛素的患者）、外周血管病恶化（因内源性去甲肾上腺素兴奋α受体引起血管收缩的作用增强）。突然停用β受体阻断药可引起严重的心律失常或心绞痛发作。在应用β受体阻断药治疗心绞痛时，伴随心率减慢和射血时间延长而发生的舒张末期容积增加，心肌耗氧增加和左心室舒张容积扩大部分抵消了它的治疗效应，β受体阻断药的这种不良作用可以因硝酸酯类药的合用而被消除。

【药物评价】β受体阻断药可减少心绞痛的发作频率，改善心绞痛患者对运动的耐受能力。若基本的病理生理改变为冠状血管痉挛，则硝酸酯类和钙通道阻滞药有效，β受体阻断药常与硝酸酯类药合用，以增强疗效或减少不良反应。无内在拟交感活性的β受体阻断药普萘洛尔、美托洛尔、噻吗洛尔等可降低心肌梗死的死亡率，延长这类病人的存活时间，故心肌梗死的病人应及早使用β受体阻断药，且需继续使用2~3年。

3. 钙拮抗药

抗心绞痛常用的钙拮抗药有硝苯地平、氨氯地平、维拉帕米、地尔硫草及哌克昔林等。

【药理作用与机制】钙拮抗药通过阻断血管平滑肌电压依赖性钙通道降低 Ca^{2+} 内流而扩张冠状动脉和外周动脉，并能使心肌收缩性下降、心率减慢、减轻心脏负荷，从而降低心肌耗氧量。它们也因舒张冠状血管，增加冠状动脉流量而改善缺血区的供血供氧等。上述作用使它们可保护心肌细胞免受缺血的伤害，具体如下。

1. 降低心肌耗氧量　阻滞 Ca^{2+} 流入血管平滑肌细胞，使外周血管扩张，外周阻力降低，减轻心脏后负荷；阻滞 Ca^{2+} 流入心肌细胞，使心肌收缩力减弱，自律性降低，心率减慢；阻滞 Ca^{2+} 进入神经末梢，抑制递质释放，从而对抗交感神经活性增高所引起的心肌耗氧量增加。上述三方面的综合结果使心肌耗氧量降低。

2. 增加心肌的血液供应　通过阻滞 Ca^{2+} 流入血管平滑肌细胞、直接松弛血管平滑肌和刺激血管内皮细胞合成和释放 NO，使冠脉舒张，以增加心肌血液供应；亦可通过开放侧支循环，增加对缺血区的血液灌注；拮抗心肌缺血时儿茶酚胺诱导的血小板聚集，有利于保持冠脉血流通畅。

3. 保护缺血的心肌细胞　心肌缺血或再灌注时细胞内"钙超载"可造成心肌细胞尤其是线粒体功能严重受损。钙通道阻滞剂可由于阻滞 Ca^{2+} 内流而减轻"钙超载"，起到保护心肌细胞的作用。此外，有些药物还可抑制交感神经末梢释放递质，对心绞痛治疗有利。

【临床应用】钙拮抗药对冠状动脉痉挛及变异型心绞痛有效，也可用于稳定型及不稳定型心绞痛。但硝苯地平对不稳定型心绞痛的治疗有一定的局限性，因其有引起心率加快而增加心肌缺血的危险。但维拉帕米和地尔硫䓬则不同，可直接作用于心脏，引起心率轻度减慢。钙拮抗药对急性心肌梗死能促进侧支循环，缩小梗死面积。

常用于抗心绞痛的钙拮抗剂比较见表8-7。

表8-7　常用抗心绞痛的钙拮抗剂比较

类别	药　物	作用特点	不良反应	临床应用
二氢吡啶类	硝苯地平（Nifedipine）	为钙拮抗剂中扩血管作用最强的，能明显扩张冠状动脉而抗心绞痛，有保护心肌防止其缺血再灌注损伤的作用	常见面部潮红、心悸、头痛、足部水肿等	变异型及稳定型心绞痛、急性心肌梗死、高血压、心衰
二氢吡啶类	哌克昔林（Perhexiline）	为弱的钙拮抗药，能扩张冠状动脉，增加冠脉流量。此外尚有利尿及支气管扩张作用	严重的不良反应主要为周围神经炎、致死性肝毒性及代谢异常包括体重减轻、高甘油三酯血症及低血钙。还可能引起或加重室性传导障碍	心绞痛伴心衰及支气管哮喘患者
二氢吡啶类	氨氯地平（Amlodipine）	抑制钙诱导的主动脉收缩作用是硝苯地平的2倍，与受体结合和解离速率缓慢，因此药物作用出现迟而维持时间长。对血管平滑肌的选择性作用大于硝苯地平	常见头痛、水肿、疲劳、失眠、恶心、腹痛、面红、心悸和头晕	各种类型高血压和心绞痛、抗动脉硬化
非二氢吡啶类	地尔硫䓬（Diltiazem）	对外周大血管的扩张作用弱于硝苯地平，但对窦房结及房室传导有轻度的抑制作用	无反射性心动过速	各型心绞痛、心律失常、高血压、心肌梗死
非二氢吡啶类	维拉帕米（Verapamil）	心脏抑制作用明显，也能扩张冠状动脉，另有抗心律失常作用	能抑制心肌收缩力和减慢心率，合用β受体阻断药应慎重	变异性及稳定型心绞痛、心律失常、高血压

4. 其他抗心绞痛药

吗多明（Molsidomine）的作用与硝酸甘油相似。主要能降低心脏前、后负荷，降低心室壁肌张力，从而降低心肌耗氧量，也能舒张冠状动脉，改善心内膜下心肌的供血。临床用于各型心绞痛，作用时间较硝酸甘油为久，且不易产生耐受性，与硝酸甘油交替应用可克服耐受性的产生。

抗心绞痛药物应用的目的是降低心肌耗氧和增加缺血心肌的冠脉血流量，以恢复供氧和耗氧的平衡。根据三类药物对心脏、氧供及氧需诸因素的影响，寻求合并用药，降低不良反应，达到最好治疗效果，见表8-8。

表8-8　硝酸酯类、β受体阻断药及钙拮抗药对心脏氧供及氧需诸因素的影响

决定因素	硝酸酯类	β受体阻断药	钙拮抗药	决定因素	硝酸酯类	β受体阻断药	钙拮抗药
室壁张力	↓	±	↓	心率	↑	↓	±
心室容量	↓	↑	±	收缩性	↑	↓	±
心室压力	↓	↓	↓	心内膜/心外膜血流比率	↑	↑	↑
心脏体积	↓	↑	±	侧支血流	↑	→	↑

注：↑增加；↓降低；→无作用；±有或无作用。

五、调血脂药和抗动脉粥样硬化药

（一）按作用机制分类

（1）影响胆固醇吸收和转化的药物　如胆汁酸结合树脂，考来烯胺、考来替泊。

（2）影响胆固醇合成的药物　如4HMG-CoA还原酶抑制剂，辛伐他汀、洛伐他汀等。

（3）影响胆固醇和甘油三酯代谢的药物

① 烟酸类　如烟酸、烟酸肌醇酯。

② 苯氧酸类　如氯贝丁酯、非诺贝特等。

（4）其他降血脂药

① 抗氧化剂　如普罗布考。

② 多烯脂肪酸类　如多烯不饱和脂肪酸类。

③ 保护动脉内皮药物。

（二）常用药物

对于血浆脂质代谢紊乱，首先要调节饮食，食用低热量、低脂肪、低胆固醇类食品，加强体育锻炼及克服吸烟等不良习惯。如血脂仍不正常，再用药物治疗。凡能使LDL、VLDL、TC（总胆固醇）、TG、ApoB降低，或使HDL、ApoA升高的药物，都有抗动脉粥样硬化作用。

1. 影响胆固醇吸收和转化的药物

胆汁酸结合树脂　考来烯胺（消胆胺）和考来替泊（降胆宁）都为碱性阴离子交换树脂，不溶于水，不易被消化酶破坏。

【药理作用与应用】能显著降低血浆TC和LDL浓度，轻度增高HDL浓度。胆固醇在肝中不断转化为胆酸，随胆汁排入肠腔，参与脂肪的消化吸收。大部分胆酸被重吸收，再被利用，形成"肝肠循环"。考来烯胺在胃肠道内不被吸收，却能以其Cl^-换取胆酸，与胆酸生成不被吸收的络合物从粪便排出，因此阻断了胆酸的"肝肠循环"。肝中胆酸减少，可促使胆固醇向胆酸转化的限速酶——7α-羟化酶活化，促进胆固醇向胆酸的转化。此外，胆酸又是胆固醇在肠道吸收所必需的因素。胆酸的缺乏将抑制外源性胆固醇的摄取。考来烯胺通过促进内源胆固醇的代谢和抑制外源胆固醇的吸收来降低血中LDL和胆固醇的水平。

1. 本类药物口服不被消化道吸收，在肠道与胆汁酸形成络合物随粪排出，故能阻断胆汁酸的重吸收。胆汁酸也是肠道吸收胆固醇所必需的，树脂与胆汁酸络合，胆酸缺乏影响胆固醇吸收。

2. 由于肝中胆汁酸减少，使胆固醇向胆汁酸转化的限速酶 7α-羟化酶更多地处于激活状态，肝中胆固醇向胆汁酸转化加强。

3. 以上作用使肝中胆固醇水平下降，肝脏产生代偿性改变：一是肝细胞表面LDL受体数量增加，促进血浆中LDL向肝中转移，导致血浆LDL和TC浓度下降；另一改变是羟甲基戊二酰辅酶A（HMG-CoA）还原酶（肝脏合成胆固醇限速酶）活性增加，使肝脏胆固醇合成增多。因此，本类药物与HMG-CoA还原酶抑制剂合用，降脂作用增强。

用于Ⅱa型高脂血症，4~7天起效，2周内达最大效应，使血浆LDL、胆固醇浓度明显降低。对纯合子家族性高脂血症，因患者肝细胞表面缺乏LDL受体功能，本类药物无效。

【不良反应】常致恶心、腹胀、便秘等。长期应用，可引起脂溶性维生素缺乏。考来烯胺因以氯化物形式应用，可引起高氯性酸中毒。也可妨碍噻嗪类、香豆素类、洋地黄类药物吸收，它们应在本类药服用前 1h 或服用后 4h 再服用。

2. 影响胆固醇合成的药物

HMG-CoA 还原酶抑制剂（他汀类）　还原酶抑制剂最早是从霉菌培养液中提取，用于临床的有洛伐他汀、普伐他汀、辛伐他汀、阿托伐他汀及氟伐他汀。

【**药理作用机制**】其主要作用是降低胆固醇和 LDL，VLDL 水平也适度降低，而 HDL 水平则适度升高。本品对患高胆固醇血症的病人产生剂量相关的降脂作用。

HMG-CoA 还原酶是在体内合成胆固醇的限速酶。洛伐他汀抑制该酶活性，进而阻断胆固醇的合成。胆固醇合成的减少刺激肝细胞表面 LDL 受体代偿性增加，导致血中 LDL 加速消除。

【**药理作用与应用**】机体内胆固醇生物合成主要在肝脏进行，首先由二分子乙酰辅酶 A 缩合成乙酰乙酰辅酶 A，经胞液中羟甲基戊二酰单酰合成酶作用，与一分子乙酰 CoA 缩合为 HMG-CoA，后者在 HMG-CoA 还原酶作用下还原为甲羟戊酸，进一步生成鲨烯，合成胆固醇。HMG-CoA 还原酶抑制剂的结构与 HMG-CoA 相似，对酶的亲和力比 HMG-CoA 高 10000 倍，故能在肝脏竞争抑制 HMG-CoA 还原酶，从而阻碍内源性胆固醇的合成，降低血浆 TC 水平。TC 的合成减少一方面使肝脏合成 ApoB-100 减少，从而使 VLDL 的合成减少；另一方面通过自身调节机制，代偿性增加肝细胞膜上 LDL 受体的数量和活性及 LDL 与其受体的亲和力，使血浆中大量的 LDL 被摄取，经 LDL 受体途径代谢为胆汁酸而排出体外，使血浆中的 LDL、VLDL 和 TC 进一步下降。

对原发性高胆固醇血症、杂合子家族性高胆固醇血症、Ⅲ型高脂蛋白血症，以及糖尿病性、肾性高脂血症均为首选药物。对纯合子家族性高胆固醇血症无降低 LDL 功效，但可使 VLDL 下降。

【**不良反应**】本类药物不良反应轻。少数患者有轻度胃肠症状、头痛或皮疹。另有血清转氨酶、碱性磷酸酶、肌磷酸激酶升高和肌肉触痛的发生。

常用 HMG-CoA 还原酶抑制剂比较见表 8-9。

表 8-9　常用 HMG-CoA 还原酶抑制剂比较

药　　物	作　用　特　点
洛伐他汀（Lovastatin）	为前体药物，在肝脏内其内酯环水解成活性的 β-羟酸而发挥作用。本品耐受性较好，胃肠道反应是其主要不良反应
辛伐他汀（Simvastatin）	体内过程同洛伐他汀，降脂效果约为洛伐他汀的 2 倍
普伐他汀（Pravastatin）	吸收后大量经肝脏首过效应
氟伐他汀（Fluvastatin）	本品为第一个全合成 HMG-CoA 还原酶抑制剂。口服吸收完全，不良反应较低
阿托伐他汀（Atorvastatin）	能够降低血浆胆固醇和脂蛋白水平，减少低密度脂蛋白的生成。临床上用于家族性高胆固醇血症、混合型高脂血症等症

3. 影响胆固醇和甘油三酯代谢的药物

烟酸　Nicotinic Acid

烟酸是一广谱调血脂药，对多种高脂血症有效。

　　【药理作用与应用】大剂量烟酸能使 VLDL 和 TG 浓度下降，1～4 天起效，血浆 TG 浓度可下降 20%～50%，作用程度与原 VLDL 水平有关；5～7 天后，LDL 也下降。与考来烯胺合用，降 LDL 作用加强。降脂作用可能与抑制脂肪组织中脂肪分解、抑制肝脏 TG 酯化等因素有关。本品能使细胞 cAMP 浓度升高，有抑制血小板和扩张血管作用，也可使 HDL 浓度增高。对Ⅱ型、Ⅲ型、Ⅳ型、Ⅴ型高脂血症均有效。也可用于心肌梗死。

　　【不良反应】有皮肤潮红、瘙痒等，是前列腺素中介的皮肤血管扩张所引起，服用前列腺素合成酶抑制剂阿司匹林可以减轻之。胃肠刺激症状如恶心、呕吐、腹泻较常见。大剂量可引起血糖升高，尿酸增加，肝功异常。

苯氧酸类（贝特类）

　　氯贝丁酯（Clofibrate）又名安妥明，是最早应用的苯氧酸衍化物，降脂作用明显，但不良反应多且严重。新的苯氧酸类药药效强、毒性低，有吉非贝齐（Gemfibrozil）、苯扎贝特（Bezafibrate）、非诺贝特（Fenofibrate）、环丙贝特（Ciprofibrate）等。

　　【药理作用与应用】其降血脂作用主要是通过激活脂蛋白酯酶，使血中 VLDL 和甘油三酯分解为脂肪酸和甘油，后两者又被脂肪组织摄取，并被合成为甘油三酯储于脂肪组织。此外，本药还能轻度抑制胆固醇在肝脏的合成，故有较弱的降胆固醇作用。

　　口服后，能明显降低病人血浆 TG、VLDL、IDL，中度降低 TC、LDL 含量，而使 HDL 升高。对 LDL 作用与患者血浆中 TG 水平有关。对单纯高甘油三酯血症患者的 LDL 无影响，但对单纯高胆固醇血症患者的 LDL 可下降 15%。降低血浆 TG、VLDL、IDL 作用与增加脂蛋白脂酶活性、促进 TG 代谢有关，也与减少 VLDL 在肝脏中的合成与分泌有关。升高 HDL 作用是降低 VLDL 的结果。正常时 VLDL 中的甘油三酯与 HDL 中的胆固醇酯有相互交换作用。VLDL 减少，使交换减弱，胆固醇酯留于 HDL 中，使 HDL 升高。降脂机制可能与激动过氧化物酶增殖激活受体（PPAR）有关。

　　本类药物以降 TG、VLDL 及 IDL 为主，所以临床应用于Ⅱb 型、Ⅲ型、Ⅳ型高脂血症。尤其对家族性Ⅲ型高脂血症效果更好。也可用于消退黄色瘤。对 HDL 下降的轻度高胆固醇血症也有较好疗效。

　　【不良反应】有轻度腹痛、腹泻、恶心等胃肠道反应。偶有皮疹、脱发、视物模糊、血常规和肝功能异常等。

4．其他降血脂药

　　（1）抗氧化剂　氧自由基可使血管内皮损伤，对 LDL 进行氧化修饰，可促进动脉粥样硬化（AS）的形成与发展。维生素 C、维生素 E 有抗氧化作用，普罗布考降脂作用较弱，而抗氧化作用较强，对动脉粥样硬化呈现良好的防治效应。

　　普罗布考（丙丁酚；Probucol）口服能使病人血浆 TC 下降 25%，LDL 下降 10%～15%，HDL 降低 30%，对 VLDL、TG 影响较少。细胞培养法证明普罗布考有高脂溶性，能结合到脂蛋白之中，从而抑制细胞对 LDL 的氧化修饰。现知氧化修饰的 LDL 有细胞毒性，能损伤血管内皮，进而促进血小板、白细胞的黏附并分泌生长因子等物质，造成平滑肌细胞移行和过度生长。普罗布考能抑制动脉粥样硬化形成，并使病变消退。可缓解心绞痛，改善缺血性心电图，还能使纯合子家族性高胆固醇血症患者皮肤及肌腱的黄色瘤明显缩小。用于杂合子及纯合子家族性高胆固醇血症，非家族性高胆固醇血症及糖尿病、肾病所致高胆固醇血症。

与考来烯胺、烟酸、HMG-CoA 还原酶抑制剂合用作用加强。仅约 10%病人有腹泻、腹胀、腹痛、恶心。偶有嗜酸白细胞增多，感觉异常，血管神经性水肿。个别患者心电图 Q-T 延长，对心肌损伤、心室应激增强病人应避免使用。

(2) 多烯脂肪酸类　多烯不饱和脂肪酸类分为 n-6 和 n-3 两类，n-6 类主要存在于玉米、葵花子等植物油中，n-3 类主要有二十碳五烯酸（EPA）和二十二碳六烯酸（DHA），含于海洋生物藻、鱼及贝壳类，含 EPA 和 DHA 的制剂有多烯康等。此类药物使血浆 TC 和 LDL 下降，TG、VLDL 下降，使 HDL 升高；亦有抑制血小板聚集，使全血黏度下降，红细胞可变性增加，抑制血管平滑肌向内膜增殖和舒张血管等作用。上述作用均有利于防治 AS。本类药物能竞争性地抑制花生四烯酸利用环氧酶，减少血栓素 A_2（TXA_2）的生成，其抗血小板作用可能与此有关。临床除用于降血脂外，亦可用于预防血管再造术后再梗阻。

(3) 保护动脉内皮药物　保护动脉内皮药物有硫酸软骨素 A、肝素、硫酸葡聚糖等硫酸多糖类药物，含有大量负电荷，结合在血管内皮表面，防止白细胞、血小板及有害因子的黏附，产生保护血管内皮作用，对血管平滑肌细胞增生亦有抑制作用，对血管再造术后再狭窄也有预防作用。

本章知识图谱

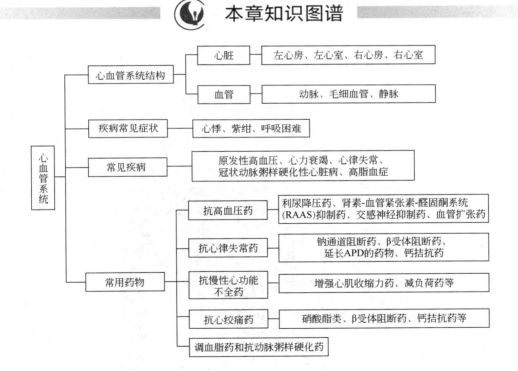

（李庆林　李丽丽　苏婧婧）

第九章

泌尿系统

视频、课件

微信扫码

通过学习泌尿系统的结构组成和生理功能等相关知识，对急性肾小球肾炎、尿路感染、肾病综合征、急性肾损伤、慢性肾衰竭等常见疾病及临床表现有一定认识，能够合理选择使用利尿药（高效利尿药、中效利尿药、弱效利尿药）、脱水药，并对药物的药理作用特点及不良反应有所了解。

为了维持机体内环境相对稳定，机体需要将代谢产物、进入体内的异物（包括药物）以及多余的水和无机盐等及时排出体外，这一生理过程称为排泄。泌尿系统的主要功能是将体内代谢过程所产生的产物（如尿素、尿酸、无机盐）和毒物通过尿的形式排出体外以维持机体内环境的相对稳定。

第一节

泌尿系统结构

泌尿系统包括肾、输尿管、膀胱和尿道（图9-1）。肾是泌尿器官，其余为贮尿和排尿器官。

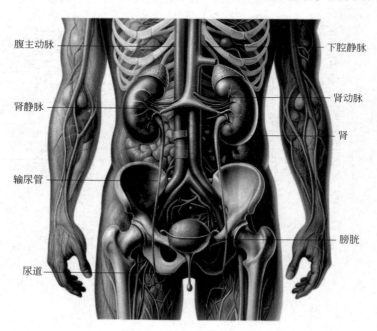

腹主动脉　　　　　　　　　　　　　下腔静脉

肾静脉　　　　　　　　　　　　　　肾动脉

　　　　　　　　　　　　　　　　　肾

输尿管

　　　　　　　　　　　　　　　　　膀胱

尿道

图9-1　泌尿系统的组成

一、肾

肾脏左右各一，位于腹腔上部脊柱两侧，在腹膜后面，紧贴腹后壁。肾呈蚕豆形，分上下端，内外缘，前后面。内侧缘中部有血管、淋巴管、神经和肾盂出入称肾门。由肾门向肾内续于肾窦。窦内有肾动脉、肾静脉、肾小盏、肾大盏。肾小盏呈漏斗状，紧紧包绕着肾乳头，一个肾小盏包绕着1个或2个肾乳头，每2～3个小盏集合成肾大盏，大盏2～3个最后合并形成漏斗形的肾盂，出肾门后续于输尿管（图9-2）。

肾脏的主要功能是形成尿液，排出代谢产物，调节水、电解质的平衡和酸碱平衡，从而维持内环境的相对稳定；还通过分泌活性物质如肾素等来调节机体功能，维持内环境稳态，所以肾脏是最重要的排泄器官，又是内环境稳定的调节器官。

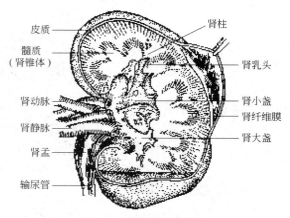

图 9-2 肾的解剖结构

二、输尿管、膀胱、尿道

输尿管、膀胱和尿道都是排尿器官，总称尿路，分别有输送、储存和排尿的作用。尿由肾脏生成后，便沿着输尿管流入膀胱储存，达一定量时，才能引起排尿反射，将尿液排出体外。

（一）输尿管

输尿管是一对细长的肌性管道，起自肾盂，终于膀胱，全长约30cm。输尿管壁由三层组织组成，由内向外为黏膜、平滑肌和外膜。平滑肌缓慢收缩和舒张的蠕动功能将肾脏生成的尿液间断地输入膀胱。

（二）膀胱

膀胱是一个伸缩性很大的肌性贮尿囊，膀胱位于骨盆腔的前部，分尖、体、底三部。尖朝腹前壁，底朝后。尖和底之间的部分为体。膀胱壁自内向外由黏膜、黏膜下层、肌层和外膜所构成。膀胱空虚时，内面黏膜形成很多皱襞。当膀胱充盈时皱襞即消失。膀胱底部的内面，位于两输尿管口和尿道内口之间的三角形区，其黏膜不论在充盈或空虚时均平滑而无皱褶，称此三角区为膀胱三角，是炎症和肿瘤的好发部位。膀胱的肌层很厚，肌层由平滑肌纤维构成，称为逼尿肌，逼尿肌收缩，可使膀胱内压升高，压迫尿液由尿道排出。在膀胱与尿道交界处有较厚的环形肌，形成尿道内括约肌。在括约肌收缩时能关闭尿道内口，防止尿液自膀胱漏出。

（三）尿道

尿道是从膀胱通向体外的管道。男性尿道细长，长约18cm，起自膀胱尿道内口，止于尿道外口，全程可分为前列腺部、膜部和阴茎海绵体部三部分，男性尿道兼有排尿和排精功能。

女性尿道粗而短，长约 5cm，起于尿道内口，经阴道前方，开口于阴道前庭。男性尿道在尿道膜部有一环形横纹肌构成的括约肌，称为尿道外括约肌，由意识控制。女性尿道在会阴穿过尿生殖膈时，有尿道阴道括约肌环绕，该肌为横纹肌，也受意志控制。

<h2>第二节</h2>
<h1>尿的生成与排出</h1>

肾是维持机体内环境相对稳定的最重要的器官之一。通过尿液的生成和排出，排出机体的大部分代谢终产物以及进入体内过剩的物质和异物；调节细胞外液量和渗透压；调节水和电解质的平衡，调节体液渗透压和电解质浓度，调节动脉血压和酸碱平衡等。

一、肾的功能解剖

肾组织分为皮质和髓质。如把肾脏切开，可见两个区，外侧部称为皮质，内侧部称为髓质。肾单位是肾的基本结构和功能单位，它与集合管共同完成泌尿功能。人的两侧肾约有 170 万～240 万个肾单位，每个肾单位包括肾小体和肾小管部分（见图 9-3、图 9-4）。

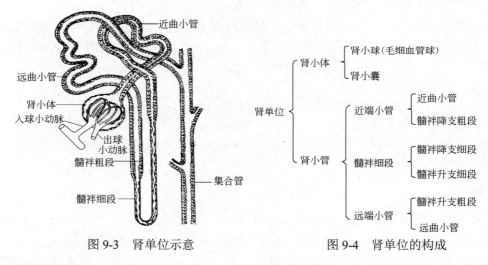

图 9-3　肾单位示意　　　　　图 9-4　肾单位的构成

（一）肾小体的结构

肾组织按所在位置可分为皮质肾单位和髓质肾单位。肾小体包括肾小球和肾小囊两部分。肾小球是位于入球小动脉和出球小动脉之间的一团毛细血管簇，由入球小动脉分支成40～50 条平行且相互吻合成网的毛细血管网，最后又汇合在一起形成出球小动脉（见图 9-3）。

肾动脉进入肾后，反复分支，最后形成入球小动脉。入球小动脉进入肾小球后，再反复分支，最后分成许多袢毛状毛细血管小叶，而毛细血管各分支间又有相互吻合支形成血管球。最后各小叶的毛细血管再汇合成出球小动脉离开肾小球。一般出球小动脉较入球小动脉细，因而在血管球之间形成较高的压力。肾小球的包囊称为肾小囊，它有两层上皮细胞，内层（脏层）紧贴在毛细血管壁上，外层细胞与近曲小管上皮相连；两层上皮之间的腔隙称为肾小囊腔，与近曲小管管腔相通。血浆中某些成分通过肾小球毛细血管网向囊腔滤出，滤出时必须通过肾小球毛细血管内皮细胞、基膜和肾小囊脏层上皮细胞，这三者构成滤过膜（图 9-5）。

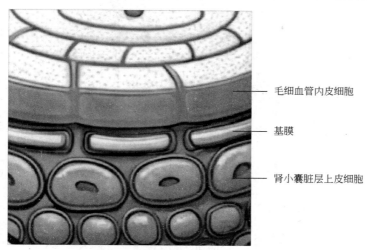

毛细血管内皮细胞

基膜

肾小囊脏层上皮细胞

图 9-5　滤过膜示意

（二）肾小管与集合管的结构

肾小管全长可分为三段。

（1）近端小管　近端小管包括近曲小管和髓袢降支粗段。近曲小管位于皮质层，与肾小囊相连，形状弯曲；接下来小管伸直，在髓质内下行，管径较粗的一段称为髓袢降支粗段，成为髓袢降支的一部分。

（2）髓袢细段　位于髓质，呈 U 形，管径很细，故称为髓袢细段。它又分为降支细段和升支细段两部分。

（3）远端小管　包括髓袢升支粗段和远曲小管。髓袢升支粗段在髓质内向上直行，到皮质层则呈曲状，成为远曲小管。远曲小管末端和集合管相连。

集合管不包括在肾单位内，但在功能上和远球小管密切相关，它在尿生成过程中，特别是在尿液浓缩过程中起着重要作用，每一集合管接受多条远曲小管运来的液体。许多集合管又汇入乳头管，最后形成的尿液经肾盏、肾盂、输尿管而进入膀胱，由膀胱排出体外。

（三）皮质肾单位和近髓肾单位

肾单位按其所在部位不同，可分为皮质肾单位和近髓肾单位（髓旁肾单位）两类（见表 9-1、图 9-6）。

表 9-1　皮质肾单位与近髓肾单位比较示意图

比　较	分　布	数　量	肾小球体积	入球和出球小动脉口径	髓袢长度	功　能
皮质肾单位	外、中皮质层	数量多，占肾单位总数 85%～90%	较小	入球小动脉的口径比出球小动脉的粗，口径之比约为 2∶1	髓袢甚短，只达外髓质层，有的甚至不到髓质	侧重滤过与重吸收
近髓肾单位	近髓质的内皮质层	数量较少，占肾单位总数的 10%～15%	较大	入球与出球小动脉口径之比约为 1∶1	髓袢甚长，深入到内髓质层，有的甚至到达乳头部	侧重浓缩与稀释

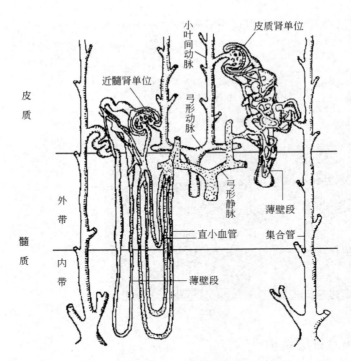

图 9-6　肾单位和肾血管的示意

（四）球旁器

球旁器由颗粒细胞、球外系膜细胞和致密斑三者组成（图 9-7）。

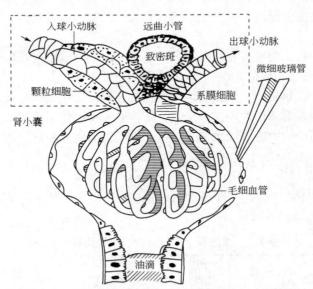

图 9-7　肾小球、肾小囊穿刺和近球小体示意（方框示近球小体）

（1）颗粒细胞　也称球旁细胞，是入球小动脉脉管壁中一些特殊分化的平滑肌细胞，细胞内含有分泌颗粒，能合成、储存和释放肾素。

（2）致密斑　是髓袢升支粗段的一小块由特殊分化的高柱状细胞构成的组织，致密斑块穿过由同一肾单位入球小动脉和出球小动脉组成的夹角并和颗粒细胞及球外系膜细胞相接触。致密斑可感受小管液中 NaCl 含量的变化，并将信息传递至颗粒细胞，调节肾素的释放。

（3）球外系膜细胞　是指入球小动脉、出球小动脉之间的一群细胞，具有吞噬和收缩功能。

二、肾脏的血液循环

肾动脉由腹主动脉垂直分出，其分支经叶间动脉→弓形动脉→小叶间动脉→入球小动脉。每支入球小动脉进入肾小体后，又分支成肾小球毛细血管网，后者汇集成出球小动脉而离开肾小体。出球小动脉再次分成毛细血管网，缠绕于肾小管和集合管的周围。所以，肾血液供应要经过两次毛细血管网，然后才汇合成静脉，由小叶间静脉→弓形静脉→叶间静脉→肾静脉（见图 9-6）。

肾小球毛细血管网介于入球小动脉和出球小动脉之间，而且皮质肾单位入球小动脉的口径比出球小动脉的粗 1 倍。因此，肾小球毛细血管内血压较高，有利于肾小球的滤过作用；肾小管周围的毛细血管网的血压较低，可促进肾小管的重吸收。

三、尿的生成过程

尿的生成包括肾小球的滤过、肾小管和集合管的重吸收以及肾小管的分泌三个基本过程。肾小球滤过是指血液流经肾小球毛细血管时，血浆中的水分和其他物质（电解质和小分子有机物）从肾小球滤过形成肾小球滤过液，即原尿。原尿向下流经小管腔，在那里其成分被小管的转运所改变。肾小管的重吸收是指肾小管中的物质转运出肾小管，回到围绕在肾小管周围的毛细血管的过程。肾小管的分泌是指上皮细胞将本身产生的物质或血液中的物质转运至管腔内（见图 9-8）。故当肾小管液离开集合管，其成分已有很大改变，这种离开集合管而进入肾盏的液体，称为终尿。

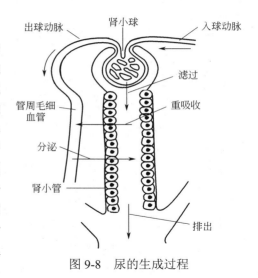

图 9-8　尿的生成过程

（一）肾小球的滤过功能

血液流经肾小球毛细血管网的滤过是一种超滤过，也称超滤，即血浆中除蛋白质外，几乎所有成分均能被滤过进入肾小囊腔，这种滤过液被称为超滤液，也称为原尿。超滤液的生成是尿生成的第一步。用微穿刺法获取肾小囊腔超滤液（见图 9-7）并进行成分分析，其所含各种晶形物质的成分和浓度与血浆基本相似，由此证明囊内液是血浆的超滤液而不是分泌物。

1. 肾小球滤过膜及其通透性

滤过膜是肾小球毛细血管内的血液与肾小囊中超滤液之间的结构屏障。由内向外依次由血管内皮细胞、基膜、肾小囊上皮细胞三层组织构成。滤过膜的内皮细胞层是毛细血管内皮细胞，细胞上有许多直径为 70～90nm 的小孔，称为窗口，小分子溶质和小分子蛋白质可自由通过，但血细胞不能通过。基膜是超滤过膜的主要屏障，与另外两层细胞相比较厚，是由水和凝胶构成的微纤维网，并有 4～8nm 的多角形网孔，其网孔的大小决定着分子大小不同的溶质能否滤过。滤过膜的外层是肾小囊上皮细胞，是滤过膜的最后一道屏障。

肾滤过膜的通透性比肌肉毛细血管壁大 100 倍或更多些，这是因为肾滤过膜孔的总面积占毛细血管总面积的 5%～10%，而肌肉毛细血管壁孔的总面积只占毛细血管壁总面积的 0.2%，所以肾滤过膜的通透性比较大。

不同物质通过肾小球滤过膜的能力取决于被滤过物质的分子大小及其所带的电荷。表 9-2 表示被滤过物质的相对分子质量和有效半径对滤过的影响。一般来说，有效半径小于 1.8nm 的物质，如葡萄糖（分子量180）的有效半径为 0.36nm，它可以被完全滤过。有效半径大于 3.6nm 的大分子物质，如血浆白蛋白（分子量约 69000）则几乎完全不能滤过。有效半径介于葡萄糖和白蛋白之间的各种物质，随着有效半径的增加，它们被滤过的量逐渐降低，以上事实提示，滤过膜上存在着大小不同的孔道，小分子物质很容易通过各种大小的孔道，而有效半径较大的物质只能通过较大的孔道。滤过膜的通透性还取决于被滤过物质所带的电荷。用带不同电荷的右旋糖酐进行实验观察到，即使有效半径相同，带正电荷的右旋糖酐较易被滤过，而带负电荷的右旋糖酐则较难通过。血浆白蛋白虽然其有效半径为 3.5nm，由于其带负电荷，因此就难于通过滤过膜。滤过膜各层含有许多带负电荷的物质，主要为糖蛋白。这些带负电荷的物质排斥带负电荷的血浆蛋白，限制它们的滤过。肾在病理情况下，滤过膜上带负电荷的糖蛋白减少或消失，就会导致带负电荷的血浆蛋白滤过量比正常时明显增加，从而出现蛋白尿。

滤过能力值为 1.0 表示该物质可自由滤过，0 则表示不能滤过。

表 9-2　物质的有效半径和分子量与肾小球滤过能力的关系

物　质	分子量	有效半径/nm	滤过能力	物　质	分子量	有效半径/nm	滤过能力
水	18	0.10	1.0	菊粉	5500	1.48	0.98
钠	23	0.14	1.0	肌球蛋白	17000	1.95	0.75
尿素	60	0.16	1.0	卵白蛋白	43000	2.85	0.22
葡萄糖	180	0.36	1.0	血红蛋白	68000	3.25	0.03
蔗糖	342	0.44	1.0	血浆白蛋白	69000	3.55	<0.01

2. 滤过的动力——有效滤过压

肾小球毛细血管上任何一点的滤过动力可用有效滤过压来表示。因此，肾小球有效滤过压是指促进超滤的动力与对抗超滤的阻力之间的差值（图 9-9）。超滤的动力包括肾小球毛细血管静水压和肾小囊内超滤液胶体渗透压；而超滤的阻力包括肾小球毛细血管内的血浆胶体渗透压和肾小囊内的静水压，因此，肾小球有效滤过压=肾小球毛细血管静水压+囊内液胶体渗透压-（血浆胶体渗透压+肾小囊内压）。

从入球小动脉到出球小动脉，在血液流经肾小球毛细血管时，由于不断生成滤过液，血液中血浆蛋白浓度就会逐渐增加，血浆胶体渗透压也随之升高，使滤过的阻力逐渐增大。因此，有效滤过压也逐渐下降。当有效滤过压下降到零时，就达到滤过

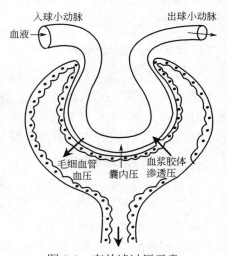

图 9-9　有效滤过压示意

平衡，滤过便停止了。由此可见，不是肾小球毛细血管全段都有滤过作用，只有从入球小动脉端到滤过平衡这一段才有滤过作用。

3. 肾小球滤过率和滤过分数的概念

肾小球滤过率（GFR）是指 1min 内经两肾所生成的原尿量，每分钟约为 125ml。GFR 和肾血浆流量比值的百分数叫做滤过分数（FF）。如 GFR 为 125ml，肾血浆流量（RPF）为 660ml/min，那么：

$$滤过分数=\frac{125}{660}\times100\%=19\%$$

这也就是说，流经肾脏的血浆中约 1/5 成为滤液滤过到肾小球囊腔中去。

4. 影响肾小球滤过的因素

影响滤过的因素，实际上包括能够影响原尿的滤过量以及原尿的成分两方面。主要的影响因素为：滤过膜的改变；有效滤过压及肾血流量的变化。

（1）滤过膜的改变　肾小球滤过膜的通透性可以认为是决定滤过作用的内在因素，它在健康人体是比较稳定的，但在某些病理情况下，如肾组织缺氧或急性肾炎时，肾小球滤过膜的通透性升高，血浆蛋白可以大量滤出，因而尿中可出现蛋白质；当炎症引起滤过膜缺损时，则体积较大的红细胞都可能渗出到滤液中去，这样不仅出现蛋白尿，还将出现血尿。

不仅滤过膜的通透性，而且滤过膜的面积也影响到滤过作用。正常人两侧肾脏肾小球总滤过面积约为 1.5m^2。当急性肾小球肾炎时，由于上皮细胞增生、吸水肿胀，基底膜增厚，引起肾小球毛细血管腔狭窄或阻塞不通，以致活动的肾小球数目减少，有效过滤面积减少，肾小球滤过率（GFR）减少，结果出现少尿甚至无尿。

（2）有效滤过压的变化　决定有效滤过压的三个因素是：肾小球毛细血管血压、血浆胶体渗透压与囊内压。因此能影响这三者之一的任何因素，都可影响滤过作用。

① 肾小球毛细血管血压的改变　如果动脉血压不变，而入球小动脉舒张（如服咖啡碱后），将使肾小球内血流量增加，球内血压升高，因而 GFR 增加，尿量增多。

全身动脉压的改变，在一定范围内变化，由于肾脏具有自我调节的机能，一般肾小球毛细血管血压常保持不变，因此有效滤过压也不变，GFR 也保持恒定，从而不致影响尿量。但在大失血等情况下，如平均动脉压降至 9.31kPa（70mmHg）或更低时，肾小球毛细血管血压亦随之降低，因此 GFR 下降，出现少尿或无尿。

② 血浆胶体渗透压和囊内压的改变　在正常情况下，血浆胶体渗透压或囊内压变动很小。在某些病理情况下，例如慢性肾炎，因为尿中失去大量血浆蛋白，病人血浆胶体渗透压下降，有效滤过压增加，GFR 增大，因此这种病人常有多尿。在临床上，当输尿管或肾盂由于结石或肿瘤引起尿路梗阻时，梗阻上端尿集聚，压力逐渐升高，致使囊内压逐渐上升，当升至使有效滤过压接近于零时，则肾小球滤过作用几乎完全停止。

（3）肾血流量的变化　肾血流量的变化主要是通过影响滤过平衡的位置来实现的。肾小球毛细血管的全长并不都生成滤液，通常仅在滤过平衡前具有滤液生成作用。肾血流量增大时，肾小球毛细血管中血浆胶体渗透压上升的速度减缓，滤过平衡点向出球小动脉端移动，具有滤过作用的毛细血管段得以延长，有效滤过面积增大，肾小球滤过率增加；反之，当肾血流量减少时，滤过平衡点则靠近入球小动脉端，具有滤过作用的毛细血管段缩短，有效滤过面积减少，肾小球滤过率降低。在严重缺氧、脓毒症休克等病理状态下，由于交感神经兴奋致使血管收缩，肾血流量减少，肾小球滤过率也因此减少。

（二）肾小管及集合管的转运功能

超滤液的生成只是尿生成的第一步。超滤液进入肾小管后改称为小管液，小管液在流经肾小管和集合管全程并经过一系列处理后形成终尿。与终尿相比，小管液的质和量都发生了很大变化。正常人两肾生成的超滤液可达到每天约180L，但是排出体外的终尿不过1.5L，表明其中约99%的水被肾小管和集合管重吸收。此外，小管液中的葡萄糖和氨基酸全部被重吸收，Na^+、Ca^{2+}和尿素等可被不同程度地重吸收，而肌酐、K^+和H^+等则可被分泌到小管液中而排出体外。由此可见，肾小管和集合管上皮细胞对小管液中的各种物质进行了选择性重吸收和主动性分泌或排泄。肾小管和集合管的重吸收是指小管液中的成分被上皮细胞转运回血液的过程。肾小管和集合管分泌即上皮细胞将一些物质经顶端膜分泌到小管液的过程，排泄是指机体将代谢产物、进入机体的异常的物质以及过剩的物质排出体外的过程。肾的排泄包括经肾小球滤过但未被重吸收的物质以及由肾小管分泌的物质从尿中排出。

1. 肾小管与集合管的转运方式

肾小管和集合管的物质转运方式分为被动转运和主动转运。

被动转运是指溶质顺电化学梯度通过肾小管上皮细胞的过程。水的渗透压之差是水的转运动力。水从渗透压低的一侧通过细胞膜进入渗透压高的一侧。

主动转运是指溶质逆电化学梯度通过肾小管上皮细胞的过程。主动转运需要消耗能量，根据主动转运过程中能量来源的不同，分为原发性主动转运和继发性主动转运。原发性主动转运（简称为主动转运）所需要消耗的能量由ATP水解直接提供。例如Na^+和K^+的主动转运是靠细胞膜上的Na^+泵水解ATP直接提供能量的。继发性主动转运所需的能量不是直接来自Na^+泵，而是来自其他溶质顺电化学梯度转运时释放的能量。例如一些物质的继发性主动转运的动力直接来自Na^+顺电化学梯度转运时释放的能量。释放的这些能量归根结底也是来自Na^+泵。由于上皮细胞基侧膜上存在Na^+，将细胞内的Na^+泵至细胞外，造成细胞内的Na^+浓度明显低于细胞外；细胞外K^+被泵回细胞内，造成细胞内K^+浓度明显高于细胞外，并维持细胞内的负电位。这样，小管液中的Na^+便顺电化学梯度通过管腔膜进入细胞，并释放能量提供其他物质的转运。许多物质的转运都与Na^+的主动转运相偶联，例如小管液中的葡萄糖、氨基酸、有机酸和Cl^-等物质的重吸收都与Na^+的同向转运有关。同向转运是指两种物质与细胞膜上的同向转运体特殊蛋白质结合，以相同方向通过细胞膜的转运。又如肾小管细胞分泌H^+是与Na^+的逆向转运相偶联。逆向转运是指两种物质与细胞膜上的逆向转运体又称交换体结合，以相反方向通过细胞膜的转运。可见，Na^+的主动转运在肾小管上皮细胞的转运中起着关键作用（见图9-10）。一个带正电荷和另一个带负电荷的两种物质的同向转运，或电荷相同的两种物质的逆向转运都不会造成小管内外电位改变，这种转运称为电中性转运。如果一个物质是离子，另一个是电中性物质，这种转运就会使小管内外出现电位差，称为生电性转运。如在近曲小管，Na^+与葡萄糖的同向转运，因葡萄糖是电中性物质，Na^+和葡萄糖被重吸收就会造成小管内较小管外带负电位。又如在近曲小管的后半段，小管液Cl^-浓度比管外高，Cl^-顺浓度差被动重吸收造成管内带正电位。

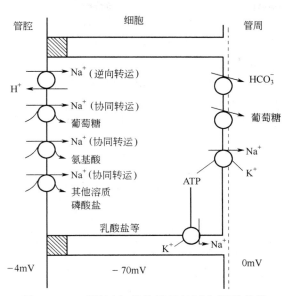

图 9-10　Na$^+$转运与其他溶质转运之间的关系

2. 各段肾小管和集合管的转运功能

（1）近曲小管　肾小球滤过液流经近曲小管后，滤过液中 67% 的 Na$^+$、Cl$^-$、K$^+$ 和水被重吸收，85% 的 HCO$_3^-$ 也被重吸收，葡萄糖、氨基酸全部被重吸收；H$^+$ 则分泌到肾小管中。近曲小管重吸收的关键动力是基侧膜上的 Na$^+$ 泵；许多溶质，包括水的重吸收都与 Na$^+$ 泵的活动有关。

① Na$^+$、Cl$^-$ 和水的重吸收　在近曲小管前半段，大部分 Na$^+$ 与葡萄糖、氨基酸同向转运，与 H$^+$ 逆向转运而被主动重吸收；在近曲小管后半段，Na$^+$ 和 Cl$^-$ 主要通过细胞旁路而被被动重吸收。水随 NaCl 等溶质重吸收而被重吸收，因此，该段小管柱与血浆渗透压相同，是等渗重吸收。

在近曲小管前半段，由于 Na$^+$ 泵的作用，Na$^+$ 被泵至细胞间隙，使细胞内 Na$^+$ 浓度低，细胞内带负电位。因此，小管液中的 Na$^+$ 和葡萄糖与管腔膜上的同向转运体结合后，Na$^+$ 顺电化学梯度通过管腔膜的同时，释放的能量将葡萄糖同向转运入细胞内。进入细胞内的 Na$^+$ 即被细胞基侧膜上的 Na$^+$ 泵泵出至细胞间隙，这样，一方面使细胞内 Na$^+$ 的浓度降低，小管液中的 Na$^+$-葡萄糖便可不断转运进入细胞内，细胞内的葡萄糖由易化扩散通过细胞基侧膜离开细胞回到血液中；另一方面，使细胞间隙中的 Na$^+$ 浓度升高，渗透压也升高，通过渗透作用，水随之进入细胞间隙。由于细胞间隙在管腔膜侧的紧密连接相对是密闭的，Na$^+$ 和水进入后就使其中的静水压升高，这一压力可促使 Na$^+$ 和水通过基侧膜进入相邻的毛细血管而被重吸收，但也可能使部分 Na$^+$ 和水通过紧密连接回漏（back-leak）至小管腔内［见图 9-11（a）］。

另一部分通过 Na$^+$-H$^+$ 交换而被主动重吸收。小管液中的 Na$^+$ 和细胞内的 H$^+$ 与管腔膜上的交换体结合进行逆向转运，使小管液中的 Na$^+$ 顺浓度梯度通过管腔膜进入细胞的同时，将细胞内的 H$^+$ 分泌到小管液中；进入细胞内的 Na$^+$ 随即被基侧膜上的 Na$^+$ 泵泵至细胞间隙而主动重吸收。分泌到小管液中的 H$^+$ 将有利于小管液中的 HCO$_3^-$ 的重吸收。

在近曲小管后半段，NaCl 是通过细胞旁路和跨上皮细胞两条途径而被重吸收的。小管液进入近曲小管后半段时，绝大多数的葡萄糖、氨基酸已被重吸收。由于 HCO_3 重吸收速率明显大于 Cl^- 重吸收，Cl^- 留在小管液中，造成近曲小管后半段的 Cl^- 浓度比管周组织间液高 20%～40%。因此，Cl^- 顺浓度梯度经细胞旁路（即通过紧密连接进入细胞间隙）而重吸收回血。由于 Cl^- 被动重吸收是生电性的，使小管液中正离子相对较多，造成管内外电位差，管腔内带正电，管外带负电，在这种电位差作用下，Na^+ 顺电位差通过细胞旁路被被动重吸收。Cl^- 通过细胞旁路重吸收是顺浓度梯度进行的，而 Na^+ 通过细胞旁路重吸收是顺电位梯度进行的，因此，NaCl 重吸收都是被动的 [图 9-11 (b)]。

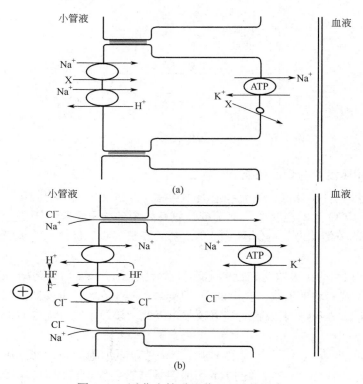

图 9-11　近曲小管重吸收 NaCl 的示意

（a）近曲小管的前半段，X 代表葡萄糖、氨基酸、磷酸盐、Cl^-；
（b）近曲小管的后半段，F^-、HF 分别代表甲酸盐、甲酸

NaCl 跨上皮细胞重吸收与 H^+ 和甲酸盐（formate，F^-）再循环有关，需通过管腔膜上相互偶联的 Na^+-H^+ 交换和 Cl^- 甲酸根交换。在正常肾小管液中含有低浓度甲酸根，通过 Na^+、H^+ 交换，Na^+ 进入细胞，H^+ 分泌到小管液中，并与小管液中的甲酸根结合形成甲酸(formic acid，HF)。甲酸是脂溶性的，可迅速通过管腔膜进入细胞，在细胞内分解为 H^+ 和甲酸根。甲酸根和小管液中的 Cl^- 进行逆向转运，结果，Cl^- 进入细胞内并通过基侧膜而被重吸收，而甲酸根则入细胞内进入小管液。细胞内的 H^+ 则与小管液中的 Na^+ 进行逆向交换，Na^+ 进入细胞，并被 Na^+ 泵泵至细胞间隙，然后进入管周毛细血管而被重吸收；H^+ 分泌至小管液，再与小管液中的甲酸根结合，形成甲酸再进入细胞。因此，H^+ 和甲酸根可再循环使用，Cl^- 和 Na^+ 则被重吸收回血。见表 9-3。

表 9-3　肾小管和集合管对 Na⁺的重吸收

吸收部位	所占百分数	重吸收特点	重吸收机制
近端小管	67%	主动，不受调节，驱动葡萄糖、氨基酸、Cl^-、H_2O 及尿素的重吸收	前半段：Na^+-H^+交换，Na^+与氨基酸有机溶质同向转运；后半段：Na^+-K^+/Cl^-阴离子反向转运；细胞旁途径
髓祥	25%	主动，不受调节，髓祥升支粗段 Na^+与 Cl^- 重吸收所建立的髓质间液渗透压浓度对尿的浓缩与稀释起重要作用	Na^+-$1K^+$-$2Cl^-$ 同向转运
远端小管后段、集合管	8%	主动，易变，受醛固酮调控，对细胞外液量及血压的长期调节起重要作用，偶联 K^+与 H^+的分泌	远端小管前半段：Na^+-Cl^-协同转运 远端小管后半段：Na^+通道 通道集合管：Na^+通道

水的重吸收是被动的，是靠渗透作用进行的。水重吸收的渗透梯度存在于上皮细胞和细胞间隙之间。这是由于 Na^+顺电化学梯度通过管腔膜进入细胞后，细胞内的 Na^+被基侧膜上的 Na^+泵泵至细胞间隙，使细胞间隙渗透压升高。在渗透作用下，水便不断从小管液进入上皮细胞，并从细胞不断进入细胞间隙，造成细胞间隙静水压升高；加上管周毛细血管内静水压较低，胶体渗透压较高，水便通过周围组织间隙进入毛细血管而被重吸收。见表 9-4。

表 9-4　肾小管和集合管对水的重吸收

吸收部位	所占百分数	重吸收特点	调节水重吸收的激素
近端小管	67%	被动，伴随 Na^+重吸收的渗透性重吸收	无
髓祥	15%	被动，仅限于降支细段	无
远端小管	0	没有水的重吸收	无
远端小管后段、集合管	8%～17%	被动，不伴随溶质的重吸收，变化较大，重吸收的驱动是长祥肾单位建立的髓质渗透压梯度，对调节细胞外液量起重要作用	ANP（心房钠尿肽），BNP（脑钠尿肽），抗利尿激素（ADH）

② HCO_3^-重吸收与 H^+的分泌　HCO_3^-的重吸收与小管上皮细胞管腔膜上的 Na^+-H^+交换有密切关系。HCO_3^-在血浆中以钠盐（$NaHCO_3$）的形式存在，滤过中的 $NaHCO_3$滤入囊腔进入肾小管后可解离成 Na^+和 HCO_3^-。通过 Na^+-H^+交换，H^+由细胞内分泌到小管液中，Na^+进入细胞内，并与细胞内的 HCO_3^-一起被转运回血（图 9-12）。由于小管液中的 HCO_3^-不易通过管腔膜，它与分泌的 H^+结合生成 H_2CO_3，在碳酸酐酶作用下，H_2CO_3迅速分解为 CO_2和水。CO_2是高度脂溶性物质，能迅速通过管腔膜进入细胞内，在碳酸酐酶作用下，进入细胞内的 CO_2与 H_2O 结合生成 H_2CO_3。H_2CO_3又解离成 H^+和 HCO_3^-。H^+通过 Na^+-H^+交换从细胞分泌到小管液中，HCO_3^-则与 Na^+一起转运回血。因此，肾小管重吸收 HCO_3^-是以 CO_2的形式，而不是直接以 HCO_3^-的形式进行的。如果滤过的 HCO_3^-超过了分泌的 H^+，HCO_3^-就不能全部（以 CO_2形式）被重吸收。由于它不易透过管腔膜，所以余下的便随尿排出体外。可见肾小管上皮细胞分泌 1 分子 H^+就可使 1 分子 HCO_3^-和 1 分子 Na^+重吸收回血，这在体内的酸碱平衡调节中起到重要作用。乙酰唑胺可抑制碳酸酐酶的活性，因此，用乙酰唑胺后，Na^+-H^+交换就会减少，因而 $NaHCO_3$、$NaCl$ 和水的排出增加，可引起利尿。由于近曲小管的 Na^+-H^+交换，小管液中的 HCO_3^-与 H^+结合并生成 CO_2，CO_2透过管腔膜的速度明显高于 Cl^- 的速度。因此，HCO_3^-的重吸收率明显大于 Cl^- 的重吸收率。

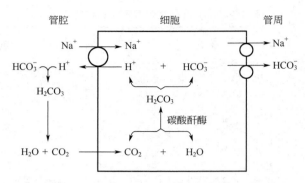

图 9-12　肾小管上皮细胞生成和分泌 H^+ 的示意

③ K^+ 的重吸收　微穿刺实验表明，肾小球滤过的 K^+，67%左右在近曲小管重吸收回血，而尿中的 K^+ 主要是由远曲小管和集合管分泌的。近曲小管对 K^+ 的重吸收是一个主动转运过程。小管液中钾浓度为 4mmol/L，大大低于细胞内 K^+ 浓度（150mmol/L）。因此在管腔膜处 K^+ 重吸收是逆浓度梯度进行的。管腔膜 K^+ 主动重吸收的机制尚不清楚。

④ 葡萄糖重吸收　肾小球滤过液中的葡萄糖浓度与血糖浓度相同，但尿中几乎不含葡萄糖，这说明葡萄糖全部被重吸收回血。微穿刺实验表明，重吸收葡萄糖的部位仅限于近曲小管，尤其是在近曲小管前半段，其他各段肾小管都没有重吸收葡萄糖的能力。因此，如果在近曲小管以后的小管液中仍含有葡萄糖，则尿中将出现葡萄糖。

葡萄糖是不带电荷的物质，它的逆浓度梯度的重吸收，是由 Na^+ 继发性主动同向转运而被重吸收的。在兔肾近曲小管微灌流实验中观察到，如果灌流液中去掉葡萄糖等有机溶质，则 Na^+ 的重吸收率降低；如果灌流液中的 Na^+ 全部去掉，则葡萄糖有机溶质的重吸收将完全停止，说明葡萄糖的重吸收与 Na^+ 同向转运密切相关。葡萄糖和 Na^+ 分别与管腔膜上的同向转运体蛋白的结合位点相结合而进行同向转运（见前述 Na^+ 重吸收）。

近曲小管对葡萄糖的重吸收有一定限度。当血液中葡萄糖浓度超过 160～180mg/100ml 时，有一部分肾小管对葡萄糖的吸收已达到极限，尿中开始出现葡萄糖，此时的血糖浓度称为肾糖阈。血糖浓度再继续升高，尿中葡萄糖含量也将随之不断增加；当血糖浓度超过 300mg/100ml 后，全部肾小管对葡萄糖的吸收均已达到极限，此值即为葡萄糖吸收极限量。此时，尿葡萄糖排出率则随血糖浓度升高而平行增加。人肾的葡萄糖吸收极限量，在体表面积为 $1.73m^2$ 的个体，男性为 375mg/min，女性为 300mg/min。肾之所以有葡萄糖吸收极限量，可能是由于同向转运体的数目有限的缘故，当所有同向转运体的结合位点都被结合而达饱和时，葡萄糖转运量就无从再增加了。

⑤ 其他物质的重吸收和分泌　小管液中氨基酸的重吸收与葡萄糖的重吸收机制相同，也与 Na^+ 同向转运（图 9-10）。但是，转运葡萄糖的和转运氨基酸的同向转运体可能不同，也就是说同向转运体具有特异性。此外，HPO_4^{2-}、SO_4^{2-} 的重吸收也和 Na^+ 同向转运而进行。正常时进入滤液中的微量蛋白质则通过肾小管上皮细胞吞饮作用而被重吸收。

体内代谢产物和进入体内的某些物质如青霉素、酚红、大部分的利尿药等，由于与血浆中蛋白结合而不能通过肾小球滤过，它们均在近曲小管被主动分泌到小管液中而排出体外。

（2）髓袢　近曲小管液流经髓袢过程中，约 20%的 Na^+、Cl^- 和 K^+ 等物质被进一步重吸收。髓袢升支粗段的 NaCl 重吸收在尿液稀释和浓缩机制中具有重要意义。髓袢升支粗段 Cl⁻ 是逆电化学梯度被上皮细胞重吸收的（见图 9-13）。髓袢升支粗段对水的通透性很低，水不被重吸收而留在小管内。由于 NaCl 被上皮细胞重吸收至组织间液，因此造成小管液低渗，组织间液高渗。这种水和盐重吸收的分离，有利于尿液的浓缩和稀释。Na^+:$2Cl^-$:K^+同向转运对速尿、利尿酸等利尿剂很敏感，它们与同向转运体结合后可抑制其转运功能，管腔内正电位消失，NaCl 的重吸收受抑制，从而干扰尿的浓缩机制，导致利尿（表 9-5）。

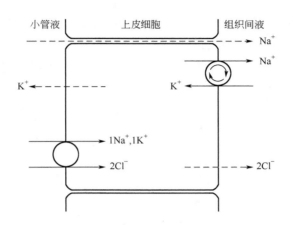

图 9-13　髓袢升支粗段继发性主动吸收 Cl⁻ 的示意

表 9-5　各段肾小管和集合管对不同物质的通透性与作用

项目	水	Na^+	尿素	作用
髓袢降支细段	易通透	不易通透	中等通透	水进入内髓部组织间液使小管液中 NaCl 浓度和渗透压逐渐升高；部分尿素由内髓部组织间液进入小管液，加入尿素再循环
髓袢升支细段	不易通透	易通透	不易通透	NaCl 由小管液进入内髓部组织间液，使之渗透压升高
髓袢升支粗段	不易通透	Na^+主动重吸收，Cl^-继发主动重吸收	不易通透	NaCl 进入外髓部组织间液，使之渗透压升高
远曲小管	不易通透	Na^+主动重吸收，Cl^-继发主动重吸收	不易通透	NaCl 进入皮质组织间液，使小管液渗透压进一步降低
集合管	在有抗利尿激素主动重吸收时，对水易通透	主动重吸收	在皮质和外髓部不易通透，内髓部易通透	水重吸收使小管液中尿素浓度升高；NaCl 和尿素进入内髓部组织间液，使之渗透压升高

（3）远曲小管和集合管　在远曲小管和集合管，重吸收大约 12% 滤过的 Na^+ 和 Cl^-，分泌不同量的 K^+ 和 H^+，重吸收不同量的水。水、NaCl 的重吸收以及 K^+ 和 H^+ 的分泌可根据机体内的水、盐平衡状况来进行调节。如机体缺水或缺盐时，远曲小管和集合管可增加水、盐的重吸收；当机体水、盐过剩时，则水、盐重吸收明显减少，水和盐从尿排出增加。因此，

远曲小管和集合管对水和盐的转运是可被调节的。水的重吸收主要受抗利尿激素调节，而 Na^+ 和 K^+ 的转运主要受醛固酮调节。

远曲小管和集合管上皮细胞间隙的紧密连接对小离子如 Na^+、K^+ 和 Cl^- 等的通透性低，这些离子不易通过紧密连接回漏至小管腔内，因此，所能建立起来的管内外离子浓度梯度和电位梯度大。在远曲小管初段，对水的通透性很低，但仍主动重吸收 $NaCl$，继续产生低渗小管液。Na^+ 在远曲小管和集合管的重吸收是逆较大的电化学梯度进行的，是主动重吸收过程。[图 9-14（a）]。$NaCl$ 同向转运体可被噻嗪类利尿药所抑制。

远曲小管后段和集合管含有两类细胞，即主细胞和闰细胞。主细胞重吸收 Na^+ 和水，分泌 K^+，闰细胞则主要分泌 H^+，主细胞重吸收 Na^+ 主要通过管腔膜上的 Na^+ 通道。管腔内的 Na^+ 顺电化学梯度通过管膜上的 Na^+ 通道进入细胞，然后，由 Na^+ 泵泵至细胞间液而被重吸收 [图 9-14（b）]。

① K^+ 的分泌　尿中 K^+ 的排泄量视 K^+ 的摄入量而定，高钾饮食可排出大量的钾，低钾饮食则尿中排钾量少，使机体的钾摄入量与排出量保持平衡，维持机体 K^+ 浓度的相对恒定。

K^+ 分泌的动力包括：a. 在远曲小管和集合管的小管液中，Na^+ 通过主细胞的管腔膜上的 Na^+ 通道进入细胞，然后，由基侧膜上的 Na^+ 泵将细胞内的 Na^+ 泵至细胞间隙而被重吸收，因而是生电性的，使管腔内带负电位（$-40 \sim -10mV$），这种电位梯度也成为 K^+ 从细胞分泌至管腔的动力；b. 在远曲小管后段和集合管的主细胞内的 K^+ 浓度明显高于小管液中的 K^+ 浓度，K^+ 便顺浓度梯度从细胞内通过管腔膜上的 K^+ 通道进入小管液；c. Na^+ 进入主细胞后，可刺激基侧膜上的 Na^+，使更多的 K^+ 从细胞外液中泵入细胞内，提高细胞内 K^+ 浓度，增加细胞内和小管液之间的 K^+ 浓度梯度，从而促进 K^+ 分泌，因此，K^+ 的分泌与 Na^+ 的重吸收有密切关系 [图 9-14（b）]。

② H^+ 的分泌　除了近曲小管细胞通过 Na^+-H^+ 交换分泌 H^+，促进 $NaHCO_3$ 重吸收外，远曲小管和集合管的闰细胞也可分泌 H^+。H^+ 的分泌是一个逆电化学梯度进行的主动转运过程。有人认为管腔膜上有 H^+ 泵，能将细胞内的 H^+ 泵入小管腔内。细胞内的 CO_2 和 H_2O 在碳酸酐酶催化作用下生成 H^+ 和 HCO_3^-，H^+ 由 H^+ 泵泵至小管液，HCO_3^- 则通过基侧膜回到血液中，因而 H^+ 分泌和 HCO_3^- 的重吸收与酸碱平衡的调节有关 [图 9-14（b）]。闰细胞分泌的 H^+ 与 HPO_4^{2-} 结合形成 $H_2PO_4^-$，这是可滴定酸；分泌的 H^+ 可与上皮细胞分泌的 NH_3 结合，形成 NH_4^+。可滴定酸和 NH_4^+ 都不易透过管腔膜进入细胞而留在小管液中，因此，它们是尿液酸碱度的决定因素。

③ NH_3 的分泌　远曲小管和集合管的上皮细胞在代谢过程中不断生成 NH_3，这些 NH_3 主要由谷氨酰胺脱氨而来。NH_3 具有脂溶性，能通过细胞膜向小管液周围组织间液和小管液自由扩散，扩散量取决于两种液体的 pH 值。小管液的 pH 较低（H^+ 浓度较高），所以 NH_3 较易向小管液中扩散。分泌的 NH_3 能与小管液中的 H^+ 结合并生成 NH_4^+，小管液中 NH_3 浓度因而下降，于是管腔膜两侧形成了 NH_3 浓度梯度，此浓度梯度又加速了 NH_3 向小管液中的扩散。由此可见，NH_3 的分泌与 H^+ 的分泌密切相关，H^+ 分泌增加促使 NH_3 分泌增多。NH_3 与 H^+ 结合并生成 NH_4^+ 后，可进一步与小管液中的强酸盐（如 $NaCl$ 等）的负离子结合，生成酸性铵盐（NH_4Cl 等）并随尿排出。强酸盐的正离子（如 Na^+）则与 H^+ 交换而进入肾小管细胞，然后和细胞内 HCO_3^- 一起被转运回血。所以，肾小管细胞分泌 NH_3，不仅由于铵盐形成而促进了排 H^+，而且也促进了 $NaHCO_3$ 的重吸收。

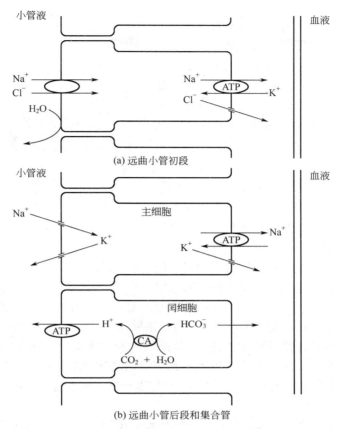

图 9-14　远曲小管和集合管重吸收 NaCl、分泌 K^+ 和 H^+ 的示意

四、尿液的浓缩和稀释

尿的浓缩和稀释是根据尿液渗透压与血浆渗透压相比较而言。排出的尿，其渗透压比血浆高，称为高渗尿，尿的渗透压可达 1200mOsm/L，约为血浆渗透压（300mOsm/L）的 4～5 倍，这表示尿被浓缩；反之，如果尿的渗透压比血浆低，称为低渗尿，尿的渗透压可低至 30～40mOsm/L，仅是血浆渗透压的 1/10，这表示尿被稀释；排出的尿的渗透压与血浆渗透压相等，称为等渗尿。这表明肾脏具有浓缩或稀释尿的功能。

（一）尿液的稀释

尿液的稀释是由于小管液的溶质被重吸收而水不易被重吸收造成的。这种情况主要发生在髓袢升支粗段。前已述及，髓袢升支粗段能主动重吸收 Na^+ 和 Cl^-（图 9-13），而对水不通透，故水不被重吸收，造成髓袢升支粗段小管液为低渗。在体内水过剩而抗利尿激素释放被抑制时，集合管对水的通透性非常低。因此，髓袢升支的小管液流经远曲小管和集合管时，NaCl 继续重吸收，使小管液渗透浓度进一步下降，可降低至 50mOsm/kg H_2O，形成低渗尿，造成尿液的稀释。如果抗利尿激素完全缺乏时，如严重尿崩症患者，每天可排出高达 20L 的低渗尿，相当于肾小球滤过率的 10%。

（二）尿液的浓缩

尿液的浓缩是由于小管液中的水被重吸收而溶质仍留在小管液中造成的。水重吸收的动力来自肾髓质渗透梯度的建立，即髓质渗透浓度从髓质外层向乳头部深入而不断升高。用冰点降低法测定鼠肾的渗透浓度观察到肾皮质部的组织间液（包括细胞内液和细胞外液）的渗透浓度与血液渗透浓度之比为1.0，说明皮质部组织间液与血浆是等渗的。而髓质部组织间液与血浆的渗透浓度之比，随着由髓质外层向乳头部深入而逐渐升高，分别为2.0、3.0、4.0（图9-15）。这表明肾髓质的渗透浓度由外向内逐步升高，具有明确的渗透梯度。在抗利尿激素存在时，远曲小管和集合管对水通透性增加，小管液从外髓集合管向内髓集合管流动时，由于渗透作用，水便不断进入高渗

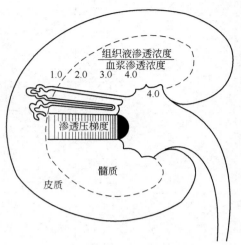

图9-15　肾髓质渗透压梯度示意
线条越密，表示渗透压越高

的组织间液，使小管液不断被浓缩而变成高渗液，最后尿液的渗透浓度可高达120mOsm/kg H_2O，形成浓缩尿。可见髓质的渗透梯度是成为浓缩尿的必要条件。髓袢是形成髓质渗透梯度的重要结构，只有具有髓袢的肾才能形成浓缩尿，髓袢愈长，浓缩能力就愈强。例如沙鼠的肾髓质内层特别厚，它的肾能产生20倍于血浆渗透浓度的高渗尿。猪的髓袢较短，只能产生1.5倍于血浆渗透浓度的尿液。人的髓袢具有中等长度，最多能产生4～5倍于血浆渗透浓度的高渗尿。

在内髓部，渗透梯度的形成与尿素的再循环和NaCl重吸收有密切关系。

① 远曲小管及皮质部和外髓部的集合管对尿素不易通透，但小管液流经远曲小管及皮质部和外髓部的集合管时，在抗利尿激素作用下，对水通透性增加，由于外髓部高渗，水被重吸收，所以小管液中尿素的浓度逐渐升高。

② 当小管液进入内髓部集合管时，由于管壁对尿素的通透性增大，小管液中尿素就顺浓度梯度通过管壁向内髓部组织间液扩散，造成了内髓部组织间液中尿素浓度的增高，渗透浓度因之而升高。

③ 髓袢降支细段对尿素不易通透，而对水则易通透，所以在渗透压的作用下，水被"抽吸"出来，从降支细段进入内髓部组织间液。由于降支细段对 Na^+ 不易通透，小管液将被浓缩，于是其中的NaCl浓度愈来愈高，渗透浓度不断升高。

④ 当小管液绕过髓袢顶端折返流入升支细段时，它同组织间NaCl浓度梯度明显地建立起来。由于升支细段对 Na^+ 易通透，Na^+ 将顺浓度梯度而被动扩散至内髓部组织间液，从而进一步提高了内髓部组织间液的渗透浓度。由此看来，内髓部组织间液的渗透浓度，是由内髓部集合管扩散出来的尿素以及髓袢升支细段扩散出来的NaCl两个因素造成的。

⑤ 小管液在升支细段流动过程中，由于NaCl扩散到组织间液，而且该管壁又对水不易通透，所以造成了管内 NaCl 浓度逐渐降低，渗透浓度也逐渐降低，这样，降支细段与升支细段就构成了一个逆流倍增系统，使内髓部组织间液形成了渗透梯度。

⑥ 尿素是可以再循环的。因为升支细胞对尿素具有中等的通透性，所以从内髓部集合管

扩散到组织间液的尿素可以进入升支细段，而后流过升支粗段、远曲小管、皮质部和外髓部集合管，又回到内髓部集合管外再扩散到内髓部组织间液，这样就形成了尿素的再循环（图 9-16）。

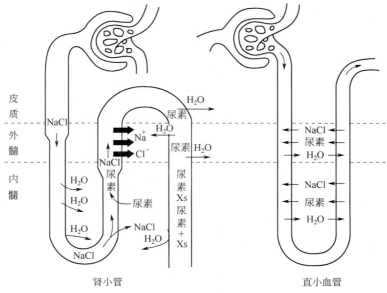

图 9-16　尿浓缩机制示意

粗箭头表示升支粗段主动重吸收 Na^+ 和 Cl^-；粗线表示髓袢升支粗段和
远曲小管前段对水不通透；Xs 表示未被重吸收的溶质

从髓质渗透梯度形成全过程来看，髓袢升支粗段对 Na^+ 和 Cl^- 的主动重吸收是髓质渗透梯度建立的主要动力。而尿素和 NaCl 是建立髓质渗透梯度的主要溶质。

综上所述，尿液的浓缩和稀释主要取决于两方面因素：一是髓质渗透压梯度的形成；二是抗利尿激素（ADH）分泌的调节，ADH 的分泌是受血浆中晶体渗透压调节的。从髓质渗透压梯度的形成全过程来看，髓袢升支粗段对 Na^+、Cl^- 的主动重吸收是主要的动力，而尿素的再循环和髓袢的逆流倍增作用则促进了整个髓质建立了渗透压梯度。

髓质渗透压的保持还要靠髓质内直小血管的作用。伸入髓质内部的直小血管也呈 U 形，并与髓袢平行。血液通过直小血管的降支和升支时也是逆向流动的，两者也存在逆流交换，故直小血管的功能是：①使髓质的溶质不被血流带走；②将重吸收的水分送回循环系统，这就保持了髓质的渗透压梯度。

五、尿的排放

（一）膀胱与尿道的神经支配

膀胱的逼尿肌和内括约肌受交感与副交感神经支配，副交感纤维来自骶髓Ⅱ～Ⅳ，形成盆神经，支配膀胱，兴奋时使逼尿肌收缩，内括约肌舒张。交感神经来自胸腰髓，经腹下神经到达膀胱，这一神经在排尿机能中所起的作用不明显。膀胱外括约肌受阴部神经（躯体神经）的支配。上述诸神经中也含有传入纤维。膀胱充胀感觉引起排尿反射的传入纤维在盆神经中，传导膀胱痛觉的纤维在腹下神经中，传导尿道感觉的纤维在阴部神经中。膀胱的神经支配见图 9-17。

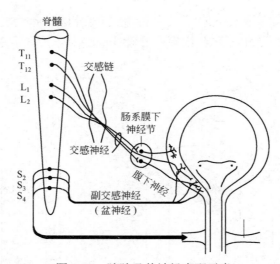

图 9-17　膀胱及其神经支配示意

T_{11}，T_{12}—脊髓第 11、第 12 胸神经节；L_1，L_2—脊髓第 1、第 2 腰神经节；
S_2，S_3，S_4—脊髓第 2、第 3、第 4 骶神经节

（二）排尿过程

由肾脏生成的尿，不断经肾盂、输尿管送至膀胱，在膀胱内再经排出活动排出体外。

1. 输尿管的活动

肾脏生成的尿液，由开口于肾乳头的乳头管流出，进入肾盂内，当肾盂收缩时，把尿送入输尿管腔，同时肾盂的收缩波传递给输尿管壁，成为输尿管的蠕动运动，进一步把尿推入膀胱。输尿管的蠕动在正常情况下是单方向的，即由肾至膀胱方向蠕动。

2. 膀胱内压与容量关系

膀胱和其他由平滑肌组成的中空器官一样，有较大的伸展性。当它的内容物增加时，其中仍可以保持较低的压力。向膀胱内注水时，当注入水量在 500ml 以上，膀胱内压才较急剧地上升，并可超过 0.98～1.47kPa（10～15cmH$_2$O），当其中容量再增多时（如 700ml），膀胱内压约为 4.65kPa（35mmHg），膀胱便发生有力的节律性收缩，并伴有痛觉。不过这时还可以有意识地加以抑制，膀胱的收缩有时减弱和停止，痛感暂时消失。不久，膀胱又开始收缩，膀胱内压可达到 13.3kPa（100mmHg）或更高，痛觉剧烈，此时便不得不排尿。

3. 排尿反射及其障碍

膀胱充胀刺激膀胱壁上的牵张感受器，冲动沿盆神经的传入纤维传入，至脊髓的腰、骶部排尿的初级中枢，初级中枢传出冲动分别沿阴部神经及盆神经传至外括约肌及膀胱壁，使膀胱壁收缩及外括约肌松弛，引起排尿。这就是排尿反射。

冲动由膀胱传入骶髓后，同时还把充盈的信息向上传到脑干及大脑皮质。这些中枢对于骶髓排尿中枢施予易化或抑制性影响，以影响排尿反射。大脑皮质对脊髓排尿中枢的抑制性影响，随着幼儿的成长而逐渐完善。在幼儿阶段由于皮层尚未发育完善，对脊髓中枢抑制较弱，故排尿次数多而不能由意识控制，或还有夜间遗尿现象。

当脊髓由于急性外伤造成完全横断后，随意排尿完全消失，膀胱逼尿肌的活动长时间中止，膀胱括约肌张力松弛，由于脊髓受损伤使排尿初级中枢与大脑皮质失去联系，排尿失去

意识控制，而出现尿失禁。在脊髓损伤后括约肌的张力恢复较早，但在此阶段膀胱对充胀的反应犹如一个橡皮囊，因此膀胱虽然充满尿液却不能正常排出，产生所谓尿潴留。此时，假如不向膀胱放置导尿管，尿就难以排出，只有膀胱充胀到相当程度，才发生溢流性的排出。如果尿潴留情况持续过久，将造成膀胱壁的营养障碍，易发生感染。如果膀胱发生炎症，则可发生排尿次数过多，临床上叫做尿频。

— 第三节 —

泌尿系统疾病常见症状

一、水肿

水、钠潴留于组织间隙，即为水肿。肾性水肿的基本病理改变为水、钠潴留。肾小球病时水肿可分为两大类。

1. 肾病性水肿

主要由于长期、大量蛋白尿造成血浆蛋白过低，血浆胶体渗透压降低，液体从血管内渗入组织间隙，产生水肿。此外，部分患者因有效血容量减少导致醛固酮和抗利尿激素分泌增加，肾小管重吸收水、钠增加，进一步加剧少尿与水肿。这类水肿受重力影响，体位低处水肿显著，水肿部位指压凹陷性强，常伴有浆膜腔积液。

2. 肾炎性水肿

肾小球肾炎时，肾小球滤过膜受损，肾小球滤过率下降，肾小管损害较重。重吸收功能较正常，水钠重吸收相对较多，即球管功能失衡，引起水、钠潴留，少尿与水肿，因同时有全身毛细血管通透性增加，水肿常为全身普遍性，以眼睑、阴囊等疏松组织处为显著，常伴血压升高，重者可发生心力衰竭。

二、高血压

凡由肾实质病变或肾动脉病变所引起的高血压，称为肾性高血压，其机制如下。

1. 容量依赖型高血压

大部分肾实质性病变所引起的高血压属此类型，血中肾素及血管紧张素 II 水平升高不是主要的。与水、钠潴留和血容量扩张有关。

2. 肾素依赖型高血压

肾血管性疾病及少数肾实质性高血压，是由肾素-血管紧张素-醛固酮升高所致。这种情况利尿脱水后非但不能控制血压，反而因肾单位血流量下降导致肾素分泌增高，使血压更高。

上述两种情况可同时存在，亦可互相转化。

三、尿路刺激症状

表现为尿急、尿频、尿痛和尿不尽感，常伴有小腹部坠痛，多为膀胱、前列腺及尿道受炎症、结石或肿瘤等刺激所引起。

（1）尿频　正常人一般日间排尿 4～6 次，夜间 0～1 次。尿频是指在大致相同的条件下，尿次增多。尿频一般属病理性，最多见于尿路感染，其次为物理性或化学性对尿路刺激。精神性尿频亦不少见。

（2）尿急　指排尿迫不及待感。往往和尿频同时存在，最多见是尿路感染，少数见于膀胱容量缩小和精神性尿急。

（3）尿痛　排尿时尿道口疼痛或伴有烧灼感。多发生在尿路感染，或是尿内有形成分的刺激。

四、排尿异常

（一）尿量异常

1. 少尿

24h 尿量少于 400ml 称为少尿。少于 100ml 称无尿。少尿可由各种因素引起，如有效血容量不足、肾实质损害、尿路梗阻、急性肾小管坏死等，在分析少尿原因时应注意。

2. 多尿

24h 尿量超过 2500ml 称为多尿。这里仅指肾性多尿。肾性多尿其发生原因各不相同，比较常见的是在慢性肾功能不全时，由于肾小管功能不全，尿浓缩功能减退所致。此时常表示肾功能已受损，尿比重多呈固定性低比重。在急性肾炎或急性肾功能衰竭多尿期，常表示病情减轻趋向好转。慢性间质性肾或肾小管性酸中毒，由于肾小管损害多出现多尿，肾性多尿的发生往往同其他系统疾病所致的多尿机理上互相联系不能分开，如原发性醛固酮增多症时，其多尿可由于高钠刺激下丘脑容量中枢，也可由于低钾性肾小管损害致浓缩功能降低的缘故。

（二）蛋白尿

每日尿蛋白量持续超过 150mg 或尿蛋白/肌酐>200mg/g 称为蛋白尿。正常人尿中蛋白定性为阴性或极微，临床上尿常规的定性试验不能测出。尿蛋白定性为+、++、+++时，尿蛋白定量为 30mg/dl、100mg/dl、1000mg/dl，++++时蛋白含量大于 1000mg/dl。

按发病机理蛋白尿可分为以下几类。

（1）肾小球性蛋白尿　肾小球滤过膜通透性增加，超过了肾小管的重吸收能力，即构成蛋白尿。

（2）肾小管性蛋白尿　在肾小管功能缺陷时，虽然从肾小球滤出的蛋白质数量没增加，但肾小管重吸收能力降低，尿中蛋白质超过正常构成蛋白尿。

（3）溢出性蛋白尿　又称肾前性蛋白尿，主要为血中异常蛋白质增多，如免疫球蛋白的轻链或血红蛋白含量增加。

（4）分泌性蛋白尿　肾组织本身分泌含蛋白的物质进入尿中，正常情况下，肾小管可分泌少量蛋白，如在间质性肾炎、肿瘤、IgA 肾病时，分泌蛋白质增多，引起蛋白尿。

（5）组织性蛋白尿　正常人尿中存在极小量的可溶性组织分解产物，此类物质属于低分子量蛋白质和肽类。肝坏死时，尿中含肝的特异性抗原，X 射线照射可引起尿中糖蛋白增多，心肌及骨骼肌受损时可查到尿中肌红蛋白。

（三）血尿（红细胞尿）

血尿指尿中含有红细胞，血尿又分为肉眼血尿和镜下血尿。离心后尿沉渣镜检凡每个高倍镜视野有 3 个以上红细胞，就称为血尿或镜下血尿。1L 尿含 1ml 血即呈现肉眼血尿。肾小球病特别是肾小球肾炎，其血尿常为无痛性、全程性血尿，可呈镜下或肉眼血尿，持续性或间发性。

血尿的病因可分为肾内因素或肾外因素，不管肾内或肾外因素均为病理性。引起血尿的因素很多，最多见于急慢性肾炎、尿路感染、败血症、肾肿瘤、肾结核。伴随或继发于全身性疾病也不少见，如血小板减少性紫癜、过敏性紫癜、白血病、流行性出血热、红斑狼疮等。另外在肾下垂、游走肾、剧烈运动后也可见到血尿。

（四）管型尿

管型是髓袢升支厚壁端及远曲小管分泌的 Tamm-Horsfall 蛋白为基质、细胞或其碎片在肾小管内凝集而成的柱状体。健康人尿中偶见透明管型，若 12h 尿细胞计数超过 5000 个，或尿沉渣镜检管型增多或出现其他管型，称为管型尿。管型的形成与尿蛋白的性质和浓度、尿液的酸碱度以及尿量有密切关系，宜清晨采集尿标本做检查。管型尿可因肾小球或肾小管性疾病而导致，也可因炎症、药物刺激使黏蛋白分泌增多而形成，因此不一定代表肾有病变。但若有细胞管型或较多的颗粒管型与蛋白尿同时出现，则临床意义较大。

第四节
泌尿系统常见疾病

泌尿系统的疾病种类很多，结合病因和病变发生的主要部位，主要可分为以下几类：①炎症性疾病，包括变态反应性炎症如肾小球肾炎，泌尿道的感染如肾结核、肾盂肾炎、膀胱炎、尿道炎等；②代谢性疾病如糖尿病性肾硬化；③血管疾病如高血压性肾硬化；④中毒性疾病如汞中毒，磺胺药物等中毒引起的急性肾小管坏死等；⑤尿路阻塞如泌尿道结石和肾盂积水等；⑥先天性畸形如多囊肾、马蹄肾、输尿管瓣膜等；⑦遗传性疾病如遗传性肾炎；⑧肿瘤如肾细胞癌、膀胱乳头状瘤和膀胱移行细胞癌等。现主要介绍以下几种。

一、急性肾小球肾炎

急性肾小球肾炎简称为急性肾炎，起病急，是一种常见病，病程短，是以水肿、血尿、蛋白尿、氮质血症及高血压为主要临床表现的肾小球疾病。急性肾炎可由多种病因引起，但绝大多数发生于链球菌感染后（链球菌感染后急性肾炎），亦可由其他细菌、病毒、寄生虫感染等引起，但较少见。迁延 1～2 年消失，重症患者可发生少尿型肾功能不全。

（一）病因与发病机制

本病常因 β-溶血性链球菌"致肾炎菌株"感染所致。患者通常在 β-溶血性链球菌致肾炎菌株感染后 1～3 周，出现急性肾炎症状，感染见于扁桃体炎、咽炎、猩红热、丹毒等，冬春季多见于上呼吸道感染，夏秋季多见于化脓性皮肤病。此外，链球菌成分可直接与肾小球毛细血管中的纤维蛋白原结合，形成较大分子量的可溶性复合物沉积于肾小球系膜区引起炎性反应。

（二）临床表现

1. 血尿

几乎全部急性肾炎病人都有血尿，常为本病的第一症状。约40%患者有肉眼血尿，轻者呈洗肉水色，重者可呈红色或棕褐色。肉眼血尿常于数日或1～2周内消失，而镜下血尿可持续数月，多数在6个月内消失。

2. 水肿

多出现在起病初期。常表现为晨起颜面及眼睑水肿，水肿严重者可波及全身。少数有肾病综合征表现者除全身水肿外，还可出现腹腔与胸腔积液。患者常同时有尿量减少症状，极少数病人出现无尿症状，导致急性肾功能衰竭。

3. 血压升高

主要原因是肾小球滤过率减少，尿量减少，导致水钠潴留，血容量增加。多数为轻中度血压增高，血压波动范围较大。起病1～2周后，随尿量逐渐增多，血压逐渐下降。

4. 肾功能异常

患者患病早期可因肾小球滤过率降低，水、钠潴留而尿量减少，少数患者甚至少尿（<400ml/天）。肾功能可一过性受损，表现在血肌酐轻度升高。多于1～2周后尿量渐增，肾功能于利尿后数日可逐渐恢复正常。仅少数患者表现为急性肾衰竭，易与急进性肾小球炎相混淆。

（三）治疗

本病治疗以休息及对症治疗为主。急性肾衰竭患者可给予透析治疗，待其自然恢复。本病为自限性疾病，不宜使用糖皮质激素及细胞毒药物治疗。

1. 一般治疗

急性期严格卧床休息。肉眼血尿消失，血压恢复正常，水肿消退后可适当活动。急性期应限制钠盐摄入（每日3g以下）。如出现氮质血症需限制蛋白质摄入（0.5g/天）。水肿明显时需限制水的摄入量。

2. 抗生素治疗

本病病灶主要为链球菌感染后造成的免疫反应所致，急性肾炎发作时感染灶多数已经得到控制。以往主张病初注射青霉素10～14天（过敏患者可改用大环内酯类抗生素），但其必要性现有争议。

3. 对症治疗

包括利尿消肿、降血压、预防心脑并发症的发生。休息、低盐和利尿后高血压控制仍然不满意时，可加用降压药物。

二、尿道感染

尿道感染简称尿感，是指各种病原微生物在尿路中生长、繁殖而引起的炎症性疾病，多见于老年人、免疫力低下、育龄妇女及尿道畸形者。根据感染发生的部位可分为上尿道感染和下尿道感染，前者系指肾盂肾炎，后者主要指膀胱炎。肾盂肾炎、膀胱炎又有急性和慢性之分。

（一）病因与发病机制

1. 致病菌感染

革兰阴性菌是尿道感染最常见致病菌，约占尿道感染的85%，这些细菌包括大肠杆菌、变形杆菌、产气杆菌、副大肠杆菌、铜绿假单胞菌等。其次为革兰阳性球菌，常见的为葡萄球菌、链球菌，霉菌感染较少见。

2. 感染途径

（1）上行性感染　细菌经尿道进入膀胱，这一感染途径最为常见。女性的尿道短而直，尤其是婴儿期、新婚期及妊娠期更易发生膀胱炎。泌尿系检查经尿道腔内操作时细菌带入膀胱，留置尿管后亦可诱发膀胱炎。

（2）下行性感染　继发于肾脏的感染，细菌随尿液经输尿管进入膀胱。

（3）局部直接感染　膀胱造瘘后与外界皮肤直接相通，膀胱阴道瘘、膀胱直肠瘘时，细菌经瘘管直接侵入膀胱引起感染。

（二）临床表现

1. 急性肾盂肾炎

急性肾盂肾炎是细菌直接引起的肾盂肾盏和肾实质的感染性炎症。常见于生育年龄的妇女。

（1）全身感染症状　急骤起病，高热寒战，体温可达39℃以上。热型多为弛张热，也可为稽留热、间歇热。常伴有恶心、呕吐、头痛、乏力、周身酸痛、食欲不振等症状。热退时可出大汗。

（2）泌尿系统症状　患者多有腰痛及下腹部疼痛。同时可有尿频、尿急、尿痛等膀胱刺激症状。体检可发现肾区有叩击痛。上输尿管点有压痛。

2. 慢性肾盂肾炎

大多数是由急性肾盂肾炎迁延不愈所致，其病程超过半年以上。临床表现也是全身感染症状及泌尿系统症状，特点是反复发作。

3. 膀胱炎

主要表现是尿频、尿急及排尿不适感，即排尿时有烧灼感、不适或尿痛。少数病人有低热，多数无全身症状。

（三）治疗

1. 一般性治疗

急性期注意休息，多饮水，勤排尿。发热者给予易消化、高热量、富含维生素的饮食。膀胱刺激征和血尿明显者，可口服碳酸氢钠片1g，每日3次，以碱化尿液、缓解症状、抑制细菌生长、避免形成血凝块，对应用磺胺类抗菌药者还可以增强药物的抗菌活性并避免尿路结晶形成。尿道感染反复发作者应积极寻找病因，及时去除诱发因素。

2. 抗感染治疗

用药原则：①选用致病菌敏感的抗生素。无病原学结果前，一般首选对革兰阴性杆菌有效的抗生素，尤其是首发尿道感染者。治疗 3 天症状无改善者，应按照药敏结果调整用药。②抗生素在尿和肾内的浓度高。③选用肾脏毒性小、副作用少的抗生素。④单一药物治疗失败、严重感染、混合感染、耐药菌株出现时应联合用药。⑤对不同类型的尿道感染给予不同的治疗时间。

（1）急性肾盂肾炎　首次发生的急性肾盂肾炎的致病菌 80%为大肠埃希菌，在留取尿细菌检查标本后应立即开始治疗，首选对革兰阴性杆菌有效的药物。72h 显效则无需换药，否则应按药敏结果更改抗生素。

（2）慢性肾盂肾炎　首先寻找并祛除易感因素，如解除尿流不畅、尿路梗阻，提高机体免疫功能等。抗菌药物常采用联合用药，长疗程，轮流应用 2～4 组抗菌药物。急性发作期治疗与急性肾盂肾炎相同。

（3）膀胱炎　根据尿细菌培养、药物敏感试验结果选用有效的抗菌药物。在未得到细菌培养结果之前，在急性感染时又要求迅速治疗，因此可先取尿涂片革兰染色检查，根据所见是杆菌或是球菌拟定初步治疗方案先进行治疗，或可应用广谱抗生素或尿内排泄浓度高、副作用小的抗菌药物，如磺胺类、呋喃类，待有了细菌培养及药物敏感试验结果后再调整治疗方案。治疗用药剂量要足、时间要长，一般要应用至症状消退、尿常规正常后再继续使用 1～2 周。治疗过程中要经常进行尿细菌培养及药物敏感试验，随时调整对细菌敏感的抗菌药物，以期早日达到彻底治愈，以防复发。

三、肾病综合征

肾病综合征是多种肾小球疾病引起的一组症状和体征，并非是一种独立的疾病。临床特点是大量蛋白尿（超过 3.5g/天）、低蛋白血症（血浆白蛋白低于 30g/L）、明显水肿和高脂血症。其中以大量蛋白尿和低蛋白血症为必备症状。

（一）病因与发病机制

引起本综合征的病因较多，可分为原发性和继发性两大类。

（1）原发性肾病综合征　系指原发于肾本身的疾病所引起，包括急性、急进性、慢性肾小球肾炎和原发性肾小球肾病或病理诊断中的微小病变型肾病、膜性肾病、局灶节段性肾小球硬化、系膜毛细血管性肾炎和系膜增生性肾炎。

（2）继发性肾病综合征　常继发于系统性红斑狼疮肾炎、过敏性紫癜肾炎、糖尿病肾病及淀粉样变性肾病、淋巴瘤、药物中毒和某些先天性、遗传性疾病也可引起，但临床较少见。

发病机制则有以下几种。

（1）大量蛋白尿　肾小球基膜受免疫或其他因素损伤，滤孔增大，分子屏障被破坏，肾小球滤过膜对血浆蛋白的通透性增加，致使原尿中蛋白含量增加；此外，微小病变肾病时，足突及基膜生化成分改变后，负电荷减少而失去电荷屏障，导致带负电荷的血浆白蛋白不再受排斥，而易于滤过到原尿中，当蛋白质滤出量超过了近曲小管上皮细胞的重吸收与分解能力时，则形成蛋白尿。24h 尿蛋白定量超过 3.5g 即称为大量蛋白尿。

（2）低蛋白血症　低蛋白血症的主要原因是尿中丢失大量蛋白，此外，还可能与患者蛋白质分解代谢增加及胃肠吸收差有关。

（3）明显水肿　主要原因是血浆胶体渗透压显著下降，血浆水分渗入组织间隙形成水肿；同时血容量减少继发醛固酮增加，引起水、钠潴留，进一步加重水肿。

（4）高脂血症　流行病学研究表明肾病综合征患者发生动脉硬化风险增加。高胆固醇和（或）高甘油三酯血症，血清中 LDL、VLDL 浓度增加，常与低蛋白血症并存。脂蛋白（a）[Lp（a）] 也会增高，病情缓解时恢复正常。

（二）临床表现

常因劳累或上呼吸道感染诱发。起病可急可缓，精神、食欲差，营养不良。临床主要表现为水肿，为全身性、凹陷性，身体下垂部位最明显，体重可因水肿而明显增加。严重者可合并胸腔、腹腔及心包积液，导致胸闷、呼吸困难。常伴有尿量减少。

（三）治疗

1. 一般治疗

（1）休息　严重水肿，有胸腹腔积液时应卧床休息，水肿消退，一般状态好转后可起床活动。

（2）饮食　目前认为高蛋白饮食可增加肾小球滤过，故提倡给予正常高质量高蛋白饮食，少进食富含饱和脂肪酸的饮食，同时要保证足够的热量。水肿明显者，给予低钠饮食。

2. 对症治疗

（1）利尿消肿　采用噻嗪类利尿剂、潴钾利尿剂、袢利尿剂、渗透性利尿剂及提高血浆胶体渗透压等方法。对肾病综合征患者利尿治疗的原则是不宜过快过猛，以免造成血容量不足、加重加快血液高黏滞倾向，诱发血栓、栓塞并发症。

（2）减少蛋白尿　持续性蛋白尿可导致肾小球高滤过，加重肾小管-间质损伤，促进肾小管硬化，是影响肾小球疾病预后的重要因素。减少蛋白尿可以有效延缓肾功能的恶化。

（3）降脂治疗　对于患高脂血症的肾病综合征患者因其发生心血管疾病的风险增高，可以考虑给予降脂药物治疗。

3. 肾上腺皮质激素与免疫抑制剂应用

（1）激素治疗　肾上腺皮质激素是治疗肾病综合征的主要药物。主要通过非特异性抗炎作用和抑制免疫反应而达到治疗效果。

（2）免疫抑制剂　一般不作为首选药物，常与激素配合使用。

4. 中医治疗

本病中医辨证多为气虚或脾肾阳虚，临床常用健脾补肾方剂。此外，中药雷公藤也有一定疗效。

四、急性肾损伤

急性肾损伤以往称为急性肾脏衰竭（acute renal failure），是肾脏本身或肾外原因引起肾脏泌尿功能急剧降低，以致机体内环境出现严重紊乱的临床综合征。主要表现为少尿或无尿、氮质血症、高钾血症和代谢性酸中毒。

（一）病因及发病机制

根据发病原因的不同和各自的病理生理特点，病因可分肾前性如失血、休克、严重失水、电解质平衡紊乱、急性循环衰竭等，肾性如急性肾小球肾炎、急性肾小管坏死、大面积挤压伤等，肾后性如完全性尿路梗阻等。其中以急性肾小管坏死最为常见，也最具特征性，而且肾前性衰竭持续发展也会转化为急性肾小管坏死。下面着重介绍急性肾小管坏死。

引起急性肾小管坏死的病因多种多样，可概括为以下两大类。

1. 肾中毒

对肾脏有毒性的物质，如药物中的磺胺、四氯化碳、汞剂、铋剂、二氯磺胺；抗生素中的多黏菌素、万古霉素、卡那霉素、庆大霉素、先锋霉素Ⅰ、先锋霉素Ⅱ、新霉素、两性霉素B以及碘造影剂、甲氧氟烷麻醉剂等；生物毒素如蛇毒、蜂毒、斑蝥素等，都可在一定条件下引起急性肾小管坏死。

2. 肾缺血

严重的肾缺血如重度外伤、大面积烧伤、大手术、大量失血、产科大出血、重症感染、败血症、脱水和电解质平衡失调，特别是合并休克者，均易导致急性肾小管坏死。

此外，血管内溶血（如黑尿热、伯氨喹所致溶血、葡萄糖-6-磷酸脱氢酶缺乏症、血型不合的输血、氧化砷中毒等）释放出来的血红蛋白，以及肌肉大量创伤（如挤压伤、肌肉炎症）时的肌红蛋白，通过肾脏排泄，可损害肾小管而引起急性肾小管坏死。

（二）临床表现

可分为3期。

1. 少尿期

① 大多数在先驱症状 12～24h 后开始出现少尿（每日尿量 50～400ml）或无尿。一般持续 2～4 周。

② 厌食、恶心、呕吐、腹泻、呃逆、头昏、头痛、烦躁不安、贫血、出血倾向、呼吸深而快，甚至昏迷、抽搐。

③ 代谢产物的蓄积：血尿素氮、肌酐等升高，出现代谢性酸中毒。

④ 电解质紊乱，有高血钾、低血钠、高血镁、高血磷、低血钙等；尤其是高钾血症。严重者可导致心脏骤停。

⑤ 水平衡失调，易产生过多的水潴留，严重者导致心力衰竭、肺水肿或脑水肿。

⑥ 易继发呼吸系统及尿路感染。

2. 多尿期

少尿期后尿量逐渐增加，当每日尿量超过 500ml 时，即进入多尿期。此后，尿量逐日成倍增加，最高尿量每日 3000～6000ml，甚至可达到 10000ml 以上。在多尿期初始，尿量虽增多，但肾脏清除率仍低，体内代谢产物的蓄积仍存在。约 4～5 天后，血尿素氮、肌酐等随尿量增多而逐渐下降，尿毒症症状也随之好转。钾、钠、氯等电解质从尿中大量排出可导致电解质紊乱或脱水，应注意少尿期的高峰阶段可能转变为低钾血症。此期持续 1～3 周。

3. 恢复期

尿量逐渐恢复正常，3～12 个月肾功能逐渐复原，大部分患者肾功能可恢复到正常水平，只有少数患者转为慢性肾功能衰竭。

（三）治疗

（1）积极治疗原发病、去除病因。

（2）少尿期的治疗

① 早期可试用血管扩张药物如罂粟碱 30～40mg，2 次/天，肌注；或酚妥拉明 10～20mg，如无效，可用速尿 800～1000mg 加入 5%葡萄糖 250ml 内静滴，有时可达到增加尿量的目的。在血容量不足情况下，该法慎用。

② 保持液体平衡，一般采用"量出为入"的原则，每日进水量为一天液体总排出量加 500ml；具体每日进水量计算式为：不可见失水量［(981±141) ml］－内生水［(303±30) ml］－细胞释放水［(124±75) ml］+可见的失水量（尿、呕吐物、创面分泌物、胃肠或胆道引流量等），体温每升高 1℃，成人酌加入水量 60～80ml/天。

③ 饮食与营养。每日热量应大于 6277J，其中蛋白质为 20～40g/天，以牛奶、蛋类、鱼或瘦肉为佳，葡萄糖不应小于 150g/天，据病情给予适量脂肪，防止酮症发生，重症可给全静脉营养疗法。

④ 注意钾平衡。重在防止钾过多，要严格限制食物及药品中钾的摄入，彻底清创，防止感染，如已出现高钾血症应及时处理。可用 10%葡萄糖酸钙 10ml，缓慢静注，以拮抗钾离子对心肌及其他组织的毒性作用，25%葡萄糖液 300ml 加普通胰岛素 15IU，静滴，以促进糖原合成，使钾离子转入细胞内；钠型离子交换树脂 20～30g 加入 25%山梨醇 100～200ml 做高位保留灌肠，1g 钠型树脂约可交换钾 0.85mmol；纠正酸中毒，促使细胞外钾向细胞内转移。重症高钾血症应及时做透析疗法。此外，对其他电解质紊乱亦应做相应处理。

⑤ 纠正酸中毒。根据血气、酸碱测定结果，可按一般公式计算补给碱性药物。

⑥ 积极控制感染。急性肾衰患者易并发肺部、尿路或其他感染，应选用针对性强、效力高而无肾脏毒性的抗生素，如羧苄青霉素、氨苄青霉素、红霉素、林可霉素等。

⑦ 血液净化疗法是救治急性肾衰的主要措施，可选用血液透析、腹膜透析、血液滤过或连续性动静脉血液滤过，疗效可靠。血液净化法指征如下。为急性肺水肿；高钾血症，血钾达 6.5mmol/L 以上；无尿或少尿达 4 天以上；二氧化碳结合力在 15mmol/L 以下，血尿素氮 28.56mmol/L（80mg/dl），或每日上升 10.7mmol/L（30mg/dl），无尿或少尿 2 天以上，而伴有下列情况之一者：持续呕吐，体液过多，出现奔马律或中心静脉压持续高于正常，烦躁或嗜睡，血肌酐>707.2μmol（8mg/dl）及心电图提示高钾图形者。

（3）多尿期的治疗　开始 1～2 天仍按少尿期的治疗原则处理。尿量明显增多后要特别注意水及电解质的监测，尤其是钾的平衡。尿量过多可适当补给葡萄糖、林格液，用量为尿量的 1/3～2/3，并给予足够的热量及维生素，适当增加蛋白质，以促进康复。

（4）恢复期的治疗　除继续病因治疗外，一般无需特殊治疗，注意营养，避免使用损害肾脏的药物。

五、慢性肾衰竭

慢性肾衰竭是指慢性肾脏病引起的肾小球滤过率下降及与此相关的代谢紊乱和临床症状组成的综合征，为各种慢性肾脏病持续进展的共同结局。它是以代谢产物潴留，水、电解质及酸碱失衡和全身各系统症状为表现的一种临床综合征。在发达国家，糖尿病肾病、高血压肾小动脉硬化已成为 CRF 的主要病因，在发展中国家，这两种疾病在 CRF 各种病因中位居原发性肾小球肾炎之后，但近年也有明显增高趋势。

（一）病因与发病机制

1. 病因

慢性肾衰竭的病因主要有糖尿病肾病、高血压肾小动脉硬化、原发性与继发性肾小球肾炎、肾小管间质疾病（慢性间质性肾炎、慢性肾盂肾炎、尿酸性肾炎、梗阻性肾病等）、遗传性肾病、肾小管疾病等。

2. 发病机制

（1）慢性肾衰竭进展的机制　尚未完全阐明，目前认为进展的机制与以下因素有关。

① 肾单位高滤过　慢性肾衰竭时残余肾单位肾小管出现高灌注和高过滤状态是导致肾小球硬化和残余肾单位进一步丧失的重要原因。高灌注和高滤过刺激肾小球系膜细胞增殖和基质增加，损伤内皮细胞和增加血小板聚集，导致微动脉瘤的形成，引起炎性细胞浸润、系膜细胞凋亡增加等，因而肾小球硬化不断发展，肾单位进行性丧失。

② 肾单位高代谢　慢性肾衰竭时残余肾单位肾小管高代谢状况，是肾小管萎缩、间质纤维化和肾单位进行性损害的重要原因。高代谢引起肾小管氧消耗增加和氧自由基增多，小管内 Fe^{2+} 的生成和代谢性酸中毒引起旁路补体路径激活和膜攻击复合物（C5b-9）的形成，均可造成肾小管-间质损伤。

③ 肾组织上皮细胞表型转化的作用　在某些生长因子（TGF-β_1）或炎症因子的诱导下，肾小管上皮细胞、肾小球上皮细胞、肾间质成纤维细胞等均可转化为肌成纤维细胞，在肾间质纤维化、局灶节段性或球性肾小球硬化过程中起到重要作用。

④ 细胞因子和生长因子的作用　慢性肾衰竭组织内一些细胞因子和生长因子参与了肾小球和肾小管间质的损伤过程，并对细胞外基质的产生起到重要的促进作用。

（2）尿毒症的发病机制　主要因肾脏排泄和代谢功能下降，导致水、电解质和酸碱平衡失调，如水、钠潴留，高血压，代谢性酸中毒等；尿毒症毒素的毒性作用；肾脏的内分泌功能障碍；持续炎症状态、营养素（如必需氨基酸、水溶性维生素、微量元素等）的缺乏也可引起或加重尿毒症的症状。

（二）临床表现

1. 水、电解质代谢紊乱

慢性肾衰竭时常出现各种电解质代谢紊乱和酸碱平衡失调，其中以代谢性酸中毒和水、钠平衡紊乱最为常见。如出现脱水与水肿，低钠或高钠血症，低钾或高钾血症，低血钙、高血磷，代谢性酸中毒。

2. 蛋白质、糖类、脂类和维生素代谢紊乱

蛋白质代谢紊乱主要表现为蛋白质代谢产物蓄积（氮质血症），也可有白蛋白、必需氨基酸水平下降；糖代谢异常主要表现为糖耐量降低或低血糖两种情况，前者多见；高脂血症表现为轻度到中度高甘油三酯血症，少数患者表现为高胆固醇血症。维生素代谢紊乱主要表现为血清中维生素 A 水平增高、维生素 B_6 及叶酸缺乏，常与饮食摄入不足、某些酶活性下降有关。

3. 心血管系统

心血管病变是慢性肾脏病患者的常见并发症和最主要死因。

4. 呼吸系统症状

体液过多或酸中毒时均可出现气短、气促，严重酸中毒可致呼吸深长。体液过多、心功能不全可引起肺水肿或胸腔积液等。

5. 胃肠道症状

主要表现为食欲不振、恶心、呕吐、口腔有尿味等。

6. 血液系统

贫血是尿毒症必有的症状，为正常形态正色素性贫血。贫血程度与肾功能受损程度一致。

7. 神经系统

早期表现为头晕、头痛、乏力、注意力不集中、记忆力减退、睡眠障碍等，还可出现周围神经系统损害，如肢体麻木、皮肤有烧灼感，部分病人下肢疼痛难忍，被迫不停地活动下肢以求减轻症状。

（三）治疗

① 纠正水、电解质平衡紊乱。
② 纠正酸中毒。
③ 促进蛋白质合成。
④ 对症治疗。
⑤ 血液净化法。
⑥ 肾移植。

第五节

泌尿系统用药

一、利尿药

利尿药是作用于肾脏，影响尿生成过程，促进电解质和水的排出，增加尿量、消除水肿的药物。临床主要用于治疗各种原因引起的水肿，也用于某些非水肿疾病，如高血压、肾结石、高血钙症的治疗。常用的利尿药依据其作用强度分为以下三类：高效利尿药、中效利尿药和弱效利尿药。常用利尿药见表9-6。

表9-6 利尿药的分类

分　类		作用部位	作用机制	作用特点	代表药物
高效利尿药（髓袢利尿药）		髓袢升支初段	抑制 Na^+-$1K^+$-$2Cl^-$ 共同转运，抑制NaCl重吸收	作用迅速，强大	呋塞米、依他尼酸、布美他尼
中效利尿药		远曲小管近端	抑制 Na^+-Cl^- 同向转运，抑制 Na^+ 和水的再吸收，肾脏的稀释功能降低	因与髓质间隙高渗的形成无关，不影响肾脏的浓缩功能，利尿强度中等	噻嗪类（氢氯噻嗪、苄氟噻嗪、氯噻嗪等）
弱效利尿药	碳酸酐酶抑制药	近曲小管	抑制碳酸酐酶活性，使 H^+ 分泌减少，抑制 H^+-Na^+ 交换，Na^+ 重吸收减少，尿量减少	利尿作用弱，单用效果差，一般不做首选，主要和其他利尿药合用，提高疗效，减少不良反应	乙酰唑胺
	保钾利尿药	远曲小管、集合管	阻滞 Na^+ 通道，减少 Na^+ 重吸收，留滞 K^+		螺内酯、氨苯蝶啶、阿米洛利

（一）高效利尿药

主要作用于髓袢升支粗段髓质部和皮质部，如呋塞米、布美他尼、依他尼酸等，该类药物化学结构各不相同，但药理作用相似，都作用于髓袢升支粗段，又称为髓袢利尿药，利尿作用迅速、强大。

呋塞米　Furosemide

【药理作用与机制】作用于髓袢升支粗段，能特异性地与 Cl^- 竞争 $Na^+-K^+-2Cl^-$ 共同转运系统的 Cl^- 结合部位，抑制 NaCl 再吸收而发挥强大的利尿作用。为强效利尿药，可减弱尿的浓缩过程而使尿量增多，利尿作用强大、迅速，维持时间短暂。

【临床应用】主要用于其他利尿药无效的顽固性水肿和严重水肿；急性肺水肿、脑水肿；急慢性肾功能衰竭；药物中毒时可用于加速毒物的排泄。

【不良反应及禁忌证】主要是易引起电解质紊乱，常见低钾血症、低血钠和低氯性碱中毒，出现乏力、头昏、恶心、腹泻和低血压等，应防止过度利尿并常规补钾。呋塞米还可引起高尿酸血症、胃肠道紊乱、过敏反应及血糖升高等。此外，大剂量快速注射可引起暂时性耳聋，特别是肾衰病人，可能与药物改变内耳淋巴系统电解质组成有关，偶见肝损害、粒细胞减少，肝炎病人易产生肝性昏迷。

孕妇、低钾血症、超量服用洋地黄、肝性昏迷患者及对磺胺类过敏者禁用；严重肝肾功能不全、系统性红斑狼疮、胰腺炎、糖尿病、痛风患者及小儿慎用。

布美他尼（尿胺，丁苯氧酸；Bumetanide）为一新型利尿药，系呋塞米的衍生物，故其作用机理与呋塞米相似，但利尿作用更强，所需剂量仅为后者的1/50。临床上应用剂量仅为呋塞米的2%（用量仅为 1～2mg/天），且对碳酸酐酶的抑制作用较弱，故其产生的钾丢失较轻。此外，本品还有直接扩张肾血管的作用。临床上主要作为呋塞米的代用品，用于治疗各种顽固性水肿及急性肺水肿，对急、慢性肾功能衰竭患者尤为适宜。这是因为本品除具有呋塞米促进肾血流量和肾小球滤过率作用外，还由于本品在尿液中所需的摩尔浓度较呋塞米低得多，故肾衰时，本品的利尿作用的减弱程度远低于呋塞米；也可试用于大剂量呋塞米无效的某些肾病患者。不良反应同呋塞米，但低钾血症的发生率较噻嗪类利尿药、呋塞米为低。长期或大量应用本品者应定期检查电解质。

（二）中效利尿药

主要作用于远曲小管近端，如噻嗪类和氯噻酮等，噻嗪类是临床广泛应用的一类口服利尿药和降压药。这类药物的作用相似，效能相同。其主要区别是开始作用时间、峰值时间和持续时间不同，其中以氢氯噻嗪最为常用。氯噻酮虽不属于噻嗪类，但其药理作用及机制、利尿效能等均与噻嗪类相似。

氢氯噻嗪　Hydrochlorothiazide

【药理作用与机制】髓袢升支粗段皮质部（远曲小管开始部位）抑制 NaCl 的再吸收。本品具有中等强度的利尿、降压及抗利尿作用。

【临床应用】用于各种原因引起的水肿，是轻、中度心脏性水肿的首选利尿药；是治疗高血压病的基础药物之一，可单独应用于轻度高血压，与其他降压药合用能增强降压作用；可用于减少尿崩症病人的尿量，也可用于防止肾钙结石的形成。

【不良反应及禁忌证】本品利尿作用快而持久，一般用量不至于引起不良反应，但长期或反复应用可引起低钾血症、高尿酸血症、高血糖症以及胃肠道反应，应适当补充钾盐，以防血钾过低。服用初期应经常检查血中电解质含量，如有电解质失衡症状（口干、衰弱、嗜睡、肌痛等）应及时停药或减量。停药应逐渐减量，否则可能引起钠、氯及水潴留。

对磺胺药过敏、重症肝硬化及严重肾功能不全者禁用；低血钾、痛风、肾功能减退患者、肝功能不全者、高钙血症、系统性红斑狼疮、胰腺炎及糖尿病患者慎用。

苄氟噻嗪（Bendrofluazide）为口服高效噻嗪类利尿药。其作用与氢氯噻嗪相似，唯排泄较慢，持续时间较长。临床用于充血性心力衰竭、肾脏病、肝硬化、经前综合征及肾上腺皮质激素类药物治疗时所引起的水肿。可单用或与其他降压药配合用于高血压。不良反应与氢氯噻嗪相似，长期使用或易感病人可失钾，导致低钾血症。肝性昏迷或有肝性昏迷趋势的病人禁用。

氯噻酮（海固通；Chlortalidone）作用与氢氯噻嗪相似，具有利尿及降压作用，但吸收较慢且吸收不完全，作用维持时间较长。用于各型水肿、高血压和经前综合征。不良反应可有恶心、头痛、心悸、眩晕和电解质紊乱，减量可消失；偶可引起高尿酸血症，加重急性痛风发作、高血糖、高尿糖、胰腺炎、粒细胞减少、血小板减少等。长期使用应适当补充钾盐。严重肝功能不全或严重肾功能不全的患者禁用。冠状动脉或脑动脉严重硬化的患者，对本品过敏者，孕妇及哺乳期妇女慎用。

吲达帕胺（Indapamide）与氢氯噻嗪作用相似，但比后者利尿作用强 10 倍。主要特点是，在肾功能损害时大部分从胆汁排出体外，故无积蓄作用，可用于慢性肾衰竭。若同时有肝功能损害，则禁用。不良反应较噻嗪类轻。

（三）弱效利尿药

主要作用于远曲小管和集合管，如螺内酯、氨苯蝶啶等，乙酰唑胺则作用于近曲小管。本类利尿药作用弱，单用效果差，一般不作首选药，主要与其他利尿药合用，提高利尿效果，减少不良反应。常用的弱效利尿药见表 9-7。

表 9-7　常用弱效利尿药

药　物	作　用　特　点	临　床　应　用	不　良　反　应
螺内酯 （Spironolactone）	作用弱，起效慢，维持时间久，是排钠能力最低的利尿药。利尿作用仅在体内醛固酮增多时才能发挥，醛固酮浓度过高时对抗其作用，对切除肾上腺的动物无效	伴有醛固酮水平增高的顽固性水肿（肝硬化腹水、肾病综合征等），单用效果差，常和噻嗪类排钾利尿药合用，提高疗效并避免或减少血钾紊乱	高血钾、性激素样作用、头痛、嗜睡等
氨苯蝶啶 （Triamterene）	保钾利尿，利尿作用弱，作用和醛固酮无关，促进尿酸排泄	与中效或强效利尿药合用治疗顽固性水肿或腹水。促进尿酸排泄，尤适用于痛风病人的利尿	较少，大量久用可致高血钾，偶尔见头晕、嗜睡、皮疹及轻度胃肠道反应
阿米洛利 （Amiloride）	为留钾利尿药中作用最强者，无降压作用	能增强氢氯噻嗪和利尿酸等利尿药的作用并减少钾的丢失。一般不单独应用	较少，大量久用可致高血钾，偶尔见头晕、嗜睡、皮疹及轻度胃肠道反应
乙酰唑胺 （Acetazolamide）	作用弱，易产生耐受性，是碳酸酐酶抑制药	用于心脏性水肿，但对肾脏性及肝性水肿无效。亦用于治疗脑水肿和消化性溃疡病和青光眼	困倦、面部和四肢麻木感等

二、脱水药

脱水药又称为渗透性利尿药，是指在体内不被代谢或代谢缓慢，静脉给药后能迅速提高血浆渗透压力，引起组织脱水的药物。主要用于消除脑水肿，降低颅内压及急性少尿症，还可以预防急性肾功能衰竭。本类药物具有如下共同特点：①静脉注射后不易通过毛细血管进入组织；②容易经肾小球滤过，但不容易被肾小管重吸收；③在体内不被代谢。常用的脱水药见表9-8。

表9-8 常用脱水药

药　物	作　用　特　点	临　床　应　用	不　良　反　应
甘露醇（Mannitol）	有利尿和脱水作用，还能增加肾血流量	脑水肿和青光眼，是目前降低颅内压安全有效的首选药；预防急性肾功能衰竭	注射过快可致一过性头痛及视力模糊
山梨醇（Sorbitol）	是甘露醇的同分异构体，作用弱，价廉，溶解度大，临床上常作为甘露醇的代用品被广泛应用	脑水肿和青光眼，是目前降低颅内压安全有效的首选药；预防急性肾功能衰竭	注射过快可致一过性头痛及视力模糊
葡萄糖（Glucose）	易被代谢，作用较弱而不持久	脑水肿和肺水肿，一般与甘露醇交替使用	有反跳现象
尿素（Urea）	脱水作用快而强，维持时间短	脑水肿、脑疝、青光眼	用药继发颅内压反跳性回升

本章知识图谱

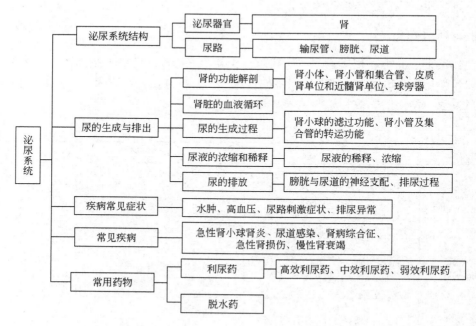

（汪　宁　彭代银　宣自华）

第十章
血液系统

视频、课件

微信扫码

学习目标　通过学习血液系统的组成和生理功能等相关知识，对贫血、白血病、白细胞减少症、血栓性疾病、弥散性血管内凝血等血液系统常见疾病有一定认识，能够合理地选择使用抗贫血药（铁剂、叶酸类、维生素 B_{12}）、抗凝血药（肝素、华法林）、纤维蛋白溶解药、抗血小板药、止血药等，并对药物的药理作用特点及不良反应有所了解。

　　造血系统是由血液和造血器官构成。血液是由血细胞和血浆组成、流动于心血管系统的液体组织。在心脏节律性舒缩作用下，血液在心血管系统内周而复始地单向循环流动，是沟通外环境与机体、各部位组织液之间相互联系的场所。造血器官包括骨髓、胸腺、淋巴结、脾等。

　　血液的主要机能是运输、调节、保护和防御等，其各项机能只有在心血管系统正常活动的情况下才能实现。

　　血液在机体新陈代谢中起着十分重要的作用，任何器官血流量不足，都可能造成严重的代谢紊乱和组织损伤。

第一节
血液系统的组成和生理

一、血液成分、理化特性及血型

（一）血液成分

　　血液由血细胞和血浆两部分组成。血细胞包括红细胞、白细胞和血小板。按容积计算，血浆占 55%，血细胞（主要是红细胞）约占 45%。血液内的各种成分见图 10-1。

（二）血液的理化特性

　　（1）颜色与相对密度　正常血液为红色黏稠液体，其相对密度在 1.050～1.060 之间。

　　（2）黏滞性　液体在流动时，由于其内部颗粒之间的摩擦力，表现出黏滞性。血液的相对黏滞性为 4～5，血浆为 1.6～2.4。

　　（3）血浆的 pH 值　正常血浆的 pH 值为 7.35～7.45，是机体代谢和各种酶活动所要求的适宜条件之一，主要缓冲对是 $NaHCO_3/ H_2CO_3$。

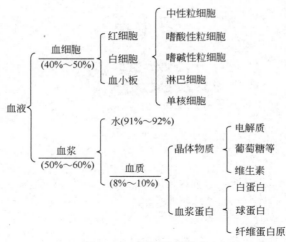

图 10-1　血液组成成分

（4）血浆渗透压　包括晶体渗透压和胶体渗透压两部分。晶体渗透压由血浆中无机盐（主要是氯化钠，其次是碳酸氢钠）及非电解质物质形成，这些晶体物质可以维持细胞内外水平衡。胶体渗透压由血浆蛋白质（主要是白蛋白，其次是球蛋白）等胶体物质所形成，这些胶体物质可以维持血管内外水平衡。

（三）血型

血细胞膜表面特异抗原的类型，称为血型。

1. ABO 血型系统

（1）ABO 血型系统的抗原和抗体　ABO 血型是根据红细胞膜上所含的凝集原而划分的。有 A 和 B 两种凝集原抗原。ABO 血型的抗原特异性是在 H 抗原的基础上形成的，所以又称ABH 血型。

根据其组合，可以有四种类型：含有 A 抗原的称为 A 型；含有 B 抗原的称为 B 型；含有 A 和 B 抗原的称为 AB 型；既无 A 抗原，也无 B 抗原的称为 O 型。人血清中含有两类凝集素：抗 A（α 抗体）和抗 B（β 抗体）。它们属于天然抗体，婴儿出生一年后逐渐出现在血浆中，多属 IgM，分子大，不通过胎盘。在同一个体血清中，不含有与其本身红细胞抗原相对抗的抗体。A 型血中只含有抗 B；B 型血中只含有抗 A；AB 型血中无抗 A 和抗 B；O 型血中既有抗 A 又有抗 B。

（2）测定 ABO 血型的方法　在玻片上分别滴一滴抗 B、一滴抗 A 和一滴抗 A-抗 B 血清，在每一滴血清上再加一滴红细胞悬浮液，轻轻摇动，使红细胞和血清混匀，观察有无凝集现象（表 10-1）。

表 10-1　ABO 血型系统的凝集原、凝集素与凝集试验

血　型	红细胞的凝集原（抗原）	血清中的凝集素（抗体）	凝　集　反　应		血　型	红细胞的凝集原（抗原）	血清中的凝集素（抗体）	凝　集　反　应	
			与 A 型血清	与 B 型血清				与 A 型血清	与 B 型血清
A 型	A	B	-	+	AB 型	A，B	无	+	+
B 型	B	A	+	-	O 型	无	抗 A，抗 B	-	-

注：+表示发生凝集，-表示不发生凝集。

2. Rh 血型系统

（1）Rh 血型系统的抗原和抗体　将恒河猴的红细胞注入家兔体内引起免疫反应，使其产生对恒河猴红细胞的抗体（凝集素）。然后再用这种抗体的血清与人的红细胞混合，发现大部分人的红细胞被这种血清凝集，表明这些人的红细胞具有与恒河猴红细胞相同的抗原，称 Rh 抗原。Rh 血型系统有 C、c、D、E、e 五种抗原，其中 D 抗原的抗原性最强，故通常将含有 D 抗原的红细胞称为 Rh 阳性，不含有 D 抗原的称为 Rh 阴性。我国汉族和大部分少数民族 Rh 阳性率达 99%。

（2）Rh 血型的特点及其临床意义　无论 Rh 阳性还是 Rh 阴性，其血浆中均不存在天然的（先天的）抗 Rh 抗体。

Rh 血型不合引起输血凝血，这是由于 Rh 阴性的人，如果接受 Rh 阳性的血液后，体内产生 Rh 抗体，当他再次接受 Rh 阳性的血液时，输入血液中的红细胞即出现凝集反应而出现溶血。另外 Rh 阴性的母亲，若怀的胎儿（第一胎）为 Rh 阳性血型，在分娩时，胎盘与子宫剥离，胎儿的 Rh 阳性的血进入母体，刺激母体产生 Rh 抗体。当她再次妊娠时，Rh 抗体可通过胎盘进入胎儿，如胎儿仍是 Rh 阳性血型，则发生红细胞凝集反应，造成死胎。

3. 输血的原则

必须保证供血者与受血者的 ABO 血型相合；即使在 ABO 系统血型相同的人之间进行输血，在输血前也必须进行交叉配血试验。

交叉配血。试验主侧：把供血者的血细胞与受血者的血清做配合试验；试验次侧：把受血者的血细胞与供血者的血清做配合试验。

交叉配血试验结果：如果交叉配血试验的两侧都没有凝集反应，为配血相合，可以进行输血；如果主侧有凝集反应，则为配血不合，不能输血；如果主侧不引起凝集反应，而次侧有凝集反应，只能在应急情况下输血，输血时不宜太快太多，并密切观察，如发生输血反应，应立即停止输注。

ABO 血型鉴定的临床意义主要用于：①临床输血。当循环血量不足或大失血或贫血需进行输血治疗时，在输血前必须先选择血型相同的供血者，再进行交叉配血，完全相同后才能输血。②在进行皮肤、肾等器官移植时选择 ABO 血型相符的供体。③不孕症和新生儿溶血病病因的分析。④亲子鉴定等。

二、血液的功能

血液具有运输、调节温度、防御、调节渗透压和酸碱平衡等功能。红细胞主要功能是运进 O_2 运出 CO_2，红细胞运输气体的功能主要由血红蛋白完成，血液中的 O_2 约有 98.5% 是以氧合血红蛋白（HbO_2）的形式来运输的；白细胞的主要功能是杀灭细菌、抵御炎症、参与体内免疫发生过程；血小板主要在体内发挥止血功能；血浆功能主要为营养、运输脂类、缓冲、形成渗透压、参与免疫、参与凝血和抗凝血。

三、血细胞的生成

骨髓是唯一生成血细胞（包括红细胞、白细胞及血小板等）的器官。婴儿和儿童期的最初数年内，全身的骨髓腔内均充满了红骨髓，担负造血的任务。随着年龄的增长，骨髓腔内的红骨髓含量逐渐减少，造血功能和红细胞生成率逐渐下降，骨髓内逐渐充满脂肪（称为黄骨髓）。约 20 岁以后，长骨（如股骨和胫骨）的生成率逐渐下降到极低水平，以后只有向心的脊椎骨、胸骨、肋骨、盆骨及颅骨等才有产生红细胞的能力。

四、血细胞的数量、形态

（一）红细胞

红细胞（erythrocyte，red blood cell，RBC）的数量：成年人每立方毫米血液中红细胞的数量，正常男性为 $(4.5\sim5.5)\times10^{12}/L$，女性为 $(3.8\sim4.6)\times10^{12}/L$，新生儿为 $6.0\times10^{12}/L$。红细胞内的主要成分是血红蛋白（hemoglobin），其正常值成年男性为 $120\sim160g/L$，女性为 $110\sim150g/L$，新生儿可达 $200g/L$ 以上，出生后 6 个月降至最低，一周岁后开始逐渐升高，至青春期达到成年人范围。

正常红细胞的形态呈双面微凹之圆盘状，直径约 $7\sim8\mu m$，中央较薄，边缘较厚，无核。具有弹性和可塑性，在通过直径比它还小的毛细血管时，可以改变形状，通过后仍恢复原形。红细胞内充满着丰富的血红蛋白，血红蛋白约占细胞重量的 32%，水占 64%，其余 4% 为脂肪、糖类和各种电解质。

红细胞的生成除要求骨髓造血功能正常之外，还要有足够的造血原料。制造红细胞的主要原料为蛋白质和二价铁，也要有适量的维生素 B_{12}、叶酸等辅助物质，促进红细胞发育成熟。此外，红细胞生成还需要维生素 B_6、维生素 B_2、维生素 C、维生素 E 以及微量元素铜、锰、钴、锌等。骨髓正常的造血机能受体液中促红细胞生成素和雄性激素的调节，这种体液调节对维持红细胞正常值相对稳定具有重要意义。人体缺氧时，就会刺激肾脏产生促红细胞生成素，促红细胞生成素增多，作用于骨髓，使骨髓造血活跃，红细胞增多，以适应机体的需要。研究发现，促红细胞生成素主要作用于骨髓中红系定向祖细胞膜受体，促使其加速增殖分化为原红母细胞，其次也能加速幼红细胞的分裂增殖与血红蛋白的合成。雄性激素能作用于肾和肾外组织，使其促红细胞生成素增多，间接作用于骨髓。同时，它也能直接刺激骨髓造血机能。因此，临床上可采用合成的雄激素来治疗某些贫血。一般成年男子的红细胞数与血红蛋白量均比女子高，这与雄激素水平有关。红细胞的平均寿命为 120 天，因衰老而破坏，也可因其他物理的、化学的或病理原因而被破坏。

（二）白细胞

白细胞（white blood cell）有多种，都有细胞核，比红细胞大，但数量少，为 $(4\sim10)\times10^9/L$。人体处在正常情况时，外周血液内各种白细胞的数量有一定的比例。人体发生炎症或其他疾病时，血液内白细胞的总数或白细胞分类百分比就会发生变化，所以白细胞的分类计数，常被用作诊断疾病的检查方法之一。

现将正常人白细胞的分类计数和各种白细胞的主要功能列于表 10-2 中。

表 10-2　白细胞的分类及功能

名　称	百 分 比	主 要 功 能	名　称	百 分 比	主 要 功 能
中性粒细胞	50%～70%	吞噬与消化中性粒细胞	淋巴细胞	20%～40%	T 细胞→细胞免疫
嗜酸性粒细胞	2%～4%	参与过敏反应			B 细胞→体液免疫
嗜碱性粒细胞	0.5%～1%	参与变态反应	单核细胞	4%～8%	吞噬、免疫

（三）血小板

血小板（platelet, thrombocyte）的数量：正常成年人血液中的含量为（100～300）×10^9/L，<50×10^9/L 为血小板过少，有出血倾向；血小板过多则血栓形成，多见于真性血小板增多症及继发性增多等。

正常血小板的形态呈两面微凹的圆盘状，比红细胞和白细胞都小得多，无核。平均直径 2～4μm，平均面积 8μm²，受刺激时伸出伪足。平均寿命 7～14 天，在脾、肝、肺组织中被吞噬破坏。

五、血液凝固与纤维蛋白溶解

（一）血液凝固

血液由溶胶状态变为凝胶状态的血凝块，这一现象叫做血液凝固。血液凝固是一个复杂的蛋白质水解活化的连锁反应，最终使可溶性的纤维蛋白原变成稳定、难溶的纤维蛋白，网罗血细胞而成血凝块。参与的凝血因子包括以罗马数字编号的 12 个凝血因子和前激肽释放酶、激肽释放酶、高分子激肽原（HMWK）、血小板磷脂（PL 或 PF3）等。

血液流出人体血管就会发生凝固。血液凝固的化学本质是溶胶状态的纤维蛋白原转变为凝胶状态的纤维蛋白，催化此反应的主要是凝血酶。而正常血液中以无活性的凝血酶原形式存在，在一定条件下被激活而成为凝血酶。凝血酶原激活物是由活化的凝血因子与磷脂胶粒和钙形成的复合物。因此，凝血因子的活化是导致血液凝固的触发机制。根据触发凝血过程的方式不同，又有内源性与外源性凝血之分。内源性凝血是指因心血管内膜受损或血液抽出体外接触异物而触发的，仅有血管内凝血因子参与的凝血过程；而外源性凝血则是指有受损组织释放的组织凝血活素所参与的凝血过程。血液凝固过程可分为三个主要步骤，如下：

第一步：凝血酶原激活物的形成；

第二步：凝血酶原 $\xrightarrow{Ca^{2+}}$ 凝血酶；

第三步：纤维蛋白原 $\xrightarrow{Ca^{2+}}$ 纤维蛋白。

（二）纤维蛋白溶解

血液凝固过程中形成的纤维蛋白，被分解液化的过程，称为纤维蛋白溶解（简称纤溶）。血浆中抑制纤维蛋白溶解的物质统称为纤溶抑制物，它们存在于血浆、组织及各种体液中。纤维蛋白溶解的基本过程可分为两个阶段：纤溶酶原的激活与纤维蛋白的降解，见图 10-2 所示。

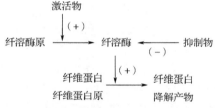

图 10-2　纤溶酶原的激活与纤维蛋白的降解

+表示促进；-表示抑制

血管内循环着的血液一般不会发生凝固，主要原因是：①正常的心脏和血管的内膜光滑，不易发生血小板的聚集；②血液中有抗凝物质，如肝素是体内产生的一种较重要的抗凝物质，它可以抑制凝血酶原转变为凝血酶，从而抑制纤维蛋白原形成纤维蛋白；③血浆中还含有一些物质，可以随时将血管内已形成的纤维蛋白溶解。

第二节

血液系统常见疾病

血液系统疾病是指原发（如白血病）或主要累及（如缺铁性贫血）血液和造血器官的疾病。

一、贫血

贫血是指人体外周血中单位容积内血红蛋白浓度（Hb）、红细胞计数（RbC）和（或）血细胞比容（HCT）低于正常范围下限的一种常见的临床症状。其中以血红蛋白减少最为重要，成年男性低于120g/L（12.0g/dl），成年女性低于110g/L（11.0/dl），一般可认为是贫血。贫血不是一种独立疾病，各系统疾病均可引起贫血，一旦发现贫血，必须查明其发生原因。

根据国内调查资料，正常成人血液内红细胞、血红蛋白及红细胞比容的正常范围见表10-3。

表 10-3　红细胞、血红蛋白及红细胞比容正常范围

性　别	红细胞/（$\times 10^{12}$/L）	血红蛋白/（g/L）	红细胞比容
男	4.0～5.5（400万～500万/mm³）	120～160（12～16g/dl）	0.4～0.5（40%～50%容积）
女	3.5～5.0（350万～500万/mm³）	110～150（11～15g/dl）	0.37～0.45（37%～45%容积）

上述正常范围存在着地区与个体间差别，例如高原居民正常值较高；急性失血的早期，红细胞与血浆同时成比例减少，因此血红蛋白值相对正常，出血停止数小时后，血浆容量增加，血液被稀释，血红蛋白才下降；肺气肿患者红细胞增多，总血容量增加，主要是由于血浆容量增加，血红蛋白浓度相对减低，红细胞的绝对量并未改变。因此在临床上确定有无贫血，除了上述数字外，还应结合患者的具体情况综合考虑。

贫血的一般症状、体征如下。

（1）软弱无力　疲乏、困倦，是因肌肉缺氧所致，为最常见和最早出现的症状。

（2）皮肤、黏膜苍白　一般认为睑结膜、手掌大小鱼际及甲床的颜色比较可靠，但要注意环境温度、皮肤色素及水肿等因素的影响。

（3）心血管系统　心悸为最突出的症状之一，有心动过速，在心尖或肺动脉瓣区可听到柔和的收缩期杂音，称为贫血性杂音，严重贫血可听到舒张期杂音；严重贫血或原有冠心病，可引起心绞痛、心脏扩大、心力衰竭。

（4）呼吸系统　气急或呼吸困难，大都是由于呼吸中枢低氧或高碳酸血症所致。

（5）中枢神经系统　头晕、头痛、耳鸣、眼花、注意力不集中、嗜睡等均为常见症状。晕厥甚至神志模糊可出现于贫血严重或发生急骤者，特别是老年患者。

（6）消化系统　食欲减退、腹部胀气、恶心、便秘。

（7）生殖系统　妇女患者中常有月经失调，如闭经或月经过多。在男女两性中性欲减退均多见。

（8）泌尿系统　贫血严重者可有轻度蛋白尿及尿浓缩功能减低。

（9）其他　贫血严重时由于体表循环不良而致皮肤散热能力减退，可有低热。

（一）缺铁性贫血

缺铁性贫血是指当机体对铁的需求与供给失衡，体内可用来制造血红蛋白的储存铁已被用尽，不能满足红细胞生成需要所致的贫血。特点是骨髓、肝、脾及其他组织中缺乏可染色铁，血清铁蛋白浓度降低，血清铁浓度和血清转铁蛋白饱和度亦均降低。表现为小细胞低色素性贫血。

1. 病因与发病机制

（1）铁的需要量增加而摄入不足　在生长快速的婴幼儿、儿童及月经过多、妊娠期或哺乳期的妇女，铁的需要量增多，若不补充高铁饮食则易致缺铁性贫血。无论人乳、牛乳或羊乳，铁的含量均很低（0.1%）；谷类食物如米、面、乳儿糕等含铁量也很低，且所含磷酸及肌醇六磷酸能与铁形成复合物，使铁不易被吸收。故8个月以上的婴儿如果仍以乳类或谷类食物为主要营养，常发生缺铁性贫血。青春期的女性因月经来潮，易出现潜在缺铁。月经过多、多次妊娠和哺乳易促使妇女出现缺铁性贫血。

（2）铁的吸收不良　因铁的吸收障碍而发生缺铁性贫血者比较少见；但胃次全切除术后，胃酸分泌不足，由于食物迅速进入空肠，故食物中的铁没有经十二指肠（主要吸收部位）吸收，可发生缺铁性贫血；各种不同原因引起的长期严重腹泻和真性胃酸缺乏均因铁吸收不良而引起缺铁性贫血。

（3）铁的丢失太多　失血，尤其是慢性失血，是缺铁性贫血最多见、最重要的原因。消化道出血如溃疡病、癌、钩虫病、食管静脉曲张出血、痔出血、服用水杨酸盐后发生胃窦炎以及其他可引起慢性出血的疾病，妇女月经过多和溶血性贫血伴含铁血黄素尿或血红蛋白尿等均可引起缺铁性贫血。

2. 临床表现

本病临床表现有：①原发病的临床表现；②贫血本身引起的症状；③由于含铁酶活力降低致使组织与器官内呼吸障碍而引起的症状，即组织缺铁的表现。对前两者不再赘述。

组织缺铁的表现为精神行为异常，如烦躁、易怒、注意力不集中、异食癖；体力、耐力下降；易感染；儿童生长发育迟缓、智力低下；口腔炎、舌炎、口角皲裂、吞咽困难；毛发干枯、脱落；皮肤干燥、皱缩；指（趾）甲缺乏光泽、脆薄异裂，重者指（趾）甲变平，甚至凹下呈勺状（匙状甲）。

3. 药物治疗

治疗缺铁性贫血的原则是：病因治疗，尽可能除去引起缺铁和贫血的原因；补充足够量的铁以供机体合成血红蛋白，补充体内铁的储存量至正常水平。

（1）补充铁剂　最常用的制剂为硫酸亚铁、富马酸亚铁（富血酸）、右旋糖酐铁及山梨醇枸橼酸铁等。

（2）辅助治疗　加强营养，增加含铁丰富的食品。血红蛋白低于50g/L（5g/dl）时可输血或红细胞悬液；若有心功能不全时，宜多次少量输血，且速度要慢，以防引起不良后果。有报道维生素 B_6 能提高骨髓对铁的利用。

（二）巨幼红细胞性贫血

巨幼红细胞性贫血是由于叶酸或维生素B_{12}缺乏或其他原因引起细胞核DNA合成障碍所致的一类贫血，此类贫血的共同特点是外周血呈大细胞性贫血，骨髓中出现巨幼红细胞。

1. 病因与发病机制

叶酸缺乏的原因有：①摄入不足，营养不良、偏食、食物烹煮过度是叶酸缺乏的主要原因；②吸收不良，腹泻、小肠炎症、肿瘤和手术及某些药物（抗癫痫药物、乙醇等）影响叶酸的吸收；③需求增加，妊娠（叶酸需要量增加5～10倍）、哺乳、婴幼儿、青少年或慢性溶血性贫血、恶性肿瘤、骨髓增生性疾病等使叶酸的需求量增加；④利用障碍，应用影响叶酸代谢或吸收的药物如甲氨蝶呤、乙胺嘧啶、苯妥英钠、异烟肼、环丝氨酸等；⑤叶酸排出增加，血液透析、酗酒可增加叶酸的排出。

维生素B_{12}的缺乏几乎都与胃肠道功能紊乱有关，因食物中缺乏维生素B_{12}而发生者罕见，在长期素食者中偶尔发生。肠道功能紊乱引起维生素B_{12}缺乏的机理可分为：①缺乏内因子，如恶性贫血、胃切除术后（全胃切除5～6年后发生巨幼红细胞性贫血；胃次全切除后有1%发生典型巨幼红细胞性贫血，5%发生中间型巨幼红细胞性贫血）；②肠吸收不足，如广泛回肠切除术后、节段性小肠炎、乳糜泻、热带口炎性腹泻等；③寄生虫或细菌争用维生素B_{12}，如绦虫病、外科术后的盲襻综合征等。

四氢叶酸和维生素B_{12}都是DNA合成过程中的重要辅酶，DNA合成障碍，则红细胞不成熟导致巨幼红细胞性贫血。在DNA合成途径中脱氧尿嘧啶转变成胸腺嘧啶，这一环节中所需的"一碳基团"由亚甲基四氢叶酸携带提供。任何原因引起的叶酸缺乏都能影响上述生化过程，结果影响DNA的合成，从甲基四氢叶酸转变成四氢叶酸时，维生素B_{12}在这一生化过程中起催化作用，使甲基四氢叶酸去甲基，不断转化为四氢叶酸，从而促进DNA的合成。因此，维生素B_{12}缺乏时，从甲基四氢叶酸转变成四氢叶酸及亚甲基四氢叶酸的量减少，所以维生素B_{12}缺乏所造成的结果与叶酸缺乏的结果相同。如果DNA合成受阻，也累及迅速分裂的胃肠道上皮，影响口腔和胃肠道功能，产生消化道症状。此外，维生素B_{12}能促进甲基丙二酰辅酶A转变成琥珀酰辅酶A，如果维生素B_{12}缺乏，则此反应不能进行，导致神经髓鞘合成障碍，并有单链脂肪酸结合进脂膜，影响神经鞘膜的功能，这是维生素B_{12}缺乏时发生神经系统症状的原因。

2. 临床表现

一般起病缓慢，叶酸缺乏与维生素B_{12}缺乏共同的表现为巨幼细胞性贫血和消化道症状，而维生素B_{12}缺乏尤其是恶性贫血患者可出现神经系统症状。

（1）巨幼细胞性贫血　贫血常较严重，主要有面色苍白、嗜睡、乏力、疲倦、心悸、气促、头晕、眼花、耳鸣等一般性贫血的症状。重者全血细胞减少，反复感染和出血。部分病人可有轻度黄疸，皮肤由于苍白伴有轻度黄疸，故呈特殊的柠檬黄色（蜡黄）。

（2）消化道症状　厌食、消化不良、食后腹胀腹泻、呕吐、便秘、舌炎、舌痛、舌乳头萎缩、舌面光滑（镜面舌）、舌质绛红如瘦牛肉样（牛肉舌）等。

（3）神经系统症状　典型的表现为足与手指感觉异常，麻刺感、麻木，伴有深感觉障碍，最早的体征是第二趾位置感丧失，音叉震动感消失；进一步发展为痉挛性共济失调或站立和行路不稳、腱反射尤其膝腱及跟腱反射减弱、消失和其他锥体束征阳性。除周围神经和脊髓外，维生素 B_{12} 缺乏也影响大脑，如嗜睡、味觉、嗅觉和视觉异常，痴呆、精神抑郁，妄想狂样的精神分裂症，最常见的异常是步态紊乱，精神症状发生较少。

3. 药物治疗

除严重贫血时可少量输血外，一般不需要输血，采用叶酸或维生素 B_{12} 治疗开始后 2～3 天即可生效。在严重巨幼红细胞贫血病人开始治疗阶段，血钾会有下降，要及时给予补充，增加营养。

大剂量叶酸对维生素 B_{12} 缺乏的贫血和胃肠道症状亦部分有效，但不能减轻神经系统症状，甚至可使之加重而造成严重的后果，如一时分不清叶酸缺乏或维生素 B_{12} 缺乏，可二者同时并用。

（三）再生障碍性贫血

再生障碍性贫血，简称再障，是一组获得性骨髓造血功能衰竭症。其特征为造血干细胞缺乏，骨髓造血组织被脂肪组织替换，外周血液中全血细胞减少，临床上常出现较重的贫血、感染和出血。

1. 病因与发病机制

约半数以上病例因找不到明显的病因，称为原发性再障。部分病例由于化学、物理或生物因素对骨髓的毒性作用所引起，称为继发性再障。

引起继发性再障的原因如下。

（1）药物及化学物质　根据物质的作用可分成两大类：一类与毒物的剂量有关，只要所接触的剂量较大，任何人均能发生骨髓再生障碍，如氮芥、环磷酰胺、6-巯嘌呤、马利兰等抗肿瘤药物；另一类是在接触到治疗剂量（药物）或一般剂量时偶尔可在某些人中引起再障，如氯霉素、保泰松、磺胺类等药物。其中氯霉素是药物引起再障中最多见的病因，这与该种药物的滥用有关，即使与药物停止接触，严重的骨髓抑制仍长期持续存在。保泰松也能引起再障，与药物剂量亦无关，其发生机会仅次于氯霉素。

苯在工业用化学物品中用途最广，同时也是最重要的骨髓抑制毒物。它引起再障似与剂量无关，可能是一种特异性反应，不过长期与苯接触比一次大剂量接触的危险性更大。

（2）物理因素　各种电离辐射如 X 射线、放射性同位素等除了损伤造血干细胞外还可损伤造血微环境，影响干细胞的增殖和分化。损伤程度与接触核辐射剂量有关。

（3）病毒感染　再障可以发生于病毒性肝炎之后，甲、乙二型肝炎均可致病。通常认为有关的病毒既能影响肝脏，又能影响骨髓；此外，所谓原发性再障病例中不少在起病前曾有病毒性呼吸道感染。

（4）其他　再障可发生于妊娠时，分娩后贫血减轻或缓解。近年发现有少数再障病人的红细胞对补体敏感，也有少数阵发性睡眠性血红蛋白尿病例最后逐渐演变成典型的再障。

干细胞缺乏或机能缺陷是再障的原因。许多再生障碍性贫血患者骨髓移植治疗获得成功。

再障也可能是细胞或体液免疫对造血细胞抑制的结果，如用抗淋巴细胞血清治疗再障获得成功，在同卵双胎移植中常常需要免疫抑制治疗，只有 50%同卵双胎再障患者骨髓移植获得成功，其余 50%只有免疫抑制进行预处理才能成功。已证明抑制性 T 淋巴细胞可抑制干细胞的生长和分化，再障也可能是由抗干细胞抗体或抗造血前体细胞抗体所致。

再生障碍性贫血发病机理假说，有人将多能干细胞、造血微环境和免疫反应之间的关系，比喻为"种子""土壤"和"虫子"之间的关系，可能还要加"肥料"，这几种成分中，可能任一成分缺陷都会导致再障的发生。

2. 临床表现

主要的临床表现为进行性贫血、出血及感染，其轻重与血细胞减少的程度及发展的速度有关。疲乏、软弱无力、皮肤黏膜苍白等贫血症状，皮肤、黏膜瘀点及瘀斑，齿龈出血、鼻衄，女性患者有月经过多，还有口腔、肛门周围、皮肤和上呼吸道等感染症状。一般无淋巴结和脾脏肿大，反复感染及长期多次输血亦可使脾脏轻度肿大。

3. 药物治疗

治疗除防止与毒物接触外，可采取支持治疗、药物治疗及骨髓移植等。可使用的药物如下。

（1）刺激骨髓造血功能的药物　目前应用最多的有雄激素。丙酸睾酮，至少用药 4 个月，缓解病例中血红蛋白恢复较好，白细胞次之，血小板常不能接近正常。羟甲雄酮（Oxymetholone）及氟羟甲雄酮（Fluoxymetholone）这类药物疗效较高，可以口服且副作用稍轻，但对肝功能有损害，在治疗中经常要注意检查肝功能。少数病人使用肾上腺皮质激素治疗后贫血减轻，多数病人效果不明显。但近年有人认为肾上腺皮质激素可消除炎症和渗出，从而改善骨髓微循环，同时抑制免疫反应，有助于干细胞的生长与发育。

（2）免疫抑制剂　猪-抗胸腺细胞球蛋白（ATG），加地塞米松，或同时强的松内服，骨髓部分或完全恢复可达 40%～60%。近年有试用环孢素 A 者，有一定效果。

（3）造血生长因子　GM-CSF 和 IL-3 对粒系和巨核细胞的祖细胞起作用，当前临床试用表明对再障的疗效，至少是暂时的。

二、白血病

白血病是一类造血干细胞的恶性克隆性疾病（肿瘤）。其克隆中的白血病细胞增殖失控、分化障碍、凋亡受阻，而停滞在细胞发育的不同阶段。在骨髓和其他造血组织中白血病细胞大量增殖累积，并使全身组织和器官广泛被白血病细胞浸润，导致结构和功能障碍。

根据病情急缓和白血病细胞成熟程度，白血病可分为急性白血病和慢性白血病；根据增生细胞类型，白血病可分为急性（慢性）淋巴细胞白血病和急性（慢性）粒细胞白血病；根据周围血内白细胞的数量，白血病可分为白细胞增多性白血病和白细胞不增多性白血病。

1. 病因与发病机制

人类白血病的病因尚未完全清楚。

（1）病毒感染　由于病毒感染，在某些理化因素作用下，内源性病毒被激活表达而诱发白血病；或外源性病毒由外界以横向方式传播感染，直接致病。

（2）物理因素　包括 X 射线、γ 射线、电离辐射等。

（3）化学因素　长期接触苯以及含有苯的有机溶剂如橡胶、汽油等，与白血病的发生有关；某些药物可损害造血细胞引起白血病，如氯霉素、保泰松等；特别要注意的是一些抗肿瘤药物如烷化剂被公认是导致白血病的药物。

（4）遗传因素　家族性白血病约占白血病的 7/1000。单卵孪生子，如果一人患病，另一人的发病率为 1/5，比双卵孪生子高 12 倍。

（5）其他 某些血液病最终可能发展为白血病，如淋巴瘤、多发性骨髓瘤等。

2. 临床表现

由于白血病的类型不同，其临床表现也不同。以急性白血病为例，往往是病人突然高热，类似"感冒"，也可以是严重出血，缓慢者常为脸色苍白、皮肤紫癜、月经过多或拔牙后出血难止而就医时被发现。

3. 药物治疗

采用多药联合方案。急性白血病如长春新碱和泼尼松联合；长春新碱、泼尼松、柔红霉素加左旋天冬酰胺酶联合等。

三、白细胞减少症

白细胞减少症是指外周血白细胞绝对计数持续低于 4.0×10^9/L。中性粒细胞是白细胞的主要成分，所以中性粒细胞减少常导致白细胞减少。外周血中中性粒细胞绝对计数在成人低于 2.0×10^9/L，在 10 岁以内的儿童低于 1.8×10^9/L 或 10 岁以上儿童低于 1.5×10^9/L 时称为中性粒细胞减少；严重者低于 0.5×10^9/L 时，称为粒细胞减少症。

1. 病因与发病机制

本病的病因有先天因素也有后天因素，各约占 45%，其他因素占 10%。从中性粒细胞发生的过程可以看出，在骨髓中可分为干细胞池（多能造血干细胞-粒系定向祖细胞）、分裂池（原始粒细胞-中幼粒细胞）、储存池（晚幼粒细胞-中性粒细胞）。成熟的中性粒细胞多储存于骨髓中，是血液中的 8～10 倍，可随时释放入血。中性粒细胞释放入血后，一半附于小血管壁，称为边缘池；另一半在血液循环中，称为循环池。粒细胞缺乏一般可分为三类：中性粒细胞缺陷、破坏或消耗过多、分布异常。可以是单一因素，但更多是综合因素的集合所致。

（1）先天因素 白细胞生成障碍，包括干细胞的增殖减低或再生障碍。由于粒细胞分布异常，而使边缘池中白细胞增多，循环池中白细胞减少，亦可形成白细胞减少症。

（2）后天因素 后天由于疾病原因造成的白细胞破坏过多，特别是多种药物和自身免疫性疾病通过免疫引起及各种感染致消耗过多，使外周血中白细胞减少。粒细胞附着在血管壁和移向脾脏，引起其分布异常，如各种过敏和内毒素血症。

2. 临床表现

本病的临床表现随其白细胞或中性粒细胞减少的原因、程度和时间长短而异。根据中性粒细胞减少的程度可分为轻度 $\geq 1.0 \times 10^9$/L、中度 $(0.5 \sim 1.0) \times 10^9$/L 和重度 $< 0.5 \times 10^9$/L，重度减少者即为粒细胞缺乏症。

一般轻度减少的患者临床上不出现特殊症状，多表现为原发病症状。中度和重度减少者易发生感染和出现疲乏、无力、头晕、食欲减退等非特异性症状。常见的感染部位是呼吸道、消化道及泌尿生殖道，可出现高热、黏膜的坏死性溃疡及严重的败血症、脓毒血症或感染性休克。粒细胞严重缺乏时，感染部位不能形成有效的炎症反应，常无脓液，X 射线检查可无炎症浸润阴影或不明显；脓肿穿刺可无或少量脓液。

3. 药物治疗

白细胞减少症的治疗主要为病因治疗、防治感染，使用升粒细胞药物、免疫抑制剂等。

药物治疗主要用升白细胞药如造血生长因子，如重组人粒细胞集落刺激因子（rhG-CSF）、重组人粒细胞-巨噬细胞集落刺激因子（rhGM-CSF），免疫性粒细胞减少和通过免疫介导机制所致的粒细胞缺乏可用糖皮质激素等免疫抑制剂治疗。

四、血栓性疾病

血栓性疾病的特征为血栓形成。血栓是血流在心血管系统血管内面剥落处或修补处的表面所形成的小块。血栓由不溶性纤维蛋白、沉积的血小板、积聚的白细胞和陷入的红细胞组成。血栓阻塞局部血流或脱落成栓子堵塞下游血流（血栓栓塞），由此引起的疾病在临床上称血栓性疾病。

1. 病因与发病机制

本病的病因及发病机制十分复杂，迄今尚未完全阐明，但近年来的研究表明血栓性疾病的发生、发展主要与下列因素有关。

（1）血管内皮损伤　创伤和外科手术的组织损伤，增加了静脉血栓栓塞的发生率，具有凝血作用的丝氨酸蛋白酶被激活，以及通过组织因子接触血液而激活血小板。

（2）血小板数量增加、活性增强　曾经历有创性血管操作（如隐静脉旁路移植，小口径血管移植）的患者，血栓形成发生率与外周血小板数相关。然而，若无血管收缩，即使外周血小板数极其增高，在动脉血栓形成和血小板增多之间几乎无任何关系，特别是在年轻、无症状的患者中尤为如此。目前认为，血小板因素在动脉血栓形成的发病中有更为重要的地位。

（3）血液凝固性增高　在多种生理和病理状态下，人体凝血活性可显著增强，表现为某些凝血因子水平升高或活性增加，如妊娠、高龄及创伤感染等所致的应激反应、高脂血症、恶性肿瘤等。而高凝状态是血栓性疾病的发病基础。

（4）抗凝活性降低　人体生理性抗凝活性减低，是血栓形成的重要条件。获得性抗凝血酶缺乏可见于急性血栓形成、弥散性血管内凝血、肝病，或肾病综合征以及使用肝素治疗、雌激素治疗（包括避孕药）或L-天冬酰胺酶治疗期间。口服抗凝剂对曾发生过或存在血栓形成危险的患者有很高的预防疗效。

（5）纤溶活力降低　由于组织纤溶酶原激活剂浓度降低，或纤溶酶原激活剂抑制物所致的遗传性纤维蛋白溶解酶原（纤溶酶原）病罕见。

（6）血液流变学异常　各种原因引起的血液黏稠度增高、红细胞变形能力下降等，均可引起全身或局部血流瘀滞、缓慢，为血栓形成创造条件。如高纤维蛋白原血症、高脂血症、脱水、红细胞增多症等。它可通过以下机制促进血栓形成：红细胞聚集成团，形成红色血栓；促进血小板与内皮的黏附及聚集，增强血小板活性；损伤血管内皮，启动凝血过程。

2. 临床表现

（1）静脉血栓形成　最为多见。静脉血栓栓塞后（VTE）的高危患者广泛分布在各个学科（心血管内外科、骨科、肿瘤科、妇产科、外科和各科的重症监护室）。肺栓塞缺乏特异的临床表现，大面积肺栓塞可能导致猝死。主要表现为：血栓形成的局部肿胀、疼痛；血栓远端血液回流障碍，如远端水肿、胀痛、皮肤颜色改变、腹水等；血栓脱落后栓塞血管引起相关脏器功能障碍等。

（2）动脉血栓形成　动脉粥样硬化血栓形成复发性疾病，不仅在同一部位的血管内复发率高，而且在同一患者的其他部位动脉血管内发生血栓。主要表现为：发病多较突然，可有局部剧烈疼痛，如心绞痛、腹痛等；相关供血部位组织缺血、缺氧所致的器官、组织结构及功能异常；血栓脱落引起脑栓塞、肾栓塞等相关症状及体征；供血组织缺血性坏死引发的临床表现，如发热等。

（3）毛细血管血栓形成　常见于 DIC 及溶血尿毒症综合征等。临床表现常无特异性，主要为皮肤黏膜栓塞性坏死、微循环衰竭及器官功能障碍等。

3. 药物治疗

近年来，在循证医学原则的指导下，抗栓防栓取得了重大进展，主要表现在抗血小板与抗凝血酶。

（1）抗血小板治疗　阿司匹林对于动脉粥样硬化血栓的防治（包括高危患者的一级预防以及二级预防）仍是这些患者抗血小板的基本药物。对于稳定的动脉粥样硬化疾病，氯吡格雷的疗效优于阿司匹林。

（2）抗凝血酶干预　普通肝素的静脉使用，是规范的药物治疗。口服凝血酶抑制剂，如香豆素类，常用华法林。在急性心肌梗死后与阿司匹林合用，效果更优。

（3）溶栓疗法　主要用于新近血栓形成或血栓栓塞的治疗。使用的药物有尿激酶、组织型纤溶酶原激活剂及单链尿激酶型纤溶酶原激活剂等。

五、弥散性血管内凝血

弥散性血管内凝血（disseminated intravascular coagulation，DIC）是一类获得性的疾病，发生在许多疾病的病理过程中。由致病因素激活凝血及纤溶系统，导致形成广泛的微血栓，大量的凝血因子被消耗，并继发激活纤维蛋白溶解，因而引起严重的广泛的全身性出血及微循环衰竭的综合征。

1. 病因与发病机制

（1）感染　细菌所致的败血症均可引起，但以革兰阴性菌更为常见，如大肠杆菌、变形杆菌、铜绿假单胞菌、伤寒杆菌等。非细菌感染引起的较少见，如病毒、立克次体、原虫、螺旋体及真菌感染等。细菌感染的发病主要包括细菌感染本身的因素及所产生的内毒素。细菌感染后，血管内皮细胞损伤，可释放大量组织因子进入血液，促进凝血。在感染中引起 DIC 的病理是复杂的，也是多方面的，缓激肽对血管有强烈的舒张作用，是感染中引起血压下降和发生休克的一方面原因。

（2）恶性肿瘤　在胰、肾、前列腺、支气管等的癌肿中，DIC 较常见，急性早幼粒细胞白血病也容易并发 DIC。癌肿 DIC 特别容易发生在有广泛转移或有大量组织坏死的病例，这是因为肿瘤细胞分泌出大量的黏蛋白、组织因子、前凝血物质、蛋白分解酶，具有促进凝血和促发 DIC 的病理作用。

（3）病理产科　包括羊水栓塞、胎盘早期剥离、高渗性盐水流产、妊娠毒血症、死胎滞留、子宫破裂、剖宫产等，均可发生 DIC，发病的机制主要是由于羊水和胎盘等组织有大量的组织因子进入血液循环，促进血液凝固。此外，高凝状态、血管及血流的异常改变也可能是发病的因素。

（4）手术及创伤　严重的头部损伤并发 DIC 可能是由于有潜在凝血活性的因子通过破坏的血脑屏障进入血液循环，促进血液凝固；毒蛇咬伤引起 DIC，除组织损伤后释放出大量组织因子进入血液促进凝血外，蛇毒本身的分泌物质也有使纤维蛋白原转变为纤维蛋白的作用。

（5）其他　医源性疾病如放疗、化疗等造成 DIC。全身各系统疾病：免疫性疾病如系统性红斑狼疮、移植物的排斥反应等引起 DIC，主要是疾病中的异常免疫机理引起广泛的血管内皮细胞损伤，补体激活促进凝血机制；肝病如急性肝坏死、肝硬化及其他有严重肝功能损害的病例中，也容易发生 DIC，其原因除由于以上相类似的血管内皮损伤和促凝物质的影响外，另一方面的原因则是由于在肝病中吞噬和清除促凝物质的功能减弱；体温升高、酸中毒、休克、缺氧引起的血管内皮细胞损伤，可诱发或加重 DIC，溶血性疾病或溶血反应中，红细胞也可促发促凝物质诱发或加重 DIC。

2. 临床表现

DIC 的临床表现可因原发病、DIC 类型、分期的不同而有较大的差异。最常见的可有出血、休克、器官损害、溶血等一系列的主要表现，病势凶险，死亡率高。

① 存在易引起 DIC 的基础疾病。

② 有下列两项以上临床表现：多发性出血倾向；不易用原发病解释的微循环衰竭或休克；多发性微血管栓塞的症状、体征，如皮肤、皮下、黏膜栓塞性坏死及早期出现的肺、肾、脑等脏器功能衰竭；抗凝治疗有效。

3. 药物治疗

（1）肝素　DIC 中对肝素用法的意见尚未统一，一般认为，DIC 的治疗应首先针对病因，如病因可以迅速去除，可不用肝素，或仅选择性地使用；对以栓塞症状为主、确认 DIC 的病例，则应争取早用，防止病情发展加重。

（2）抗血小板药物　常用的是潘生丁，也可用阿司匹林，或两者合用，适用于轻型病例或高度怀疑而诊断尚未肯定者；低分子右旋糖酐每次 500ml 静脉滴注可降低血黏度，抑制血小板聚集，也可与潘生丁合用。

（3）抗纤溶药物　一般在继发性纤溶作为主要的出血因素时用，常用药包括 6-氨基己酸、对羧基苄酸、氨甲环酸或抑肽酶，好转后减量。

（4）补充血小板或凝血因子　如凝血因子过低，可输血、血浆或给纤维蛋白原制剂。

第三节

血液及造血系统药物

一、抗贫血药

贫血可见于许多疾病，并不是一种独立的疾病，指循环血液中红细胞数或血红蛋白量低于正常者。临床常见贫血为缺铁性贫血、巨幼红细胞性贫血和再生障碍性贫血。治疗前应对贫血的病因进行正确的诊断，治疗应重视去除病因。药物只能起到补充治疗的目的。

铁剂　Chalybeate

【药理作用与机制】铁是红细胞合成血红素必不可少的物质。吸收到骨髓的铁，进入骨髓的幼红细胞，聚集到线粒体中，与原卟啉结合形成血红素，后者再与球蛋白结合成为血红蛋白而发挥作用。

铁盐以 Fe^{2+} 形式在十二指肠和空肠上段吸收，进入血液循环后，Fe^{2+} 被氧化为 Fe^{3+}，再与转铁蛋白结合成血浆铁，转运到肝、脾、骨髓等贮铁组织中去，与这些组织中的去铁铁蛋白结合成铁蛋白而储存。缺铁性贫血时，铁的吸收和转运增加，可从正常的 10% 增至 20%～30%。铁的排泄是以肠道、皮肤等含铁细胞的脱落为主要途径，少量经尿、胆汁、汗、乳汁排泄。

【临床应用】治疗因慢性失血（如月经过多、消化道溃疡、痔疮、钩虫病所致出血）、营养不良、妊娠、儿童生长期等引起的缺铁性贫血，疗效甚佳。口服铁剂一周，血液中网织红细胞即可上升，10～14 天达高峰，2～4 周后血红蛋白明显增加。但达正常值常需 1～3 个月。为使体内铁储存恢复正常，待血红蛋白正常后尚需减半量继续服药 2～3 个月。

【不良反应】口服对胃肠道有刺激性，引起恶心、上腹痛、腹泻，饭后服用可以减轻。大剂量口服可引起急性中毒，表现为胃肠出血、坏死，严重时可引起休克、死亡。急救措施为以磷酸盐或碳酸盐溶液洗胃，并以特殊解毒剂去铁胺（Deferoxamine）注入胃内以结合残存的铁。因铁与肠道中硫化氢结合，生成硫化铁，使硫化氢减少，减少了对肠壁的刺激作用，可引起便秘，并排出黑便。需预先对患者讲清，以免顾虑。

常用的有硫酸亚铁（ferrous sulfate）、枸橼酸铁铵（ferric ammonium citrate）、富马酸亚铁（ferric fumarate）、右旋糖酐铁（iron dextran）和山梨醇铁（iron sorbitex）等。硫酸亚铁为 Fe^{2+}，吸收良好，价格低，最为常用。枸橼酸铁铵为 Fe^{3+}，吸收差，但可以制成糖浆供小儿应用。富马酸亚铁为 Fe^{2+}，含铁量较高，起效快，不良反应少见。右旋糖酐铁供注射应用，仅限于少数严重贫血而又不能口服者应用。山梨醇铁为注射用铁剂，比右旋糖酐铁吸收快，但不良反应较多见。

叶酸　Folic Acid

【药理作用与用途】叶酸存在于肝、肾、酵母及绿叶蔬菜中，现已能人工合成。食物中叶酸和叶酸制剂进入体内，被叶酸还原酶、二氢叶酸还原酶还原和甲基化为具有活性的 5-甲基四氢叶酸（5-$CH_3H_4PteGlu$）。后者能与多种一碳基团结合成四氢叶酸类辅酶，传递一碳基团，在体内参与氨基酸及核酸的形成，与维生素 B_{12} 共同促进红细胞的生成和成熟。

【临床应用】用于各种巨幼红细胞性贫血，尤适用于由于营养不良或婴儿期、妊娠期叶酸需要增加所致的巨幼红细胞性贫血。与维生素 B_{12} 合用效果更好。对叶酸对抗剂甲氨蝶呤、乙胺嘧啶、甲氧苄氨嘧啶等所致巨幼红细胞性贫血，由于二氢叶酸还原酶被抑制，应用叶酸无效，需用甲酰四氢叶酸钙治疗。对维生素 B_{12} 缺乏所致"恶性贫血"，大剂量叶酸治疗可纠正血常规，但不能改善神经症状。

【不良反应】不良反应较少，罕见过敏反应，长期服用可出现厌食、恶心、腹胀等。静脉注射较易致不良反应，故不宜采用。

维生素 B_{12}　Vitamin B_{12}

【药理作用与机制】维生素 B_{12} 为细胞分裂和维持神经组织髓鞘完整所必需。体内维生素 B_{12} 主要参与下列代谢过程。

1. 参与核酸和蛋白质的合成。维生素 B_{12} 是尿嘧啶脱氧核苷酸（dUMP）甲基化生成胸嘧啶脱氧核苷酸（dTMP）过程中的辅酶，dTMP 参与 DNA 的合成，维生素 B_{12} 缺乏时，核酸和蛋白质的合成受阻。

2. 促进四氢叶酸循环利用。同型半胱氨酸甲基化成甲硫氨酸需有甲基维生素 B_{12} 参与，该甲基是维生素 B_{12} 自 5-$CH_3H_4PteGlu$ 得来，然后转给同型半胱氨酸，5-$CH_3H_4PteGlu$ 则转变成 $H_4PteGlu$，促进四氢叶酸循环利用。故维生素 B_{12} 缺乏会引起叶酸缺乏症状。

3. 甲基丙二酰辅酶 A 变为琥珀酰辅酶 A 而进入三羧酸循环，需有维生素 B_{12} 参与。维生素 B_{12} 缺乏，甲基丙二酰辅酶 A 积聚，导致异常脂肪酸合成，影响正常神经髓鞘脂质合成，引起神经症状。

因此，对巨幼红细胞性贫血的治疗，叶酸和维生素 B_{12} 可以互相纠正，但神经症状必须用维生素 B_{12} 治疗。

【临床应用】维生素 B_{12} 主要用于恶性贫血，亦与叶酸合用于治疗巨幼红细胞性贫血。亦用于神经系统疾病（如神经炎、神经萎缩等）、肝脏疾病（肝炎、肝硬化等）、白细胞减少症、再生障碍性贫血等，一般用量较大，且疗效有争议。

【不良反应】

1. 可致过敏反应，甚至过敏性休克，不宜滥用。
2. 恶性贫血患者口服无效。
3. 不可静脉注射。

红细胞生成素（erythropoietin）是由肾脏近曲小管管周细胞产生的糖蛋白激素，分子量约为 34000。现用基因工程合成，能刺激红系干细胞生成，促成红细胞成熟，使网织细胞从骨髓中释出。贫血、缺氧时红细胞生成素在肾脏的合成与分泌大量增加，但肾脏疾病、骨骺损伤或缺铁时，此合成增加机制即被破坏。已发现红系干细胞表面有红细胞生成素受体，结合后引起细胞内磷酸化及 Ca^{2+} 浓度增加。注射 2000～10000U，可用于慢性肾功能不全、肿瘤化疗及艾滋病药物治疗等引起的贫血。不良反应有血压上升、注射部位血栓形成以及流感样症状。

二、升高白细胞药

常见升高白细胞药的主要作用和临床应用见表 10-4。

表 10-4　常见升高白细胞药比较

药　　物	作　　用	临床应用
沙格司亭 （Sargramostim）	由于本品能增强单核细胞、粒细胞、嗜酸性细胞和巨噬细胞功能，因此能提高机体抗肿瘤及抗感染免疫力；本品尚能克服化疗和放疗引起的骨髓毒性，缩短肿瘤化疗时中性粒细胞减少时间，减少感染并发症，使患者易于耐受化疗，有利于大剂量强化化疗，缩短肿瘤化疗的周期	主要用于各种原因引起的白细胞或粒细胞减少症、再生障碍性贫血、骨髓机能损伤包括骨髓移植后用药、周围干细胞过多症等
非格司亭 （Filgrastim）	刺激粒细胞系造血，也可使多能造血干细胞进入细胞周期；促进髓系造血祖细胞的增殖、分化和成熟，调节中性粒细胞系细胞的增殖与分化成熟；并驱使中性粒细胞释至血流，使外周中性粒细胞数量增多，并提高其趋化及吞噬功能，针对肿瘤细胞的抗体依赖细胞毒（ADCC）活性等	用于骨髓移植时促进中性粒细胞增加；癌症化疗时引起的中性粒细胞减少症；骨髓发育不良引起的中性粒细胞缺乏症；再生障碍性贫血伴随的中性粒细胞缺乏症；先天性、原发性中性粒细胞减少症
维生素 B_4 （Vitamin B_4）	是核酸的组成成分，在体内参与 RNA 和 DNA 合成。当白细胞缺乏时，它能促进白细胞增生，一般用药 2～4 周左右，白细胞数目可增加	用于各种原因如放射治疗、苯中毒、抗肿瘤药和抗甲状腺药等引起的白细胞减少症，也用于急性粒细胞减少症
茜草双酯 （Rubidate）	具有升高白细胞作用，治疗量时，本品几无毒性	用于防治因肿瘤放射治疗和化疗以及苯中毒等各种原因引起的白细胞减少症。利血生、鲨肝醇、维生素 B_4 等与本品尚有协同作用

续表

药　物	作　用	临床应用
升白新 （Cleistanthin-B）	具有升高白细胞和预防白细胞减少的作用，可能与其促进骨髓细胞增生有关	用于防治肿瘤患者因放疗和化疗所致白细胞减少症，用药后白细胞可持续上升。且其他药物无效时，本品仍常有效
粉防己碱 （Berbamine）	能促进造血功能，增加末梢血白细胞。尚具降压、抗心律失常、抗心肌缺血以及防治动物实验性矽肺（硅沉着病）等作用	用于防治肿瘤患者由于化疗或放疗引起的白细胞减少症，以及由苯中毒、放射性物质及药物等引起的白细胞减少症
茴香脑 （Anethole）	有明显的升高白细胞作用，主要升高中性粒细胞。其作用是促进骨髓细胞成熟和释放入外周血液中	用于因肿瘤化疗、放疗所致的白细胞减少症，以及其他原因所致的白细胞减少
千金藤素 （Cepharanthine）	使外周血白细胞增多，其作用机制是促进骨髓组织增生，从而产生升高白细胞作用	用于因肿瘤化疗、放疗引起的粒细胞缺乏症和其他原因引起的白细胞减少症

三、止血药

止血药（促凝血药）是用于治疗凝血因子缺乏、纤溶功能过亢或血小板减少等原因所致的凝血功能障碍的一类药物。

维生素 K　Vitamin K

维生素 K 的基本结构为甲萘醌。存在于植物中的为维生素 K_1，由肠道细菌合成或得自腐败鱼粉者为维生素 K_2，均为脂溶性。人工合成的维生素 K_3 为亚硫酸氢钠甲萘醌，维生素 K_4 为乙酰甲萘醌，均为水溶性。

【药理作用与机制】维生素 K 作为羧化酶的辅酶参与凝血因子 Ⅱ、Ⅶ、Ⅸ、Ⅹ 的合成。这些因子上的谷氨酸残基必须在肝微粒体酶系统羧化酶的作用下形成 9～12 个 γ-羧谷氨酸，才能使这些因子具有与 Ca^{2+} 结合的能力，并连接磷脂表面和调节蛋白，从而使这些因子具有凝血活性。在羧化反应中，氢醌型维生素 K 被转为环氧型维生素 K，后者在 NADH 作用下还原为氢醌型，继续参与羧化反应。若维生素 K 缺乏或环氧化物还原反应受阻（被香豆素类抑制），则凝血因子 Ⅱ、Ⅶ、Ⅸ、Ⅹ 合成停留于前体状态，凝血酶原时间延长，引起出血。

【临床应用】用于维生素 K 缺乏引起的出血，如口服抗凝剂、广谱抗生素、梗阻性黄疸、胆瘘、慢性腹泻所致出血，以及新生儿维生素 K 合成不足所致的出血。

【不良反应】维生素 K_1 静脉注射太快可产生潮红、呼吸困难、胸痛、虚脱。较大剂量维生素 K_3 对新生儿、早产儿可发生溶血及高铁血红蛋白血症。葡萄糖-6-磷酸脱氢酶缺乏病人也可诱发溶血。

四、抗凝血药

抗凝血药是一类干扰凝血因子、阻止血液凝固的药物，主要用于血栓栓塞性疾病的预防与治疗。

肝素钠　Heparin Sodium

【药理作用与机制】肝素钠在体内、外均有抗凝血作用，可延长凝血时间、凝血酶原时间和凝血酶时间。肝素钠的抗凝血作用主要是通过激活抗凝血酶Ⅲ（ATⅢ）而发挥抗凝血作用。ATⅢ是存在于血浆内的14α_2-球蛋白，对含丝氨酸的凝血酶及凝血因子Ⅻa、Ⅺa、

Ⅸa、Ⅹa 的活性具有抑制作用，肝素钠与 ATⅢ 结合后，可加速 ATⅢ 的抗凝血作用，因此影响凝血过程的多个环节：灭活凝血因子Ⅻa、Ⅺa、Ⅸa、Ⅹa 等；络合凝血酶原（Ⅱa）；中和组织凝血活素（Ⅲ）。

肝素钠也有降脂作用，因它能使血管内皮释放脂蛋白脂酶，水解乳糜微粒及 VLDL。但停药后会引起"反跳"，使血脂回升。

口服无效，需注射给药。

【临床应用】

1. 血栓栓塞性疾病，可防止血栓形成与扩大，如深静脉血栓、肺栓塞、脑栓塞以及急性心肌梗死。

2. 弥散性血管内凝血（DIC），如细菌性脓毒血症、胎盘早期剥离、恶性肿瘤细胞溶解所致的 DIC，早期应用可防止纤维蛋白原和凝血因子的消耗所致的继发性出血。

3. 其他体内外抗凝血，如心血管手术、心导管、输血及血液透析等抗凝。

【不良反应】

1. 用药过量可致自发性出血，表现为黏膜出血（血尿，消化道出血）、关节积血和伤口出血等，故应严格控制剂量，严密监测凝血时间。一旦发生出血，停用肝素，注射带有正电荷的鱼精蛋白，每 1mg 鱼精蛋白可中和 100U 肝素。部分病人应用肝素 2～14h 期间可出现血小板缺乏，与肝素引起血小板聚集作用有关。

2. 偶有过敏反应如哮喘、荨麻疹、结膜炎和发热等。长期用药可致脱发和短暂的可逆性秃头症、骨质疏松和自发性骨折。尚见短暂的血小板减少症。

3. 对肝素钠过敏、有出血倾向及凝血机制障碍者，血小板减少症、血友病、消化性溃疡、严重高血压、颅内出血、细菌性心内膜炎、活动性结核、先兆流产或产后、内脏肿瘤、外伤及术后均禁用肝素钠。妊娠妇女仅在有明确适应证时，方可用肝素。

4. 肌注或皮下注射刺激性较大，应选用细针头做深部肌肉或皮下脂肪组织内注射。

【禁忌证】 对肝素过敏、有出血倾向者、肝肾功能不全、严重高血压、血友病、脑出血、紫癜病、溃疡病、孕妇及产后禁用。

华法林　Warfarin

【药理作用与机制】 为香豆素类口服抗凝药，化学结构与维生素 K 相似，其抗凝血作用的机制是竞争性拮抗维生素 K 的作用。阻止其还原成氢醌型维生素 K，影响维生素 K 的循环利用，致使凝血因子 Ⅱ、Ⅶ、Ⅸ、Ⅹ 的 γ-羧化作用产生障碍，导致产生无凝血活性的凝血因子 Ⅱ、Ⅶ、Ⅸ、Ⅹ 的前体，从而抑制血液凝固。

【临床应用】

1. 防治血栓栓塞性疾病。可防止血栓形成与发展，如治疗血栓栓塞性静脉炎，降低肺栓塞的发病率和死亡率，减少外科大手术、风湿性心脏病、髋关节固定术、人工置换心脏瓣膜手术等的静脉血栓发生率。

2. 心肌梗死的辅助用药。作用时间长，但显效慢，因此，防治静脉血栓和肺栓塞可先用肝素后用香豆素类维持治疗的序贯疗法。

【不良反应】 过量易引起出血，最常见为鼻衄、齿龈出血、皮肤瘀斑、血尿、子宫出血、便血、伤口及溃疡处出血等。禁忌证同肝素。

恶病质、衰弱、发热、慢性酒精中毒、活动性肺结核、充血性心力衰竭、重度高血压、亚急性细菌性心内膜炎、月经过多、先兆流产等需慎用。

【药物相互作用】氯贝丁酯可抑制血小板聚集和损伤血小板功能，故与本品并用时，能增强其抗凝血作用。阿司匹林、保泰松、羟基保泰松、水合氯醛、双硫仑、依他尼酸、奎尼丁、甲磺丁脲等与本品竞争血浆蛋白结合部位，使其血浓度增高，作用增强。肝药酶诱导剂如苯巴比妥、格鲁米特和苯妥英钠能加速本品的代谢，减弱其抗凝血作用。肝药酶抑制剂如氯霉素、水杨酸盐、丙米嗪、甲硝唑、西咪替丁等抑制本品的代谢，使血药浓度增高，$t_{1/2}$ 延长。与广谱抗生素合用时，因抑制肠道细菌使维生素 K 合成减少，致使本品的抗凝作用增强。此外，维生素 K、利福平、氯噻酮、螺内酯、考来烯胺亦可减弱本品的抗凝作用。

香豆素类是一类含有 4-羟基香豆素基本结构的物质，口服参与体内代谢才发挥抗凝作用，故称口服抗凝药。有双香豆素、华法林（苄丙酮香豆素）和醋硝香豆素（新抗凝）等，它们的药理作用相同。

五、纤维蛋白溶解药与纤维蛋白溶解抑制药

（一）纤维蛋白溶解药

链激酶　Streptokinase

【药理作用与机制】具有促进体内纤维蛋白溶解系统活性作用。能使纤维蛋白酶原激活因子前体物转变为激活因子，后者再使纤维蛋白原转变为有活性的纤维蛋白酶，使血栓溶解。静注后 $t_{1/2}$ 约 15min。受链激酶感染过的病人，体内有抗链激酶的抗体，可拮抗其作用，故首剂加大负荷量。

【临床应用】用于治疗血栓栓塞性疾病，如深静脉栓塞、周围动脉栓塞、急性肺栓塞、血管外科术后的血栓形成、导管给药所致血栓形成、心肌梗死、中央视网膜动静脉栓塞等。

【不良反应】出血和过敏为主要症状，一般为注射部位出现血肿，不需停药，可继续治疗，严重出血可给予氨基己酸或氨甲苯酸对抗链激酶的作用，更严重者可补充纤维蛋白原或全血。在使用本品过程中，应尽量避免肌注及动脉穿刺，因可能引起血肿。过敏症状有发热、寒战、头痛、不适等症状。

【禁忌证】链球菌感染和亚急性心内膜炎病人禁用。

尿激酶　Urokinase

可直接使纤维蛋白酶原转变为纤维蛋白酶，因而可溶解血栓。它对新鲜血栓效果较好。静注后 $t_{1/2}$ 约 15min。用于急性心肌梗死、肺栓塞、脑血管栓塞、周围动脉或静脉栓塞、视网膜动脉或静脉栓塞等，也可用于眼部炎症、外伤性组织水肿、血肿等。

因主要作用为抗凝，在使用过程中需测定凝血情况，如发现有出血倾向，应立即停药，并给予抗纤维蛋白酶药。严重高血压、严重肝病及出血倾向者慎用。低纤维蛋白原血症及出血性素质者忌用。少数有过敏反应如头痛、恶心、呕吐、食欲不振等应立即停药。本品溶解后应立即应用，不得用酸性输液稀释，以免药效下降。

组织型纤维蛋白溶酶原激活剂（human tissue-type plasminogen activator，t-PA，rt-PA）为糖蛋白，含 526 个氨基酸。它可通过其赖氨酸残基与纤维蛋白结合，并激活与纤维蛋白结合

的纤溶酶原转变为纤溶酶。本品选择性地激活与纤维蛋白结合的纤溶酶原，不产生应用链激酶时常见的出血并发症。静注后 t-PA 迅速自血中消除，用药 5min 后，总药量的 50%自血中消除。用药 10min 后体内总剩余药量仅占总给药量的 20%，用药 20min 后则仅剩余 10%。主要在肝脏代谢。用于急性心肌梗死和肺栓塞。

副作用较少，可见注射部位出血，但不影响继续使用，如发现出血迹象，应停药。

禁用于下列情况：出血性疾病，近期内有严重内出血、脑出血或 2 个月内曾进行过颅脑手术者，10 天内发生严重创伤或做过大手术者，以及严重未能控制的高血压病、细菌性心内膜炎和急性胰腺炎患者。曾服口服抗凝剂者使用本品出血的危险性增加。不能与其他药配伍静滴，也不能与其他药同时静脉滴注。

（二）纤维蛋白溶解抑制药

抗纤溶剂是一类竞争性对抗纤溶酶原激活因子，高浓度也抑制纤溶酶活性的物质。用于纤溶亢进所致出血，如肺、肝、脾、前列腺、甲状腺、肾上腺等手术时的异常出血。口服吸收良好，也可注射给药。临床常用的有氨甲苯酸（PAMBA）、氨甲环酸（AMCHA）等。用量过大可致血栓形成，诱发心肌梗死。常用的纤维蛋白溶解抑制药比较见表 10-5。

表 10-5　常用的纤维蛋白溶解抑制药比较

药　物	作　用	临 床 应 用
卡巴克洛 （Carbazochrome）	能增强毛细血管对损伤的抵抗能力，降低毛细血管的通透性	用于毛细血管增加通透性所产生的出血如肺出血、脑出血、痔疮出血、子宫出血、紫癜等，以及视网膜出血和鼻出血等。对凝血障碍的出血无效
氨甲环酸 （Aminomethylbenzoic Acid）	抗纤维蛋白溶解，作用与 6-氨基己酸相似	用于各种出血性疾病（如肺咯血、紫癜等）、手术时异常出血及前列腺肥大性出血等，作为术前预防性用药，可减少手术渗血
氨甲苯酸 （Tranexamic Acid）	抗纤维蛋白溶解	止血效果强于氨基己酸，作用持久。用于血纤维蛋白溶酶活性亢进的各种出血，如外科、妇科手术时异常出血等，也用于白血病、肺结核咯血及紫癜等。对渗血的止血效果显著，对大出血无效
6-氨基己酸 （Aminocaproic Acid）	抗纤维蛋白溶解	适用于原发性高纤溶所致的出血、术后出血、内科各种出血症。对有血栓形成倾向或过去有栓塞性血管病者及血尿病人应禁用或慎用
凝血因子Ⅲ （Coagu lation factor Ⅱ）	能使机体内存有的凝血酶原迅速转变成为凝血酶，从而促使血液快凝固	用于体内和局部出血症。局部止血可于局部敷用
速血凝 M （Trostin M）	能抑制纤维蛋白溶酶原的激活因子，抑制纤维蛋白的溶解，同时使凝血酶原变为凝血酶，促使血液凝固，达到止血作用	用于各种出血症
巴曲酶 （Batroxobin）	能增加血小板的黏附力及凝聚力，只在出血部位激发血栓子形成，从而产生强大的止血功效	用于外科、内科、妇产科、泌尿科、眼科、耳鼻喉科等各大出血病人的抢救及术前后预防出血等
酚磺乙胺 （Etamsylate）	能促使血小板增加，并增加血小板的聚集和黏合力，促进凝血活性物质释放，缩短凝血时间，还可以增强毛细血管抵抗力，减低毛细血管通透性	用于术后防止出血、减少手术野渗血，以及各种原因引起的胃肠道出血、脑出血、鼻出血和泌尿道出血等，还用于过敏性紫癜及血小板减少症的治疗
磺吡酮 （Sulfinpyrazone）	本品属环氧酶抑制剂，服用后可有效地干扰血小板聚集和其释放反应，并能促进尿酸的排泄	用于预防血栓形成，并用于缺血性心脏病、脑血管疾病，还可用于治疗慢性痛风

六、抗血小板药

血小板在止血、血栓形成、动脉粥样硬化等过程中起着重要作用。药物主要通过抑制花生四烯酸代谢、增加血小板内 cAMP 浓度等机制来抑制血小板黏附、聚集和分泌功能，见表 10-6。

表 10-6　常见抗血小板药物比较

药　物	作　用	临床应用	不良反应
阿司匹林（Aspirin）	能抑制环加氧酶，使酶失活，抑制花生四烯酸代谢，减少对血小板有强大促聚集作用的 TXA_2 的产生，使血小板功能抑制	血小板功能亢进而引起血栓栓塞性疾病；对急性心肌梗死或不稳定型心绞痛患者，可降低再梗死率及死亡率；对一过性脑缺血也可减少发生率及死亡率	胃肠道反应、凝血障碍、水杨酸反应、过敏反应、瑞夷综合征
双嘧达莫（Dipyridamole）	能抑制磷酸二酯酶，使 cAMP 增高，也能抑制腺苷摄取，进而激活血小板腺苷环化酶使 cAMP 浓度增高	与华法林合用防止心脏瓣膜置换术后血栓形成	胃肠道反应、头晕、面红、皮疹、乏力，静注过快血压下降
前列环素（Cycloprostin）	既能抑制多种诱导剂引起的血小板聚集与分泌，又能扩张血管，有抗血栓形成作用	急性心肌梗死，外周闭塞性血管疾病等	
噻氯匹定（Ticlopidine）	能抑制二磷酸腺苷（ADP）、花生四烯酸、胶原、凝血酶和血小板活化因子等所引起的血小板聚集	预防急性心肌再梗死，对一过性脑缺血及中风和治疗间歇性跛行疗效优于阿司匹林和双嘧达莫	胃肠道反应、骨髓抑制、皮疹、皮肤瘀斑

七、血容量扩充药

血容量扩充药是指通过扩充血容量，疏通微循环，维持器官血流灌注，主要用于大量失血或血浆所致的低血容量性休克的药物。

右旋糖酐　Dextran

右旋糖酐是高分子葡萄糖聚合物，常用的有右旋糖酐 70（中分子右旋糖酐）、右旋糖酐 40（低分子右旋糖酐）和右旋糖酐 10（小分子右旋糖酐）。

【药理作用与临床应用】能提高血浆胶体渗透压，吸收血管外的水分而补充血容量，维持血压；使已经聚集的红细胞和血小板解聚，降低血液黏滞性，从而改善微循环，防止休克后期的血管内凝血；抑制凝血因子Ⅱ的激活，使凝血因子Ⅰ、Ⅷ活性降低以及其抗血小板作用，均可防止血栓形成。尚具渗透性利尿作用。

右旋糖酐 70 扩充血容量作用和抗血栓作用较强，主要用于防治低血容量休克如出血性休克、术中休克、烧伤性休克，也可用于预防术后血栓形成和血栓性静脉炎。

右旋糖酐 40 既可扩充血容量，也可疏通微循环，用于：①各种休克，可用于失血、创伤、烧伤及脓毒症休克，还可早期预防因休克引起的弥散性血管内凝血；②血栓性疾病如脑血栓形成、心绞痛和心肌梗死、血栓闭塞性脉管炎、视网膜动静脉血栓、皮肤缺血性溃疡等；③肢体再植和血管外科手术，可预防术后血栓形成，并可改善血液循环，提高再植成功率。

右旋糖酐 10 作用基本上同右旋糖酐 40，但其改善微循环、防止弥散性血管内凝血作用强于右旋糖酐 40。其维持血容量和升压作用较右旋糖酐 40 短，3h 左右。适用于急性失血性休克、创伤及烧伤性休克、急性心肌梗死、心绞痛、脑血栓形成、脑供血不全、血栓闭塞性脉管炎、雷诺病等。此外，术前有低血容量以及硬膜外麻醉后所致低血压者均可使用本品升压。由于抗血栓作用强更易致出血。

【不良反应】

① 病人用药后可出现皮肤瘙痒、荨麻疹、红色丘疹等皮肤过敏反应，也有引起哮喘发作。极少发生过敏性休克，多在首次输入本品数滴至数毫升时，立即出现胸闷、面色苍白，以至血压下降，发生休克，及时抢救一般可恢复。故初次滴注时，应严密观察 5～10min，发现症状，立即停注。

② 偶见发热反应。一类为热原反应，多在用药 1～2 次，见寒战高烧；另一类在多次用药或长期用药停药后，出现周期性高热或持续性低热，少数尚可见淋巴结肿大、关节痛。

③ 用量过大可致出血，如鼻衄、齿龈出血、皮肤黏膜出血、创面渗血、血尿、经血增多等。因此，每日用量不应超过 1500ml。

④ 充血性心力衰竭和有出血性疾患者禁用。肝肾疾病者慎用。

本章知识图谱

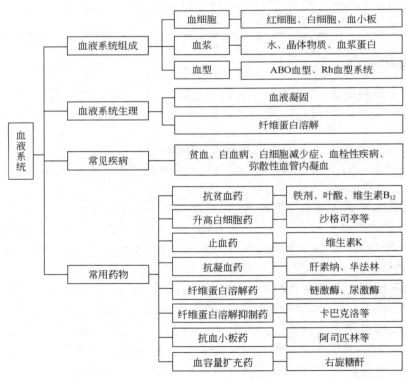

（韩　茹　刘雅蓉　施晓艳）

第十一章
内分泌系统

视频、课件

微信扫码

通过学习激素的分类、分泌调节以及内分泌腺的结构、生理作用等相关生理学知识，对糖尿病、甲状腺功能亢进等内分泌系统的常见疾病有一定认识，能够合理选择使用肾上腺皮质激素类药、胰岛素及口服降糖药、甲状腺激素及抗甲状腺药、雌激素类药及雌激素拮抗药等，并对药物的药理作用特点及不良反应有所了解。

内分泌系统（endocrine system）由身体各处的内分泌腺（endocrine gland）和兼有内分泌功能的器官组织或细胞构成，是通过激素传输信息调节靶细胞功能活动的系统。内分泌腺是体内的一种无管腺体，包括垂体、甲状腺、甲状旁腺、肾上腺、性腺、胰岛、胸腺及松果体等；内分泌组织或内分泌细胞包括胃肠道黏膜、脑、心、肺、肾等处分散的内分泌组织或内分泌细胞。

内分泌腺或组织分泌的激素，直接进入体液中而传递化学信息到全身各个器官、组织，并与神经系统和免疫系统相互协同，共同实现对机体各种功能系统活动的整合作用，从而维持内环境稳态，使机体能适应生存环境的变化，确保生命活动正常进行。

第一节
激素

激素（hormone）是内分泌腺或组织分泌的高效能的有机化合物。可经过血液循环运输到远距离的靶细胞发挥作用，称远距离分泌；有一些可通过细胞间隙弥散作用于邻近细胞，称近距离分泌。激素不供给机体能量，不直接参与物质代谢和能量转换，只是直接和间接地加速或抑制细胞内代谢过程，从而影响特定的生理功能。

一、激素的分类

激素按其化学结构可分为两大类：一类为类固醇激素，如肾上腺皮质激素和性激素；另一类为含氮类激素，又可分为肽、胺、蛋白质等，如下丘脑分泌的调节肽、腺垂体分泌的促激素、胰岛素、甲状腺素等（图 11-1）。

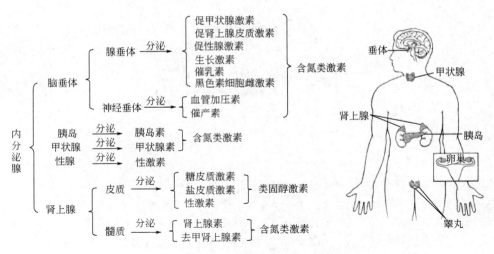

图 11-1　内分泌腺及其分泌的激素

二、激素作用的共同特点

（一）信息传递作用

　　激素可以作为一种化学信使，在细胞与细胞之间进行信息传递，对靶组织的生理生化过程发挥兴奋或抑制的调节作用。

（二）作用的特异性

　　每一种激素只选择性地对能够识别它的靶细胞起作用。这种选择性作用与靶细胞上存在能与该激素发生特异性结合的受体有关。

（三）作用的高效能

　　生理状态下，各激素在血中浓度甚低（$10^{-12} \sim 10^{-7}$ mol/L），但其作用显著。激素与受体结合后，在细胞内发生一系列酶促放大反应，形成一个效能极高的生物放大系统。

（四）相互作用

　　每种激素产生的效应都不是孤立的，而是与其他激素的作用彼此关联、相互影响。当多种激素共同调节着某一生理活动时，它们之间往往存在着协同作用或拮抗作用，对维持该生理过程的相对稳定起重要作用。另外，有的激素本身并不能直接对某些器官、组织或细胞产生作用，然而在它存在的条件下，可使另一种激素的作用明显增强，这一现象称允许作用。

三、激素的分泌及其调节

　　激素的分泌有一定的规律，既受机体内部的调节，又受外界环境信息的影响。

（一）生物节律性分泌

　　由于机体对外界昼夜、环境的变化长期适应的结果，使激素的分泌产生了明显的时间节律，血中激素浓度也就呈现了有规律的波动。这种周期性波动受中枢神经的"生物钟"

控制，与其他刺激引起的波动无关。如肾上腺皮质分泌的糖皮质激素有明显的分泌昼夜节律性，凌晨开始上升，以上午 8～10 时最高，随后逐渐下降，午夜 12 时血浓度最低。又如脑松果体分泌的褪黑素也有明显的分泌昼夜节律性，白天分泌受抑制，晚上分泌活跃，在凌晨 2～3 时最高。

（二）激素分泌的调节

当一个信息引起某一激素开始分泌时，分泌激素的内分泌细胞随时收到靶细胞及血中该激素浓度的信息，或抑制其分泌，称负反馈，或促进其分泌，称正反馈，负反馈效应更为常见。最简单的反馈回路存在于内分泌腺与体液成分之间，如血中葡萄糖浓度增加可以促进胰岛素分泌，使血糖浓度下降；血糖浓度下降后，则对胰岛分泌胰岛素的作用减弱，胰岛素分泌减少，这样就保证了血中葡萄糖浓度的相对稳定。又如下丘脑分泌的调节肽可促进腺垂体分泌促激素，而促激素又促进相应的靶腺分泌激素以供机体的需要。当这种激素在血中达到一定浓度后，能反馈性地抑制腺垂体或下丘脑的分泌，这样就构成了下丘脑-垂体-靶腺功能轴，形成一个闭合回路，这种调节称闭环调节。

第二节
内分泌腺及其生理作用

一、肾上腺

肾上腺位于肾上方，左右各一。腺体分皮质和髓质两部分，皮质是周围部分，髓质是中央部分，两部分的结构与功能均不相同。

（一）肾上腺皮质

肾上腺皮质的组织结构可分为三层，从外向里分别为：球状带、束状带和网状带。三者分泌的激素统称为肾上腺皮质激素，但根据生理功能不同将其分为盐皮质激素、糖皮质激素和性激素三大类，分别由肾上腺皮质不同层的细胞分泌。球状带主要分泌盐皮质激素，如醛固酮；束状带和网状带主要分泌糖皮质激素，如皮质醇；网状带分泌少量的性激素（图 11-2）。

1. 糖皮质激素

主要调节糖、脂肪和蛋白质代谢，对人体应激功能和防御功能有极为重要的作用。糖皮质激素无论是生理还是应激状态下的分泌，都受腺垂体促肾上腺皮质激素（ACTH）的控制。ACTH 的分泌又受下丘脑的促肾上腺皮质释放激素（CRH）控制，形成下丘脑-腺垂体-肾上腺皮质轴。血中糖皮质激素对 CRH、ACTH 有负反馈调节，为闭环回路。血中糖皮质激素分泌过多时，能抑制 ACTH 的分泌，或使腺垂体分泌 ACTH 的细胞对 CRH 的反应减弱，从而降低糖皮质激素的分泌，以维持其在血液中含量相对稳定，保障机体的需要。ACTH 和 CRH 之间也可能存在短环路负反馈调节。总之，下丘脑-垂体-肾上腺皮质三者组合成一个高效率的功能轴（图 11-3）。

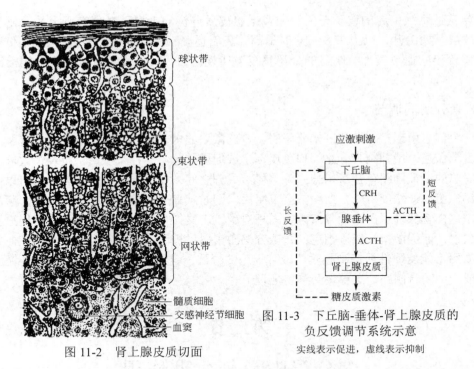

图 11-2　肾上腺皮质切面

图 11-3　下丘脑-垂体-肾上腺皮质的
负反馈调节系统示意

实线表示促进，虚线表示抑制

在生理情况下所分泌的糖皮质激素主要影响正常物质代谢过程，常称为生理效应。对代谢的影响主要是表现对物质代谢与水盐代谢的效应。

（1）糖代谢　糖皮质激素在维持血糖正常水平和肝脏与肌肉的糖原含量方面起重要作用。它能促进肝脏摄取血液中的氨基酸，增加糖异生，还可减少外周组织对葡萄糖的摄取和利用，从而使血糖升高，同时，还可使肝糖原、肌糖原合成增加。

（2）蛋白质代谢　能促进除肝脏以外的多种组织如淋巴结、胸腺、肌肉等蛋白质分解，抑制其合成，使血清氨基酸含量及尿氮排出量增加，形成负氮平衡。所以糖皮质激素分泌或使用过多可引起肌肉萎缩、皮肤变薄等症。

（3）脂肪代谢　促进脂肪分解为游离脂肪酸和甘油，减少脂肪合成代谢。长期应用能升高血清胆固醇含量，并能激活四肢皮下的酯酶，减少四肢脂肪分布，使脂肪重新分布形成向心性肥胖。

（4）水盐代谢　有较弱醛固酮样作用，但长期应用也能产生明显留钠排钾作用。使肾小管对 Na^+ 再吸收增加，K^+、H^+ 分泌增加，造成钠潴留、碱中毒、胞外液增多，进而导致高血压与水肿等。糖皮质激素还可促进肾脏排泄钙、磷，减少肠内钙的吸收。长期用药可致骨质脱钙。

（5）核酸代谢　通过影响敏感组织中的核酸代谢，实现其对各种代谢的影响。如氢化可的松可诱导某些特异 mRNA 的合成，并转录出抑制细胞膜转运蛋白，从而抑制细胞对能源物质的摄取，使细胞合成代谢受抑，分解代谢增强。同时亦能促进多种 RNA 及酶蛋白的合成，影响糖和脂肪代谢。

（6）糖皮质激素能增强机体应激功能　外界环境刺激如出血、休克、烧伤、恐惧等作用于机体时，引起机体一系列生理功能的改变，以适应上述改变有害刺激，称应激反应（stress response）。糖皮质激素能增强机体的应激能力，以适应刺激。

（7）对血细胞的作用　糖皮质激素可减少血液中嗜酸性粒细胞、淋巴细胞数目，且大量使用会使血液中中性粒细胞、红细胞和血小板数量增加。

2. 盐皮质激素

以醛固酮为主，促进肾小管和集合管对 Na^+ 和水的重吸收，并增加 K^+ 的排泄，有保 Na^+、保水和排 K^+ 作用。对维持细胞外液量及循环血量的稳态具有重要的意义。具体内容见第八章泌尿系统。

3. 性激素

肾上腺皮质分泌的性激素以雄激素为主，少量的雄激素对妇女的性行为甚为重要，雄激素分泌过量时可使女性男性化。

（二）肾上腺髓质

肾上腺髓质受交感神经节前纤维支配。人体安静时，只释放少量肾上腺素和去甲肾上腺素，当交感神经活动增加时，髓质激素合成加快，分泌增加。肾上腺素和去甲肾上腺素的生理功能大致相同，都能使心跳加快、加强，心输出量增加，小动脉收缩，血压升高，使胃肠道及支气管平滑肌明显舒张。所不同的是，肾上腺素对心脏骨骼肌的血管有舒张作用，故舒张压升高不明显，而去甲肾上腺素对全身小动脉均有明显收缩作用，所以舒张压、收缩压都明显上升。

二、胰岛

胰岛是散在于胰腺腺泡之间的岛状细胞群，胰岛细胞最主要的有两种细胞，α 细胞占胰岛细胞总数的 25%，分泌胰高血糖素；β 细胞约占 60%，分泌胰岛素（insulin）（图 11-4）。两种激素在调节血糖、脂肪和蛋白质代谢，维持正常血糖水平中起着重要作用。

胰岛素的主要作用是调节糖代谢，同时也调节蛋白质和脂肪代谢，在生理状态下，胰岛素是唯一的降低血糖的激素。胰岛素能促进血糖合成为糖原，促进组织细胞对糖的氧化，抑制糖原分解为葡萄糖，抑制糖原异生，使血糖的利用增加、血糖的来源减少，使血糖降低。胰岛素分泌不足时，则糖代谢产生障碍，血糖就会升高，血糖浓度超过肾糖阈就会出现糖尿病。

胰岛素可促进葡萄糖转化为脂肪，抑制储存的脂肪水解。胰岛素还可加速氨基酸透过细胞膜进入细胞，同时又能促进核糖核酸的合成，因此使蛋白质的合成增加。

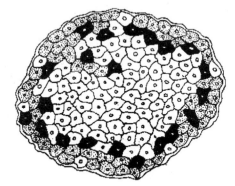

图 11-4　胰岛内细胞分布示意

α 细胞○—胰高血糖素；
β 细胞●—生长抑素；
δ 细胞◎—胰岛素

三、甲状腺

甲状腺是人体最大的内分泌腺，位于气管上端两侧甲状软骨的前下方，分左右两叶，形似蝴蝶。

甲状腺由许多滤泡构成，滤泡间有丰富的毛细血管和少量结缔组织，滤泡内储存着甲状腺激素的复合物。滤泡是甲状腺的分泌单位，滤泡间有一种腺泡细胞，可分泌降钙素，这种激素主要参与体内钙的稳态和骨代谢的调节。

甲状腺激素是一组含碘的酪氨酸，主要包括四碘甲腺原氨酸（T_4）和三碘甲腺原氨酸（T_3）两种形式，T_3 起主要作用，其生物活性较 T_4 约强 5 倍，T_4 需转变为 T_3 才起作用。

甲状腺激素合成的原料有碘和甲状腺球蛋白。甲状腺首先是将摄入细胞的碘在过氧化酶的作用下变为活化的碘，然后活化的碘与酪氨酸残基结合，形成单碘酪氨酸（MIT）和双碘酪氨酸（DIT），一个 MIT 分子与一个 DIT 分子在 TPO 的作用下生成 T_3，两个分子 DIT 则生成 T_4，并以甲状腺球蛋白储存于滤泡中。当甲状腺在受到促甲状腺激素（TSH）作用时，甲状腺球蛋白在溶酶体蛋白水解酶的作用下释放出甲状腺素，并通过血液循环输送到全身各组织器官，发挥其以下生理效应。

（1）促进生长发育　甲状腺激素为维持人体正常生长发育不可缺少的激素。甲状腺激素可促进中枢神经系统、骨骼及生殖器官的生长发育，婴幼儿缺少者，可出现肢体粗短、身体矮小、智力迟钝，即呆小病（克汀病）。成人缺少者，可产生黏液性水肿，表现为中枢神经兴奋性降低、记忆力减退等。

（2）促进代谢　甲状腺激素能维持蛋白质、糖、脂肪正常代谢，生物氧化率增加，使耗氧量增加，基础代谢升高，产热量增多。甲状腺功能减退者，病人表现为身体产热减少，怕冷，其他代谢活动也低，基础代谢率下降；甲亢者，病人常表现为疲乏无力、怕热多汗、消瘦等症状。

（3）提高神经系统的兴奋性　提高中枢神经系统的兴奋性；使脊髓控制肌张力的神经-肌接头反应性增高；有拟交感神经作用，提高细胞对儿茶酚胺的敏感性。

四、性腺

性腺是主要的生殖器官，男性性腺为睾丸，女性性腺为卵巢，睾丸位于阴囊内，卵巢位于腹腔内。性腺既是生殖细胞——卵子和精子的产生者，又是性激素的分泌者。性腺分泌的性激素为孕激素（以黄体酮为代表）、雄激素（以睾酮为代表）和雌激素（以雌二醇为代表）。

性激素能促进和维持附属性器官的发育成熟以及生殖功能的成熟，还能促进副性征的出现以及生殖过程的进行。

五、脑垂体

脑垂体是人体最重要的内分泌器官，分泌的激素种类多、作用广泛，并能调节其他内分泌腺的活动。

脑垂体悬垂于脑的底面，体积很小，总重量不到 1g，但结构复杂。大致可分为腺垂体和神经垂体两部分，腺垂体由许多腺细胞组成，神经垂体由神经纤维和神经胶质细胞组成。

1. 腺垂体

主要分泌促甲状腺激素、促肾上腺皮质激素和两种促性腺激素——卵泡刺激素、黄体生成素，这四种激素总称促激素，它们分别作用于外周的腺体如甲状腺、肾上腺和性腺，调节这些靶腺合成和分泌激素，另外维持靶腺的正常生长发育。

除以上四种促激素外，腺垂体还分泌生长激素、催乳素和黑色素细胞刺激素。

生长激素（growth hormone，GH）可促进全身的生长发育，这是由于生长激素一方面促进骨骼的生长，使身材高大；另一方面促进蛋白质的合成，使肌肉发达。如人体幼年时期生长激素分泌过多，骨骼生长过快，可以成巨人一般，称巨人症。成年以后，骨骼已基本愈合，这时生长激素如分泌过多，骨骼已不能加长，只能促进短骨和内脏器官增长，于是可产生手大、指粗、鼻高、下颌加宽等现象，称为肢端肥大症。相反，幼年时期生长激素分泌不足，则生长发育迟缓、身材矮小，称为侏儒症。

催乳素能促进乳腺发育，并引起和维持泌乳。女性青春期乳腺发育主要受雌激素的作用。妊娠期催乳素、雌激素和孕激素等促进乳腺组织进一步发育，使乳腺具有分泌乳汁的能力，但并不泌乳，其原因是血中雌激素和孕激素浓度过高，与催乳素竞争乳腺细胞受体，故催乳素不能发挥泌乳作用。分娩后雌激素与孕激素水平大大降低，催乳素才发挥作用，启动和维持泌乳。此外，催乳素还有刺激卵泡黄体生成素受体生成的作用；在应激情况下，血液中催乳素水平也有不同程度增加。

黑色素细胞刺激素主要促进皮肤黑色素细胞合成黑色素，从而使肤色加深。

2. 神经垂体

神经垂体主要分泌的激素有血管升压素与催产素。

（1）血管升压素（抗利尿激素；antidiuretic hormone，vasopressin，ADH）　它能引起缩血管效应，有轻度的升压作用。同时它能作用于肾集合管而促进水的重吸收，使尿量显著减少。血管升压素具体内容在泌尿系统中介绍。

（2）催产素　有刺激乳腺和子宫的双重作用，以刺激乳腺的作用为主。当受刺激时，其作用于乳腺周围的肌上皮细胞，使其收缩促进储存于乳腺中的乳汁排出，并维持乳腺分泌乳汁。对子宫平滑肌的作用，对不同种属的动物及未孕与已孕的子宫效果不同。

第三节

内分泌系统疾病

一、糖尿病

胰岛素是由胰腺的 β 细胞分泌的一种激素；胰高血糖素是由胰腺的 α 细胞分泌的一种激素；当胰岛素相对或绝对分泌不足或胰高血糖素分泌过多时即可引起糖尿病（diabetes），其特征为血糖升高和糖尿。

糖尿病的临床类型按病情轻重可分为轻型、中型及重型；如按年龄可分为青幼年型（消瘦型、不稳定型）及成年型（稳定型）；如根据患者对胰岛素的依赖程度可分为胰岛素依赖型（1 型糖尿病，胰岛素绝对分泌不足）和非胰岛素依赖型（2 型糖尿病，胰岛素相对分泌不足）两种。

（一）病因与发病机制

① 遗传缺陷或遗传与环境因素相互作用所致，糖尿病属多基因遗传病范畴。

② 病毒感染后破坏胰岛 β 细胞。

③ 自身免疫或病毒感染后的免疫反应，产生细胞和体液免疫。1 型病人胰岛组织可见到具有免疫特征的病理炎性变化和 β 细胞数量减少。

④ 胰岛素受体异常，2 型病人脂肪细胞受体数目减少，对胰岛素不敏感。

⑤ 拮抗胰岛素激素作用，如胰岛 D 细胞分泌生长抑素和胰岛 β 细胞分泌胰岛素减少，A 细胞产生胰高血糖素过多，导致相互调节作用失衡而发病。

⑥ 其他如肥胖、妊娠、手术、药物等均可诱发糖尿病。

（二）临床表现

临床典型症状为"三多一少"，即多食、多饮、多尿和体重下降或消瘦，严重时可伴有蛋白质、脂肪和水、电解质代谢紊乱，甚至产生酮症酸中毒、昏迷而危及患者的生命。肥胖病人缺乏典型症状。部分表现皮肤瘙痒、视力模糊，以及伴有严重的并发症和伴发病的表现。

（1）心脑血管病变　常见并发症为动脉粥样硬化引起的冠心病和脑血栓栓塞，也是该病死亡的原因之一。糖尿病性心肌病已引起重视，其发生可能与微小血管病变有关。

（2）肾病变　肾微血管病变可致肾小球硬化，临床表现似慢性肾炎，晚期可发生肾功能不全。此外，因易合并泌尿系统感染，故肾盂肾炎发生率较高。

（3）眼部病变　主要为糖尿病视网膜病变，视网膜有出血、渗出，晚期因纤维组织牵拉造成视网膜脱落而引起失明。糖尿病也易引起白内障、青光眼等。

（4）神经病变　以周围神经炎最常见，其他部位也可受累，称糖尿病性神经病变。周围神经病变症状是四肢远端疼痛和感觉异常，后期出现肌萎缩、瘫痪。脊髓病变的表现以深感觉障碍为主。

（5）酮症酸中毒　为糖尿病最严重的并发症。其诱因多与感染、创伤、饮食不当、胰岛素不足或治疗中断有关。

早期酮症为原有糖尿病症状加重，酸中毒时，出现恶心、呕吐、烦渴、尿量显著增加，呼吸深快。部分病人以腹痛为主要表现，称糖尿病性急腹症。后期因严重失水和电解质紊乱，表现为少尿、皮肤黏膜干燥、脉搏细弱、血压下降，出现嗜睡，最终昏迷。

（6）高渗性非酮症昏迷　多见于老年病人，常有幻觉、嗜睡、震颤等表现，逐渐加重，1～15 天内昏迷。由于血黏度高，易发生脑梗死或心肌梗死。晚期少尿或闭尿，失水，高热，死亡率较高。

（三）药物治疗

1. 口服降血糖药物

（1）磺脲类　适用于 2 型糖尿病轻型或单纯饮食治疗效果不理想的病人，药物包括甲苯磺酰丁脲、氯苯磺酰丙脲等。

（2）双胍类　适用于 2 型糖尿病较肥胖的病人，常用苯乙基双胍（即降糖灵），其次用二甲双胍。

2. 胰岛素

适用于 1 型糖尿病、重症及酮症酸中毒或高渗性昏迷的病人。

二、甲状腺功能亢进

（一）病因与发病机制

甲状腺功能亢进俗称甲亢，是内分泌疾病中的常见病，系甲状腺素分泌过多所致，病因和发病机制尚未完全阐明。一般认为与自身免疫有关，病人可能存在免疫监护和调节功能的遗传缺陷，当处于精神刺激、感染等应激状态时，体内免疫稳定性破坏，"禁株"细胞失控，产生多种大量自身抗体，这些抗体与促甲状腺素（thyroid stimulating hormone，TSH）竞争作用于 TSH 受体，促使甲状腺合成并释放大量甲状腺激素，引起甲亢。

甲状腺素（T_4）和三碘甲状腺原氨酸（T_3）能调节热能，促进物质氧化。T_4、T_3 增多时发生代谢亢进和神经兴奋性增高，并因代谢失调和免疫炎症损害，引起组织器官病变和功能障碍。

（二）临床表现

患者以女性为多，男女之比为 1:4，各种年龄均可发病，但 20～40 岁者最多见。血清总三碘甲状腺原氨酸（T_3）正常值为 1.7～2.3nmol/L，甲亢早期往往 T_3 上升较快，约为正常值 4 倍。

1. 神经系统

病人易神经过敏、急躁、失眠、激动、思想不集中，严重时有幻觉、躁狂等精神症状。肌肉兴奋性高，表现为双手平伸时出现细微震颤，平时无意义动作增多。

2. 代谢亢进

因能量代谢增快，产热增加，散热加速，出现怕热、多汗、低热、食欲亢进而体重下降、疲乏无力。易发生糖尿病，血总胆固醇降低，负氮平衡。

3. 突眼症

（1）良性突眼症　又称非浸润性突眼，占突眼症中的大多数。一般为双侧突眼或一侧较为显著突眼，有时单侧突眼或一眼先突出另一眼随后突出。

（2）恶性突眼症　又称浸润性突眼，较少见。

4. 心血管系统

甲状腺激素直接作用于心肌，使循环系统活动增加，病人有心悸、胸闷，运动时易急促，脉率加速；晚期心脏肥厚扩张，易发生心律失常，甚至心力衰竭，称甲亢心脏病。

5. 消化系统

多食易饥，因消化和吸收不良常有腹泻及大便次数增多。由于激素的毒性作用、营养不良和免疫功能失调，可发生不同程度的肝脏损害，如肝肿大、肝功能异常、黄疸或肝硬化。

6. 生殖系统

女性早期经少，月经不规则，周期延长至数月，然后发生闭经，但仍能生育，一般治疗后可完全恢复；男性发生阳痿，偶有男性乳房发育症。

7. 甲状腺危象

危象的发生是由于甲状腺激素分泌骤增，大量释放入血，肾上腺皮质长期负担过重，应激时发生功能不全所致，是甲亢恶化的严重表现。常见诱因是精神刺激、感染、过劳或术前准备不充分等，以老年病人多见。发病急骤，甲亢症状加重，高热达 40℃ 以上，脉率 140～160 次/min，大汗、呕吐、腹泻、烦躁、谵妄、嗜睡或昏迷。严重病人有脱水、休克、心力衰竭及电解质紊乱，是死亡的重要原因。

（三）药物治疗

1. 症状控制期

开始时用丙硫氧嘧啶，300～600mg/天（他巴唑及甲亢平 30～60mg），一般初剂量 300mg/天，甲状腺较大、病情较重者用药量可增大，最好 1 次/8h，以保持血药浓度。

2. 减药期

当症状明显减轻，体重增加，心率下降至 80～90 次/min 左右，基础代谢率已明显下降时，可逐渐减少药量，先用丙硫氧嘧啶 200mg/天，每 2～3 周观察症状，复查基础代谢率，如病情保持稳定，可继续递减，直到症状明显减轻；基础代谢率降至正常范围时，改为维持量。

3. 维持量

一般丙硫氧嘧啶 50～100mg/天或 50mg 以下（他巴唑或甲亢平 2.5～5mg/天），最短不少于一年。

对甲状腺明显肿大、结节性甲状腺肿，可疑癌变或长期抗甲状腺药物治疗无效，或不能坚持长期药物治疗的病人，可做甲状腺次全切除手术。

第四节

内分泌系统用药

一、肾上腺皮质激素类药

肾上腺皮质激素是由肾上腺皮质分泌的甾体化合物。按其生理作用又可分为糖皮质激素及盐皮质激素。

本类药物具有多方面的生理效应，临床用途极其广泛，几乎各系统、各科疾病都有使用。但由于大部分肾上腺皮质激素类药物只能缓解疾病的某些症状，同时引起一系列严重的不良反应，所以本类药物在临床应用应注意严格掌握适应证，防止滥用，以避免发生严重不良反应和并发症。

糖皮质激素　Glucocorticoids Drugs

【分泌调节】糖皮质激素的基础分泌或应激状态下的分泌，都受下丘脑-垂体-肾上腺皮质激素系统的调节。当糖皮质激素及此类药物在血中浓度增高时，可与垂体中的特异受体结合，使促肾上腺皮质激素（ACTH）的分泌受到抑制（即负反馈抑制）。正常人糖皮质激素呈脉冲式分泌，有明显的分泌昼夜节律性。凌晨开始上升，上午 8～10 时糖皮质激素血浓度达高峰（约>20μg/100ml），随后逐渐下降，午夜 12 时血浓度最低（约 5μg/100ml）。

成年人糖皮质激素的分泌量为10～20mg/天，在应激状态下其分泌量可达正常的10倍左右。

对糖皮质激素分泌昼夜节律的了解对制定糖皮质激素的给药方案有指导意义。由于糖皮质激素具有多种作用，临床应用十分广泛，不良反应较多，有时也很严重，因此，深入了解其药理作用，充分认识其利弊，对其合理应用是非常必要的。

【药理作用与机制】 超生理剂量时除影响物质代谢外，还可产生抗炎、免疫抑制等药理作用。

1. 抗炎作用 炎症是机体对各种劣性刺激（如物理、化学、生物、免疫等）产生的一种防御反应，它可表现为以渗出为主的急性炎症过程，也可以表现为以增生为主的慢性病变，过强的炎症反应，可造成许多组织的损害和功能紊乱，甚至危及生命。

超生理剂量的糖皮质激素对各种原因引起的炎症和炎症病理发展过程的不同阶段都有很强的抑制作用，但对各种炎症的病因均无影响，其抗炎特点为显著性、非特异性。在急性炎症早期阶段，能减轻局部血管的扩张，降低毛细血管通透性，使充血、血浆渗出、白细胞浸润和吞噬能力减弱，从而改善和消除局部症状（红、肿、热、痛等）。在慢性炎症阶段，能抑制成纤维细胞的增生和肉芽组织的形成，从而减轻组织粘连并抑制瘢痕的形成，同时亦延缓伤口的愈合过程。

2. 免疫抑制和抗过敏作用 免疫反应是机体免疫系统在抗原刺激下所发生的一系列变化。超生理剂量的糖皮质激素能抑制病理性的免疫反应的许多环节：①能抑制巨噬细胞对抗原的吞噬和加工；②阻碍淋巴母细胞的转化，加速致敏淋巴细胞的破坏和解体，使血中淋巴细胞迅速降低；③小剂量的糖皮质激素主要抑制细胞免疫；④大剂量糖皮质激素不但可抑制细胞免疫，还可抑制体液免疫，使B细胞转化为浆细胞减少，使抗体生成减少，减少抗原抗体反应引起的有害物质的释放。

3. 抗毒素作用 糖皮质激素虽不能中和细菌内毒素，但能提高机体对内毒素的耐受力，能迅速退热并缓解中毒症状（如昏迷、惊厥、休克、乏力、食欲减退）。其作用主要通过改善机体的物质代谢和组织活动，提高机体对毒物的抵抗力，稳定溶酶体膜而减少内源性致热原释放，同时还能降低下丘脑体温调节中枢对致热原的敏感性，从而发挥良好的退热作用和改善中毒症状作用。

4. 抗休克作用 超大剂量糖皮质激素具有抗休克作用，可用于各种休克特别是脓毒症休克的治疗，对过敏性休克、心源性休克、低血容量性休克也有一定的疗效，其抗休克作用还可能与下列因素有关：①扩张血管，改善微循环；②加强心肌收缩力，使心输出量增多；③稳定溶酶体膜，减少心肌抑制因子的生成，从而防止心肌收缩无力与内脏血管收缩。还与其抗炎、抑制免疫和抗内毒素作用有关，所以可以认为糖皮质激素抗休克作用是一个综合作用的结果。

5. 血液与造血系统作用 糖皮质激素对各种血细胞都有影响，可刺激骨髓造血功能，使血液中血红蛋白和红细胞含量增加；使血小板和纤维蛋白原增多，凝血时间缩短；使中性白细胞由骨髓进入血液循环增加、消除减少；而使单核细胞、淋巴细胞、嗜酸性和嗜碱性粒细胞减少。

6. 中枢神经系统作用 可减少脑内抑制性递质 γ-氨基丁酸（GABA）的浓度，提高中枢神经系统兴奋性，出现欣快、激动、失眠等，偶可致精神失常，大剂量有时可致儿童惊厥或癫痫样发作。

7. 其他 能使胃酸和胃蛋白酶分泌增多，增强食欲，促进消化，同时还会使胃黏膜自我保护与修复能力减弱；抑制松果体褪黑激素分泌；减少甲状腺对 I 的摄取、清除和转化等。

【临床应用】糖皮质激素应用广泛，几乎各系统、各科疾病都有使用，应用的药理学基础主要是抗炎、免疫抑制作用。但对许多疾病仅能缓解症状，不能根治，且易复发，故切忌滥用。

1. 替代疗法　适用于治疗急慢性肾上腺皮质功能减退症、脑垂体前叶功能减退症及肾上腺次全切除术后。

2. 严重急性感染　原则上只限用于中毒性感染或伴有休克者，一般感染不提倡用。主要利用其抗炎、抗毒素和抗休克作用，增强机体耐受力，迅速缓解严重症状，使病人度过危险期。但必须指出，糖皮质激素没有抗菌作用，同时还降低机体的防御功能，因此，必须在使用的同时配以足量有效的抗生素，控制感染，待急性症状缓解后，先停用糖皮质激素，直至感染完全控制，再停用抗生素。对病毒感染，一般不宜应用，以免减弱防御功能，反使感染病灶扩散而恶化。

3. 休克　糖皮质激素是抢救休克的重要药物，其适用于各种休克特别是脓毒症休克的治疗，但同时必须采用综合性治疗措施。对感染性休克，在有效足量的抗生素治疗下，必须及早、足剂量、短期突击使用，产生效果后即可停药；对过敏性休克，因其起效较慢，该药仅作为次选药物；对于心源性休克，需结合病因治疗；对低血容量性休克，在补足液体、电解质或血液后效果仍不显著者，可合用超大剂量的糖皮质激素。

4. 自身免疫性疾病和过敏性疾病

（1）自身免疫性疾病。此类病与自身免疫功能异常有关，即在机体内形成自身抗体或针对自身组织的细胞免疫，引起机体组织细胞的损害或生理功能紊乱。如风湿性及类风湿关节炎、风湿热、风湿性心肌炎、全身性红斑狼疮、肾病综合征、自身免疫性贫血、皮肌炎等，应用糖皮质激素可缓解症状，但不能根治，且停药后易复发，长期应用易产生严重的不良反应，故一般多采用综合疗法。

（2）过敏性疾病。此类药物通过免疫抑制作用，可迅速缓解过敏性疾病如过敏性皮炎、过敏性鼻炎、剥脱性皮炎、顽固性重症支气管哮喘、顽固性荨麻疹、湿疹、血管神经性水肿、过敏性血小板减少性紫癜等的症状，但停药后易复发，一般在应用其他抗过敏药物无效时，才选用或合并使用本类药物。

（3）抑制异体皮肤或脏器移植后的排斥反应，一般不单用，常与其他免疫抑制剂联合应用，疗效更好。

5. 防止炎症及瘢痕形成　早期使用糖皮质激素可防止或减轻重要器官发生炎症（如结核性胸膜炎、脑膜炎、腹膜炎、心包炎、睾丸炎及烧伤等），以及因粘连及瘢痕形成而引起的功能障碍。

6. 血液病　可用于急性淋巴细胞性白血病、再生障碍性贫血、粒细胞减少症、血小板减少症和过敏性紫癜等。能改善症状，但疗效还不确切，而且停药后易复发。

7. 局部应用　可用于局部用药治疗肛门瘙痒、接触性皮炎、湿疹、银屑病等，也可局部用于眼前部的炎症。

【不良反应】

1. 医源性肾上腺皮质功能亢进症（类肾上腺皮质功能亢进症，库欣综合征）　为长期过量使用糖皮质激素所致物质代谢与水盐代谢紊乱的结果，表现肾上腺皮质功能亢进症状（图 11-5），如肌无力与肌萎缩、皮肤变薄、动脉硬化、向心性肥胖、满月脸、水牛背、痤疮、多毛、浮肿、高血压、高血脂、低血钾、肌无力、糖尿、骨质疏松等。停药后一般可自行恢复正常，必要时可采取对症治疗。

2. 诱发或加重感染　由于糖皮质激素只有抗炎作用而无抗菌抗病毒作用，而且还降低机体的防御功能，因此细菌易乘虚而入诱发感染或促使体内原有病灶扩散恶化所致。由于糖皮质激素能掩盖这些疾病的症状，易漏诊，故必须提高警惕，及早诊断，采取防治措施。

3. 诱发或加重溃疡　糖皮质激素能刺激胃酸或胃蛋白酶的分泌，降低胃肠黏膜对胃酸的抵抗力，诱发或加重胃、十二指肠溃疡，甚至发生出血和穿孔。应用时可考虑加用抗胆碱药或抗酸药，不宜与能引起胃出血的药物（如阿司匹林、吲哚美辛、保泰松）合用。

4. 骨质疏松、延缓伤口愈合　糖皮质激素减少钙、磷在肠道的吸收并增加其排泄，且长期应用抑制骨细胞活力，造成骨质疏松，严重者可引起自发性骨折。由于糖皮质激素还抑制蛋白质合成，故可使伤口愈合迟缓。

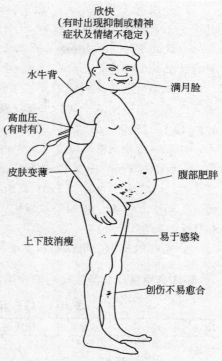

图 11-5　长期服用糖皮质激素后的不良反应示意

5. 医源性肾上腺皮质功能不全（肾上腺皮质萎缩和功能不全）　长期大剂量应用，由于负反馈调节作用，使 ACTH 分泌减少，引起内源性糖皮质激素分泌不足，甚至肾上腺萎缩。一旦突然停药或停药后半年内遇严重应激状态时，因内源性肾上腺皮质激素分泌不足，外源性糖皮质激素得不到及时的补充，可出现肾上腺皮质功能不全。表现有恶心、呕吐、食欲不振、肌无力、低血糖、低血压、休克等，严重者可危及生命。

6. 反跳现象与停药症状　可能是病人对糖皮质激素产生了依赖性或病情未充分控制。长期用药因减量太快或突然停药，所致原病复发或加重的现象，称为反跳现象。此外，长期用药因减量太快或突然停药，有些病人出现一些原来疾病没有的症状，如肌痛、关节痛、肌强直、情绪消沉、疲乏无力、发热等，称为停药症状。

7. 其他　个别病人可诱发精神病或癫痫；儿童大量应用可致惊厥；大剂量长期应用可引起白内障、青光眼，局部及全身用药均可发生；妊娠头三个月使用偶可致畸，妊娠后期大量应用，可引起出生后的胎儿肾上腺皮质功能不全。

【禁忌证】抗生素不能控制的病毒和真菌等感染、活动性结核病、胃或十二指肠溃疡、严重高血压、动脉硬化、糖尿病、角膜溃疡、骨质疏松、孕妇、创伤或手术修复期、骨折、肾上腺皮质功能亢进症、严重的精神病和癫痫、心或肾功能不全者等为其禁忌证。当适应证与禁忌证同时并存时，应全面分析，权衡利弊，慎重决定。

【疗程及用法】

1. 大剂量突击疗法　主要适用于危重病人的抢救，如严重中毒性感染及各种休克。氢化可的松首次可静脉滴注 200～300mg，一日量可达 1g（或相应剂量的其他糖皮质激素制剂）以上，疗程不超过 5 天，可突然停药。也有人主张每次静注 1g 以上，4～6 次/天。

2. 一般剂量长期疗法　适用于反复发作、病变范周广泛的慢性病，如肾病综合征、顽固性支气管哮喘、结缔组织病、各种恶性淋巴瘤、中心性视网膜炎、淋巴细胞白血病等。开始口服泼尼松 10～20mg（或相应剂量的其他糖皮质激素制剂），3 次/天。获效后，逐渐减量至最小维持量。

3. 小剂量替代或补充疗法　需长期应用，适用于腺垂体功能减退、慢性肾上腺皮质功能减退症（艾迪生病）及肾上腺皮质次全切除术后。可给予生理需要量（一般用维持量可的松 12.5～25mg/天，或氢化可的松 10～20mg/天）。

4. 隔日疗法　根据糖皮质激素的分泌具有昼夜节律性的理论依据，上午 8～10 时分泌最多，随后逐渐下降，午夜 12 时分泌最少。临床用药根据这种生理的节律性，可减轻对肾上腺皮质功能的负反馈抑制。因此对需长期服药的某些患者，可采用隔日疗法，即将 1 天或 2 天的总量隔日上午 8～10 时一次服完。使外源性和内源性糖皮质激素对下丘脑-垂体-肾上腺轴的负反馈抑制作用时间一致，则可减轻对 ACTH 分泌的抑制以及对肾上腺皮质功能的抑制。

5. 局部用药　用于眼病和皮肤病，可用氢化可的松及泼尼松龙等。

临床常用糖皮质激素类药物作用特点比较见表 11-1。

表 11-1　临床常用糖皮质激素类药物作用特点比较

类别	药　物	水盐代谢	糖代谢	抗炎作用	$t_{1/2}$/min	生物 $t_{1/2}$/h	抗炎等效剂量/mg
短效	氢化可的松	1	1	1	90	8～12	20
	可的松	0.8	0.8	0.8	90	8～12	25
中效	泼尼松	0.6	3.5	3.5	>200	12～36	5
	甲泼尼龙	0.5	10	5	>200	12～37	5
	曲安尼龙	0	5	5	>200	12～38	4
	泼尼松龙	0.6	4	4	>200	12～39	4
长效	地塞米松	0	25	25	>300	36～54	0.75
	倍他米松	0	30	30	>300	36～55	0.6
外用	氟氢可的松	75	12	12	>200	18～36	4
	氟轻松	150	17	40	>200	18～36	4

注：水盐代谢、糖代谢、抗炎作用是以氢化可的松为标准，且此数值仅供参考。

盐皮质激素　Mineralocorticoids Drugs

【分泌调节】盐皮质激素主要有醛固酮和去氧皮质酮。盐皮质激素的分泌主要受肾素-血管紧张素系统，以及血钾、血钠浓度的调节。当失血、水肿、血钾升高或血钠降低时，可通过肾小球旁压力感受器和钠敏感促进肾小球旁细胞释放肾素，进而通过刺激肾上腺皮质球状带细胞合成和分泌醛固酮，以维持机体的水和电解质平衡。

【药理作用与机制】盐皮质激素可促进肾远曲小管和集合管对 Na^+ 的主动重吸收，伴有 Cl^- 和水的重吸收，同时使 K^+ 和 H^+ 排出增加，潴留水、钠。

【临床应用】作为替代疗法，用于因皮质功能减退而引起的慢性肾上腺皮质功能减退症，以恢复水及电解质平衡。

【不良反应】过量或长期使用易引起水、钠潴留及高血压、心脏扩大和低钾血症。

二、降血糖药

1 型糖尿病患者胰岛 β 细胞分泌胰岛素绝对不足，导致糖代谢紊乱。临床必须用胰岛素作终身替代治疗降低血糖。

2型糖尿病患者胰岛β细胞分泌胰岛素不足或减少，引起血糖升高，而持续性高血糖将损害β细胞功能。因此，治疗以促进β细胞的分泌而降低血糖为主。2型糖尿病是一种异质性疾病，它不能简单地归因于一种病理机制，其特征表现为多种代谢异常，包括β细胞功能缺陷和骨骼肌、脂肪组织、肝脏的胰岛素抵抗等，这些代谢异常导致慢性高血糖症，长期发展可产生严重并发症。

抗糖尿病药主要有胰岛素类及口服降糖药。胰岛素在降低糖尿病的病死率及延长寿命方面是被公认的有效药品，是治疗各型糖尿病的主体药物。

（一）胰岛素

胰岛素　Insulin

【药理作用】

1. 糖代谢　胰岛素可使血糖的葡萄糖来源减少，去路增加。如胰岛素能促进葡萄糖进入细胞，加速葡萄糖的氧化和酵解；促进葡萄糖合成糖原，并增加其储存；促进葡萄糖转化为脂肪；抑制糖原分解和糖异生。所以，当胰岛素不足时，则可引起血糖增加，当高于肾糖阈时，就会引起尿糖。

2. 脂肪代谢　胰岛素抑制脂肪酶，使脂肪分解减慢；并能增加脂肪酸的转运，增加脂肪合成酶活性，使脂肪合成和储存增加。

3. 蛋白质代谢　胰岛素能促进组织细胞对氨基酸、核酸及其前体的主动转运，促进蛋白质合成，抑制蛋白质分解。

4. 钾离子转运　胰岛素能促进K^+进入细胞，故有降血钾作用。

5. 促生长作用　胰岛素促进蛋白质、脂肪及核酸等合成与促生长作用有关。

【作用机制】胰岛素靠与特异性受体结合而发挥作用。肝、肌肉和脂肪细胞是主要靶组织。胰岛素受体是细胞表面的蛋白质，由2个α亚基和2个β亚基组成大分子蛋白复合物。α亚基完全裸露在细胞膜外，是受体识别、结合胰岛素的主要部位。β亚基是一种含有酪氨酸蛋白质激酶（TPK）的跨膜蛋白。胰岛素与其受体的α亚基结合后迅速引起β亚基的自身磷酸化，进而激活β亚基上的TPK，由此导致细胞内其他活性蛋白的一系列磷酸化产生生物效应（图11-6）。

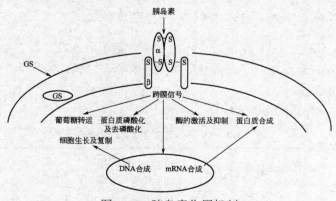

图 11-6　胰岛素作用机制

GS—葡萄糖；α—胰岛素受体α亚单位；β—胰岛素受体β亚单位；S—二硫键

【临床应用】

1. 糖尿病 胰岛素可用于治疗各型糖尿病，主要用于重型糖尿病，且是胰岛素依赖型糖尿病的唯一有效药物；其他各型主要为：经饮食控制或口服降血糖药物未能控制的胰岛素非依赖性糖尿病；糖尿病酮症酸中毒、高血糖高渗性昏迷和乳酸性酸中毒伴高血糖时；合并重度感染、高热、妊娠、分娩及大手术等的糖尿病。

2. 细胞内缺钾 由于胰岛素和葡萄糖合用，可促进 K^+ 进入细胞，临床上将葡萄糖、胰岛素和氯化钾组成合剂（GIK）以纠正细胞内缺钾，用于防治心肌梗死时的心律失常，减少死亡率。

3. 其他 胰岛素与 ATP 及辅酶 A 组成能量合剂用于肝硬化、肾炎、急慢性胰腺炎、心衰等病人的辅助治疗，以增加食欲、恢复体力；由于胰岛素及葡萄糖进入细胞转变为糖原时，亦可将 K^+ 带入细胞，故可将胰岛素加入葡萄糖液内静滴治疗高血钾症。

【不良反应】

1. 低血糖 较常见，多因胰岛素服用过量，未按时进食或运动过多所致。早期表现病人可出现饥饿感、出汗、虚弱、出汗、心跳加快、头痛、焦虑、震颤等症状，严重者可出现低血糖休克，如不及时抢救可引起死亡。发生低血糖后，一般轻者可口服糖水或进食，重者应立即静脉注射 5%葡萄糖注射液。

2. 过敏反应 因胰岛素具有抗原性所致。一般轻微而短暂，如注射部位肿胀、红斑，少数患者发生荨麻疹、血管神经性水肿，极个别发生过敏性休克。必要时可换用高纯度胰岛素或人胰岛素，以减少过敏反应。

3. 胰岛素耐受性 糖尿病患者血中胰岛素含量正常或略高于正常后仍未出现明显的低血糖反应，称胰岛素耐受。原因可能为血中具有抗胰岛素作用的肾上腺皮质激素增多，也可能是胰岛素受体数目减少等。

4. 局部反应 胰岛素注射部位皮肤发红，皮下硬结和脂肪萎缩，改用高纯度胰岛素可减少该反应，也可有计划地按顺序更换部位注射。

【药物评价】

1. 本品 1922 年用于临床，成为治疗糖尿病的特效药。1965 年我国首先人工合成具有生物活性的结晶牛胰岛素。1980 年"基因重组胰岛素"首次试用于正常人体，美国 FDA于 1982 年正式批准其为治疗糖尿病的药品，从而成为采用基因重组技术最早取得生产许可并投放市场的激素类药品。世界药品市场销售的多数都是基因重组胰岛素。

2. 原料遮光、密闭，于 2～15℃以下保存；注射液密闭于冷处保存，避免冰冻。

目前世界药品市场上胰岛素制剂近 40 种，根据注射吸收速率可分为短效、中效和长效三类。在世界药品市场尚有一些胰岛素新剂型如控释剂型、栓剂、黏膜吸收剂、透皮吸收剂、口服剂、气雾剂及滴眼剂等。

各种胰岛素制剂作用特点见表 11-2。

表 11-2　各种胰岛素制剂作用特点

类别	药　物	给药途径	pH	作用时间/h			用药时间和次数
				开始	高峰	持续	
短效	胰岛素	皮下、静注	2.5～3.5	0.3～0.7	2～4	6～12	急救酮症酸中毒；餐前 0.5h，3～4 次/天

续表

类别	药　　物	给药途径	pH	作用时间/h			用药时间和次数
				开始	高峰	持续	
短效	结晶锌胰岛素	皮下	2.5～3.5	0.5～1	2～8	6～12	急救酮症酸中毒；餐前0.5h，3～4次/天
中效	低精蛋白锌胰岛素	皮下	7.1～7.4	1～2	8～12	18～24	餐前1h，1～2次/天
	珠蛋白锌胰岛素	皮下	7.1～7.4	1～2	6～10	12～18	餐前1h，1～2次/天
长效	精蛋白锌胰岛素	皮下	7.1～7.4	4～6	14～20	24～36	早餐前1h，1次/天
	结晶锌胰岛素锌悬液	皮下	7.1～7.4	4～6	16～18	30～36	早餐前1h，1次/天

（二）口服降血糖药

口服降血糖药主要分为磺酰脲类和双胍类。磺酰脲类主要是直接刺激胰岛 β 细胞释放胰岛素，使内源性胰岛素增加，同时抑制 α 细胞释放胰高血糖素，多用于成年型或非胰岛素依赖型的患者。本类药品可分为第一代、第二代和第三代产品。第二、第三代产品因作用强而不良反应发生率低，临床更为常用。双胍类可促进肌肉等外周组织对糖的摄取和利用，因此对幼年或成年型均可能有效。

口服降糖药的品种较多，进展也较快，如甲苯磺丁脲、格列本脲、格列齐特等已广泛用于临床。目前国内外主要致力于开发葡萄糖苷酶抑制剂、醛糖还原酶抑制剂、胰岛素类似物、脂肪酸氧化抑制剂等疗效好、不良反应少的口服降糖新药。

1. 双胍类

双胍类药物化学结构是由一双胍核加侧链所构成。此类药物有二甲双胍（甲福明）、苯乙双胍（苯乙福明）和丁双胍（丁福明）。临床常用的为二甲双胍，后两种因其副作用较大，现已少用或不用。

二甲双胍　Metformin

【药理作用与机制】本药对正常人几乎无降糖作用，但对糖尿病患者血糖则有明显降低作用。其降糖作用不依赖于胰岛 β 细胞的功能，其作用机制可能包括：①增加肌肉组织的无氧糖酵解；②促进组织对葡萄糖的摄取；③减少肝细胞糖异生而使葡萄糖生成减少；④抑制或延缓葡萄糖在肠道的吸收；⑤促进胰岛素与其受体结合，改善胰岛素抵抗，增加机体对胰岛素敏感性；⑥降低血中胰高血糖素水平。

【临床应用】二甲双胍是目前临床用于 2 型糖尿病治疗的一线药物。患 2 型糖尿病尤其是伴有肥胖或超重、血浆胰岛素偏高者可首选二甲双胍治疗。使用磺酰脲类降糖药继发失效者也可改用或加用二甲双胍治疗。二甲双胍还可与磺酰脲类、α-葡萄糖苷酶抑制药等多种口服降糖药联合使用，增强降糖效果。同时，二甲双胍可与胰岛素合用以减少血糖波动或胰岛素用量。1 型糖尿病患者用胰岛素治疗而血糖波动时也可加用二甲双胍。

【不良反应】少数病人出现酮尿或乳酸性血症，该药此种不良反应仅为其他双胍类的1/50，有时血乳酸有轻度增加，常见不良反应有食欲不振、厌食、呕吐、口腔金属味、腹泻等消化道症状，偶产生过敏性皮疹。

2. 磺酰脲类

本类药物的共同结构是苯磺酰脲，自 1954 年发现甲苯磺丁脲以来，已从以甲苯磺丁脲、氯磺丙脲为代表的第一代药物发展到以格列本脲、格列吡嗪等为代表的第二代药物，其降血糖作用也比第一代药物大数十倍乃至数百倍。

第三代磺脲类降糖药格列美脲（Glimepiride）的降糖作用更迅速、持久、高效、安全，且具有较强的胰外降糖作用。目前临床应用较多的是第二代和第三代磺脲类药物。

【药理作用与机制】
1. 降血糖作用　该类药物可降低正常人血糖，对胰岛功能尚存的患者有效，但对 1 型糖尿病患者及切除胰腺的动物则无作用。
2. 对水排泄的影响　格列本脲、氯磺丙脲有抗利尿的作用，但不降低肾小球滤过率，这是促进 ADH 分泌和增强其作用的结果，可用于尿崩症。
3. 对凝血功能的影响　这是第三代磺酰脲类药物的特点，能使血小板黏附力减弱，刺激纤溶酶原的合成。

【临床应用】
1. 用于胰岛功能尚存的 2 型糖尿病，且饮食控制和体育锻炼无效者。
2. 尿崩症只用氯磺丙脲，0.125～0.5g/天，可使患者尿量明显减少。

【不良反应】常见不良反应为皮肤过敏、肠胃不适、嗜睡及神经痛，也可导致肝脏损伤，尤以氯磺丙脲多见。少数患者有白细胞、血小板减少及溶血性贫血，因此需要定期检查肝脏功能和血常规。较严重的不良反应为持久性的低血糖症，常因药物过量所致。老人及肝肾功能不良者发生率高，故年老及肾功能不良的糖尿病患者忌用。新型磺酰脲类降糖药较少引起低血糖。

【药物相互作用】由于磺酰脲类血浆蛋白结合率高，表观分布容积小，因此在蛋白结合上能与其他药物（如保泰松、水杨酸钠、吲哚美辛、青霉素、双香豆素等）发生竞争，使游离药物浓度上升而引起低血糖反应。消耗性患者血浆蛋白低，黄疸患者血浆胆红素水平高，也能竞争血浆蛋白结合部位，更易发生低血糖。乙醇抑制糖原异生，故患者饮酒会导致低血糖。另外，氯丙嗪、糖皮质激素、噻嗪类利尿药、口服避孕药均可降低磺酰脲类药物的降血糖作用，须予以注意。

3. α-葡萄糖苷酶抑制药

α-葡萄糖苷酶抑制药（α-glucosidase inhibitors）是一类新型口服降血糖药，临床应用有阿卡波糖（Acarbose）及伏格列波糖（Voglibose）。

阿卡波糖　Acarbose

【药理作用与机制】其降血糖机制为竞争性抑制小肠上皮刷状缘 α-葡萄糖苷酶，从而抑制淀粉等碳水化合物在肠道吸收，起到降低血糖的作用。

【临床应用】临床主要用于 2 型糖尿病患者，也适用于 1 型糖尿病病人，可与其他降糖药合用。对应用磺酰脲类或胰岛素治疗而效果不佳者，加用阿卡波糖则可明显降低餐后血糖，使血糖波动减少，减少磺酰脲类或胰岛素的用量。

【不良反应】本类药物的主要副作用是来自碳水化合物在肠道滞留和酵解产气，因而有腹胀、嗳气、肛门排气增多，甚至有腹泻，多数情况下不影响治疗，但溃疡病者慎用。

4. 胰岛素增敏药

本类药物主要是增加肌肉和脂肪等组织对胰岛素的敏感性而发挥降低血糖功能。它们多为噻唑烷二酮（thiazolidinedione）的衍生物，如罗格列酮（Rosiglitazone）、吡格列酮（Pioglitazone）、恩格列酮（Englitazone）等。其作用机制主要通过竞争性激活过氧化物酶增殖活化受体，调节胰岛素反应性基因的转录，控制血糖的生成、转运和利用，可用于 2 型糖尿病患者，尤其是有胰岛素抵抗者。不良反应主要有嗜睡、水肿、头痛、胃肠道刺激症状等。

三、甲状腺激素及抗甲状腺药

（一）甲状腺激素类药物

甲状腺激素 Thyroid Hormone

【药理作用与机制】甲状腺激素主要包括 T_4 和 T_3，T_3 是起主要作用的甲状腺激素，能促进生长，提高糖类与氨基酸向细胞内转运，增强生物氧化，提高代谢率。T_4 需转变为 T_3 才能发挥作用。甲状腺素的主要作用为：

1. 维持正常生长与发育，甲状腺功能不足可引起呆小病（克汀病），病人身体矮小、肢体短粗、发育缓慢、智力低下。成人甲状腺功能不全时，则引起黏液性水肿。

2. 促进代谢和增加产热。

3. 提高交感肾上腺系统的感受性。

【临床应用】临床主要用于甲状腺功能减退的替代治疗。

1. 呆小病 若尽早诊治，发育仍可正常。若治疗过晚，躯体虽可发育正常，但智力仍然低下。应从小剂量开始治疗，逐渐增加剂量，有效者应终身治疗，并结合临床随时调整剂量。

2. 黏液性水肿 用甲状腺片治疗，剂量由小剂量开始，逐渐增至足量。一般能消除浮肿、缓脉、困倦、低体温和肌无力等症状。对黏液性水肿昏迷者，可立即大量静脉注射 T_4 或 T_3，待患者苏醒后改为口服。

3. 单纯性甲状腺肿 治疗取决于病因。由于缺碘所致者应补碘，临床原因不明者可给予适量的甲状腺激素，补充内源性激素不足，以缓解甲状腺代偿性增生肥大。甲状腺结节常不能消失，须手术治疗。

【不良反应】主要以含碘的食盐、食物预防为主，亦可用甲状腺片来补充内源性激素的不足，从而缓解甲状腺组织增生肥大。

不良反应主要有过量可导致甲亢的临床症状，表现出体重减轻、心悸、呕吐、发热、脉搏快而不规则，在老年人和心脏病患者中，可致心绞痛和心肌梗死的发生。毒性反应一旦发生，应立即停药，待症状消失后再从小剂量开始服药。

临床常用的甲状腺类药物特点比较见表 11-3。

表 11-3 临床常用的甲状腺类药物特点比较

药　　物	作 用 特 点	临 床 应 用	不 良 反 应
甲状腺片 （Powdered Thyroid）	口服吸收迅速完全	主要用于克汀病、黏液性水肿及其他甲状腺功能减退症等	长期过量使用可引起甲亢的症状，如心悸、多汗、手震颤、体重减轻、兴奋及失眠等

续表

药　　物	作用特点	临床应用	不良反应
碘赛罗宁 （Liothyronine）	效力强，作用出现快，但维持时间短	用于黏液性水肿、甲状腺功能不足，也可用于甲状腺功能诊断	大剂量可引起震颤、神经兴奋性增高、心绞痛、头痛、心悸、腹泻、体重减轻，停药即消失
左甲状腺素 （Levothyroxine）	作用出现慢，但维持时间长	用于甲状腺机能减退症，也可用于甲状腺滤泡细胞癌和甲状腺乳头状癌的辅助治疗及用于甲状腺碘抑制试验	大剂量可引起心律失常、失眠、心绞痛、头痛、心悸、腹泻、体重减轻，停药或降低药量即消失
促甲状腺素 （Thyrotropic Hormone）	如甲状腺已遭破坏，此作用无效	区别原法或继发性甲状腺功能减退、提高甲状腺癌病人放射疗法的疗效	少数患者有过敏反应

（二）抗甲状腺药

本类药物主要用以暂时或长期控制甲亢症状，目前常有的药有硫脲类、碘及碘化物、放射性碘和 β 受体拮抗药。

1. 硫脲类

按其化学结构可分为两类：①硫氧嘧啶类，包括丙硫氧嘧啶（Propylthiouracil）等；②咪唑类，包括甲巯咪唑（Thiamazole）、卡比马唑（Carbimazole）等。

【药理作用与机制】

1. 抗甲状腺作用　该类药物主要通过抑制甲状腺过氧化酶的活性，从而使酪氨酸的碘化及偶联受到抑制，使 I⁻ 不能被氧化成活性碘，且使 MIT 和 DIT 不能缩合成 T_3 和 T_4。此类药物并不影响甲状腺激素的释放，也不拮抗甲状腺激素的作用，故需待已合成的甲状腺激素耗竭到一定程度后，才呈现作用，故显效慢；该类药物可抑制甲状腺激素的生成，负反馈引起 TSH 增加，以致甲状腺细胞和血管增生肿大。丙硫氧嘧啶还可抑制 T_4 在外周组织中脱碘成 T_3，有利于甲状腺危象的治疗，甲巯咪唑却无此效应。

2. 免疫抑制作用　硫脲类药物尚有轻度的免疫抑制作用，能轻度抑制免疫球蛋白的合成，使血液中甲状腺刺激性免疫球蛋白（TSI）下降。故对自身免疫性甲亢有控制高代谢症状和一定的病因治疗双重作用。

【临床应用】

1. 甲状腺功能亢进症　主要适用于轻度、不适于手术和放射性碘治疗的病人，开始给大剂量，症状明显缓解后，基础代谢率也接近正常时，改为维持量。

2. 甲状腺术前准备　对需做甲状腺手术的病人，在术前服用硫脲类药物，使甲状腺功能恢复或接近正常，以减少麻醉和术后的并发症及术后甲状腺危象的发生率。但因用药后甲状腺增生充血，故需同时合用大剂量碘，可使甲状腺体缩小，变硬、以减少术中出血。

3. 甲状腺危象的辅助治疗　由于各种诱因（如精神刺激、感染、手术、外伤等），可致大量甲状腺素突然释放入血，致使患者出现高热、心衰、肺水肿、电解质紊乱等而危及生命，称甲状腺危象。应使用大剂量碘剂合并大剂量硫脲类（常用丙硫氧嘧啶）进行治疗，病情好转后改用维持量。

【不良反应】

1. 一般反应 多见消化道反应，表现为呕吐、腹痛、厌食、腹泻等；还有头痛、关节痛和眩晕等。

2. 过敏反应 皮疹、发热、荨麻疹等轻度过敏反应较常见，停药后可自行消退；少数可发生剥脱性皮炎等严重过敏反应。

3. 粒细胞缺乏症 为最严重的不良反应，老年人发生比例高。此症发展迅猛，应嘱病人提高警惕，发现咽痛、发热等前驱症状时应立即停药并就诊检查，停药及时往往可以恢复，有时需用糖皮质激素处理。

2. 碘及碘化物

【药理作用与机制】碘及碘化物是治疗甲状腺疾病的最古老的药物。碘及碘化物可因剂量不同而产生两种不同的作用。

1. 小剂量 碘是合成甲状腺素的原料，故用小剂量碘剂补充摄入的不足，用于治疗单纯性甲状腺肿。

2. 大剂量 大剂量碘剂有抗甲状腺作用，主要通过抑制甲状腺球蛋白水解酶的活性，使 T_3、T_4 分泌释放减少，其次可抑制垂体分泌刺激性免疫球蛋白的作用，阻碍 T_3、T_4 的合成，其作用快而强。此药若长期使用，反使碘的摄取受抑制，胞内 I 浓度下降，而失去抗甲状腺效应，甲亢的症状又可复发。所以，碘化物不能单独长期用于甲亢的内科治疗。

【临床应用】

1. 单纯性甲状腺肿 在食盐中加入 $1/10^6 \sim 1/10^4$ 的碘化钾或碘化钠，可有效地防止此病发生。

2. 甲状腺功能亢进术前准备 先用硫脲类控制症状，再在术前 2 周用大剂量复方碘溶液，使腺体缩小变硬，以纠正硫脲类所引起的甲状腺组织增生、变软和充血，以利于进行手术。

3. 甲状腺危象 用大剂量碘剂，同时合用硫脲类药物和其他综合措施。

【不良反应】

1. 过敏反应 主要表现为血管神经性水肿、上呼吸道水肿甚至喉头严重水肿，一般发生于用药后立即或几小时后。

2. 慢性碘中毒 长期应用可引起慢性碘中毒，表现为口腔有铜腥味及咽喉烧灼感、唾液分泌增多、鼻炎、眼刺激症状等，一般停药后可消退。

3. 诱发甲状腺功能紊乱 长期服用所致，碘还可以进入乳汁并通过胎盘，引起新生儿甲状腺肿，故孕妇及哺乳期妇女应慎用。

3. 放射性碘

临床上常用的放射性碘（radioiodine）为 ^{131}I，$t_{1/2}$ 为 8.1 天，用药后在 56 天内其放射能消失 99% 以上。

【药理作用与机制】^{131}I 被甲状腺摄取浓集后，在甲状腺放出 β 射线（99%）、γ 射线（1%）。β 射线射程约为 $0.5 \sim 2mm$，辐射损伤仅在甲状腺实质，又因增生细胞比周围组织对辐射更敏感，损伤很少波及其他组织，故作用类似手术切除部分甲状腺。γ 射线射程远，可在体外测得，因此可用于甲状腺摄碘功能测定。

【临床应用】

1. 甲状腺摄碘功能测定　病人服用小剂量^{131}I后各时间段测定甲状腺的放射性，计算摄碘率，并画出摄碘曲线，与正常曲线相比，从而诊断病人是甲状腺功能亢进还是甲状腺功能减退。

2. 甲亢治疗　由于^{131}I是放射性物质，故应严格限制其适应证。只适用于甲亢不宜动手术、药物治疗无效及术后复发的病人。我国药典规定，20岁以下病人、妊娠或哺乳期妇女及肾功能不良者均不宜用。

【不良反应】本品剂量较难掌握，易造成剂量过大，从而导致甲状腺功能减退。^{131}I禁用于妊娠甲亢、白细胞低下者甲亢、儿童甲亢、重症甲亢患者，严重肝、肾功能不全者禁用。

4. β受体拮抗药

主要通过阻断β受体作用而减轻甲亢患者的交感-肾上腺系统兴奋症状，此外还能抑制甲状腺激素的分泌和外周T_4脱碘转化为T_3。临床常用药物为普萘洛尔、阿昔洛尔、阿替洛尔、美托洛尔，主要用于控制甲亢症状、甲亢术前准备的辅助治疗。对心血管系统和平滑肌作用是其主要的副作用。

四、性激素类药物及避孕药

（一）雌激素类药

天然雌激素有雌二醇、雌酮和雌三醇。雌二醇是卵巢分泌的主要雌激素，雌酮和雌三醇是雌二醇的肝脏代谢产物。合成雌激素是以雌二醇为母体，经过结构改变后获得了许多高效、长效类固醇衍生物，如炔雌醇、炔雌醚。此外也合成了一些非甾体化合物，如己烯雌酚，它们结构简单，与雌二醇的立体结构相似，有很强的生物活性。

本类药物的药理作用主要如下。

① 促进女性性征和性器官发育　对未成年女性，可使子宫发育、乳腺腺管增生及脂肪分布变化等，维持女性第二性征。

② 子宫内膜反应　对成年女性，其参与月经周期，可使子宫内膜和肌层增殖变厚，使阴道上皮增生，浅表细胞发生角化，维持性器官的正常功能。还能提高子宫平滑肌对缩宫素的敏感性。

③ 排卵、泌乳　小剂量可促进排卵和泌乳，但较大剂量则发挥抗排卵作用并能抑制乳汁分泌。此外，还有对抗雄激素的作用。

④ 影响代谢　有轻度水钠潴留作用，并能增加骨骼对钙盐沉积；大剂量能升高血清甘油三酯和磷脂，降低血清胆固醇，增加高密度脂蛋白；可使糖耐量降低；能增强凝血因子活性，有促凝血作用。

临床常用的雌激素类药物特点比较见表11-4。

表 11-4　临床常用的雌激素类药物作用特点比较

药　物	作用与应用	不 良 反 应
雌二醇 （Estradiol）	临床用于卵巢机能不全或卵巢激素不足引起的各种症状，主要是功能性子宫出血、原发性闭经、绝经期综合征以及前列腺癌等	可有恶心、呕吐、乳房胀痛、子宫内膜过度增生等不良反应

药　　物	作用与应用	不良反应
炔雌醇 （Ethinylestradiol）	为口服有效的强效雌激素，其活性为雌二醇的7～8倍、己烯雌酚的20倍。与孕激素配伍，对抑制排卵有协同作用，增强避孕效果，为口服避孕药中最常用的雌激素	可有恶心、呕吐、头痛、乳房胀痛等不良反应
雌三醇 （Estriol）	其口服雌激素活性约为雌酮的6倍，但比雌二醇弱。特点是对阴道和子宫颈管具有选择性作用，对子宫实体及子宫内膜无影响。临床用于子宫颈炎，尤其适用于绝经期综合征、老年性阴道炎。亦可用作中期引产及人工流产的辅助药物	可有暂时性乳房肿胀或硬块、月经紊乱等，停药后会自行消退和恢复。口服时偶见食欲不振、恶心、呕吐、下腹痛等
己烯雌酚 （Diethylstilbestrol）	为人工合成的非甾体雌激素，口服作用为雌二醇的2～3倍	可有恶心、呕吐、厌食、头痛等。长期应用可使子宫内膜增生过度而导致子宫出血与子宫肥大

（二）雌激素拮抗药

本类药物能与雌激素受体结合，发挥竞争性拮抗雌激素作用。有氯米芬、他莫昔芬、雷洛昔芬等。本类药的一个显著特点是对生殖系统表现为拮抗雌激素作用，而对骨骼系统及心血管系统则发挥拟雌激素样作用。

氯米芬　Clomiphene

【药理作用与机制】本品为三苯乙烯衍生物，其化学结构与己烯雌酚相似。它有较弱的雌激素活性，能与雌激素受体结合，发挥竞争性拮抗雌激素作用。低剂量能促进人的垂体前叶分泌促性腺激素，从而诱使排卵；高剂量则明显抑制垂体促性腺激素的释放。

【临床应用】主要用于功能性不育症，对晚期乳腺癌及长期应用避孕药引起的闭经、多囊卵巢、黄体不健亦有一定疗效。

【不良反应】见有腹胀、腹痛、头晕、恶心、卵巢增大甚至形成卵巢囊肿等，一般停药后能自行恢复，卵巢囊肿者禁用。

他莫西芬（三苯氧胺，抑乳癌；Tamoxifen）系一种非类固醇的合成药，可拮抗雌激素，能与肿瘤生长依赖的雌激素受体结合，并形成稳定的复合物，从而抑制依赖雌激素才能持续生长的肿瘤细胞。本品主要用于治疗乳腺癌、卵巢癌，对绝经前后的乳癌效果更好。偶有患者发生如面部潮红、恶心、呕吐等轻微不良反应，罕见可能出现暂时性白细胞和血小板减少、体液潴留。

（三）孕激素类药

天然孕激素主要为卵巢黄体分泌的黄体酮，妊娠3～4个月后黄体萎缩，改由胎盘分泌，直至分娩。天然孕激素黄体酮及其合成衍生物，如安宫黄体酮、炔孕酮等均为临床常用的药物。环丙孕酮是一种具有很强抗雄激素作用的孕激素，为对多种疾病有临床价值的新药。还有炔诺酮、甲基炔诺酮、甲地孕酮等都是目前常用的避孕药物。其药理作用如下。

① 生殖系统　生殖、安胎作用。在月经周期后期使子宫内膜有显著形态学变化，为受精卵植入做好准备；在妊娠期间，孕激素还能抑制子宫收缩，并降低子宫对缩宫素的敏感性，使胎儿安全生长。

② 对代谢的影响　孕激素有竞争性拮抗醛固酮的作用,从而促进Na^+和Cl^-的排泄而利尿;孕激素为肝药酶诱导剂,可促进药物代谢;还可促进蛋白质分解代谢,增加尿素氮的排泄。

③ 神经内分泌　一定剂量的孕激素可抑制垂体前叶黄体生成素的分泌,发挥抑制排卵的作用。

④ 孕激素通过影响下丘脑体温中枢,产生轻度升高体温作用,使月经周期的黄体相基础体温较高。

⑤ 乳腺　促使乳腺腺泡发育,为哺乳做准备。

临床常用的孕激素类药物作用特点比较见表 11-5。

表 11-5　临床常用的孕激素类药物作用特点比较

药　物	作用与应用	不　良　反　应
黄体酮 （Progesterone）	临床用于习惯性流产、痛经、经血过多或血崩症、闭经等;口服大剂量用于经前综合征、排卵停止所致的月经紊乱、良性乳腺病等	偶见头晕、恶心和乳房胀痛等。长期应用可引起子宫内膜萎缩,月经量减少,并引发阴道真菌感染
甲羟孕酮 （Medroxyprogesterone）	为作用较强的孕激素,无雌激素活性,口服和注射均有效。其孕激素活性于皮下注射时为黄体酮的 20～30 倍,口服为炔孕酮的 10～15 倍	部分妇女有不规则出血等
炔孕酮 （Ethisterone）	注射时孕激素活性相当于黄体酮的 1/5,口服则比后者强 15 倍;而雄激素作用很小,为睾丸素的 1/10。用于防止先兆流产和习惯性流产时与炔雌醇合用	可有恶心、呕吐、厌食等胃肠道反应及头痛、嗜睡、水肿、体重增加、肝功能障碍等
环丙孕酮 （Cyproterone）	具有很强的抗雄激素作用,也有孕激素活性。临床用于治疗男性性欲异常、妇女多毛症、痤疮、青春期早熟及前列腺癌等	可有头痛、贫血、胃肠道反应、男性乳房女性化等。导致男性不育
普美孕酮 （Promegestone）	其活性比黄体酮强 100 倍,并无雄激素和雌激素活性。临床用于黄体功能不足所致疾患	可有闭经、点滴出血、皮脂溢、体重增加、胃肠障碍等
诺美孕酮 （Nomegestrol）	其与孕酮受体的亲和力为黄体酮的 2.5 倍,口服活性比甲地孕酮强 1.4 倍,比安宫黄体酮强 4 倍,并无雄激素、雌激素活性。临床用于黄体功能不足所致疾患	主要有点滴出血、体重增加、胃肠障碍等

（四）雄激素类药与同化激素类药

天然雄激素主要是由睾丸间质细胞分泌的睾酮,肾上腺皮质、卵巢和胎盘也有少量分泌。临床应用均为人工合成品,如甲睾酮、丙酸睾酮、苯乙酸睾酮等。

同化激素类药是通过对雄激素进行结构改造,合成了以同化作用为主、男性化作用很弱的睾酮衍生物。临床常用苯丙酸诺龙。本类药物为体育竞赛的Ⅰ类违禁药。

其药理作用如下。

（1）生殖系统　睾酮能促进男性生殖器官及副性器官生长发育,并能促进精子的生成和成熟。睾酮还可反馈性抑制垂体前叶分泌促性腺激素,可使女性雌激素分泌减少。尚有抗雌激素作用。

（2）同化作用　能明显地促进蛋白质的合成,减少蛋白质和氨基酸分解,减少尿素的生成,造成正氮平衡。因而会促进生长发育,使体重增加,肌肉发达。

（3）增强骨髓造血功能　在骨髓功能低下时,大剂量雄激素可促进骨髓细胞,特别是红细胞的生成,这可能是促进肾脏分泌促红细胞生成素所致,也可能与直接刺激骨髓造血功能有关。

（4）免疫功能 可促进免疫球蛋白合成，增强机体免疫功能和抗感染能力，同时还有糖皮质激素样作用。

临床常用的雄激素类药及同化激素类药作用特点比较见表11-6。

表11-6 临床常用的雄激素类药及同化激素类药作用特点比较

药 物	作用与应用	不 良 反 应
甲睾酮 （Methyltestosterone）	临床用于男性性腺机能减退症、无睾症及隐睾症；妇科疾病如月经过多、子宫肌瘤、子宫内膜异位症；老年性骨质疏松症及小儿再生障碍性贫血	大剂量可引起女性男性化、水肿、肝损害、黄疸、头晕、痤疮等
丙酸睾酮 （Testosterone Propionate）	作用与甲睾酮相同，但肌内注射作用时间较持久	同甲睾酮
苯丙酸诺龙 （Nandrolone Phenylpropionate）	本品蛋白同化作用为丙酸睾酮的12倍，雄激素活性则较小，为后者的1.5倍。临床用于慢性消耗性疾病、严重灼伤、手术前后、骨折不易愈合和骨质疏松症、早产儿、儿童发育不良等。尚可用于不能手术的乳腺癌、功能性子宫出血、子宫肌瘤等	妇女用后有轻微男性化作用；长期使用后可能引起黄疸及肝功能障碍，也可能造成水肿

（五）避孕药

我国是世界上人口最多的国家，人口过多制约着我国各项事业的发展，所以避孕药（contraceptives）已成为我国控制生育不可缺少的工具之一。生殖是一个复杂的生理过程，包括精子和卵子的形成与成熟、排卵、受精、着床以及胚胎发育等许多阶段，只要阻断其中任何一个阶段，都能达到避孕和终止妊娠的目的。包括女用避孕药、男用避孕药以及外用避孕药。

女用避孕药主要是由雌激素和孕激素配伍而成的类固醇类避孕药，其中最常用的是短效口服避孕药，这类药物的特点是：①高度有效，几乎达99%；②不影响正常月经，并对月经有调节作用；③停药后可恢复生育能力；④可降低卵巢癌、子宫内膜癌、乳腺癌的发病率。也因女用避孕药有许多优点，也使女用避孕药成为避孕药的主体药物。

其主要作用机制为：①抑制下丘脑促黄体释放激素的分泌，产生排卵抑制作用；②使宫颈黏液稠度增加，以防止精子穿透受精；③抑制子宫内膜的正常增殖，使其内膜腺体提前分泌和萎缩退化，不利于受精卵着床。

临床常用的女用避孕药作用特点比较见表11-7。

表11-7 临床常用的女用避孕药作用特点比较

药 物	作用与应用	不 良 反 应
炔诺酮 （Norethisterone）	短效口服避孕药，其孕激素作用为炔孕酮的5倍，并有轻度雄激素和雌激素活性。此外，尚可用于治疗功能性子宫出血、妇女不育症、痛经、闭经、子宫内膜异位症等	少数妇女有恶心、呕吐、头晕、乏力、嗜睡等类早孕反应及不规则出血、闭经、乳房胀、皮疹等，一般可自行消失
甲地孕酮 （Megestrol）	为高效孕激素，口服时孕激素作用约为黄体酮的75倍，注射时约为后者的50倍，并无雌激素和雄激素活性。临床主要用作短效口服避孕药，也可用作肌内注射长效避孕药	少数有头晕、恶心、呕吐等，偶有不规则出血
炔诺孕酮 （Norgestrel）	其孕激素作用约为炔诺酮的5～10倍，并有雄激素、雌激素和抗雌激素活性。临床主要与炔雌醇组成复方作为短效口服避孕药，也可通过改变剂型用作长效避孕药，还可用于治疗痛经、月经不调	可有恶心、呕吐、头晕、嗜睡及不规则出血等

男用避孕药主要有棉酚、庚酸睾酮，但都还没得到广泛的应用。

外用避孕药多具有较强的杀精作用，将其制成不同的剂型（如凝胶浆、片剂、栓剂等），此类药物用药后可散布于子宫颈及阴道壁而发挥杀精作用，达到避孕目的，如壬苯醇醚。

五、男科用药

1. 治疗前列腺增生的药物

前列腺增生又称良性前列腺肥大，是老年男性常见病、多发病和慢性病之一，其发病原因一般认为与体内性激素失调有关，目前常用于治疗前列腺增生的药物见表 11-8。

表 11-8　常用的治疗前列腺增生药物

类　别	药　物	作　用	临床应用	不良反应
α 受体阻断药	拉夫唑嗪（Alfuzosin）	选择性拮抗 α₁ 受体；降低血压；可拮抗前列腺及其包膜 α₁ 受体，使与前列腺肥大相关的尿道张力、阻力和压力降低	轻、中度原发性高血压，良性前列腺增生尤其梗阻症状较为明显者	直立性低血压、头晕、乏力、皮疹、腹泻、心动过速等
	特拉唑嗪（Terazosin）	为长效 α₁ 受体拮抗剂；降血压，还能降低 TG，升高高密度脂蛋白胆固醇；降低前列腺平滑肌张力，减少尿道阻力	轻中度高血压，良性前列腺增生症	有头晕、头痛、乏力、口干、胃肠道反应和周围组织水肿；罕见阳痿、疲倦和忧郁
激素类药	溴乙酰己烷雌酚（Hexestrol Dibromoacetate）	为雌激素类药物，有抑制素作用，从而抑制肿瘤生长，升高白细胞	良性前列腺增生、前列腺癌、晚期乳腺癌	恶心、食欲减退、呕吐等
	环丙孕酮（Cyproterone）	为合成的抗雄激素药，具有孕酮活性，可抑制前列腺生长	前列腺增生，妇女多毛，痤疮，男性性欲亢进症等	过敏反应、头痛、男性乳房发育
	非那雄胺（Finasteride）	为 5α-还原酶抑制剂，能使前列腺体积显著缩小，提高最高尿流率，改善梗阻性症状	治疗和控制良性前列腺增生及其相关症状	常有性欲降低、乳房增大、阳痿等症状，偶有皮疹、口唇肿胀等过敏反应
花粉制剂	前列康（Qianliekang）	调节内分泌功能，改善增生的前列腺症状，使其体积缩小，腺腔扩大	前列腺增生和前列腺炎	几乎无毒副作用，少数人有轻度腹泻

2. 治疗男性性功能障碍药物

男性性功能障碍包括性欲异常、勃起功能障碍、早泄、不射精及遗精。本节仅简述治疗勃起功能障碍的药物。勃起功能障碍是男性常见多发病。根据病因的不同可分为心理性勃起功能障碍和器质性勃起功能障碍，多数人属于前一种，治疗此类病人需要采用综合治疗措施：以心理治疗为主，药物治疗为辅，必要时才采用其他治疗手段。

西地那非　Sildenafil

【药理作用与机制】在阴茎勃起及性刺激过程中，阴茎海绵体内 NO 释放，活化鸟苷酸环化酶，导致 cGMP 水平升高，使得海绵体内动脉血流量增加，使阴茎勃起。西地那非通过特异性抑制 5 型磷酸二酯酶（PDE_5）而减少 cGMP 的分解，增加局部 cGMP 水平而增强 NO 的作用，从而促使阴茎勃起。因西地那非对海绵体无直接刺激作用，故对无刺激者无效。临床主要用于各种原因引起的阴茎勃起功能障碍病症。

【不良反应】主要为中枢神经、循环系统和视觉系统。常见有头痛、面部潮红、消化不良等。循环系统表现为心律失常、心肌梗死、高血压、心脏猝死。视觉系统表现为视觉色彩改变、视力模糊、复视、眼部肿胀、眼内压升高等。

本章知识图谱

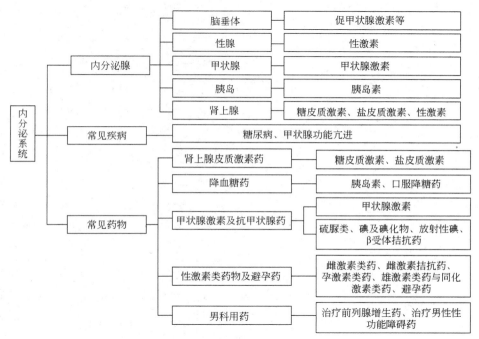

（戴　敏　刘雅蓉　谷仿丽）

参 考 书 目

[1] 周华，杨向群．人体解剖生理学．8 版．北京：人民卫生出版社，2022.

[2] 步宏，李一雷．病理学．9 版．北京：人民卫生出版社，2018.

[3] 沈关心，徐威．微生物与免疫学．8 版．北京：人民卫生出版社，2016.

[4] 陈新谦，金有豫，汤光．新编药物学．18 版．北京：人民卫生出版社，2018.

[5] 王吉耀，葛均波，邹和建．实用内科学．16 版．北京：人民卫生出版社，2022.

[6] 葛均波，徐永健，王辰．内科学．9 版．北京：人民卫生出版社，2018.

[7] 姜远英．临床药物治疗学．5 版．北京：人民卫生出版社，2022.

[8] 杨宝峰，陈建国．药理学．9 版，北京：人民卫生出版社，2018.

[9] 李继承，曾园山．组织学与胚胎学．9 版．北京：人民卫生出版社，2018.